北京大学医学出版社

肝移植病例荟萃

名誉主编　郑树森
主　　编　修典荣　朱继业　原春辉

北京大学医学出版社

GANYIZHI BINGLI HUICUI

图书在版编目（CIP）数据

肝移植病例荟萃 / 修典荣，朱继业，原春辉主编．
—北京：北京大学医学出版社，2012.10
ISBN 978-7-5659-0369-4

Ⅰ. ①肝… Ⅱ. ①修… ②朱… ③原… Ⅲ. ①肝-移植术（医学） Ⅳ. ①R657.305

中国版本图书馆CIP数据核字（2012）第045354号

肝移植病例荟萃

主　　编：修典荣　朱继业　原春辉
出版发行：北京大学医学出版社（电话：010-82802230）
地　　址：（100191）北京市海淀区学院路38号　北京大学医学部院内
网　　址：http://www.pumpress.com.cn
E-mail：booksale@bjmu.edu.cn
印　　刷：北京画中画印刷有限公司
经　　销：新华书店
责任编辑：李　娜　　　责任校对：王怀玲　　　责任印制：苗　旺
开　　本：889 mm×1194 mm　1/16　　印张：18.5　　字数：522千字
版　　次：2012年10月第1版　2012年10月第1次印刷
书　　号：ISBN 978-7-5659-0369-4
定　　价：166.00元

版权所有，违者必究
（凡属质量问题请与本社发行部联系退换）

本书由
北京大学医学科学出版基金
资助出版

编委名单

(按姓氏笔画排序)

大连医科大学附属第二医院器官移植中心

　　王立明　高振明

上海仁济医院肝移植中心

　　夏　强　奚志峰

上海第二军医大学长征医院肝移植中心

　　丁国善　王正昕　阳揭宇　张晓君　李瑞东　郭闻渊　傅志仁

山东省立医院肝移植中心

　　公　伟　刘　军　许世峰　杨凤辉　徐延田

天津市第一中心医院肝移植中心

　　曲　伟　孙丽莹　孙晓叶　朱志军　饶　伟

中山大学附属第一医院肝移植中心

　　于伟儇　何晓顺　陈茂根　周　健　唐　决　鞠卫强

中山大学附属第三医院介入血管专科

　　李名安　单　鸿　姜在波　黄明声

中山大学附属第三医院肝移植中心

　　李敏如　汪根树　陆敏强　陈规划　陈颖华　姜　楠　赵　辉

中国人民解放军309医院肝移植中心

　　朱志东　杜国盛　郑德华

中国人民解放军总医院肝移植中心

　　赵之明　董家鸿

北京大学人民医院肝移植中心

　　朱继业　栗光明　黄　磊

北京大学第一医院普通外科

万远廉　王维民　田孝东　严仲瑜　吴问汉　李华彧　杨尹默　赵建勋　樊　庆

北京大学第三医院肝移植中心

马朝来　王　港　王　亮　王行雁　白　洋　孙　涛　李　磊　李　欣　李智飞
张　春　张　利　张志鹏　陈　宁　修典荣　原春辉　彭　颖　蒋　斌　冀晓旭

北京大学第三医院病理科

陆　敏

北京军区总医院普通外科

白　雪　李世拥　陈　纲

江苏省人民医院肝移植中心

王　科　冯　敏　吕　凌　张　峰　秦建杰

郑州大学附属第一医院肝移植中心

张水军

河南省郑州市人民医院肝脏外科

陈国勇　汤高枫

昆明市第一人民医院暨昆明医学院附属甘美医院云南省肝移植中心

李　立　李来邦

武警总医院肝移植研究所

吴凤东　张　庆　陈　虹　陈新国　姜英丽

南方医科大学南方医院肝胆外科

李湘竑　杨定华　周　杰　林建华　崔忠林

首都医科大学附属北京佑安医院肝移植中心

王　鑫　卢实春　李传云　赖　威

浙江大学医学院附属第一医院肝移植中心

王伟林　王卓轶　邓俊芳　叶　洲　刘原兴　庄　莉　汤晓峰　吴　健
吴丽花　吴美萍　张　宇　张　珉　张　微　李启勇　沈　岩　沈　恬
沈炬伟　周　琳　林国领　郑树森　俞　军　俞志勇　凌　琪　徐　骁

钱轶罡　屠振华　章芒里　蒋国平　薛　亮

第二军医大学附属东方肝胆外科医院肝脏移植科

　　杨甲梅　徐　峰　隋承军

第四军医大学西京医院肝胆外科暨全军器官移植中心

　　王　禾　宋振顺　岳树强　袁建林　陶开山　窦科峰　管文贤

新疆医科大学第一附属医院肝脏外科

　　温　浩

解放军南京军区福州总医院肝胆病中心

　　江　艺　蔡秋程

解放军第八一医院肝移植中心

　　王　轩　申　红　刘云霞　江　涛　阳文新　张冬华　张荣生　陆　雷　钟正江

序 一

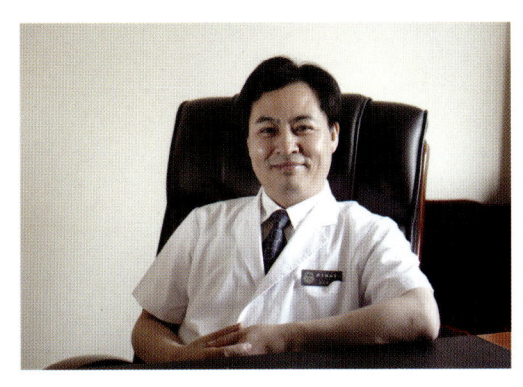

自 1963 年美国 Starzl 施行世界第 1 例人体原位肝移植以来，历经近 50 年的发展，随着对手术适应证及手术时机选择的新认识、手术方式的改进、安全有效的免疫抑制药物的开发及其他肝移植围术期治疗的综合进展，肝移植已在全世界步入成熟时期。我国 20 世纪 70 年代末曾掀起了肝移植的第 1 个高潮，80 年代处于停滞阶段，至 90 年代又掀起了第 2 个高潮，但直到近 10 年才开始取得了较好的疗效，并跻身于国际先进行列。至 2011 年 6 月，我国肝移植总数量已达两万余例，其规模居全球第 2 位；肝移植技术和临床疗效已接近国际水平，造福了一大批终末期肝病患者。随着卫生部关于器官移植工作多项法规和规范的出台及顺利实施，相信会进一步推动我国肝移植事业的健康、蓬勃发展。

全国多家肝移植中心都积累了丰富的诊治经验，这些宝贵资源可能尚没有机会与大家共同分享。正是在这种背景下，作为北京大学器官移植中心和北京大学第三医院肝移植中心的领军者修典荣教授，组织来自全国 26 家肝移植中心的有丰富理论知识及临床实践经验的专家们共同编写了《肝移植病例荟萃》一书。主要目的是为各中心提供一个展示各自经验的平台，以利于同行交流和借鉴，同时也能让非移植学科的相关医务人员和患者及时了解相关信息。本书采用了肝移植病例介绍和专家点评的形式，内容主要体现以下几方面：①体现肝移植在多方面的进展的病例。②总结在肝移植后并发症的发生、预防及治疗方面有价值的病例。③分析、总结疑难重症肝移植病例的诊治经验。④总结肝移植相关治疗失误或教训病例，包括一些死亡病例分析。通过病例介绍及分析，展示我国近年来在肝移植领域取得的可喜进展，更为重要的是为读者，包括移植外科、移植内科、麻醉科、影像学科、病理学科、重症医学科、呼吸科、心血管科、感染科、消化科、传染肝病科和药理学科等多学科医生，提供来自不同肝移植中心的多方面宝贵经验。其中以简明扼要的方式突出了肝移植特殊病例的临床特点、临床实践中的原则、基本流程及注意事项，有非常强的实用性。目前国内在该领域尚无类似书籍，值得我国肝移植相关的临床医师在医疗实践中学习和借鉴。我相信本书的出版必将对我国肝移植的发展起到积极的推动作用。我热忱地向广大从事肝移植的医师、研究生和相关学科的医师推荐这本好书。

中国科学院院士
中华医学会外科学分会主任委员
北京协和医院院长
2011 年 7 月

序 二

器官移植是目前临床医学中最为活跃的分支，而肝移植又是器官移植中手术难度最大、最需要多学科协作的技术之一。作为大器官移植的代表，肝移植已成为反映一个国家和地区整体医疗水平的重要指标。肝移植作为治疗各类终末期肝病的有效手段已为广大肝病患者带来了福音。

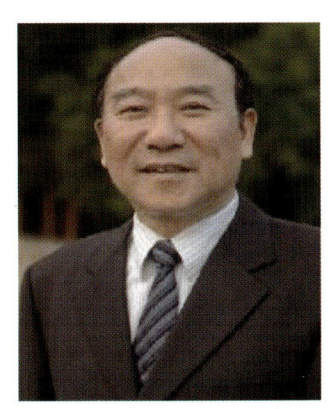

肝移植手术的设想最早于1956年提出。在动物实验的基础上，1963年美国Starzl施行了第1例人类肝移植。1989年，澳大利亚Strong对1例先天胆管闭锁的患儿成功实施了世界上第1例成人对儿童左外侧叶活体肝移植。1993年日本Makuuchi教授成功完成了首例成人间活体肝移植。1996年香港大学范上达教授成功实施了首例包含肝中静脉的右半肝活体肝移植。自1993年第2次肝移植浪潮掀起以来，我国完成的病例数逐年增加，尤其是2004年之后，基本上每年完成的例数都在2000例以上。截至2011年6月，全国已累计完成了两万余例肝移植，其中活体肝移植近1500例。

从首例人类同种异体原位肝移植术实施的那一刻起，移植肝排斥反应、原发性移植肝无功能、血管狭窄、病毒性肝炎复发、肿瘤复发等一系列疾病逐渐呈现在肝移植医师面前，虽然有些也可见于一般非移植肝，如病毒性肝炎复发、肿瘤、感染等，但它们具有独特的病因、发病机制、临床表现和治疗方法等。在诊治时不能照搬一般肝病的经验。移植肝疾病的研究和诊治要比一般肝病复杂和艰难。肝移植医师开始面临一个崭新的课题，因此，肝移植医师急需获取来自不同肝移植中心的宝贵诊治经验。为了满足广大肝移植工作者的需要和为各移植中心提供展示各自宝贵病例的平台，北京大学器官移植中心修典荣教授在充分认识到移植肝疾病独特性的同时，大胆尝试，主编《肝移植病例荟萃》一书，收集了国内26家移植中心的珍贵病例和专家们的宝贵经验。

修典荣教授从事肝脏外科和肝移植实验研究及临床实践20余年，主持完成肝移植400余例，肝移植疗效达到国内外先进水平。在长期的肝移植基础研究和临床实践中，修典荣教授和他的团队在肝移植手术技术、围术期治疗、术后随访管理以及各种移植肝疾病的诊治等方面积累了丰富的经验。

本书中不仅有肝移植术后胆管狭窄的介入治疗、肝胰肾一期联合移植的临床分析等一大批有价值的病例经验介绍，还介绍了移植物抗宿主病、ABO血型不合肝移植等少见病例。更可贵的是，书中有更为罕见的病例报道，如肝移植术后黑曲霉菌感染的治疗、肝移植术后并发肺部蠊缨滴虫感染等特殊感染病例。本书同时体现了我国肝移植手术方式的演进和变化，也有最能反映肝移植外科医师手术技能水平的各种复杂肝移植手术病例，如原位经典肝移植、背驮式肝移植、辅助性肝移植、劈离式肝移植术和活体双供肝移植等。

相信《肝移植病例荟萃》定能起到抛砖引玉的作用，激发更多的肝移植医师重视和加入肝移植的研究当中，肝移植和相关专业的医师和医学生将会从本书中受益。我很乐意将此书推荐给广大肝移植工作者。

中国工程院院士
中华医学会外科学分会器官移植学组组长
2011 年 7 月

前 言

我国20世纪70年代末曾掀起了肝移植的第1个高潮，80年代处于停滞阶段，至90年代又掀起了第2个高潮，但直到近10年才开始取得较好的疗效，并跻身于国际先进行列。至2011年6月，我国肝移植总数量已达两万余例，其规模已居全球第2位；肝移植技术和临床疗效已接近国际水平，造福了一大批终末期肝病患者。随着卫生部关于器官移植工作多项法规和规范的出台及顺利实施，会更加推动我国肝移植事业的健康、蓬勃发展。

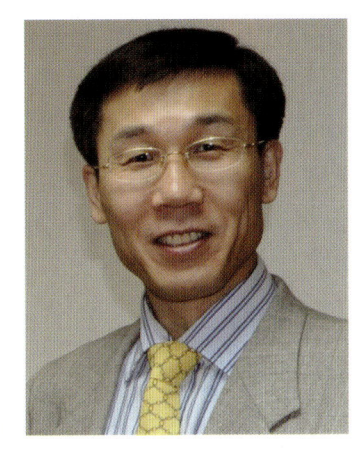

国内各肝移植中心都积累了较为丰富的经验和有价值的病例资料，这些宝贵资源可能尚没有机会与大家共同分享。我们有幸得到北京大学医学科学出版基金的资助，组织编写了《肝移植病例荟萃》一书，编写本书的主要目的是为各中心提供一个展示各自经验的平台，以利于同行交流和借鉴，同时也能让非移植学科的相关医务人员和患者及时了解相关信息，目前国内外在该领域尚无类似书籍。在编写过程中共收集到来自全国26个肝移植中心108例珍贵病例，编写形式采用病例介绍和专家点评，内容集中体现肝移植在多方面的进展的病例，肝移植后并发症的发生、预防及治疗方面有价值的病例，疑难重症肝移植病例的诊治经验，肝移植相关治疗失误或教训病例，还包括一些死亡病例分析。

本书的编写受到人大常委会韩启德副委员长的热情鼓励，并受到中华医学会外科学分会主任委员赵玉沛教授和中华医学会外科学分会器官移植学组组长郑树森院士的大力支持。全国26家肝移植中心参与了本书编写，涵盖了全国大部分最具有影响力的肝移植中心，包括（按照提供病例数的多少顺序）北京大学第三医院、浙江医科大学第一附属医院、天津市第一中心医院、中山医科大学附属第三医院、中山医科大学附属第一医院、北京大学人民医院、中国人民解放军总医院、第四军医大学西京医院、武警总医院、上海第二军医大学东方肝胆医院、上海第二军医大学长征医院、上海仁济医院、北京佑安医院、北京大学第一医院、中国人民解放军309医院、北京军区总医院、大连医科大学附属第二医院、南方医科大学南方医院、山东省立医院、昆明市第一医院、江苏省人民医院、解放军南京第八一医院、南京军区福州总医院、郑州大学附属第一医院、郑州市人民医院和新疆医科大学第一附属医院等单位。

在提供病例的移植中心里，位于华北地区的有沈中阳教授、朱志军教授带领下的天津市第一中心医院器官移植中心，是目前亚洲最大规模的器官移植中心。近年来，该中心每年完成的肝移植例数居国内第一位。中心的器官移植工作起始于20世纪80年代，在广泛持久的实验研究的基础上，1994年成功完成第一例同种异体原位肝移植术，患者术后存活10年，保持国内肝移植最长生存记录达11年之久。天津市第一中心医院器官移植中心曾接收全国20余个省市的学员来中心学习、进修，先后帮助40余家医院开展了肝移植手术。从2007年起大力开展活体肝移植，完成了世界首例亲体带肝中静脉右半肝肝肾联合移植。冷希圣教授、朱继业教授带领下的北京大学人民医院肝移植中心，从2000年开始开展肝移植手术，肝移植术后患者1年存活率达到85%以上，肝移植的数量和质量均在北方地区各家医疗单位中居于先进行列。在供体日益短缺的情况下，北京大学人民医院肝移植中心率先开展了活体肝移植手术，完成了活体扩大右半肝、右半肝及左半肝移植手术，术后供受体均恢复健康出院，取得了满意的疗效。此外还多次开展包括二次肝移植、减体积肝移植、肝肾联合移植在内的高难度移植手术。董家鸿教授带领下的解放军总医院肝移植中心已积累完成了大量尸肝移植和活体肝移植；成功开展了成人、儿童和婴儿活体肝移植，其中包括我国北方地区首例成人活体右半肝移植、双供肝移植，国内首例成人亲体辅助性肝移植救治急性肝衰竭，首例以外伤肝为供体的活体部分肝移植，首例异地劈离式肝移植，首例离体肝切除自体肝移植；在国内首次完成了肝紫癜病、儿童先天性肝纤维化、儿童Alagille综合征等罕见疾病的肝移植手术。沈中阳教授领导下的武警总医院器官移植研究所成立于2001年，从事肝移植临床及研究工作。每年完成肝移植手术100～200例，1年以上生存率超过90%，居于我国领先地位。目前保持全国肝移植女性患者年龄最大记录（72岁）。卢实春教授带领下的北京佑安医院肝移植中心目前已完成大量各类肝移植手术，其中包括经典原位肝移植、经典原位肝移植加体外转流、背驮式肝移植、改良背驮式肝移植、门静脉半转位肝移植、活体肝移植、活体辅助肝移植、儿童肝移植等各种手术方式，患者1年、3年和5年生存率分别达到95%、85%和80%。在重型肝炎肝移植方面有较为丰富的经验，已成功抢救逾150例患者，抢救成功率已达80%以上。石炳毅教授、杜国盛教授带领下的解放军309医院器官移植中心是一个多元化、综合型医学中心，组建于2002年4月，成立以泌尿外科、肝胆外科、胸心外科联合的器官移植中心。截至2010年，完成肝移植450余例，肺移植2例，心脏移植2例。另外，胰-肾联合移植6例，肝-肾联合移植23例，均取得良好的临床效果。李世拥教授带领下的北京军区总医院普通外科成功开展了多例肝移植手术，该中心在肝移植术后并发肾功能障碍行肾移植和肝移植术后并发直肠癌行直肠癌手术方面有较为丰富的经验。万远廉教授、吴问汉教授带领下的北京大学第一医院外科肝移植专业组成立于2000年1月，于2000年4月成功完成北京大学首例经典式原位肝移植手术，2001年11月成功完成国内大陆地区首例儿童亲体右半肝移植手术，2001年12月成功完成当时国内年龄最小的儿童亲体（活体）肝移植手术，2002年6月成功完成我国北方地区年龄最小和北京地区首例原位减体积肝移植手术。

位于华东地区的移植中心有郑树森院士带领下的浙江医科大学第一附属医院肝移植中心，该中心于1993年开展浙江省第1例肝移植，目前已经成功施行了多例肝移植手术，手术成功率近100%，良性肝病移植后1年生存率达到88.4%，达国际先进水平；2001年为1例先天性胆管闭锁患儿施行了母亲供肝的活体肝移植，创国内年龄最小纪录（9月龄）；2001年施行国内首例成人扩大右半肝活体肝移植；2004年成功为1例21岁、身高仅1.26米的女性肝糖原累积症患者施行减体积肝移植。该中心同时开展了多器官联合移植，施行多例肝肾联合移植，其中最长生存期创国内存活最长纪录。在国际上首创肝移植后乙肝复发防治新策略并获国际学术界认可，提出了具有国际影响力的肝癌肝移植"杭州标准"。杨甲梅教授带领下的第二军医大学附属东方肝胆外科医院肝移植科成立于2000年，是国内较早开展肝移植的临床和科研工作的中心，在中晚期肝癌的综合治疗、肝移植方面有丰富经验。最早于1996年开始开展肝移植手术，目前已成功施行各类肝移植手术，存活时间最长者已超过14年。傅志仁教授带领下的上海长征医院肝移植中心成立于2003年，于1996年成功完成了首例人体肝移植。先后成功采用"架桥方式"实施全国首例行肝动脉与主动脉吻合术；实施全国首例高草酸盐尿症I型的肝肾联合移植术；在国内较早建立了适合我国国情的快速供肝获取法；创新性地开展了改良腔门静脉半转位肝移植术；初步建立了重肝肝移植术前评分系统,重肝肝移植的救治成功率为80%以上;在国内较早开始制订HBV相关性肝病肝移植术后乙肝病毒再感染率的防治方案。肝移植手术成功率为98%,近1/4为无输血肝移植,围术期生存率在95%以上。夏强教授带领下的上海仁济医院于2001年施行第1例肝移植。在每年多例尸肝移植的基础上,从2006年开始又把发展重点转向儿童肝移植和成人活体肝移植。从2006年10月施行第1例活体肝移植至今,已累计施行儿童肝移植和成人活体肝移植多例。王学浩教授、张峰教授带领下的江苏省人民医院肝移植中心于1995年开展大陆首例活体肝移植并获手术成功。于2001年1月开展我国大陆首例亲体原位肝移植治疗Wilson病,至2004年12月已连续开展亲体肝移植治疗Wilson病多例,总生存率超过95%。术后大多受体恢复正常生活、学习和工作。王轩教授带领下的解放军第八一医院肝移植中心于2002年开始开展肝移植手术。目前完成各种术式临床肝移植,包括肝肾联合移植、急诊肝移植和亲体肝移植等,手术成功率为100%。良性肝病移植后1年存活率达到95%以上,3年存活率在80%以上,达到国内先进水平。

位于华南地区的移植中心有陈规划教授、陆敏强教授带领下的中山大学附属第三医院肝移植中心,已完成大量肝移植手术,移植术后痊愈出院率超过95%,肝移植疗效、已完成的肝移植总例数以及每年度完成的肝移植例数均位居国内先进水平。该中心尤其对急、慢性肝衰竭肝移植,肝癌肝移植,高龄患者肝移植,小儿肝移植和肝肾联合移植等有丰富的临床经验。迄今为止,该移植团队仍然是高龄患者肝移植和肝肾联合移植的亚洲纪录保持者以及国内肝癌肝移植最长存活纪录保持者。除此之外,还创造了肝移植术后成功分娩健康女婴、产妇成功肝移植等国内纪录。何晓顺教授带领下的中山医科大学附属第一医院肝移植中心创建于1988年。1993年施行了首例体外静脉转流下的肝移植。为各类患者(终末期肝硬化、Wilson病、先天性多囊肝多囊肾、肝巨大血管瘤、暴发性肝衰竭、糖原累积综合征、肝胆管恶性肿瘤等)进行了肝移植术。目前,1年生存率超过80%以上,移植例数及疗效均处于国内先进水平。该中心肝移植受体年龄最小者仅3个月,最大为74岁。肝肾联合移植为亚洲首例;再次肝移植多例次,取得了满意疗效。周杰教授带领下的南方医院肝移植中心至今已完成同种异体原位肝移植术多例,手术成功率达90%以上,手术零输血率超过30%。2010年完全依靠自身力量,成功开展了成人亲属活体肝移植。江艺教授带领下的南京军区福州总医院肝移植中心已经开展了全肝移植、活体肝移植、胰肾联合移植、肝肾联合移植、肝胰肾联合移植多例,近期效果良好,其中最小年龄14岁,最大年龄84岁(目前报道世界最高龄),5年生存率达70%,2例存活时间已超过10年,并喜结连理,成为世界上首例夫妻双方均为肝移植患者。2004年9月,成功开展亚洲首例肝胰肾三器官联合移植手术。

来自全国其他地区的移植中心有窦科峰教授带领下的第四军医大学西京医院肝胆外科暨全军器官移植中心,完成了国际首例脾窝异位辅助性活体肝部分移植、劈裂式"两人异位"肝移植,国内首例原位辅助性活体肝部分移植和大陆首例成功的活体肝部分移植术。刘军教授带领下的山东省立医院器官移植中心成功实施了多项难度高、风险大的肝移植,如活体肝移植、肝肾联合移植、急诊肝移植、高龄肝移植(76岁)、肝肺综合征肝移植、腹主动脉搭桥血管成形肝移植等,手术成功率、生存率高,达到国内先进水平。另外还成功实施了多例活体肝移植。王立明教授带领下的大连医科大学附属第二医院器官移植中心成立于2001年10月,是全国为数不多能进行肝、肾和胰腺等多种移植的重点科室。现已成功完成了多种肝移植手术(包括东北首例二次肝移植手术),现绝大多数患者已恢复了正常工作和生活;同时完成了多例胰肾联合移植和肾移植,成功率高。李立教授带领下的昆明市第一人民医院肝移植中心从2006年5月至今完成了多种肝移植手术,其中包括亲体肝移植多例,2006年7月成功开展了云南省首例成人间亲体部分活体肝移植,

2006年11月成功开展了世界首例保留受体第Ⅷ段成人间双供体亲体部分活体肝移植，2007年一名移植患者妊娠并成功分娩。张水军教授带领下的郑州大学附属第一医院肝移植中心成功进行了多种类型肝移植手术，尤其对原发性肝淀粉样变性合并重度肝内胆汁淤积性黄疸肝移植和术后肺部真菌感染有比较丰富的经验。陈国勇教授带领下的郑州市人民医院肝移植中心成功地进行了多例人体肝移植，尤其对Wilson病肝移植和术后发热问题的诊断治疗有比较丰富的经验。温浩教授带领下的新疆医科大学附属第一医院肝移植中心成功地进行了多例人体肝移植，其中包括全国首例肝泡球蚴病原位肝移植。

作为本书的主编单位，北京大学第三医院普通外科肝脏中心依托北京大学医学部雄厚的基础科学研究和临床技术条件，拥有合理的人才梯队，先进的手术条件，完善的ICU病房、临床检验中心和移植实验室，具有实施各种大器官移植所需的临床条件和科研条件。目前已完成了大量、多种类型肝移植手术，其中包括经典原位肝移植、背驮式肝移植、改良背驮式肝移植、腔-门静脉半转位肝移植、活体肝移植、儿童肝移植等各种手术方式，患者1年、3年和5年生存率分别达到95%、85%和80%。尤其在合并有多次复杂腹部手术史的肝移植、"三次"肝移植等高难度手术方面积累了丰富经验，具有国际先进水平。

在内容方面，书中不仅有肝移植术后胆管狭窄的介入治疗、肝胰肾一期联合移植临床分析等一大批有价值的病例经验介绍，还有移植物抗宿主病、ABO血型不合肝移植等少见病例。更珍贵的是，书中有更为罕见的病例报道，如肝移植术后黑曲霉菌感染的治疗、并发肺部蠊缨滴虫感染等特殊感染病例。本书同时也体现了我国肝移植手术方式的演进和变化，如原位经典肝移植、背驮式肝移植、辅助性肝移植、劈离式肝移植术、活体双供肝移植等来自不同中心的病例诊治经验供大家分享。通过病例介绍及分析，展示了我国近年来在肝移植领域取得的可喜进展，同时更为重要的是为读者，包括移植外科、移植内科、麻醉科、影像学科、病理学科、重症医学科、呼吸科、心血管科、感染科、消化科、传染肝病科和药理学科等多学科医生，提供来自不同肝移植中心的多方面宝贵经验。

2011年7月

目　录

第一章　肝移植治疗肝恶性肿瘤病例　　1
　肿瘤根治术联合肝移植治疗消化道肿瘤伴肝转移 1 例　　1
　超出米兰标准的肝癌肝移植 1 例　　4
　肝癌肝移植术后肿瘤复发的治疗 1 例　　8
　晚期肝癌肝移植长期存活 1 例　　9
　小肝癌肝移植术后早复发 1 例——再议米兰标准　　14
　肝癌肝移植术后骨转移长期带瘤生存 1 例　　17
　肝移植术后病肝少见病理 1 例　　18
　直肠癌术后原发性肝癌肝移植 1 例　　22
　肝癌肝移植术后肿瘤复发长期带瘤生存 1 例　　25
　肝细胞癌行补救性原位肝移植 1 例　　29

第二章　肝移植治疗肝少见良性疾病病例　　33
　B 型 Niemann-Pick 病行背驮式尸肝移植 1 例　　33
　Wilson 病行背驮式肝移植 1 例　　35
　Wilson 病行减体积背驮式肝移植 1 例　　36
　肝肺综合征行肝移植 1 例　　37
　肝移植治疗索拉菲尼药物性肝衰竭 1 例　　39
　红细胞生成性原卟啉病行肝移植 1 例　　42
　Wilson 病行肝移植 1 例　　43
　原发性肝淀粉样变性合并重度肝内胆汁淤积性黄疸行肝移植 1 例　　44
　肝移植治疗肝性脊髓病合并肝性糖尿病 1 例　　46
　肝移植结合人工肝成功治疗重型肝炎 1 例　　47

第三章　活体肝移植　　51
　国内首例原位辅助性活体肝部分移植 1 例　　51
　世界首例脾窝异位辅助性活体肝部分移植 1 例　　52
　我国（大陆）首例成功的活体肝部分移植术 1 例　　54
　活体双供肝移植后发生感染与排斥的鉴别 1 例　　57
　Ⅰ型高草酸尿症多米诺供肝（减体积肝移植）加亲体供肝（背驮式）双供肝肝移植 1 例　　60
　活体双供肝移植 1 例　　64

原位辅助性亲体左半肝移植 1 例	66
急诊成人活体辅助肝移植抢救产后急性重型肝炎 1 例	68
成人活体肝移植救治乙肝后肝硬化失代偿患者 1 例	71
原位辅助性活体右半肝移植成功救治急性肝衰竭患者 1 例	72
重症患者的活体右半肝移植 1 例	74
体型相差悬殊的成人间活体肝移植 1 例	78
晚期肝癌活体肝移植 1 例	83

第四章　复杂肝移植手术和联合脏器移植病例　　85

首例劈裂式"两人异位"肝移植 1 例	85
小儿供肝应用于成人肝移植 1 例	89
劈离式左半肝移植 1 例	91
自体肝移植治疗肝泡型包虫病 1 例	94
肝移植中利用腹腔曲张静脉重建门静脉 1 例	97
肝、胰、肾一期联合移植 1 例	99
保留胰腺的肝胰十二指肠器官簇移植治疗肝硬化合并 2 型糖尿病 1 例	102
肾移植术后肝移植 1 例	106
肝移植术后并发肾功能障碍行肾移植 1 例	108
肾移植术后 7 年肝移植 1 例	110
肝移植联合胰十二指肠切除术治疗胆管癌肝转移 1 例	112
改良腔门静脉半转位肝移植术 1 例	115
血型不合肝移植后再次肝移植 1 例	116
造血干细胞移植血型转换后肝移植 1 例	119
肝细胞肝癌累及肝静脉、下腔静脉及右心房行肝移植 1 例	121
上腹部复杂手术后并伴有门静脉血栓形成的肝硬化患者行肝移植术 1 例	125
"三次"肝移植 1 例	128

第五章　儿童肝移植病例　　131

儿童劈离式肝移植术后肝静脉流出道梗阻 1 例	131
小儿减体积单段肝移植 1 例	133
小儿活体肝移植术救治急性肝衰竭 1 例	135
活体肝移植治疗儿童先天性肝纤维化合并肝硬化 1 例	137
活体肝移植治疗小儿先天性胆管闭锁合并肝硬化 1 例	138
儿童活体肝移植术后合并肾病 1 例	141

第六章　肝移植术后胆管并发症病例　　143

肝移植术后胆管狭窄的介入治疗 1 例	143

肝移植术后患者长期高胆红素血症1例	145
肝移植后胆管并发症1例	146
肝移植术后罕见的持续黄疸1例	148
肝移植术后胆管并发症行胆管Y形管置入1例	152
活体右半肝肝移植术后胆管狭窄及其处理1例	156
活体肝移植术后胆管并发症的处置1例	159

第七章　肝移植术后感染并发症病例　　161

肝移植术后重症间质性肺炎1例	161
肝移植术后泛耐药鲍曼不动杆菌感染1例	164
肝移植术后肝功能反复异常、发热1例	165
肝移植术后停用免疫抑制剂治疗重症感染1例	168
肝移植术后相继并发化脓性心包炎、化脓性胫骨骨髓炎和脑脓肿1例	169
肝移植术后发热诊治1例	173
肝移植术后并发肺部蠊缨滴虫感染1例	174
肝移植术后合并特殊感染1例	177
肝移植术后播散性结核1例	180
肝移植术后乙肝复发的救治1例	183
肝移植术后乙肝复发1例	185
肝移植术后黑曲霉菌感染1例	186
肝移植术后肺部真菌感染1例	190
原位肝移植术后原发性肺隐球菌病1例	193
肝移植术后肺内真菌感染1例	197
肝移植术后黄曲霉菌性肌炎1例	198
肝癌合并重症肝炎、真菌感染成功行肝移植治疗1例	201
肝移植术后合并侵袭性曲霉菌感染1例	203

第八章　肝移植术后血管并发症病例　　207

介入治疗成人活体肝移植术后肝静脉狭窄1例	207
改良经颈静脉肝内门体分流术（TIPS）治疗肝移植术后门静脉闭塞合并消化道出血1例	209
脾动脉栓塞治疗亲体肝移植术后脾动脉及门静脉高灌注所致移植物功能不全1例	211
球囊扩张术治疗活体肝移植术后流出道狭窄1例	213
动脉球囊暂时阻断脾动脉治疗肝移植术后脾动脉盗血综合征1例	216
肝移植术后门静脉狭窄、肠系膜上静脉血栓形成1例	219
肝移植术后肝动脉狭窄1例	222
活体肝移植术后肝静脉狭窄的处置1例	225

第九章　肝移植术后移植物抗宿主病病例　　227

肝移植术后急性移植物抗宿主病 1 例　　227
肝移植术后移植物抗宿主病 1 例　　229
肝移植术后移植物抗宿主病 1 例　　230
肝移植术后移植物抗宿主病 1 例　　234
肝移植术后移植物抗宿主病 1 例　　236
肝移植术后并发移植物抗宿主病 1 例　　239

第十章　肝移植其他并发症病例　　241

肝移植术后急性白血病 1 例　　241
同种异体肝移植术后成功妊娠分娩 1 例　　245
肝移植术后中央脑桥髓鞘溶解症 1 例　　247
肝移植术后并发 PTLD 1 例　　250
肝移植术后并发血栓性血小板减少性紫癜 1 例　　253
亚急性肝衰竭肝移植术后血小板减少 1 例　　255
ABO 血型不合肝移植 1 例　　258
肝移植术后并发直肠癌行直肠癌切除术 1 例　　262
成功救治肝移植并发脑出血 1 例　　264
肝移植术后难治性排斥反应的诊治 1 例　　265
血型不合肝移植术后并发症的救治 1 例　　268
肝移植术后并发子宫内膜癌 1 例　　270
肝移植术后移植肝新发肝癌 1 例　　272

肝移植治疗肝恶性肿瘤病例

第一章

肿瘤根治术联合肝移植治疗消化道肿瘤伴肝转移1例

病例收集：中山大学附属第一医院肝移植中心　于伟儇　鞠卫强
点评专家：中山大学附属第一医院肝移植中心　何晓顺

【病例介绍】

1. 病史：患者，男性，31岁。因"反复腹胀5个月，加重伴黏液血便3个月"于2004年6月入院。

2. 辅助检查：直肠指检示直肠和乙状结肠交界处肿瘤；乙型肝炎表面抗原（HBsAg）、乙型肝炎e抗体（HBeAb）、乙型肝炎核心抗体（HBcAb）均为阳性；B型超声波提示：肝$S_5 \sim S_8$段有多发性转移灶；X线胸片提示：左上肺球形阴影，约4.5cm×3.5cm大小；PET-CT提示：左髂旁动、静脉淋巴结代谢水平稍高，余未见高代谢灶，可排除肝外转移。

3. 入院诊断：①直肠癌并肝内广泛转移；②左上肺空洞型肺结核，肺转移癌待排；③慢性乙型病毒性肝炎。

4. 手术情况：经多学科联合会诊后，决定行肝移植联合直肠癌根治术及左肺肿块切除术。2004年6月28日我科与胃肠外科及胸外科联合为患者行肝移植联合直肠癌根治术及左肺肿块切除术。气管内麻醉下，先取右侧卧位，左侧第4肋间进胸行左上肺部分切除，用线形切割闭合器切除缝合，术中快速冰冻病理诊断为空洞型肺结核，关闭胸腔。取下腹正中切口进腹，探查发现肿瘤位于直肠上段，约8cm×6cm×5cm，已透过浆膜。乙状结肠系膜多个淋巴结肿大，融合成团，约7cm×5cm×3cm大小。肠系膜下动脉根部淋巴结有肿大，腹主动脉旁淋巴结无转移。除肝多发转移外，无其他器官及远处淋巴结转移，行Dixon手术。再将腹部正中切口向上延长至剑突，加做右上腹横切口，显露肝，证实无肝外及其他转移灶后，行同种异体原位肝移植。无肝期为33min，复温后肝血供良好。整个手术过程顺利，历时11h，失血总量约500ml，未行输血。术中切除的直肠癌标本、病肝标本及结核瘤标本如图1-1、1-2、1-3所示。

5. 术后病理：直肠中分化腺癌，侵及肠壁全层，并乙状结肠系膜及肝内广泛转移，肠系膜下动脉根部淋巴结无转移。

6. 术后情况：术后予以监护隔离、抗感染、营养支持。免疫抑制方案为：达利珠单抗（赛尼哌）血流开放前诱导1剂，术后第4天追加1剂；术后应用他克莫司（FK506）[注] + 甲泼尼龙（MP）。

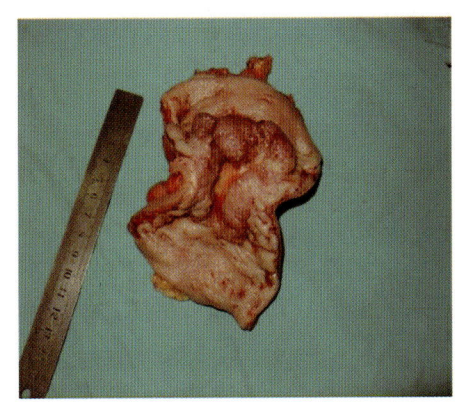

图1-1　术中切除的直肠癌标本

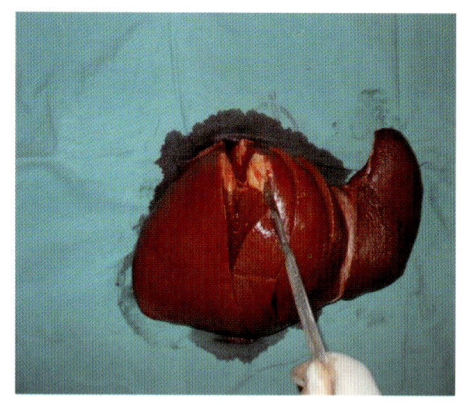

图 1-2 术中切除的病肝标本

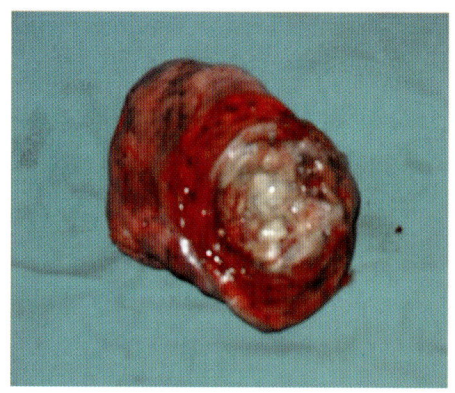

图 1-3 术中切除的结核瘤标本

手术后第 7 天出现体温升高，剧烈腹痛，腹膜刺激征。腹腔穿刺抽出脓液，怀疑吻合口漏，即行剖腹探查术。手术证实系吻合口漏致弥漫性腹膜炎，行 Hartma 术加腹腔冲洗后充分引流。术后恢复良好，后伤口出现感染，延期愈合。患者术前相关指标检测结果为：甲胎蛋白（AFP）< 20g/L，肿瘤标志物 CEA、CA19-9 和 CA242 分别为 216.8μg/L、3286.4 U/ml 和 3126.8 U/ml；术后 CEA、CA19-9 和 CA125 分别降至 2.8μg/L、40.49 U/ml 和 84.24 U/ml。术后 63 天痊愈出院。患者术后生存 8 个月，因肿瘤复发死亡。

【专家点评】

直肠癌联合肝移植采用一次性还是分次手术方式，因病例数太少尚无统一认识。此例患者是我们首次开展此类手术，加上病情复杂，其手术方案制订是一个非常复杂的系统工程。患者患有多种疾病，除了直肠癌肝转移、肺部肿物外，还有乙肝病毒感染。3 个单一手术并不太难，但同一患者同期不同部位的 3 个手术则大大增加了手术的难度，需要多科室协同配合。肺的疾患制约着腹部手术的实施，术前并不能确诊肺部肿物就是肺结核抑或转移瘤。如果分期手术先行肺部手术，则会推迟腹部手术的时间，增加远处转移的机会；如果先行腹部手术，术后免疫抑制剂的应用会使肺结核全身扩散。另外，如果肺部肿物是肿瘤，则表明肠癌已广泛扩散，肝移植已无意义。因此，肝移植要在肺部病灶切除、直肠癌能够根治的前提下进行。经过多次反复讨论决定行同期多个器官病灶切除联合肝移植。先行肺部病灶切除，在冰冻切片病理报告为肺结核后，即行直肠癌根治术。在直肠癌局部能够根治的前提下，再行肝移植。患者术后第 7 天出现吻合口漏，之后又出现伤口感染，延期愈合。与大剂量激素和免疫抑制剂的应用以及再次手术有关。但也不能除外吻合本身的技术问题，虽然我们直肠癌吻合口漏的发生率已控制在 3% 以下，本例吻合后行充气试验无漏气发生。这就给我们提出问题：是否有必要在行结直肠癌根治术后再二期行肝移植术。此后我中心在类似病例情况下采用了分次的手术方式，在直肠癌根治术 2 周后再行肝移植术，并获得了非常理想的效果。

在西方国家，继发性肝肿瘤的发病率远高于原发性肝癌，因而转移性肝肿瘤的治疗得到重视。就结直肠癌肝转移的治疗而言，还缺乏大宗的病例报道。Steininger 等报道的 30 例结直肠癌肝转移行肝移植治疗，其中位生存期达到 32 个月，最长存活时间达 14 年。结合文献分析，我们认为符合下列情况的结直肠癌肝转移可考虑行原位肝移植术：①原发部位肿瘤已做根治性切除或肝移植时原发灶能同时做根治性切除者；②转移灶巨大或弥散于肝内无法手术清除，其他治疗方法（如肝动脉结扎、无水乙醇注射、药物拮抗剂或栓塞化疗）无明确疗效者；③无明显的肝外转移灶存在者；④伴肝硬化背景的转移性肝癌行肝切除后，局部再次复发且残余的肝功能不足以维持生理需要者。我们推荐的手术方式以分期实施大肠癌根治术和原位肝移植术为妥。

目前，对于来源于胃、胰腺的恶性肿瘤肝转移，实施原位肝移植甚至上腹部器官簇移植治疗原发性癌及转移癌，疗效仍然较差。究其原因，一是这类肿瘤分化差、恶性程度高、生长迅速，转移常累及多个脏器，在现阶段制订的免疫抑制方案下，术后肿瘤极易复发和广泛转移。二是手术吻合口较多，加上术后大量使用激素，重建的消化道肠瘘发生率高。尤其是尚未解决重建的胃肠道动力学难题条件下，极易发生十二指肠瘘并发腹腔严重感染、败血症，预后极差。因而肝移植术仅作为姑息治疗的一种选择，在器官来源日益紧缺的情况下不应对该类患者实施肝移植治疗。对于胃肠道神经内分泌肿瘤的肝转移，肝移植疗效较其他转移性肝癌的治疗为好，能有效缓解异位激素分泌、类癌综合征、疼痛以及压迫症状，患者有长期生存的机会，在供肝许可的情况下，方可考虑。

[注]

普乐可复和新普乐可复

他克莫司（普乐可复，FK506，tacro licum）是1984年从土壤放线菌中分离的一种大分子大环内酯类免疫抑制剂。其免疫抑制作用的分子机制主要是通过与内源性细胞内受体（胞浆结合蛋白2FKBP12）结合成复合物，抑制细胞质内磷酸酶神经钙蛋白的变性，阻断IL-2的转录，抑制T细胞的活化，从而发挥强大的免疫抑制作用。他克莫司作用机制和环孢素A（CsA）相同，它能减少自身抗体的产生和免疫复合物在肾沉积，减轻细胞因子对肾小球基膜上的电荷作用，降低分离滤过，促使肾足突重建而减少尿蛋白。其作用强于CsA（10～100倍），具亲肝性，可以有效预防肝移植术后排斥反应的发生，治疗移植术后应用其他免疫抑制药物无法控制的移植物排斥反应。

他克莫司不良反应较CsA少，可减少类固醇的用量。对于小儿患者，减少激素对成长发育的抑制作用；对于妇女和老年患者，可以减少骨质疏松症的发生，降低骨折发生的危险性，尤其是骨盆和髋关节骨折的发生；可以减少患者发生感染、肿瘤、糖尿病、白内障、青光眼等一系列激素所诱导的副作用等。对于肝移植患者，胆汁不会影响普乐可复的吸收，因此开始治疗时就给予口服剂量，或者肝移植患者在早期从静脉注射疗法转换成口服疗法皆是可行的，由此可以减少静脉给药带来的繁琐和费用；减少静脉给药可能增加的感染机会；口服给药可以更好地调整剂量，使血药浓度达到和维持稳定的状态。他克莫司的药时曲线下面积以及稳定状态的血药谷浓度之间有良好的关联性，因此监测血药谷浓度可以提供良好的全身吸收评估。他克莫司的肝毒性低，动物实验显示他克莫司可以保护肝细胞，促进肝细胞增生，在肝移植中优势更加显著。

由于上述特点，自1993年上市以来，他克莫司被广泛应用于肝移植术后的免疫抑制治疗。2009年美国国家器官获取和移植网络/器官移植受者科学登记系统（OPTN/SRTR）年报显示，从1999年到2008年使用他克莫司的肝移植受者比例不断增加，到2008年时约90.4%的受者在出院前使用他克莫司作为基础的免疫抑制方案，出院后1年时他克莫司占维持免疫抑制治疗方案的90.4%。由此可见，他克莫司是肝移植受者的核心免疫抑制剂。

随着移植技术和移植治疗的不断完善，现在临床研究的重点已从预防和治疗排斥反应、减少毒副作用，发展到注重提高移植物和患者的长期存活。常用免疫移植剂每日服用2次，患者需严格注意服药方式，保证空腹的状态服药，才能确保药物的吸收，达到移植脏器的保护作用。这可能限制移植受者的日常活动，从而导致药物依从性差。各种国际研究资料汇总显示，移植后患者药物不依从的发生率在22%～55%。这可能直接导致移植物丢失和移植治疗失败。这不仅会增加患者的医疗支出，更失去了一次有效挽救生命的机会。因此在移植供体稀缺的状况下，移植受体的长期存活更受到人们的关注。

为改善上述困惑，在秉承临床已证实的他克莫司良好的药代动力学、安全性和有效性的基础上，安斯泰来制药有限公司成功研制了他克莫司缓释胶囊（新普乐可复），实现了每日1次用药的突破。

他克莫司缓释胶囊（新普乐可复）每日服用1次，可以显著改善移植受者依从性，减少移植后晚期急性排斥反应和移植物丢失的发生；同时，他克莫司缓释胶囊（新普乐可复）延缓释放，每天减少一次服药，降低一次可能导致的毒副作用风险，减低血药浓度变异性，为受者带来长期平稳的血药浓度，减少长期并发症，减少慢性排斥反应和远期并发症的风险，提供更好的脏器保护。

截至2010年11月，该制剂已在日本、德国等全球34个国家和地区上市，并于2010年获得国家食品药品监督管理局（SFDA）新药上市许可批准。用于治疗肾或肝移植术后的抗排斥反应，也可应用于其他免疫抑制药物无法控制的移植物排斥反应。他克莫司缓释胶囊（新普乐可复）将秉承他克莫司（普乐可复）的金牌品质，继续帮助中国移植患者提高生活品质，享受美好生活。

超出米兰标准的肝癌肝移植1例

病例收集：天津市第一中心医院肝移植中心 朱志军
点评专家：天津市第一中心医院肝移植中心 朱志军

【病例介绍】

1. 病史：患者，男性，60岁。2000年11月2日因发现原发性肝癌至天津市第一中心医院移植外科住院治疗。

2. 入院诊断：为原发性肝癌伴门静脉右支癌栓形成伴腹腔淋巴结转移。

3. 手术情况：2000年11月3日在全麻下行原位肝移植手术，术式为经典转流术式，无肝期120min，术后患者恢复顺利。

4. 术后情况：术后12月20日予以患者第一次全身静脉化疗，化疗方案：表阿霉素60mg 1次，脱氧氟尿苷500mg 每日1次，连续5日；亚叶酸钙200mg 每日1次，连续5日。2000年12月至2001年10月共进行8次全身静脉化疗预防肿瘤复发，甲胎蛋白（AFP）降至20ng/ml。2001年11月开始口服卡培他滨（希罗达），每日3000mg，每个疗程15日，间隔8天，进行两个疗程，因副作用明显停药。患者肝移植术后一直口服他克莫司预防排斥反应。

患者术后定期随访，于2002年3月发现AFP升高，行胸部CT检查发现左肺外侧结节，考虑为肿瘤肺部转移。2002年4月和6月行肺动脉灌注化疗2次，方案为表阿霉素40mg、顺铂60mg、喜树碱10mg。2002年8月再次发现右肺多发结节，2002年12月行第3次肺动脉灌注化疗，方案为表柔比星40mg、顺铂70mg、丝裂霉素10mg。复查胸部CT双肺仍有结节（图1-4），于是采用粒子置入的内放射治疗。2003年11月至12月期间共行5次在CT定位下经皮穿刺肺内置入放射源^{192}Ir粒子进行内放射治疗，其后复查胸部CT双肺结节消失（图1-5）。

在针对肺部转移治疗过程中，于2003年5月头颅MRI检查发现颅内转移灶，于同年5月8日手术切除颅内转移灶，手术切除前后颅内影像如图1-6、1-7。患者在脑部手术后分别于5月22日、6月12

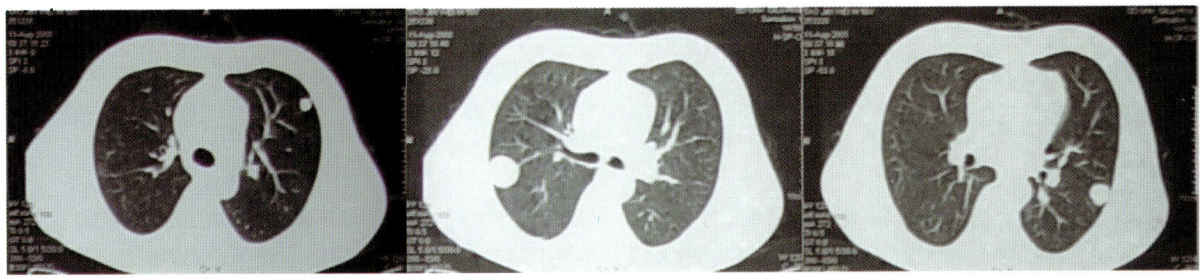

图 1-4　内放射治疗前胸部 CT 影像

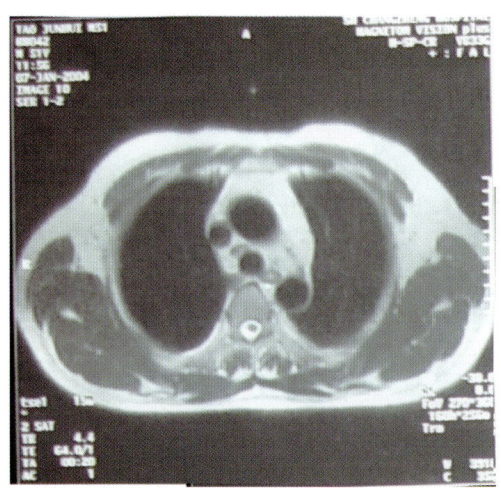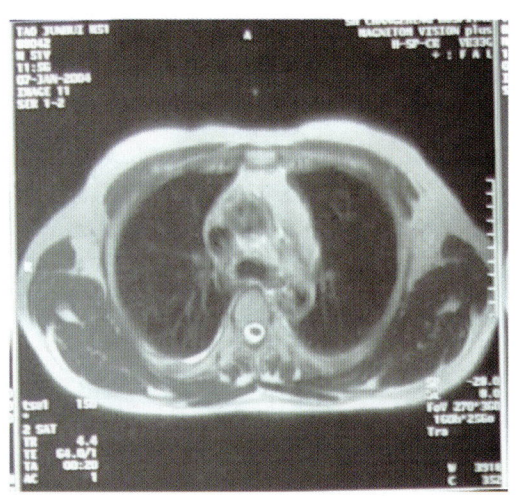

图 1-5　粒子置入行放射治疗后胸部 CT 影像

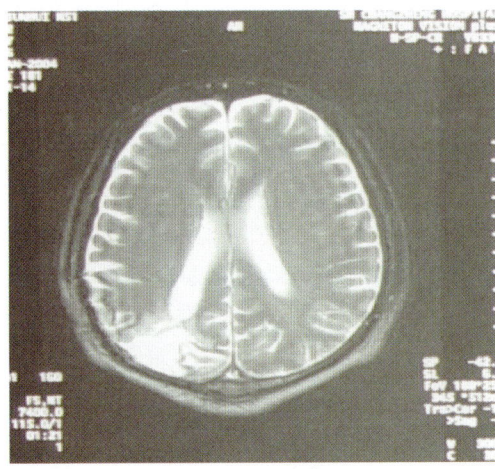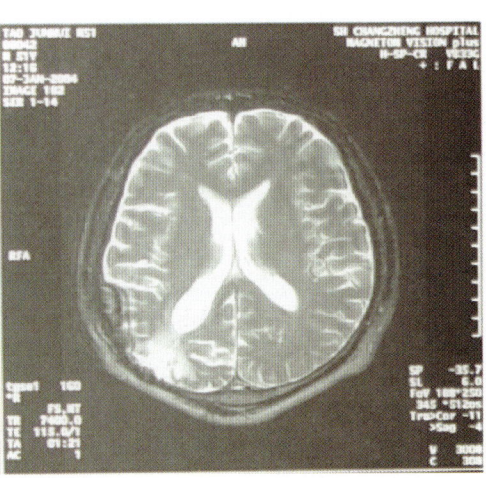

图 1-6　手术切除前颅内病灶影像

日、7月3日行3次全身静脉化疗，方案为替尼泊苷100mg第1～3天、顺铂20mg第1～5天。

2003年8月行腹部B超检查发现肿瘤脾转移，行CT检查证实。同年10月行脾肿瘤栓塞化疗。栓塞治疗前后腹部CT影像如图1-8、1-9。2004年9月发现AFP升高，再次行脾肿瘤栓塞化疗。二次

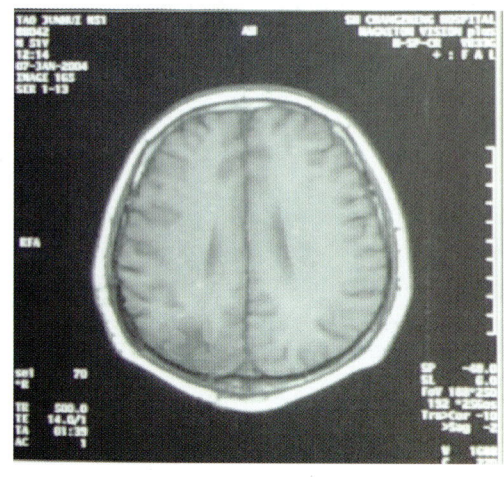
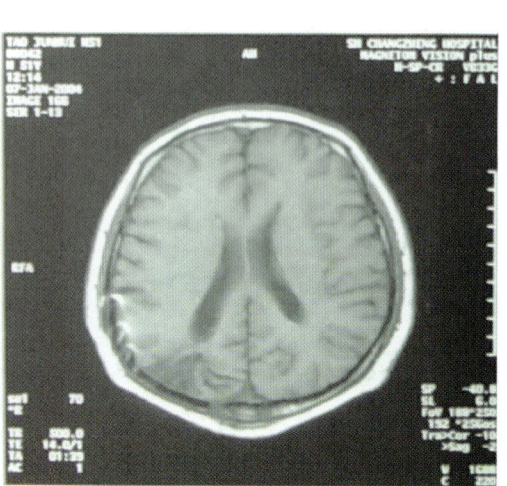

图1-7　手术切除后颅内影像

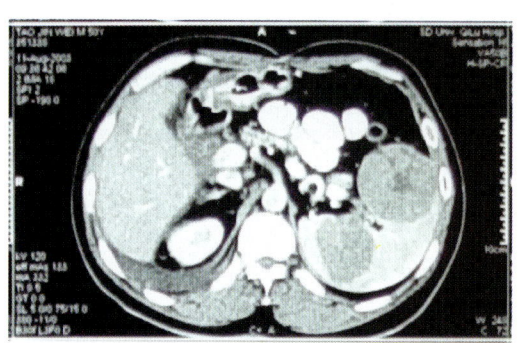
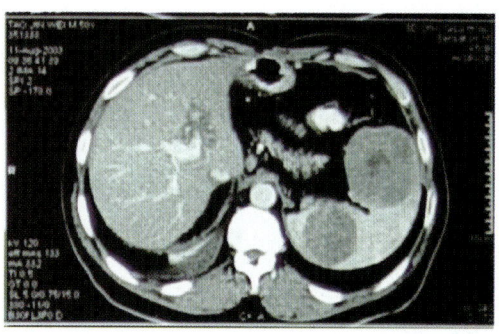

图1-8　脾转移灶栓塞治疗前腹部CT影像

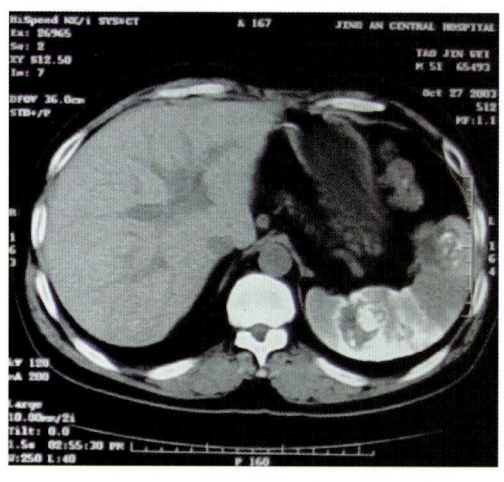
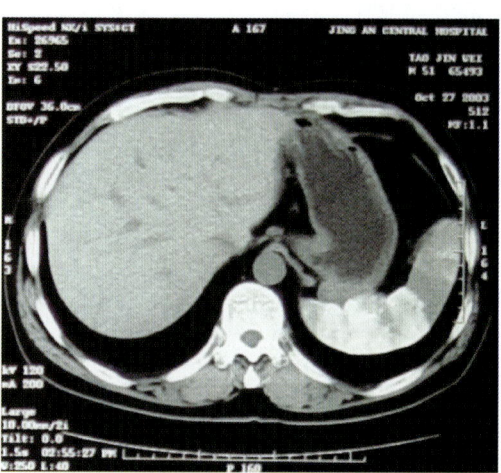

图1-9　脾转移灶栓塞治疗后腹部CT影像

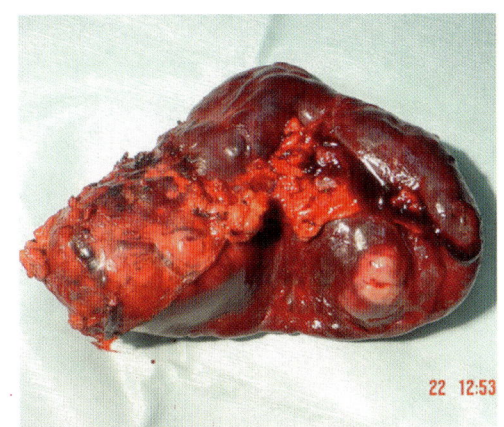

图1-11 术中切除的脾标本

栓塞治疗后AFP仍高于正常,复查腹部CT影像表现如图1-10所示:

2004年11月在天津市第一中心医院行脾切除手术,术后病理回报为脾转移癌介入栓塞治疗术后表现。切除的脾如图1-11所示。

患者脾切除后AFP降至正常。其后定期随访患者AFP一直正常,未再发现肿瘤其他转移,存活至今。

【专家点评】

肝癌肝移植术后肝癌的复发转移一直是影响患者术后长期生存的重要原因。目前对于肝移植术后肿瘤复发转移可供选择的治疗方案较少,通过本例患者似乎可以认为对于术后复发转移的患者应该采取更为积极的外科治疗,包括局部的手术切除治疗。当然本例患者为特例,是否大多数患者都能取得如此效果尚未可知,需要更多的病例及更长时间的随访。另外,本例患者在脾转移手术切除后未再发生肿瘤的复发转移,是否与脾在免疫系统的功能有关系也未可知。

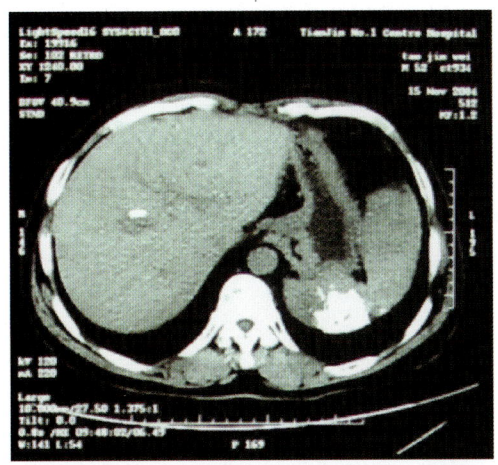
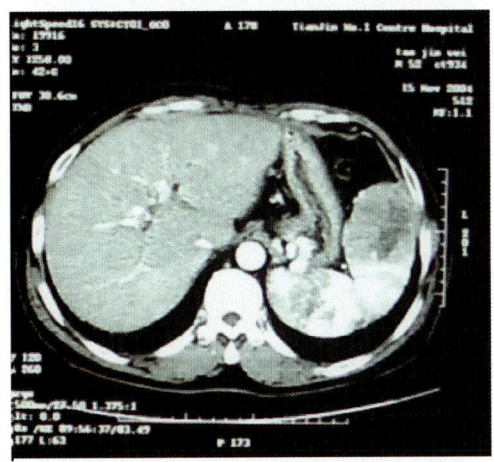
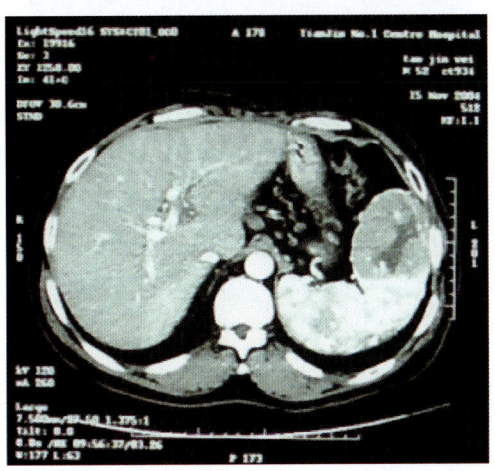

图1-10 脾转移灶二次栓塞治疗后腹部CT影像

肝癌肝移植术后肿瘤复发的治疗 1 例

病例收集：北京大学人民医院肝移植中心　黄　磊
点评专家：北京大学人民医院肝移植中心　朱继业　黄　磊

【病例介绍】

1. 病史：患者，男性，65 岁。主因体检发现乙型肝炎表面抗原（HBsAg）阳性 20 余年，确诊肝硬化 10 年，发现肝占位 1 个月入院。患者既往无心、肺、肾或糖尿病史，无特殊遗传病史，无药物过敏史。

2. 体格检查：全身皮肤、巩膜轻度黄染，可见肝掌及蜘蛛痣，腹部明显膨隆，脾肋下 4cm，肝浊音区缩小，移动性浊音（+）。

3. 辅助检查：CT 检查：肝右叶巨块型肝癌，直径约 10cm，腹腔内大量腹水，肝硬化，门静脉高压，食管胃底静脉曲张，脾大。

4. 入院诊断：原发性肝癌，乙肝后肝硬化（失代偿期）。

5. 手术情况：完善术前准备后行经典原位肝移植术（转流）。术中探查：腹腔中约 5000ml 血性腹水，肝明显萎缩，布满大小不等的硬化结节，于Ⅶ段可见一巨大癌灶，质硬，表面有坏死、破溃及活动性渗血。术中切除的病肝标本如图 1-12。手术过程平稳。

6. 术后情况：术后患者恢复顺利，1 个月后痊愈出院。门诊随访，以环孢霉素、吗替麦考酚酯两联抗排斥治疗。

术后 9 个月，患者在常规随访复查腹部 CT 时发现腹腔内出现单发的种植转移灶，遂行剖腹探查术。术中探查肿瘤位于左下腹，直径约 4cm，为网膜所包裹，尚未侵犯其他脏器，遂行肿瘤切除术。术后病理回报为中分化肝细胞癌。

术后 19 个月，患者复查时再次发现盆腔出现种植转移灶，手术探查发现肿瘤约 7cm，位于盆腔内直肠后方，浸润肠壁。由于低位直肠也被肿瘤侵犯，只得行 Miles 术，腹壁结肠造瘘。

术后 25 个月，患者盆腔再次出现种植转移（图 1-13），肿瘤侵犯膀胱后壁，遂行全盆腔脏器切除术，回肠代膀胱后行腹壁造瘘。第三次手术后，患者多

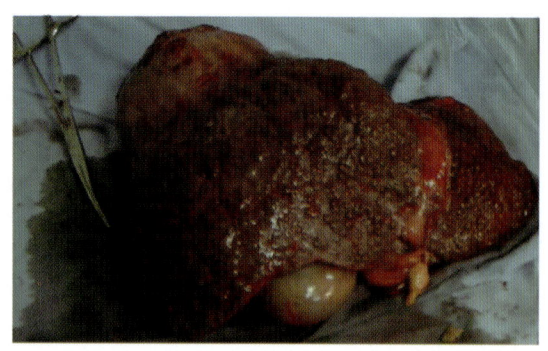

图 1-12　术中切除的病肝标本

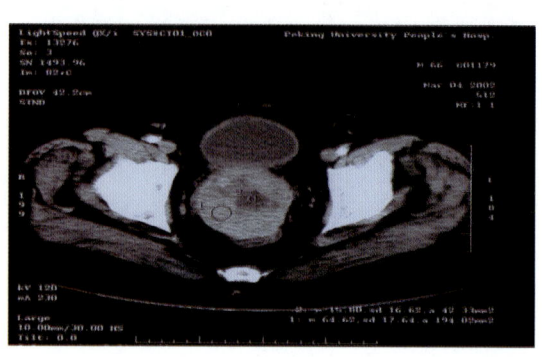

图 1-13　术后 25 个月，患者盆腔 CT 检查发现种植转移

次复查未再出现新的肿瘤转移病灶，至今已无瘤存活 95 个月，肝移植手术至今已 120 个月。

【专家点评】

目前，在我国有许多超出米兰标准的晚期肝癌患者失去常规手术切除的机会，只有通过肝移植才能延长生命，但肝癌的复发仍是此类患者术后远期死亡的最主要原因。因此，早期发现肿瘤复发以及针对复发肿瘤的积极治疗成为改善患者远期预后的关键。

我们的经验是多数病例的复发时间集中在 6～18 个月，这期间应作为肿瘤患者移植术后最需要严格复查的时段，争取尽早发现转移，为患者争取宝贵的治疗时间。而肿瘤复发最常见的部位是肺和腹腔，所以肺部 CT 扫描和腹部增强 CT 扫描是患者术后复查的首选影像学检查手段，后者应着重观察有无腹腔的种植转移、肝门淋巴结和腹腔干周围淋巴结的变化以及移植肝有无新发占位。在同一中心复查并对比既往的影像结果对于发现上述位置的细微异常很有帮助。影像学检查的间隔以 2～3 个月为宜，能够确保尽早发现转移灶。普通胸部 X 线片和腹部超声检查因为敏感性太低而无法达到早期发现复发的效果，不建议作为复查的常规手段。

国外文献报道，对于肝移植术后肝癌复发的患者只有 1% 的治愈率。北京大学人民医院曾统计该院 81 例肝移植后复发患者中，有 3 例获得治愈（3.7%），此例患者即为其中一例。对于腹腔种植转移灶，只有手术才可能彻底消灭病灶，因此要采取积极的态度。对于肺转移的患者，采用以伽马刀为代表的精确放疗可以很好地消灭早期较小的转移灶。而肝门区和腹膜后淋巴结转移的治疗方法极其有限且效果不佳，即使剖腹探查往往也无法做到完整切除病灶，同时肿大的淋巴结可以引起患者严重的腰背部疼痛，唯一可以试用的姑息治疗方法是局部的放疗。骨转移的发生率较低且症状很隐匿，往往直到出现疼痛甚至发生病理性骨折时才被发现，会显著降低患者的生活质量，因此仍需积极的手术治疗骨转移灶，避免骨折或截瘫的发生，以期最大限度地减少患者的痛苦。

总之，肝恶性肿瘤患者的肝移植围术期管理和术后随访是一个系统工程。对这类患者进行有针对性的规范检查，及时发现并积极治疗复发肿瘤，有利于延长患者的生存时间，提高其生活质量。

晚期肝癌肝移植长期存活 1 例

病例收集：北京大学第三医院肝移植中心　马朝来
点评专家：北京大学第三医院肝移植中心　修典荣

【病例介绍】

1. 病史：患者，男性，54 岁。主因发现"肝占位 2 年余"于 2002 年 8 月 13 日入院。2 年前出现不明原因小腿肿胀，当地医院就诊发现"肝硬化，肝占位性病变"，无明显腹痛、腹胀、乏力。2 年前于外院行两次肝动脉栓塞治疗（图 1-14），在另一家医院行肝肿物射频治疗。14 个月前复查发现肿瘤复发，再次于外院行射频治疗（图 1-15）。数日前复查发现肿瘤再次复发来我院就诊（图 1-16）。无明显症状。既往慢性肝病史 10 余年。

2. 体格检查：肝病面容，全身皮肤、黏膜无明显黄染，全身浅表淋巴结未及。巩膜无黄染，心肺未见异常。腹部平坦，上腹部可见陈旧手术瘢痕，无腹壁静脉曲张。肝、脾肋下未及，未及肿物。肝区无叩痛，移动性浊音（－）。

3. 实验室检查：血常规：WBC 3.68×10^9/L，

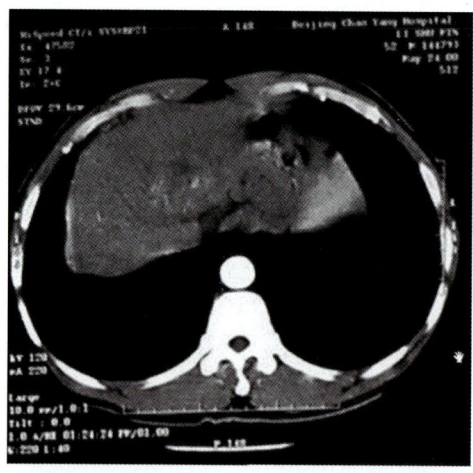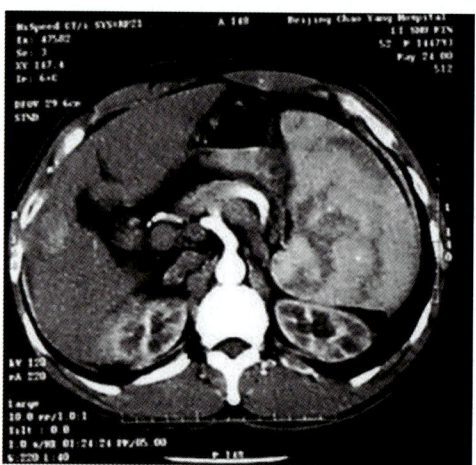

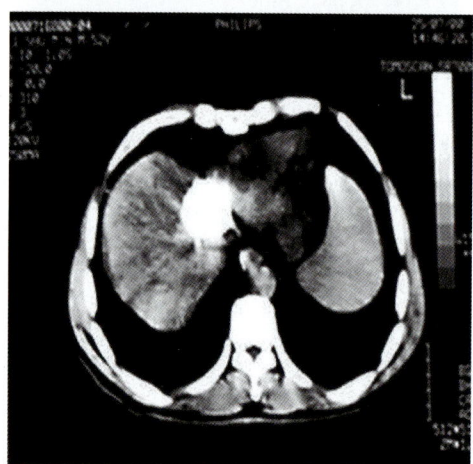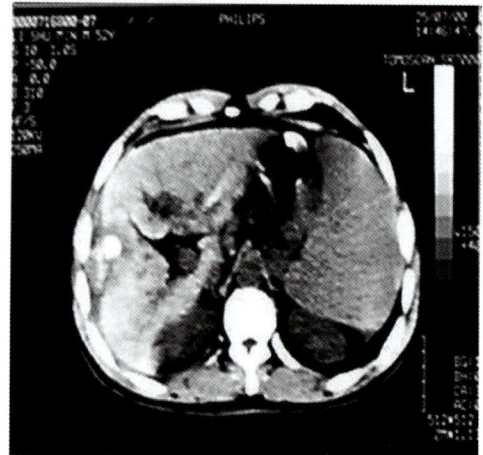

图 1-14　2000 年 5 月发现肝左叶及右叶肿瘤（上图），行栓塞治疗（下图）

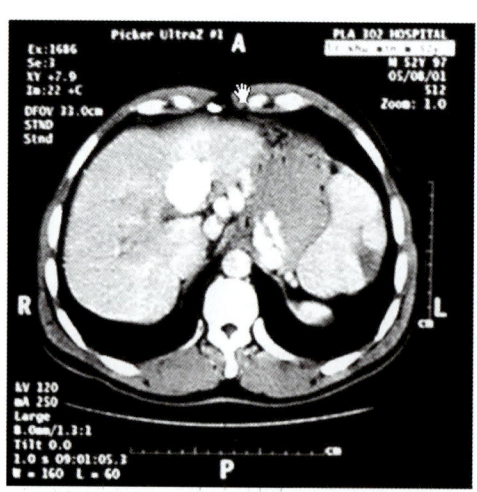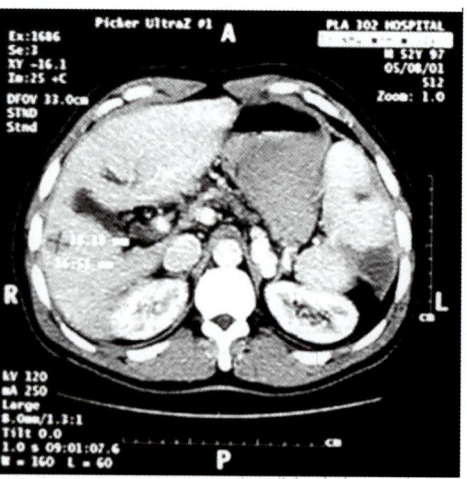

图 1-15　2010 年 5 月发现肿瘤复发（上图）并行射频治疗（下图）

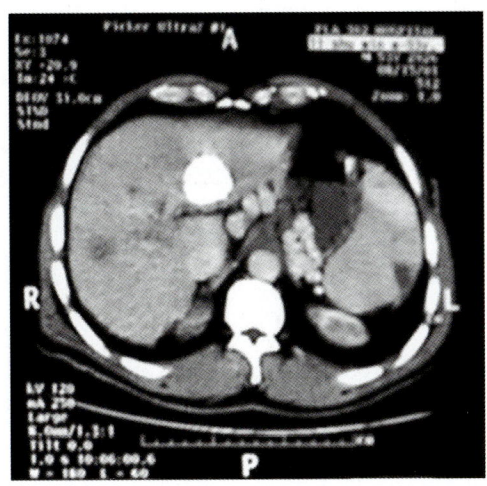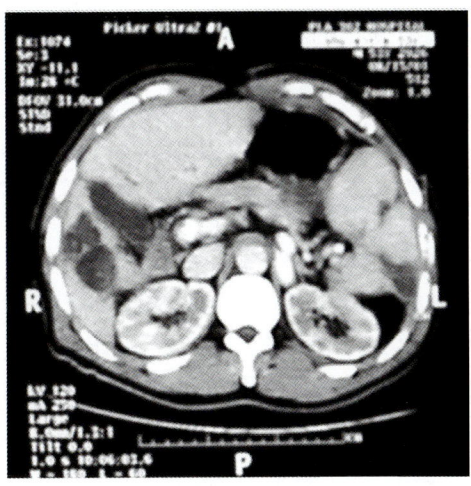

图 1-15 续　2010 年 5 月发现肿瘤复发（上图）并行射频治疗（下图）

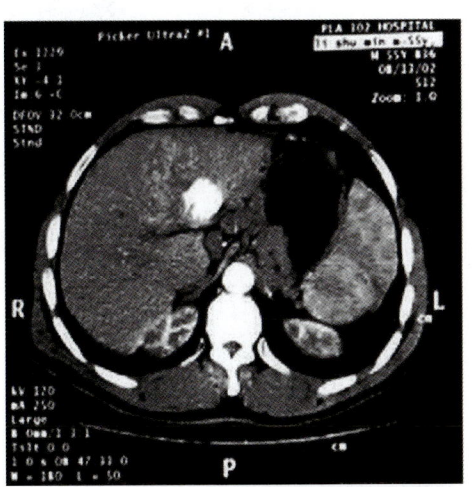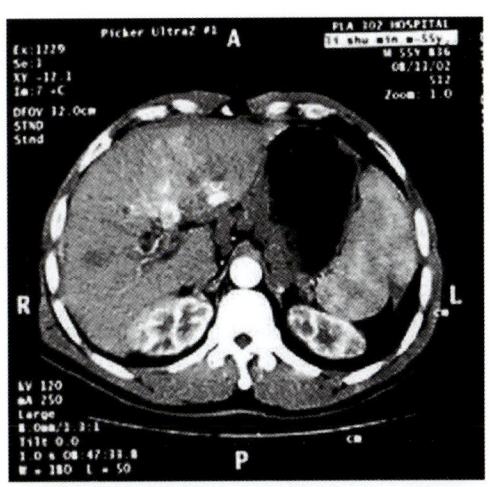
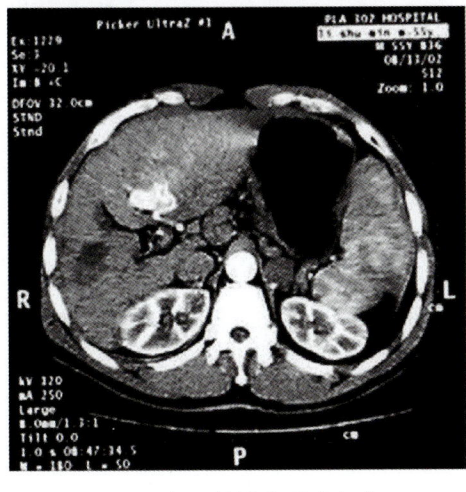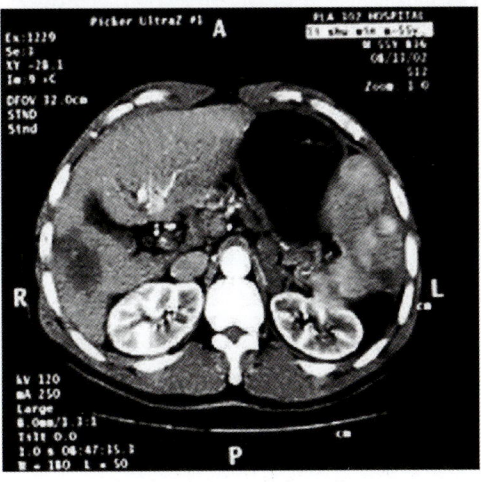

图 1-16　2002 年 8 月肿瘤再次复发

HGB 125.7g/L，PLT 7×10^{12}/L。肝功能：基本正常。凝血：PTA 67%。HBsAg（+）。血 AFP：正常。

4．辅助检查：超声：肝包膜欠光滑，边缘欠锐利，实质回声不均匀，血管纹理不清晰，右肝前叶 3.9cm×2.9cm 低回声，内部回声不均匀，见少量血流信号，门静脉右前支及左支内充满低回声，门静脉主干 1.5cm，右肝实性占位性病变，癌可能，伴门静脉内瘤栓形成；肝实质弥漫性病变，肝硬化，脾大。核素全身骨显像：未见骨转移瘤表现。

5．入院诊断：肝癌，肝硬化。

6．手术情况：经积极术前准备后，行经典同种异体原位全肝移植术。术中见少量淡黄色清亮腹水，肝与大网膜及横结肠粘连明显，肝体积变小，右肝缩小明显，右肝表面多个癌结节，大结节性肝硬化。脾大。术中解剖出门静脉内无瘤栓。行病肝切除、同种异体经典原位全肝移植术。术后检查标本：肝门部肿物，直径 6cm，门静脉被包裹（图 1-17～1-19）。术中出血 7500ml，输血及血浆 9000ml。病理检查：中分化肝细胞性肝癌，伴坏死后性肝硬化及肝囊肿，并可见肝门处脉管内瘤栓继发坏死，淋巴结未见癌转移，慢性胆囊炎。

7．术后情况：术后恢复顺利，3 周后出院。并行 3 周期静脉化疗。随访 8 年余，肝功能良好，血 AFP 阴性，肿瘤无复发及转移。血 HBsAg 阴性。现口服免疫抑制剂他克莫司（FK506）0.25mg Q12h。

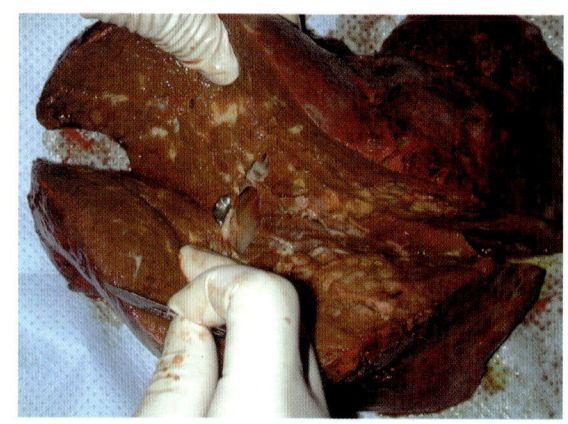

图 1-18　右肝剖面可见肿瘤

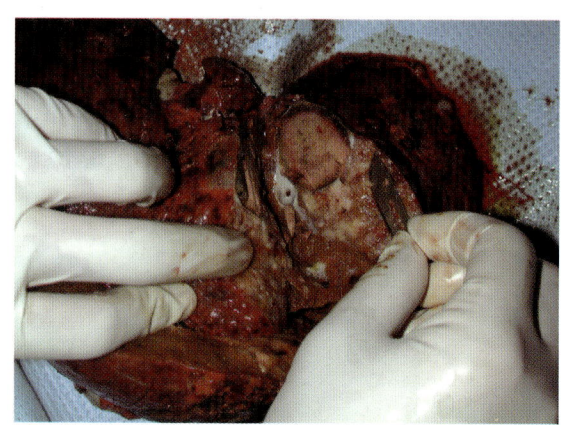

图 1-19　左肝肿瘤切面

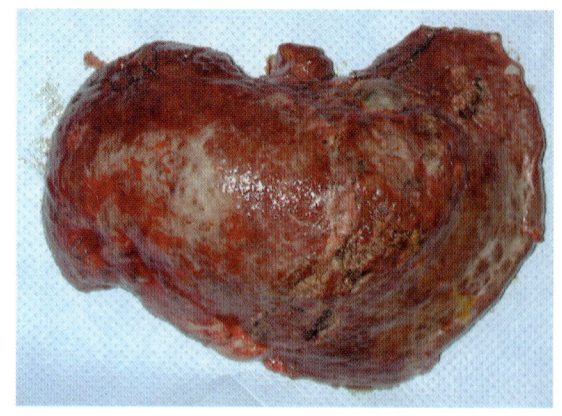

图 1-17　术中切除的病肝标本大体观

【专家点评】

肝移植技术在国内经过十余年的发展已经成熟并得到了普及，技术本身不再是影响移植术后受体生存率的主要因素。而供肝的缺乏使如何合理掌握肝移植适应证成为我国发展肝癌肝移植事业的当务之急。国外在这方面有过许多探索，并建立了米兰标准等一系列入选标准，对肿瘤的大小、数目、分布、血管侵犯、淋巴转移和肝外侵犯等严格限制，取得了较好的效果。但国内同行普遍认为国外标准过于严格，与我国国情不太相符，必须加以改良。

我国的实际国情是肝癌发病率高，肝癌患者占全球 40%～45%；肝癌患者绝大多数合并病毒性肝炎和肝硬化；临床上以中晚期居多。虽然在我国用肝切除术治疗小肝癌取得了较好的结果，但中晚期肝癌和肝功能较差的小肝癌常使肝切除难以施行，此时肝移植成了唯一可能治愈的方法。肝移植适应证过严会使很多病例失去可能根治的机会，而过宽又可能因为肿瘤术后很快复发而使预后很差，而浪费了供肝。

回顾国内肝移植起步阶段，适应证相对较宽。不乏肝癌肝移植术后复发病例，但在临床实践中，我们也确实见到了不少被"现行标准"排除在外的大肝癌甚至门静脉癌栓患者在肝移植术后长期无瘤生存的情况。如本例患者，术前影像学检查怀疑肿瘤为双叶分布，数目＞3个，最大径＞5cm，并可疑门静脉内瘤栓形成，已经超出了米兰和UCSF标准，但患者肿瘤生长较缓慢，发现2年仍局限在肝内，无肝外转移。在有肝源的情况下，患者接受了肝移植并获得了长期无瘤生存。我们总结的51例大肝癌（单发直径＞5cm或多发最大直径＞5cm）肝移植后生存超过2年者有18例，超过3年者12例，超过5年者4例，可见进展期肝癌移植术后长期生存不完全是个例。肿瘤的大小、分布、体积等可能仅仅反映了不同生物学特性的肝癌的不同发展阶段。按照目前的标准：一些肿瘤侵犯能力不强、复发可能性不大的肝癌受者可能会因为实际发病时间较长而使肿瘤的数目、大小、分布看似较晚而失去移植的机会；而一些肿瘤侵犯能力强、术后复发可能性大的肝癌受者会因为实际发病时间短而使肿瘤的大小、数目、分布看似较早而被列入了肝移植的候选名单。

门静脉癌栓是门静脉受肿瘤侵犯的结果，理论上增加了肝内转移的机会，因而成为多种"标准"的禁忌证。然而一方面，肝癌富含血窦，癌细胞极易侵入血窦进而进入门静脉系统成为癌栓，门静脉癌栓发生率高达62.2%～90%。如果有门静脉受累即被排除，则绝大部分肝癌可能被排除在肝移植以外。另一方面，包括米兰标准的各种标准纳入的患者中多数可能有门静脉微侵犯，而影像学检查只能发现门静脉主干和大血管分支的情况，微小癌栓是不可能显示的，但这并没有影响术后的生存率。并且影像上大血管的阻塞可以是癌栓所致，也可以是血栓形成的结果，但影像学技术还不足以完全正确区分癌栓和血栓。文献报道正确率为67%（我院病例术前影像学检查栓子性质正确诊断率为67.2%），如根据影像学检查认为门静脉阻塞为癌栓造成而予以排除，则将有1/3的患者因"错判"而失去移植机会。本例患者术前超声怀疑门静脉主干栓子，术后病理证实肝门部脉管内瘤栓伴坏死，但术后长期无瘤生存。我院曾总结过合并门静脉癌栓的肝癌肝移植的治疗效果，28例中有6例生存期超过3年，其中2例超过5年，4例无瘤生存期亦超过2年。

另外，目前主要依靠术前的影像学作为"标准"评判的依据，而影像学存在较大的误差从而可能带来判断错误。肿瘤数目上，术前影像学检查与术后病理解剖实际结果的符合率分别为：BUS 38.8%，CT 56.6%，MRI 61.0%；肿瘤直径的符合率分别是：BUS 38.3%，CT 42.5%，MRI 48.3%。随着瘤灶直径增加，检查符合率逐步提高。对直径≤1 cm的肿瘤，BUS、CT、MRI三者漏诊率分别为90.12%、89.5%及78.3%。影像技术的进步可能会逐步减少这样的误差。

从早期开展肝移植的经验来看，确实有部分超过了"标准"而长期无瘤生存的肝癌患者成为现行"标准"的挑战。单纯临床分期无法精确判定肝癌肝移植的预后。在有肝源的情况下适当选择部分晚期患者作为移植受体有一定的合理性，其中有部分患者也可获得较好的预后。应寻找能更准确地预测肝癌患者移植术后预后的标准，以便从晚期肝癌患者中筛选出适合行肝移植的患者。

小肝癌肝移植术后早复发 1 例
——再议米兰标准

病例收集：北京大学第三医院肝移植中心　陈　宁
点评专家：北京大学第三医院肝移植中心　修典荣

【病例介绍】

1．病史：患者，男性，50 岁。主因乙肝"小三阳"13 年，发现肝占位 4 个月，于 2004 年 2 月 8 日收入我院。13 年前患者体检发现为乙肝"小三阳"，未觉明显不适，定期复查肝功能基本正常，故未给予特殊治疗。4 个月来开始出现食欲减退，到当地医院检查发现肝占位，诊断为肝癌。分别于此后 1 个月及 2 个月行肝动脉化疗栓塞。第二次化疗栓塞后出现右上腹痛，考虑可能栓塞入胆囊动脉导致胆囊炎所致，经抗感染等保守治疗后逐渐缓解。

2．体格检查：T 36.7℃，腹平软，右上腹轻度压痛，无肌紧张及反跳痛，Murphy 征（-），肝区轻度叩痛，移动性浊音（-），余检查均阴性。

3．实验室检查及辅助检查：血 AFP 22.07ng/ml。MRI 提示肝右叶近膈面被膜下类圆形长 T1，略长 T2 混杂信号影，大小 4.4cm×4.5cm，边界清楚，余肝实质信号未见异常，肝内、外胆管无扩张；增强后右肝肿物轻度强化，肝右静脉受侵，门静脉未见瘤栓；血管成像后见腹腔动脉干、肝总动脉、肝固有动脉、门静脉、肠系膜动静脉及脾动静脉等诸血管走形自然，信号均匀，无变异，提示为右肝癌，侵犯右肝静脉（图 1-20）。胸部 CT 及全身核素骨扫描未发现远处转移。

4．入院诊断：原发性肝细胞癌，乙肝后肝硬化。

5．手术情况：完善准备后于 2004 年 2 月 24

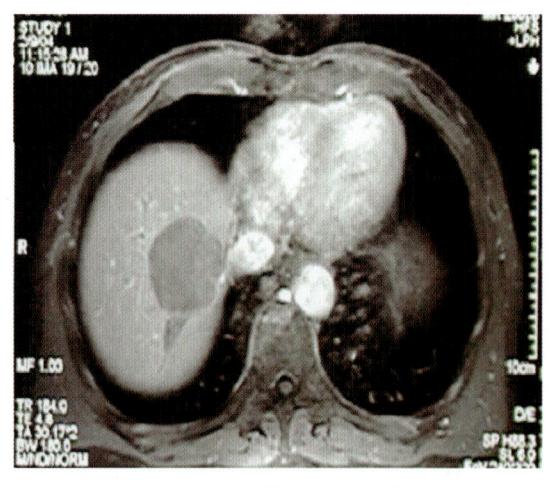 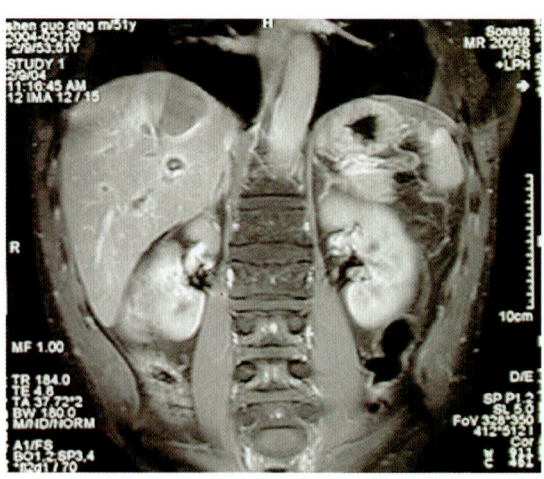

图 1-20　术前肝 MRI（横断面及冠状位）示肝右叶近膈面被膜下类圆形长 T1，略长 T2 混杂信号影，边界清楚，提示右肝癌

日在全麻下行同种异体原位肝移植术（术式为经典未转流）。双侧肋缘下加正中至剑突的切口，逐层进腹探查：腹水量少，约300ml，淡黄色清亮；肝体积缩小，为大结节性肝硬化，肿瘤位于右肝膈面，未侵出包膜，但肝与膈肌有粘连，分离并切取部分粘连的膈肌送快速病理，证实为炎症反应性纤维组织增生，无肝外侵犯。脾大，胃冠状静脉曲张。解剖肝门，游离出胆总管、门静脉、肝总动脉及肝固有动脉；分别游离肝下上腔静脉及肝上下腔静脉；修理供肝，依次吻合肝上下腔静脉、肝下下腔静脉、门静脉、肝动脉及胆总管。手术时间7h，出血2300ml，输血2200ml，术中过程平稳。病肝标本：肿瘤位于肝右叶近膈顶处，4cm×4.5cm，类圆形，剖面灰黄，有假包膜形成，未见门静脉癌栓（图1-21）。

6. 术后情况：术后第一日，患者HR 140～160次/分，BP 110/65mmHg，结膜苍白，中心静脉压低且无法通过补液提升。急查血常规示Hb 5.0 g/dl，床旁B超提示移植肝回声均匀，血管纹理清晰、血流通畅，右肝下探及11cm×4.5cm不均质中强回声区，中央少量无回声，左膈下积液，最大液深3.0cm。考虑患者存在腹腔内出血，遂于2004年2月25日急诊行开腹探查术，经原切口进腹，见腹腔内大量血性液体，主要集中于右侧腹，右肝下大量血块，清除血肿后发现肝下下腔静脉吻合口处活动性出血，原因为供受体下腔静脉壁对合不严，可能为缝线没有抽紧导致。遂用细丝线缝合加固后血止，术中出血约4500ml，输血4000ml。术后应用FK506抗排斥，恢复良好，于2月26日拔除气管插管由外科ICU转回普通病房。

3月2日开始患者转氨酶持续升高，伴有食欲减退，考虑术后早期急性排斥反应可能，增加FK506用量未见好转，于3月4日在B超引导下行肝穿刺病理学检查。病理报告：肝小叶结构存在，小叶内肝细胞灶状轻度淤胆和水肿，点状肝细胞嗜酸性变；肝细胞界板完整，汇管区内很少量单核、淋巴细胞浸润，未见明显小叶间静脉内皮下炎及小叶间胆管炎，结合临床，未见明显急性排斥反应。3月9日转氨酶升至757U/L，虽然病理学未报告急性排斥反应，但从经验上来看高度可疑，遂决定从9日起连续3天用甲泼尼龙1000mg冲击治疗。3月10日即冲击治疗的第二天转氨酶升至峰值900U/L，随后逐渐下降，至3月15日降至616U/L。同时加用硫普罗宁（凯西莱）等保肝药物，停用了一些可能会导致药物性肝损害的药物，包括乙肝免疫球蛋白等。患者肝功能状态逐渐好转，3月22日转氨酶降至273U/L，精神、体力恢复良好，准予出院。术后病理：右肝中分化肝细胞癌伴大片凝固性坏死，局灶性纤维结缔组织增生。

患者于术后7周再次入院拟行化疗，诉近半个月右腰背疼痛，且逐渐加重至难以忍受，影响日常生活及睡眠，口服曲马多（奇曼丁）效果不佳，需要注射哌替啶（杜冷丁）缓解。查体：右侧第10

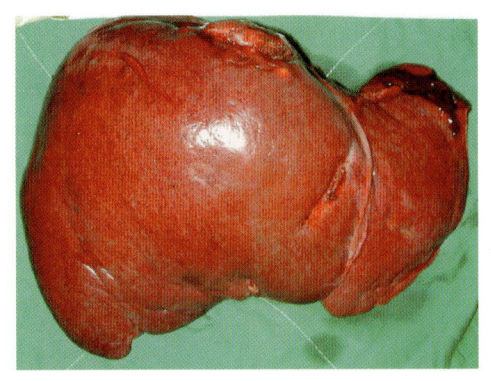 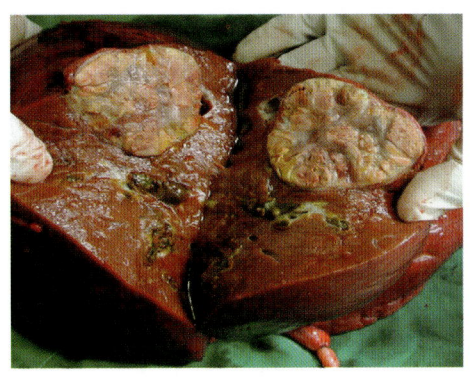

图1-21 病肝标本：肿瘤位于肝右叶近膈顶处，4cm×4.5cm，类圆形，剖面灰黄，有假包膜形成，未见门静脉癌栓

后肋近脊椎处明显压痛。化验血 AFP 814ng/ml，肺 CT 未见转移癌。4 月 15 日全身核素骨扫描发现：第 10 胸椎、骶髂关节、右肩胛骨血供丰富，有代谢活跃灶，可见异常放射性浓聚区，符合骨转移瘤表现。结合 AFP 基本明确肝癌转移复发，转肿瘤科进一步行局部放射治疗。

【专家点评】

肝移植作为肝癌的一种根治性手术，不仅切除了肝内肿瘤成分，也消除了肝硬化及肝炎等因素的潜在危险，成为治疗肝细胞癌（HCC）最适宜的方法，并逐渐为临床医师所认可和接受。由于各中心对受者选择标准和围术期处理方式的不同，肝移植的疗效也不尽相同，肿瘤复发是影响患者肝移植后存活率的重要因素。选择最佳的肝癌肝移植的适应证是提高肝癌肝移植疗效，保证极为宝贵的供肝资源得到公平有效利用的关键。目前米兰标准仍是世界上应用最广泛的肝癌肝移植筛选标准。

本例患者严格按照米兰标准筛选，本来预计患者能够获得一个相对好的预后，然而出人意料的是竟然在术后 7 周即出现了肝外转移，成为我中心肝癌肝移植患者中复发最早的病例。由此，我们开始对米兰标准产生一些困惑，米兰标准对所有患者及不同国家和地区均适用吗？单纯地把肿瘤大小和数量作为衡量术后效果的指标是否太过于简单和草率呢？当然，关于这样的争论在国内外早已经开始，许多学者曾对米兰标准提出过置疑，他们认为影响肝癌肝移植术后肝癌复发及患者长期生存的主要原因不仅仅是肿瘤的大小，肿瘤的部位、分期、血管侵犯及肿瘤的分化程度也起到关键作用，这些病理学因素在一定程度上反映了肿瘤侵袭的恶性生物学行为。本例患者尽管符合米兰标准，且移植手术后早期疗效较佳，但是因肿瘤自身恶性生物学行为可能导致了肿瘤易复发转移而影响其长期存活。另外，术前治疗、术中挤压肿瘤、术后激素及免疫抑制剂应用等也可能影响肿瘤的转移和扩散。可见米兰标准并非完美，而且过于严格的米兰标准使很多有可能通过肝移植获得良好疗效的肝癌患者失去治愈的机会。由于供体的紧缺，原来符合米兰标准的肝癌患者很容易在等待供肝的过程中，由于肿瘤生长超出标准而被剔除。2001 年美国加州大学旧金山分校 Yao 等又提出了加利福尼亚（UCSF）标准，即单个肿瘤直径 ≤ 6.5 cm，或多发肿瘤数目 ≤ 3 个且每个肿瘤直径均 ≤ 4.5 cm、所有肿瘤直径总和 ≤ 8 cm。UCSF 标准在不降低术后生存率及无瘤生存率的情况下，比米兰标准显著扩大了肝癌肝移植的适应证范围，能使更多的肝癌患者从肝移植中受益，更符合作为选择肝癌肝移植患者的标准，得到了学术界越来越多的支持。

我国肝癌患者多属乙型肝炎后肝癌，常伴肝硬化，且就诊时多为中晚期。显然，国内既符合米兰标准又能够接受肝移植的肝癌患者比较有限，若采用米兰标准，许多患者将失去肝移植的手术机会。国内早期的经验表明，部分晚期肝癌患者移植术后可获得较长期的无瘤生存，因此对于超出米兰标准的肝癌患者的肝移植存在争议。近年来，我国一些中心提出了"上海标准"、"杭州标准"等，国内标准在不降低术后生存率及无瘤生存率的情况下，显著扩大了肝癌肝移植的适应证范围，但仍有待高水平的循证医学证据的支持。

总之，过于严格的米兰标准在我国并不适宜，在米兰标准的基础上适当放宽肿瘤大小更适合中国国情。选择合适的临床和病理因素进行综合考虑，并制订适合中国国情的肝细胞癌肝移植受者的选择标准以及预后评分系统，是今后肝细胞癌肝移植的重要研究方向。

肝癌肝移植术后骨转移长期带瘤生存 1 例

病例收集：北京大学第三医院肝移植中心　张　利
点评专家：北京大学第三医院肝移植中心　修典荣

【病例介绍】

1．病史：患者，男性，49 岁。主因发现黄疸伴低热、乏力 1 个月入院。患者自 1 个月前出现全身皮肤、巩膜黄染，伴低热（37.8℃）、乏力，外院检查发现乙肝后肝硬化，肝癌，为行肝移植术收入我院。

2．体格检查：生命体征平稳，全身皮肤、巩膜中度黄染，心、肺及腹部查体未见明显阳性体征。

3．实验室检查：肝功能：ALT 69U/L，AST 77U/L，TBIL 123.4μmol/L，DBIL 20.3μmol/L，TBA 14.2μmol/L，ALP 118U/L，ALB 33g/L，r-GT 102U/L；血 AFP＞1210ng/ml；血氨 56μmol/L（正常值 9～33μmol/L）；凝血功能：PT 24.6s，APTT 47.1s，R 1.57，INR 2.71，A 27%；血乙肝五项：HBsAg（+），Anti-HBs（-），HBeAg（-），Anti-HBe（+），Anti-HBc（+）；HBV-DNA（-）。

4．辅助检查：肝 CT 及 MRI 提示：肝硬化，肝左、右叶共 3 枚癌灶，其中最大一枚直径 5.8cm，另外两枚直径 1cm。

5．手术情况：患者入院完善术前检查后行同种异体改良背驮肝移植术。术中见较大的癌灶侵犯膈肌，同期行膈肌部分切除。手术顺利，术后病理提示肝中分化肝细胞肝癌伴 2 个肝内癌瘤结节形成。

6．术后情况：术后行常规化疗（方案：立刻林/5-Fu/阿霉素/顺铂）并于术后 3 个月停用激素，免疫抑制方案选用 FK506 方案。术后定期复查。

患者术后 4.5 个月开始出现右侧上肢疼痛，X 线检查提示右侧肱骨转移癌。行局部放疗及全身化疗后疼痛症状明显好转。术后 24 个月时再次出现右上肢疼痛伴血 AFP 升高，复查仍提示右侧肱骨骨转移癌，予再次局部放疗及全身化疗[帕米膦酸二钠（博宁）+卡培他滨（希罗达）]后症状缓解。但 1 个月后再次出现右侧肱骨疼痛伴骨折，考虑放化疗不敏感，行 ^{131}I 放射性粒子植入术。术后进一步化疗并同时减少 FK506 用量，疼痛症状缓解。患者于肝移植术后第 45 个月时因肝癌脑转移死亡。移植术后无瘤生存时间 4.5 个月，带瘤生存时间 41.5 个月。

【专家点评】

目前，肝移植是治疗原发性肝癌的有效治疗手段之一。移植术后肿瘤的复发是影响其长期生存的重要因素。根据术前肿瘤情况不同，复发率报道差异较大，对于肝移植术中偶然发现的小于 2cm 且分化程度较好的小肝癌，肿瘤的复发非常罕见；对于符合米兰标准的肝癌肝移植，其术后复发率约为 10%；而对于肿瘤大于 5cm、伴有门静脉侵犯及肝癌分化程度较差的患者，其肝移植术后肿瘤复发率高达 50%。绝大多数的肿瘤复发都是在肝移植术后 2 年之内。肝癌复发可见于肝内和（或）肝外，常见的肝外转移部位主要有肺、骨等。

1．肝癌肝移植术后复发的相关因素　肝癌肝移植术后复发与多种因素有关。

首先，术前肿瘤分期是与复发率相关的重要因素。大量研究证明，术前肝癌的大小、数目、血管侵犯、肿瘤分化程度等因素与术后复发率具有明显相关性。据此，最早由 Mazzaferro 在 1996

年提出了肝癌肝移植的米兰标准（单个肝癌直径≤5cm，多发肿瘤数目≤3且直径≤33cm），已经证明能够有效控制术后复发、提高生存率。但由于米兰标准过于苛刻，之后陆续有人根据大样本量的临床研究提出各种修改标准，包括美国的匹兹堡标准、UCSF标准、国内的"上海标准"等，这些标准在扩大了肝癌肝移植适应证的同时，术后复发率及生存率较米兰标准无显著差异。

其次，免疫抑制剂也可能是影响肿瘤复发率的因素之一。目前认为，激素能够增加肿瘤的复发风险，故本中心常规在肝癌肝移植术后3个月内停用激素。以往曾经认为环孢素A及FK506能够增加肿瘤复发率，但是近来的临床试验未能证实。

最后，围术期化疗、术前介入栓塞化疗、局部消融治疗等也曾被认为能够减少术后复发，但目前均缺乏严格的临床试验证据。分子生物学水平的研究也提示术后肝癌复发与p53、Ki-67、p-27、cyclin E、cyclin A和cyclin D1等细胞因子相关。

2. 肝癌肝移植术后复发的治疗 对于肝内或者肝外复发能够行根治性切除者，应尽量行根治性切除。有研究显示，术后复发的总体中位生存时间为9个月，而行根治性切除或消融术的患者中位生存时间为24个月，生存时间明显延长。另外，还有肝癌肝内复发后行再次肝移植存活时间超过5年的个案报道。

对于无法行根治性手术的复发患者，姑息性治疗（化疗栓塞、无水酒精注射、射频/微波消融等）及系统性化疗都不能明显延长生存时间。骨转移患者的治疗也是以局部治疗、缓解症状为目的。局部放疗、射频治疗都能够有效地缓解疼痛症状。破骨细胞抑制剂（双膦酸盐类）能够有效防止病理性骨折的发生率。对于已经出现骨折或者脊柱转移造成脊柱不稳定者应该考虑手术治疗。有研究显示，肝癌肝移植术后骨转移的患者中，肝内无复发或复发可行切除者1年生存率约为70%，而伴有肝内无法切除的复发者1年生存率仅为9%，可见骨转移患者积极治疗后仍然能够取得较好的治疗效果。本例患者也是经过积极局部放疗、全身化疗及支持治疗后，带瘤生存时间达41.5个月，明显高于文献报道的平均生存时间（9个月）。

近期新型免疫抑制剂西罗莫司因同时具有肿瘤抑制作用而备受关注，在体外实验中已经证明能够广泛抑制肝癌细胞的增殖与迁移，小规模临床研究也提示西罗莫司对于肝癌肝移植术后肿瘤复发的预防及治疗可能具有一定意义，但是目前仍缺乏随机对照的临床试验证据。

综上所述，肝癌患者肝移植术后复发与术前癌大小、数目、分化程度相关，对于复发风险较高的患者，建议加强术后随访。对于发现术后复发者，能够根治性切除者应尽量行根治性切除；对于骨转移患者，以局部治疗、缓解症状为主要目的；对于未同时伴随肝内复发及其他器官转移者，由于其预后相对较好，治疗应更加积极。

肝移植术后病肝少见病理1例

病例收集：北京大学第三医院肝移植中心　张　利
点评专家：北京大学第三医院肝移植中心　修典荣

【病例介绍】

1. 病史：患者，男性，52岁。主因"右肝癌术后9个月，发现右肝占位8个月"于2008年6月收入院。患者9个月前因"右肝占位"在外院行"右肝部分切除术"，术后病理为肝细胞肝癌。术后1个月复查时发现右肝在原手术部位又有占位性病变，无明显自觉症状，于外院行介入治疗。之后肿物仍逐渐增大，为行肝移植手术入院。既往史：20

年前因"胃溃疡"行胃大部切除术；13年前发现肝炎后肝硬化（乙肝），腹水；高血压病史1年。

2. 体格检查：生命体征平稳，心肺正常，腹部可见手术瘢痕（右肋缘下和上腹正中切口瘢痕各约20cm），余无阳性体征。

3. 实验室检查：血常规：WBC $2.6×10^9$/L，HB 118g/L，PLT $70×10^9$/L。乙肝五项：HBsAg（+），HBeAg（+），HBcAb（+）；HBV-DNA $<10^3$ copies/ml。AFP、CEA、CA125、CA19-9全部阴性。血肝功能、凝血功能正常。

4. 辅助检查：B超：肝弥漫性病变——肝硬化，右肝后叶可见3.9cm×3.3cm不规则低回声，边界欠清，内未见明显血流信号，脾大，无腹水。CT（图1-22）：肝肾之间结节影，增强后略有强化，结合既往病史，复发待除外。

5. 手术情况：术前考虑患者肝炎后肝硬化，肝癌复发，无远处转移，肝功能A级。于2008年6月下旬行同种异体原位肝移植术（改良背驮）。术中见原切口下方粘连重，无腹水，无腹腔转移。肝轻度硬化，右肝和膈肌粘连紧密，游离肝段下腔静脉右侧壁时，见原手术切缘处一直径3cm左右的质硬结节，肉眼考虑瘢痕，周围可及很多线结。完整切除病肝，修剪肝静脉开口，植入新肝。手术较顺利，术中表阿霉素20mg静脉化疗，手术历时10h，失血4200ml。

6. 术后病理及免疫组化：病理标本（图1-23）：肝1cm层厚切开，右肝Ⅵ、Ⅶ段交界附近邻近肝包膜见一实性灰白色肿物，质地较硬，3cm×3cm×1.4cm，与周围界限尚清，余肝切面呈结节状，灰黄色。

石蜡病理（图1-24）：肝小结节性肝硬化，右肝后叶局灶可见3cm×3cm×1.4cm的脂肪及梭形细胞增生区，梭形细胞异型性不明显，分裂相较常见，呈CK混及SMA阳性，倾向于腹膜组织局灶性增生。

免疫组化：CK混（+），SMA（+），ALK（-），HMB45（-），Melan-A（-），CD42b（-），MPO（-），肝细胞（-），S-100（-），CD34（-），CD117（-），Desmin（-），CD68少数细胞（+），CK5/6（-），Calretinin（-），Ki-67：可见成簇阳性细胞，阳性率>30%。

7. 术后情况：患者恢复顺利，术后3周出院。应用他克莫司（FK506）4mg Q12h，泼尼松20mg Qd抗排斥，拉米夫定100mg Qd并间断肌内注射乙肝免疫球蛋白预防乙肝复发。

术后未行化疗，每2月一次定期复查，FK506浓度维持在偏低水平，肝功能正常。

术后8个月复查时，B超发现右肝后叶低回声区，形态欠规则。CDI：内未见明显血流信号。行

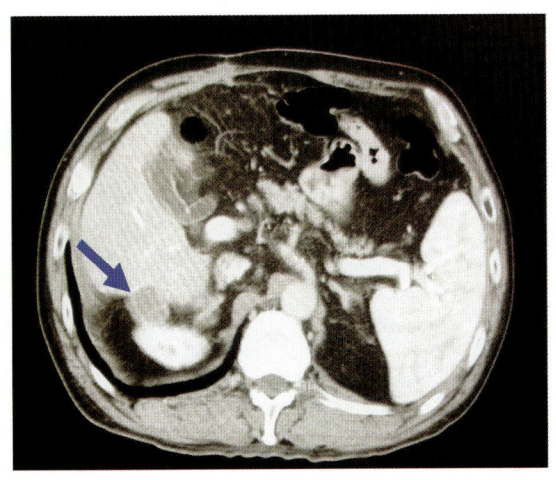

图1-22 移植前CT可见肝肾之间3cm×2.5cm结节影，增强略有强化

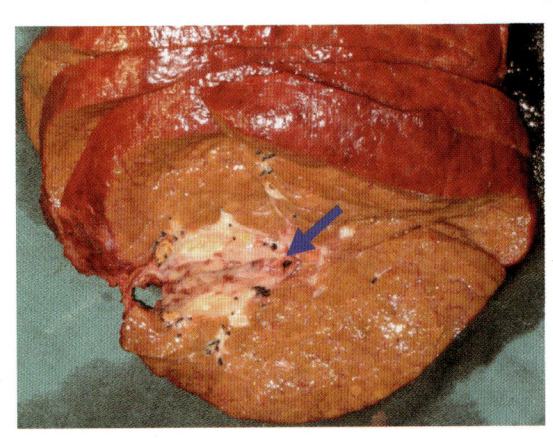

图1-23 右肝后叶肿物，邻近肝包膜，灰白色，其内大量缝线

CT检查，示右肝后叶低密度影（图1-25），CT值33Hu，范围约4cm×4cm×3.6cm，形态不规则，边界不清，增强动脉期可见边缘强化，内部强化不明显，CT值40Hu，右肾皮质受累。肝门部及腹部大血管周围可见多发肿大淋巴结——恶性可能。FK506浓度6.6ng/ml，AFP（-）。考虑肝移植术后肝癌复发可能，家属及患者当时不同意行进一步治疗。

术后1年复查，B超和CT提示肿物进一步增大，6.2cm×4.7cm，强化特点同前，右肾和腹膜受累，仍考虑肝癌复发。开始行伽马刀治疗。治疗期间，曾有血白细胞下降，B超复查肿物略有缩小。

术后1年半复查，肿物又明显增大，左肝内叶新发低密度灶，考虑肝内转移可能，右侧胸腔积液。行B超引导经皮肝内肿物的^{125}I粒子植入术（图1-26）。

术后19个月，出现胸膜结节，腹部大血管周围淋巴结增多、增大（图1-27）。行B超引导下肝肿物穿刺活检术，但病理未见肿瘤性病变。

术后21个月，肝肿物进一步增大，肝内出现多发低密度灶（图1-28）。右侧胸腔积液增多，肺不张，胸膜结节增多、增大（图1-29）。

术后24个月，患者非疾病原因死亡，未行尸检。

临床诊断：患者恶性肿瘤复发、转移，但肝移

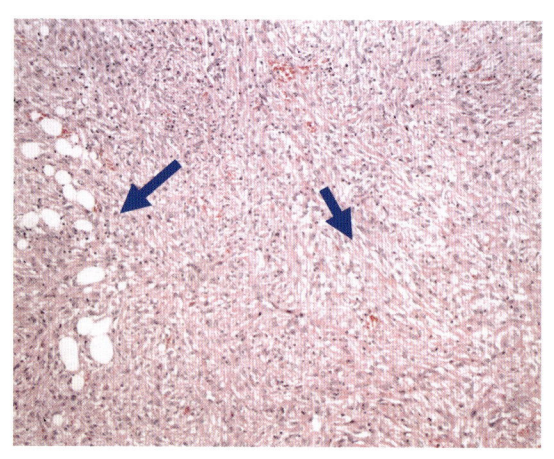

图1-24 病理（HE染色）：可见脂肪及梭形细胞增生区，梭形细胞异型性不明显

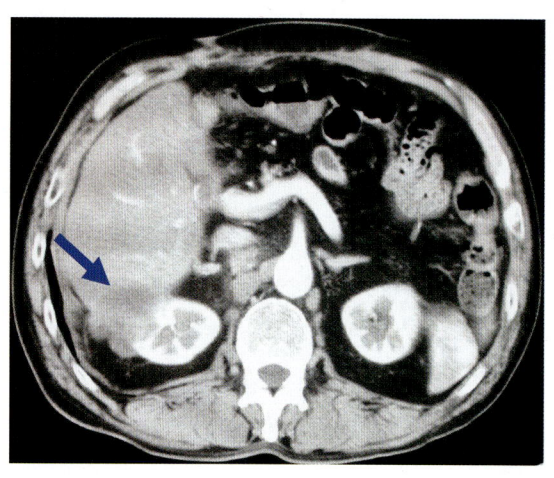

图1-25 肝移植术后8个月CT影像：右肝后叶4cm结节影，侵犯肾

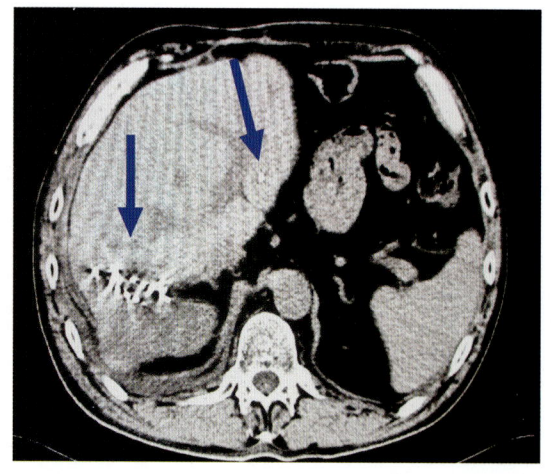

图1-26 肝移植术后18个月CT影像：右肝后叶和左内叶可见植入的放射性粒子

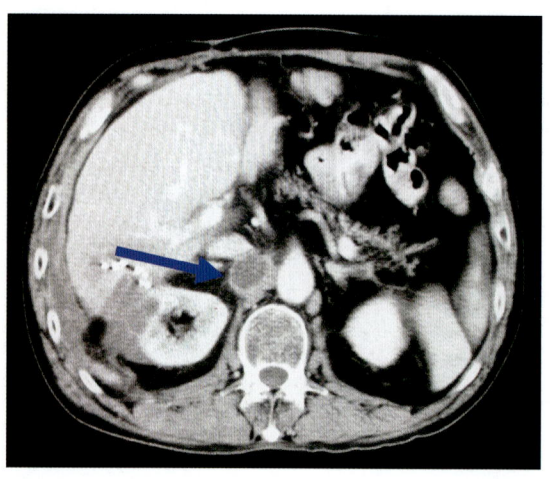

图1-27 肝移植术后19个月CT影像：下腔静脉后方肿大淋巴结

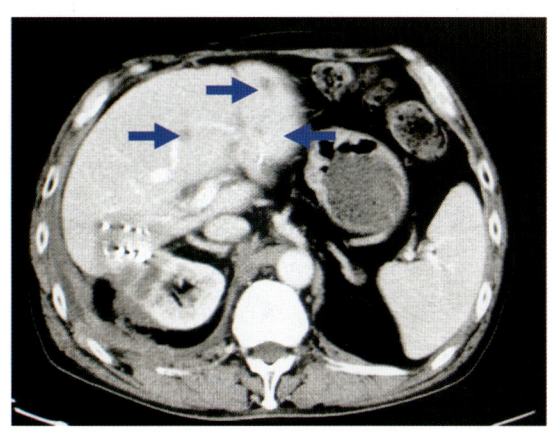

图 1-28 肝移植术后 21 个月 CT 影像：肝内出现多发低密度病变

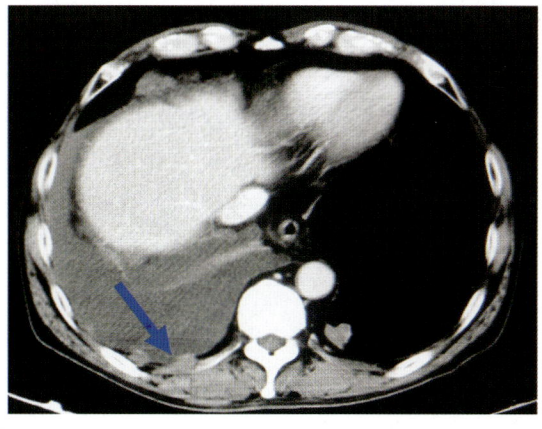

图 1-29 肝移植术后 21 个月 CT 影像：胸腔积液增多，胸膜结节增大

植时全肝切除标本以及术后 19 个月的穿刺病理标本未见恶性病变，与临床过程不符。请病理科专家重新阅片，仍认为不支持肝癌、肉瘤、间皮瘤、胃肠道间质瘤、恶性纤维组织细胞瘤、孤立性纤维性肿瘤、髓外造血等病变，只能提示是一个梭形细胞增生过程，但不能完全除外炎症性肌纤维母细胞瘤（inflammatory myofibroblastic tumor，IMT）。

【专家点评】

该病例患者肝细胞肝癌局部切除术后，原部位再发肿物，行全肝移植术。术后 8 个月原部位又出现肿物，且逐渐增大，行伽马刀、放射性粒子植入术等局部治疗无明显控制，并出现肝内多发病灶、胸膜结节等远处转移征象，临床支持为恶性过程。

首先我们考虑是肝细胞肝癌的复发转移。患者首次手术局部切除的肝占位为典型的肝细胞肝癌。术后 1 个月局部再发病变，且逐渐增大，临床考虑为肝癌复发，故行肝移植术。但肝移植术后的病理提示未见任何肝癌的证据，故肝癌复发这一诊断并不成立。再发病变为梭形细胞，免疫组化肝细胞阴性，表明非肝细胞来源，与第一次的肝细胞肝癌无相关性，为新发病变，可能与第一次手术刺激有关或为完全的新生病变。患者行肝移植术后局部再形成类似病变，虽无明确病理学支持，但 CT 表现类似于移植前的病变，考虑为复发。之后病变增大，肝内出现多发的类似小病变，腹部大血管旁淋巴结进行性增大，出现胸膜结节等，临床考虑转移证据亦较充分。

鉴于光镜病理提示移植标本的新发病变表现为脂肪和梭形细胞增生性改变，故病理科进行了很多免疫组化检查。Ki-67 阳性率高表明肿物增殖活跃；HMB45 和 Melan-A 皆为阴性，不支持血管平滑肌脂肪瘤；CK5/6 和 Calretinin 阴性，不支持腹膜间皮瘤；CD34 阴性，不支持孤立性纤维性肿瘤；CD68 少数阳性，但细胞异型性不明显，不支持恶性纤维组织细胞瘤；CD117 阴性，不支持胃肠道间质瘤；因病理标本可见较多量的红细胞，行 CD42b 和 MPO 检查为阴性，不支持髓外造血；CK 混合 SMA 阳性提示肿物有上皮源性以及肌源性特征，而 IMT 这两项可为阳性；尽管 IMT 中 ALK 的阳性率可高达 56%，但主要见于儿童和青年人，故该患者虽 ALK 阴性，仍不能除外 IMT。

肌纤维母细胞是一种同时具有成纤维细胞及平滑肌细胞超微结构特点的高度分化细胞，常见于炎症、手术或创伤后的损伤修复以及肿瘤的间质反应等多种病理状态，电镜下典型形态特征为：应力纤维、纤纵融合膜及细胞间的中间连接和缝隙连接。以前常认为 IMT 是炎性假瘤，目前 WHO 已将其归入中间性（偶有转移性）的成纤维细胞/肌纤维母细胞肿瘤中，确定它是一种具有复发潜能的真性软组织肿瘤。IMT 最常发生于肺，肺外 IMT 大多发生于儿童和青年人，组织学形态最重要的是"炎性背景",即肿瘤由分化的肌纤维母细胞性梭形细胞组成,常伴大量浆细胞和(或)淋巴细胞浸润,免疫组化 calponin 阳性表达,而 h-caldesmon 则表达程度非常低,CT 增强扫描可呈中度到明显强化。而该患者光镜下表现无明显炎细胞背景,无电镜或特异性的免疫组化结果支持,故尚难以确诊为炎症性肌纤维母细胞瘤。然而,Mentzel 等报道过一组 18 例肌纤维母细胞性肿瘤,肿瘤内没有明显的炎症成分,尤其是没有许多淋巴细胞及浆细胞,而且核不呈组织细胞样特征,命名为低度恶性肌纤维母细胞肉瘤。它常见于成人,可发生于腹部,其免疫组化和超微表现与 IMT 类似,临床多为良性过程,少数病例出现复发,个别出现远处转移。这些表现与本病例更加相符,但该病变的肿瘤细胞常呈浸润性生长,瘤细胞浸润于周围脂肪组织的纤维间隔中,且细胞有一定的异型性,而这两点在本病例病理中未见,故亦不能诊断。实际上,低度恶性肌纤维母细胞肉瘤与 IMT 在形态和生物学行为方面均有不少重叠之处,WHO 亦将这两种疾病列于同一分类中。

审视该病例的临床过程,肝癌-切除-再发增生性病变-移植-复发-增大以致转移,明显是一个恶性疾病过程。遗憾的是患者死亡后未作尸检,不能确定后来复发转移的病变是否和移植前的增生性病变相同或是否有恶性转化。或许,此病例的临床过程和病理特点难以用目前已知的疾病来解释。随着医学的迅猛发展,将来可能会给出更为满意的解释。

直肠癌术后原发性肝癌肝移植 1 例

病例收集:北京大学第三医院肝移植中心　李　磊
点评专家:北京大学第三医院肝移植中心　修典荣

【病例介绍】

1. 病史:患者,男性,54 岁。主因"原发性肝癌,乙肝后肝硬化,直肠癌术后"于 2005 年 4 月 28 日于北京大学第三医院移植中心接受"病肝切除,同种异体原位肝移植术"。患者 23 年前因直肠癌行"腹会阴联合直肠癌根治术"(临床及病理分期资料已丢失),术后行规律化疗,并定期复查,无肿瘤复发。当时住院即发现患者为"乙肝大三阳",但未予特殊诊治。2004 年 10 月患者于单位体检时超声检查发现右肝占位,当时无任何自觉不适症状。2005 年 2 月于北京某三甲医院接受选择性肿瘤供血动脉介入栓塞化疗术,血管造影如图 1-30。为进一步诊治,患者于 2005 年 4 月 15 日于我院住院治疗。

2. 体格检查:T:36.5℃;P:80 次 / 分;R:16 次 / 分;BP:120/80mmHg。发育正常,营养良好。全身皮肤及黏膜无黄染、苍白及发绀。全身浅表淋巴结未及肿大。心肺查体无异常。腹软,左下腹可见结肠造瘘,未见肝掌及蜘蛛痣,未见腹壁静脉曲

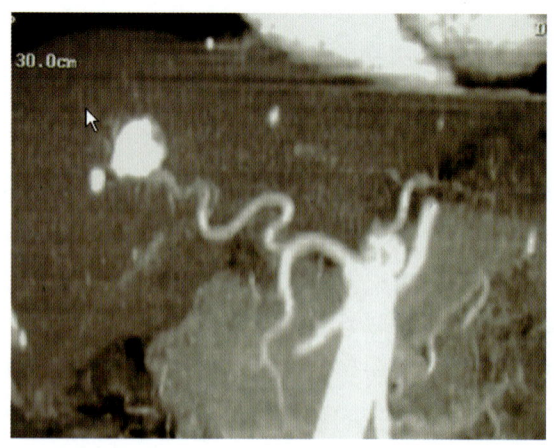

图 1-30　选择性肿瘤供血动脉介入栓塞化疗术血管造影

张。全腹无压痛，无肌紧张及反跳痛。肝脾肋下未触及。腹部未及包块。肝脾无叩击痛，移动性浊音（-）。肠鸣音4次/分。

3．实验室检查结果见表1-1。

表1-1 术前实验室检查结果

肝肾功能		血常规		肝炎指标		凝血功能		肿瘤标记物	
项目	数值	项目	数值	项目	数值	项目	数值	项目	数值
ALT	64	WBC	4000	HBsAg	+	PT	12.7	AFP	4.3
AST	34	RBC	475	HBsAb	-	NP	13.1	CEA	1.07
TBIL	9.8	Hb	160	HBeAg	+	A	103	CA125	13.43
DBIL	3.7	PLT	15.9	HBeAb	-	INR	0.99	CA19-9	9.84
TBA	2.4			HBcAb	+	FIB	238		
ALP	108			HBV-DNA	-				
TP	75			HCV-RNA	-				
ALB	40								
r-GT	91								
PchE	306								
BUN	4.5								
Cr	103								
Glu	5.6								

4．辅助检查：术前超声（图1-31）：肝边缘锐利，血管纹理清晰，右肝内可见两中强回声结节，大小分别为3.8cm×2.3cm、2.1cm×2.3cm。肝内、外胆管无扩张。门静脉内径1.0cm，血流通畅，流速25cm/s，为入肝血流。肝动脉血流流速：48cm/s，肝动脉及下腔静脉血流通畅。术前CT（图1-31）：右肝可见碘油沉积影，其内可见低密度灶。增强扫描未见明显强化。术前全身骨扫描：未见全身其他转移。肠镜：未见肿瘤复发。术前超声引导穿刺病理：肝细胞肝癌。

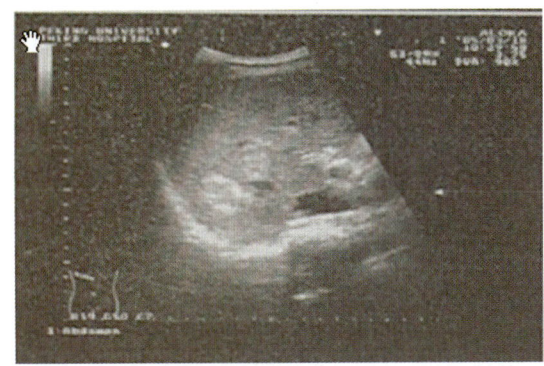

图1-31 肝移植术前肝超声

5．入院诊断：原发性肝癌，直肠癌术后。

6．手术情况：术前常规检查：肝功能良好，Child-Pugh评分为A级，原发性肝癌诊断明确，且符合米兰标准，无远处转移，无其他手术禁忌证，遂于2005年4月28日行"病肝切除，同种异体原位肝移植术（经典式）"。手术顺利，手术时间约8h，术中出血仅550ml，未输全血、悬浮红细胞以及血浆。切口选择如图1-33，病肝大体标本如图1-34，大小35cm×20cm×13cm，重2600g。可

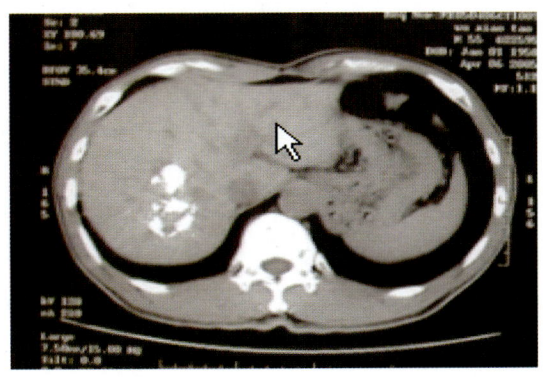

图1-32 肝移植术前肝CT影像

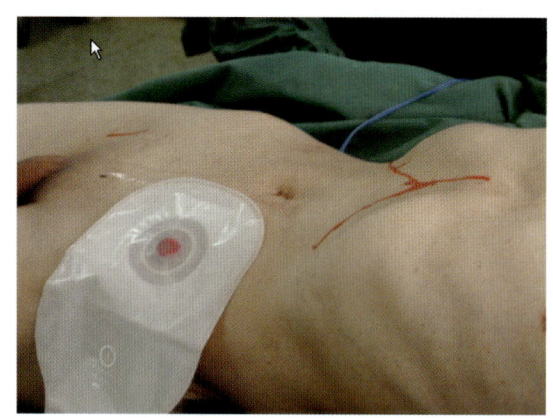

图 1-33 切口选择

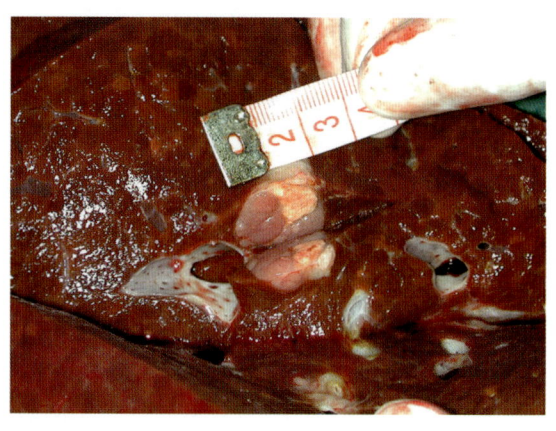

图 1-34 病肝大体标本

见小结节肝硬化。Ⅶ段可见两枚结节,直径分别为 2cm 及 3cm。

7. 术后病理:门脉性肝硬化,右肝可见 2 枚结节,均为中分化腺癌,直径相加约 2.8cm(<3cm)。肿瘤结节靠近右肝静脉,静脉内未见癌栓。

8. 术后情况:术后恢复顺利,于术后第 19 天出院。术后免疫治疗:术后早期为他克莫司(FK506)+泼尼松二联方案,3 个月后停用泼尼松,单独应用 FK506 治疗至今。术后 1 年后 FK506 浓度维持在 3~4ng/ml。术后抗病毒治疗:HBIG+拉米夫定。术后恢复顺利,从术后 15 天开始针对肝癌化疗,方案为:表阿霉素 40 mg iv D1;四氢叶酸 200mg iv D1-5;5-FU 1000mg iv D1-5。共接受 6 周期化疗,期间化疗反应不重。现患者术后已经 64 个月,坚持随访。生活质量好,肝功能始终正常,未发生排斥反应。乙型肝炎、肝癌及直肠癌均无复发表现。

【专家点评】

随着移植医学的进展,肝移植的适应证在各方面均有明显的扩大,例如受体年龄、适应证等。接受器官移植的患者较为重要的并发症就是远高于正常人群的新生肿瘤发生率。众所周知,肝恶性肿瘤患者术后复发是影响这部分患者预后的重要原因,但到目前为止,有关曾经患有非肝恶性肿瘤患者在肝移植术后肿瘤复发的相关数据则非常有限。因此,对具有恶性肿瘤病史的肝移植患者进行评价的重要性越来越大。这些患者是否适合接受肝移植术并没有明确的临床指南,通常是各移植中心根据各自的经验来选定或者拒绝施行手术。由于病例数较少,也没有明显的数据可以预测其预后。

20 世纪 90 年代,Penn 和 Kelly 等开始依据肾移植受者的数据,针对既往有非肝恶性肿瘤的患者进行选择性的肝移植。2001 年,Saigal 等进行了类似的临床实践,该组患者的肿瘤复发率极低。在相关文献中,较大宗的病例为比利时的 Daniel Benten 等的报道,他总结了该中心 606 例肝移植患者,其中 37 例术前存在不同系统的恶性肿瘤(包括 26 例实体器官肿瘤及 11 例血液系统肿瘤)。这 37 例患者自发现肿瘤到接受肝移植的时间平均为 46 个月,其中 34 例在接受肝移植时为无瘤状态。术后平均随访时间为 66 个月,仅有 1 例患者出现结肠癌复发,11 例血液系统恶性肿瘤患者术后仍继续化疗,并且疾病均为完全缓解期。这些患者的复发率与非移植人群以及肾移植受者均较为相似。在这些临床报告中,医师首先选择恶性程度相对较低、预后较好、5 年生存率为 50%~60% 的患者进行移植,这可能是这些患者取得较好预后的重要因素。

另外,移植术后肿瘤的复发原因较为复杂。Vivarelli 等指出,移植术后 1 年内免疫抑制剂的剂量是肿瘤复发的独立影响因素。Sakai 等就免疫抑制剂对肝癌肝移植后肿瘤复发的影响进行了定量分析，结果显示低剂量的免疫抑制剂可抑制肿瘤细胞的增长。目前，各个移植中心在制订免疫抑制方案时，均强调对恶性病患者较少地进行免疫抑制，例如较低水平的钙调蛋白抑制剂浓度、减少单克隆抗体的使用等。我院的免疫抑制方案中特别提出，针对恶性患者，术后3个月内应停用糖皮质激素，他克莫司或环孢素A的浓度均低于相同时间段的良性病患者。这也可能是这些非肝恶性肿瘤患者移植术后获得较好预后的重要原因之一。

本例患者直肠癌术后23年，定期复查，无转移及复发表现，已属于临床治愈。因此，接受肝移植取得了良好的预后。但绝大多数肝外恶性肿瘤患者在需要接受肝移植的时候，其恶性肿瘤可能仅仅是临床缓解或尚属于密切随访期，这部分患者是否适合接受移植目前尚无指南。根据国内外的经验，不能简单地把这些患者归为肝移植禁忌，而是应注意对其肿瘤进行确切的临床分期，对肿瘤学及组织学进行预后分析。若该肿瘤的预后不低于现有的肝移植5年生存率，则可尝试接受移植。

肝癌肝移植术后肿瘤复发长期带瘤生存1例

病例收集：北京大学第三医院肝移植中心　李　磊
点评专家：北京大学第三医院肝移植中心　修典荣

【病例介绍】

1. 病史：患者，男性，58岁。主因"右肝占位"于2007年2月2日于北京大学第三医院移植中心接受"腹腔镜探查，中转开腹，病肝切除，同种异体原位肝移植术"。患者于2006年12月无明显诱因出现剑突下不适，不伴腹痛、发热、黄疸及其他不适。于当地医院检查，超声及CT均提示肝占位。自发病来无明显消瘦，二便正常。为行肝移植术，患者于2007年1月15日于我院住院治疗。

2. 体格检查：T：36.8℃；P：76次/分；R：15次/分；BP：130/85mmHg。发育正常，营养良好。全身皮肤及黏膜无黄染、苍白及发绀。全身浅表淋巴结未及肿大。心肺查体无异常。腹软，左下腹可见结肠造瘘，未见肝掌及蜘蛛痣，未见腹壁静脉曲张。全腹无压痛，无肌紧张及反跳痛。肝脾肋下未触及。腹部未及包块。肝脾无叩击痛，移动性浊音（-）。肠鸣音4次/分。

3. 实验室检查结果见表1-2。

4. 辅助检查：术前胸片：未见异常。术前超声：肝左叶7.8cm×9.6cm包块，边界清，不规则，内回声不均匀，血管尚清晰。

术前CT（图1-35）：肝内可见弥漫分布的多发类圆形及片状低密度区，边界模糊，右肝前叶及左肝内肿瘤病变融合成团，肝动脉走行正常，无变异。

术前全身骨扫描：未见全身其他转移。

5. 入院诊断：肝占位，胆管细胞癌？肝细胞肝癌？

术前常规检查示肝功能良好，Child-Pugh评分为A级。术前影像学检查发现肝肿瘤较大，累及双侧肝，手术行肿瘤切除或肝叶可能性小。因患者既往无肝炎病史，入院后甲胎蛋白不高，临床诊断不能排除肝内胆管细胞癌，若确实为胆管细胞癌，行肝移植效果欠佳。科室讨论后认为，患者已无常规切除指征，进一步的治疗可采用放、化疗等综合治疗，因肝癌或胆管细胞癌对放、化疗均不敏感，此方案预后较差。另外，患者目前无门静脉瘤及远处转移表现，也可尝试行肝移植，但效果可能不佳。患者家属反复商议后仍决定进行肝移植。

6. 手术情况：2007年1月28日首先行"腹

表 1-2　术前化验结果

肝肾功能		血常规		肝炎指标		凝血功能		肿瘤标记物	
项目	数值	项目	数值	项目	数值	项目	数值	项目	数值
ALT	29	WBC	9100	HBsAg	-	PT	12.0	AFP	18.03
AST	38	RBC	421	HBsAb	+	NP	12.6	CEA	13.24
TBIL	8.3	Hb	13.1	HBeAg	-	A	121	CA125	54.99
DBIL	4.1	PLT	26.4	HBeAb	+	INR	0.93	CA19-9	7.79
TBA	4			HBcAb	+	FIB	562		
ALP	136			HBV-DNA	-				
TP	66			HCV-RNA	-				
ALB	3								
r-GT	174								
PchE	245								
BUN	3.4								
Cr	89								
Glu	56								

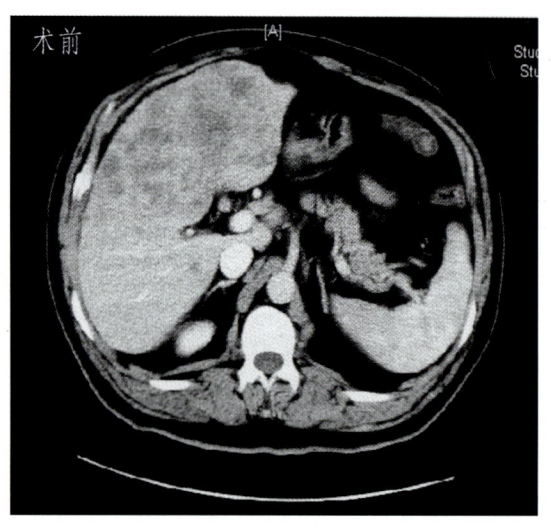

图 1-35　术前肝 CT 影像

腔镜探查术"，术中证实无腹腔转移。遂中转开腹，行"病肝切除，同种异体原位肝移植术（经典式）"。手术顺利，手术时间约 12h，术中出血约 2000ml。

病肝大体标本：大小 34cm×21cm×12cm，重 2700g。肝硬化不明显。肿瘤多发，累及双侧，最大结节 12cm×9cm。门静脉及肝静脉内未见癌栓。

7. 术后病理：肝多结节性中分化胆管细胞癌，直径 0.2cm 至 10cm 不等。周围肝组织可见转移的卫星癌结节。胆囊未侵及。胆囊周围可见癌转移（1/1），肝门淋巴结可见癌转移（1/3），胆总管断端未见癌侵及。

8. 术后情况：术后患者恢复顺利，于术后第 30 天出院。术后免疫治疗：术后早期为他克莫司（FK506）+ 泼尼松二联方案，3 个月后停用泼尼松，单独应用 FK506 治疗，1 年后维持浓度于 5～7 ng/ml。术后抗病毒治疗：无。

患者从术后 23 天开始针对胆管细胞癌预防性化疗，方案为：D.D.P 50mg iv D1-3；吉西他滨（健择）2.4g iv D1、D7。共接受 6 周期化疗。

术后 12 个月时（2008 年 2 月）患者出现转氨

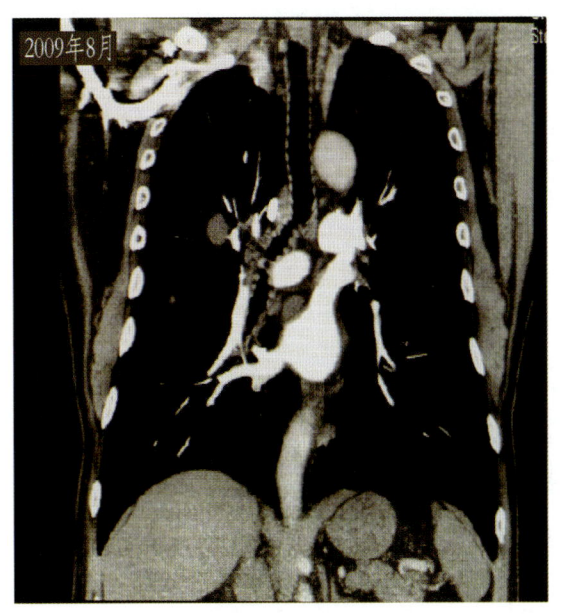 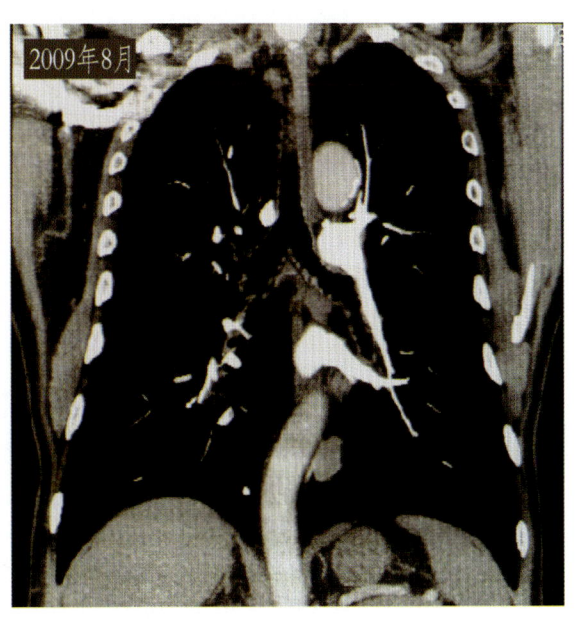

图 1-36　术后 30 个月（2009 年 8 月）胸部 CT 影像

酶及胆红素升高，经磁共振胰胆管造影（MRCP）检查，考虑为肝内胆管狭窄，经内镜逆行胰胆管造影（ERCP）及支架置入术后，转氨酶降至正常，同时维持小剂量泼尼松龙（10mg qd），至术后 22 个月（2008 年 12 月）停用。

术后 30 个月（2009 年 8 月）常规胸片检查提示双肺占位。行胸部 CT（图 1-36）证实双肺多发占位，考虑双肺复发转移。经全科讨论后决定继续进行化疗，化疗方案仍为：D.D.P 50mg iv D1-3；吉西他滨（健择）2.4g iv D1、D7。同时降低 FK506 浓度，浓度维持于 3～5ng/L。化疗 3 个周期后，复查胸部 CT（图 1-37），可见双肺转移灶明显缩小。之后由于转氨酶升高，未能继续化疗。经调节 FK506 用量，将浓度恢复至 5～7 ng/L 后，肝功能逐渐恢复正常，并于 2010 年 8 月继续进行化疗。现术后 42 个月，带瘤生存 12 个月，肝功能正常，生活质量良好。

【专家点评】

胆管细胞癌（CCC）系由肝内胆管被覆上皮发生的一种原发性肝癌，又称肝内胆管癌。胆管细胞癌在临床和病理形态上均与肝细胞癌有较明显的区别。我国原发性肝癌中肝细胞癌占 90% 以上，而胆管细胞癌仅占 5% 左右。胆管癌由类似胆管上皮的癌细胞组成，国际抗癌联盟（International Union Against Cancer，UICC）将胆管癌分为肝内、肝外两种。肝内胆管癌定位于远离左右肝管汇合部的肝内，也称胆管细胞癌。胆管细胞癌没有特殊的临床及影像学表现，常伴右上腹痛及体重减轻，预后较差，确诊后中位生存期仅 2 个月。根据临床及病理，Yamanaka 等将之分为三型：无胆管狭窄、有狭窄但无黄疸和胆管狭窄伴黄疸。治疗胆管细胞癌相当棘手。目前认为，手术治疗是获得长期生存的首选治疗方法，但即使是根治性手术切除，其术后 5 年生存率仍只有 5% 左右。

肝移植术在胆管细胞癌治疗中的价值仍有争议。一般观点认为，胆管细胞癌不是适当的肝移植指征。在美洲一个较大规模的文献综述汇报中，单一移植中心胆管细胞癌行肝移植术后 3 年生存率为 10% 和 53%；两个小宗病例报告（10～20 例）3 年生存率较高（53% 和 41%）；而同时 3 个规模较大宗的病例报告（＞20 例）预后均相对较差（10%、21.4% 和 29%）；另外 3 个文献报道肝移植术后的无病生存率介于 13%～53%，复发率为 27%～87%；最大的一个病例报告中，189 例无法手术切除的胆管细胞癌肝移植术后 3 年生存率低

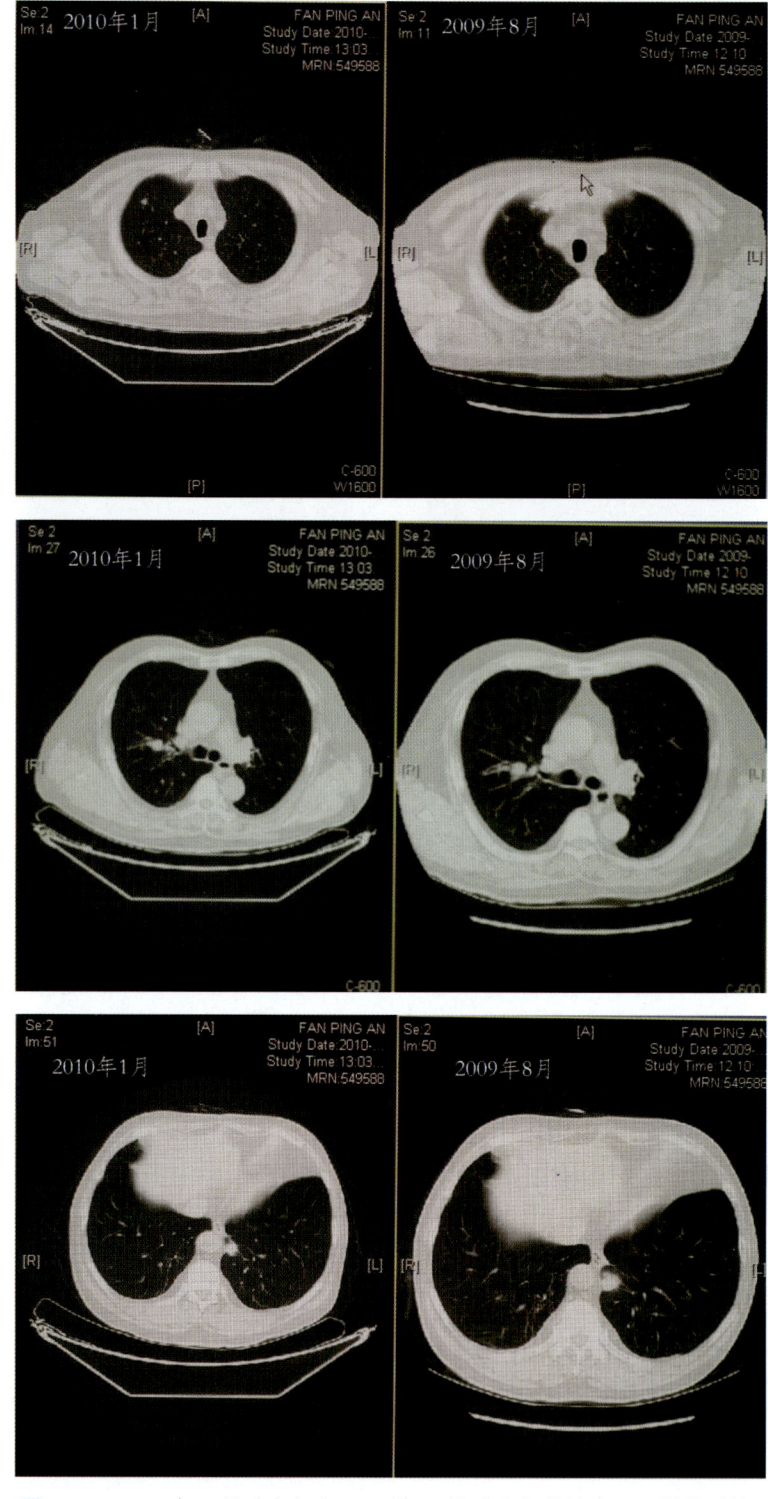

图 1-37 2010 年 1 月（左）与 2009 年 8 月（右）的胸部 CT 影像对比

于 25%。

复发或转移者中，肝外器官受侵犯常见于腹膜、骨、肺和胸膜。而数据统计结果显示，肿瘤大小及个数似乎与预后无显著相关性。符合最严格的米兰标准的患者报道的最高复发率可达 70%。因而，目前所有已报道的以肿瘤大小、个数等为主要指标的肝细胞癌肝移植标准均无法准确预测胆管细胞癌肝移植的预后，也就无法作为胆管细胞癌肝移植的受体筛选标准。

虽然大多数中心均认为胆管细胞癌不是适当的肝移植指征，但现在也有一些文献有较乐观的报道。Ernesto P 等报道，接受肝移植的丙型肝炎引起的肝硬化患者中胆管细胞癌发病率逐渐上升。部分文献报道周围型胆管细胞癌接受肝移植，术后 5 年生存率可达 42%。在 2008 年梅约中心的研究中，28 例不可切除、局部淋巴结阴性的病例，术前经外放射、全身 5- 氟尿嘧啶治疗，并口服铱放射照射治疗后，5 年生存率可达到约 80%。这些研究改变了人们对于胆管细胞癌是否是肝移植指征的观点。

虽然本病例并不是非常适合的肝移植适应证，且在术后 30 个月的时候发现了双肺转移，但经过降低免疫抑制剂用量及化疗，患者术后已经存活 42 个月，且已经带瘤生存 12 个月，同时肿瘤生长缓慢。移植术后肿瘤的复发原因较为复杂，其中移植前肿瘤组织侵犯脉管、浸润淋巴细胞，移植时肿瘤组织的残留，移植后长期免疫抑制状态下微转移灶的加速生长等因素均为重要原因。Vivarelli 等指出，移植术后 1 年内免疫抑制剂的剂量是肿瘤复发的独立影响因素。Sakai 等就免疫抑制剂对肝癌肝移植后肿瘤复发的影响进行了定量分析，认为低剂量的免疫抑制剂可抑制肿瘤细胞的增长。以上研究均表明免疫抑制剂的用量与肿瘤复发具有良好相关性。通过对患者移植后的免疫状态作评估，及时调整免疫抑制剂的用量，予以个体化治疗，对延缓肿瘤的复发有重要意义。目前尚缺少有效的指标来评价患者移植术后的免疫状态。董家勇等提出，肝癌复发患者 CD4+ T 细胞的 ATP 含量显著低于非复发患者和健康人，且低 ATP 含量与肝癌复发存在良好的相关性。当术后 ATP 含量低于 147 ng/ml 时，在排除明确感染的情况下，患者的复发风险显著增加。

通过对我中心肿瘤复发患者的研究，我们发现，其中多数患者在明显降低免疫抑制剂浓度后并不出现明显的排斥反应。这部分患者是否存在某种免疫缺陷而导致肿瘤易于复发，目前国内外对此尚无研究，且缺少明确的实验室证据。对此可作为进一步临床研究的方向，以便于针对患者采用个体化的免疫抑制治疗方案，并尽可能延缓肿瘤复发。同时，如果在术前能够通过相应的检查预测患者术后复发的概率，则能更有效地决定患者是否适宜接受肝移植。

另外，针对胆管细胞癌的复发病例，国内外尚无治疗指南，但大多数中心认为预后差，治疗消极。通过此病例，我们可以看出，部分复发病例对化疗有良好的反应，积极治疗可能会有良好的治疗效果。我们并不主张盲目扩大手术适应证，但对已经接受手术的患者，一旦复发，不应轻易放弃，应有积极的态度去治疗，总会有部分患者因为我们的努力而获益。

肝细胞癌行补救性原位肝移植 1 例

病例收集：第二军医大学附属东方肝胆外科医院肝脏移植科　隋承军　徐　峰
点评专家：第二军医大学附属东方肝胆外科医院肝脏移植科　杨甲梅

【病例介绍】

1. 病史：患者，男性，42 岁。因"原发性肝癌切除术后 5 个月，多发复发行 2 次经导管肝动脉化疗栓塞术（TACE）后 2 个月"于 2004 年 6 月 29 日入院。患者于 2004 年 1 月体检发现肝占位收入院，入院后查 AFP > 1000μg/L，诊断为肝细胞癌，行左半肝切除＋胆囊切除术。病理证实为肝细胞癌，粗梁型，Ⅲ级，肿瘤直径6cm。术后1个月AFP降至140.3μg/L，行TACE一次，肝动脉造影肝内未见明显肿瘤复发。2004年4月复查B超提示肝内复发，查AFP上升为400μg/L。行第二次TACE，动脉造影提示肝内多发复发灶。6月中旬查AFP＞1000μg/L，再次入院。患者有"乙肝小三阳病史"多年，无其他传染病及高血压、糖尿病病史，不吸烟、不饮酒。无肿瘤家族史。

2．手术情况：入院后给予保肝、抗肿瘤治疗，并全面检查，排除全身其他部位转移。术前CT和血管成像如图1-38、1-39。完善术前准备后于2004年8月27日行原位肝移植术。术中见（图1-40）：腹腔内无腹水，肝周围粘连较严重，肝左叶缺如，肝内可见散在多发、大小不等的肿瘤结节，门静脉无癌栓。无远处转移。行经典原位肝移植。切除的病肝大体标本如图1-41。因第一肝门瘢痕粘连严重，分离困难，无法找到胆总管，故行供体胆总管与受体空肠行端侧Roux-Y吻合，经胆肠吻合口放置支撑管经肠壁、腹壁引出体外。术后2个月造影见胆肠吻合口无狭窄，于术后3个月拔除。

术后1个月开始行全身化疗，方案为：5% GS 500ml+奥沙利铂（乐沙定）100mg静脉滴注，维持4h，亚叶酸钙300mg静脉推注，5% GS 500ml+5-FU 750mg静脉滴注，维持8h。每2周一次，共

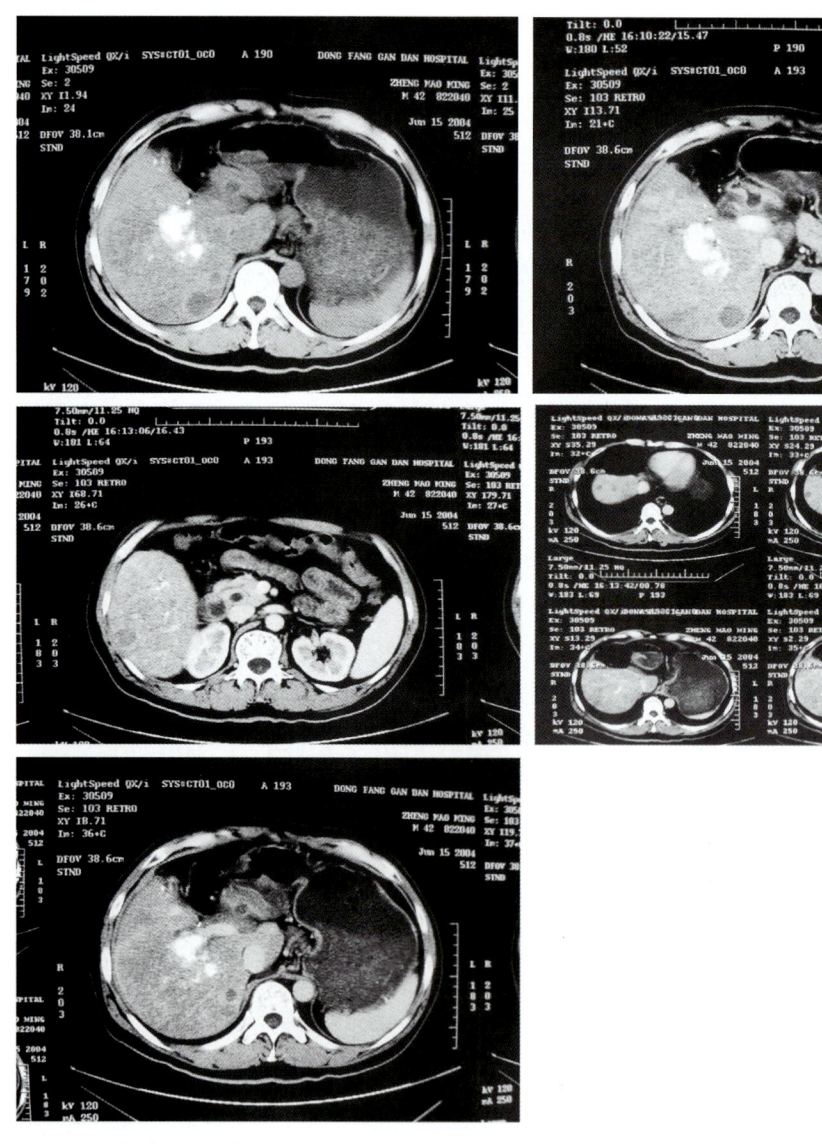

图1-38 术前CT影像

肝移植治疗肝少见良性疾病病例

B型Niemann-Pick病行背驮式尸肝移植

病例收集：中国人民解放军总医院肝移植中心　赵
点评专家：中国人民解放军总医院肝移植中心　董

【病例介绍】

1. 病史：患者，女性，26岁。因"肝脾大23年，间断腹胀、乏力2年余，加重伴黄疸2月余"入院。患者于3岁时体检发现肝脾大，实验室检查肝炎指标均阴性，在河北省人民医院、北京协和医院等经骨髓穿刺确诊为"Niemann-Pick"病，后患者逐渐出现脾功能亢进表现（血常规三系均减低），表现为外伤后局部皮下淤血、刷牙时牙龈出血，未予特殊治疗。2008年患者开始逐渐出现腹胀、乏力，进食后加重，无发热、腹痛、恶心、呕吐、呕血、黑便。因不影响患者日常生活，未作特殊处理。2个月前，患者感腹胀逐渐加重，遂至白求恩国际和平医院就诊，查腹部彩超提示"肝弥漫性病变，腹水"；后患者逐渐出现皮肤、巩膜黄染，并逐渐加重。后患者至北京武警总医院治疗，实验室检查血生化提示：转氨酶、ALP、GGT正常，ALB 27g/L，TBIL/DBIL 351.6/150.6μmol/L。腹部彩超及MRI检查提示：肝硬化，门静脉高压，脾大，腹水，脾动脉瘤。符合Nimann-Pick病表现。患者为行肝移植治疗来我院就诊。

2. 体格检查：体温：37.1℃，脉搏：87次/分，呼吸：18次/分，血压：116/54mmHg，身高：167cm，体重：71kg，体表面积：1.80m²，KPS评分：10分。专科检查：全身皮肤、黏膜重度黄染，并见多处皮下瘀斑。腹平坦，无腹壁静脉曲张，腹部柔软，无压痛、反跳痛，腹部无包块。肝未触及，脾左侧肋缘下约12cm，Murphy征（　），性浊音（+）。肠鸣音正常，

3. 实验室检查：血常规2010-6-29）：白细胞计数1数1.83×10⁻¹²/L，血红蛋白测定0.20L/L，PLT 20×10⁻⁹总医院，2010-6-29）：转常，ALB 27g/L，TBIL/DBIL 0.32mmol/L，CH 1.57mmol/L

4. 辅助检查：腹部彩京武警总医院，2010-6-30）脾大，腹水，脾动脉瘤。符合术前胸部X线片示肺纹理增

5. 术前诊断：①Nie失代偿期；③脾大、脾功能

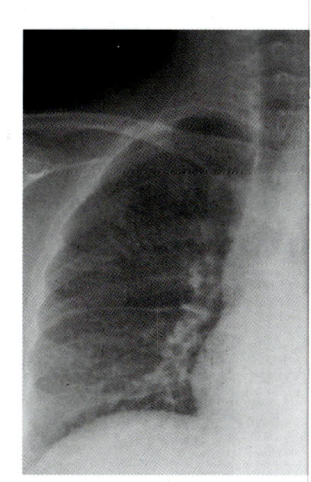

图2-1　术前胸部X线片示

行3次。

3. 术后治疗：①免疫抑制治疗：术中在门静脉恢复血流时，立即静脉注射甲泼尼龙1g，术后30天内采用"三联"疗法。甲泼尼龙术后第1天200mg，每日分4次静脉注射，后每日递减40mg至20mg维持，1个月后减至泼尼松10mg口服Qd，术后第3个月开始5mg Qd，直至术后6个月停用。他克莫司（FK506）2mg，每12小时口服一次，术后第1天开始，一直维持至今。吗替麦考酚酯1.0g 口服Qd，直至术后6个月停用。②抗凝治疗：术后采用"三联"法进行抗凝，以预防血栓形成。低分子右旋糖酐每小时静脉注射10ml，共2周。

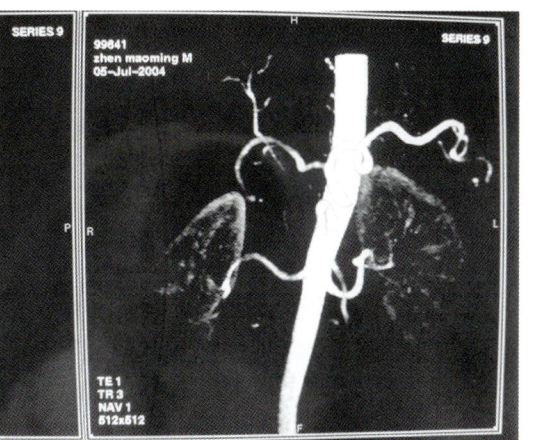
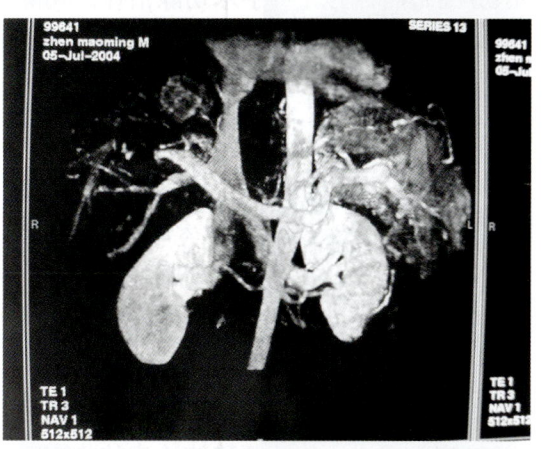
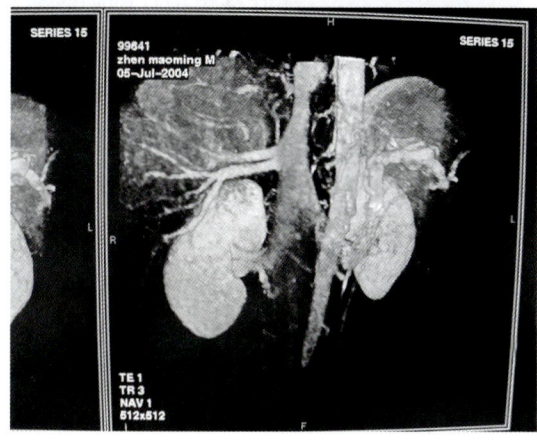

图1-39　术前血管成像

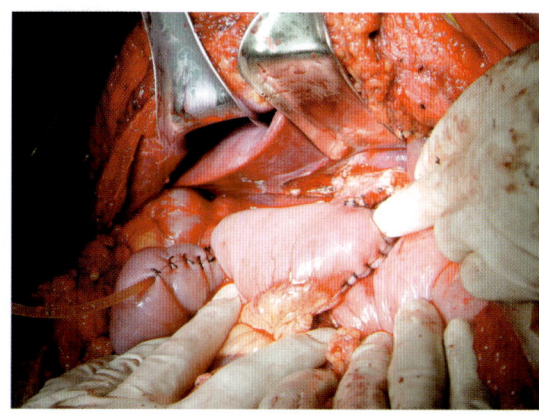

图1-40　术中情况

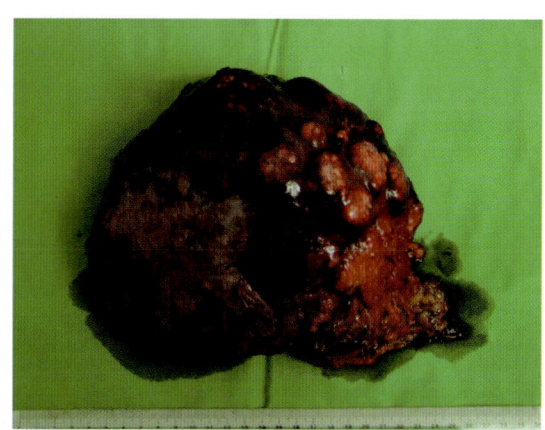
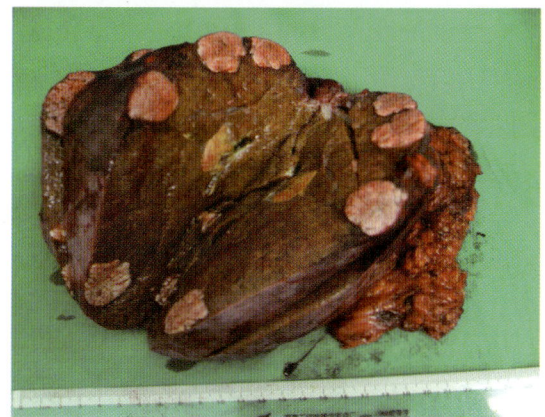

图1-41　切除之病肝

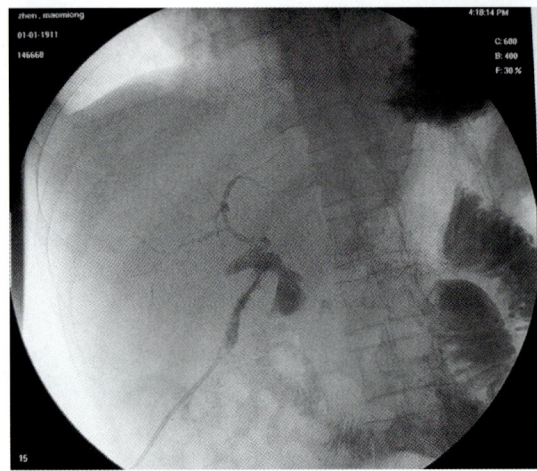

图 1-42　术后 T 管造影

阿司匹林肠溶片 150mg，每日分 3 次口服。双嘧达莫 75mg，每日分 3 次口服，维持 5 周。③抗感染：术前静脉注射头孢曲松钠（菌必治）1g，术后静脉注射 1 g，每日 2 次，共 7 天，以预防细菌感染。阿昔洛韦 200mg，每日分 4 次口服，共 6 个月，以预防病毒感染。制霉菌素液 1ml 涂口腔，每 4 小时 1 次；制霉菌素软膏涂皮肤皱褶处及指趾，每日 1 次，共 2 周；制霉菌素液 5ml 经胃管注入，每日 4 次，共 10 天，以预防真菌感染。复方磺胺甲基异噁唑 1 粒 Qd，共 6 个月，预防原虫感染。④护肝治疗：还原型谷胱甘肽（泰特）○，支链氨基酸 500ml 静脉注糖 500ml+ 胰岛素 24IU+１射，共 2 周。以后长期服酶片等。⑤抗肝炎治疗：乙肝免疫球蛋白 400IU 肌乙肝复发。

患者术后恢复顺利。正常，至今未见肿瘤复发升高，肺部 CT 提示右下怀疑转移灶，给予 γ 刀治常，至今健康生存。

【专家点评】

肝细胞癌行肝移植治证。对超该标准的肝移植认为对肝功能正常、又无切除的肝细胞癌，可先行复发再根据首次切除的病性肝移植或继续对复发癌是再次原发癌（多指切除次病理诊断肝癌细胞分化术后 2 年内复发，又无有即可直接行补救性肝移植切除后再次原发癌，仍可疗，直至无法控制病灶进可显著延长患者总生存期，首次肝移植治疗与补救性察发现，两组总生存率基切除加上切除术后复发行半年，再行补救性肝移植总生存期已超过 6 年半，植典型病例之一。

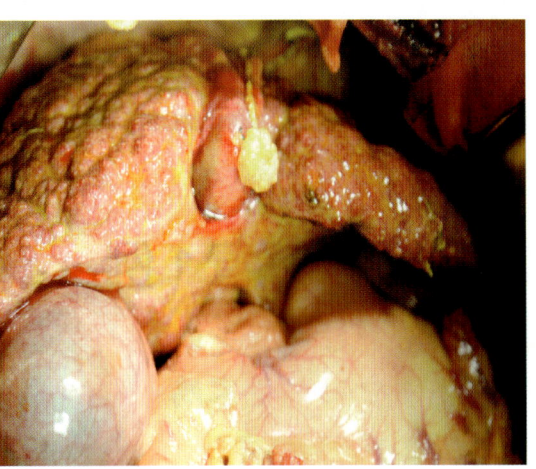

图 2-2　术中见肝硬化明显

6. 手术情况：完善术前准备后，患者于 2010 年 7 月 8 日在全麻下行同种异体原位肝移植术。术中见肝硬化明显（图 2-2）。

【专家点评】

Niemann-Pick 病是一种较少见的遗传性神经鞘磷脂沉积症，由尼曼和匹克分别于 1914 年和 1922 年报道，属于先天性糖脂代谢紊乱性疾病。该病为常染色体隐性遗传，1/3 患者有明显的家族史。本病多由于溶酶体神经鞘磷脂水解酶的先天性缺陷，导致神经鞘磷脂广泛沉积于肝、脾、骨髓、肺、淋巴结和脑组织等器官。病理特点是全身单核 - 巨噬细胞系统和神经系统有大量的泡沫细胞。

根据临床表现可分为 5 型：① A 型（急性神经型或婴儿型），综合文献报道约占所有 Niemann-Pick 病的 85%，本型多在出生后 3 ~ 6 个月发病，病情发展较迅速，临床表现为贫血、肝脾大、发热和恶病质，多在 3 ~ 4 岁死亡。② B 型（慢性非神经型或内脏型），多在婴幼儿或儿童期起病，病程进展缓慢，多以慢性反复发热和肝脾大为主要表现，无神经系统症状，智力可正常，神经鞘磷脂酶活性为正常值的 5% ~ 20%，此型患者临床表现复杂，可生存至成年，最易被误诊。本例患者即为 B 型 Niemann-Pick 病，3 岁时在北京协和医院经骨髓穿刺确诊，智力正常，目前正在北美某大学攻读硕士学位。③ C 型（慢性神经型或幼年型），多见于儿童，临床表现为肝脾大，眼底可见樱桃红斑点，可伴有神经系统症状。④ D 型（NoVa-Scotia 型），此型临床经过较幼年型缓慢，有明显黄疸、肝脾大和神经系统症状。⑤ E 型（成人非神经型），此型多在成年期发病，无神经系统症状，智力多正常，主要表现为不同程度肝脾大。

综合文献报道，本病约 30% ~ 50% 可出现肺部浸润性改变，尤以 B 型患者出现肺部 X 线表现的概率更多。其典型表现为双侧肺呈粟粒样斑点状、网状阴影。肺部表现的病理基础是肺泡壁受充脂性组织细胞浸润，从而出现肺纹理增多、增粗，并可见弥漫性网状、粟粒状或小结节阴影。有作者认为，本病肺部 X 线表现与肝脾肿大程度一致。

对于 B 型 Niemann-Pick 病患者的肝硬化、脾大、脾功能亢进症状，肝移植无疑是一种有效方法，但其术后生存时间差异较大，尚缺乏大样本文献报道。国外有 B 型 Niemann-Pick 病患者行肝移植术后生存 20 年的报道。该患者为我国第一例 Niemann-Pick 病行肝移植者，术后恢复较顺利，目前已康复出院。

Wilson 病行背驮式肝移植 1 例

病例收集：第二军医大学附属东方肝胆外科医院肝脏移植科　隋承军　徐　峰
点评专家：第二军医大学附属东方肝胆外科医院肝脏移植科　杨甲梅

【病例介绍】

1. 病史：患者，女性，16 岁。因"构语障碍伴右下肢跛行 19 个月，加重 2 个月"入院。入院前约 19 个月无明显诱因出现说话含糊，逐渐加重，并发现右下肢活动功能减退。入院前 2 个月上述症状加重，几乎不能清楚言语，右下肢跛行。患病以来无发热、头痛、恶心、呕吐等。个人史和家族史无特殊。

2. 体格检查：T 37℃，P 72 次/分，R 18 次/分，BP 100/60mmHg。体重 46kg。神志清楚，听力正常，说话含糊不清。病理反射阴性。眼科查见角膜 K-F 环。

3. 实验室检查：血常规、肝肾功能正常，乙肝三抗阴性，HCV 阴性。血清铜蓝蛋白降低。

4. 辅助检查：B 超、核磁共振成像（MRI）检查显示明显肝硬化伴脾大。

5. 入院诊断：肝豆状核变性（Wilson 病）。

6. 手术情况：完善术前准备后，患者于 1996 年 8 月 2 日行背驮式原位肝移植术。按常规方法切除病肝。将左、中和右肝静脉根部开口间下腔静脉前壁连接部分横形剪断，整形为一大开口，剪去多余肝静脉血管壁，待与供肝肝上下腔静脉行端侧吻合术。将供肝肝上下腔静脉与受体肝下腔静脉前壁肝静脉根部成形开口行端侧吻合，门静脉端端吻合。开放门静脉，自供肝肝下下腔静脉放血 300ml。开放肝上下腔静脉，恢复肝门静脉血流，结扎肝下下腔静脉。供体肝总动脉与受体肝固有动脉端端吻合。胆总管采用端端吻合，内置 T 管。完成供肝植入。

7. 术后治疗：①免疫抑制治疗：术中门静脉恢复血流时，立即静脉注射甲泼尼龙 1g 和硫唑嘌呤 50mg，术后 30 天内采用"三联"疗法。术后第 1 天甲泼尼龙 200mg，分 4 次静脉注射，以后每日递减 40mg 至 20mg 维持，1 个月后再渐减。环孢霉素 3～5mg/（kg·d）静脉注射，以后改口服。调整血低谷浓度为 200～300mg/ml（TDX 法），3 个月后血中谷浓度为 150～200mg/ml。硫唑嘌呤 1～1.5 mg/（kg·d），共 30 天。②抗凝治疗：术后采用"三联"法进行抗凝，以预防血栓形成。低分子右旋糖酐每小时静脉注射 10ml，共 2 周。阿司匹林肠溶片 150mg，每日分 3 次口服，双嘧达莫（潘生丁）75mg，每日分 3 次口服，维持 5 周。③抗感染：术前静脉注射头孢曲松钠（菌必治）1g，术后 1 g 静脉注射，每日两次，共 7 天，以预防细菌感染。阿昔洛韦 200mg，每日 4 次口服，共 6 个月，以预防病毒感染。制霉菌素液 1ml 涂口腔，每 4 小时 1 次；制霉菌素软膏涂皮肤皱褶处及指缝，每日 1 次，共 2 周；制霉菌素液 5ml 经胃管注入，每日 4 次，共 10 天，以预防真菌感染。④护肝治疗：还原型谷胱甘肽（泰特）0.6g 肌内注射，每日 1 次，共 7 天。支链氨基酸 500ml 静脉注射，GIK 液（25% 葡萄糖 500ml+胰岛素 24IU+10% 氯化钾 10ml）静脉推注，共 2 周。以后长期服用益肝灵、维生素 E、多酶片等。

8. 术后情况：患者术中各项血流动力学指标稳定，术后肾功能良好，供肝功能指标于 1 周内恢复正常，未见任何并发症。神经系统症状迅速消失，术后第 3 天自觉舌运动明显好转，第 5 天基本恢复正常。右下肢跛行于术后第 7 天消失，运动功能恢复良好。但于术后第 24 天发生急性排斥反应，经甲泼尼龙 1g 冲击 3 天后,再 200mg 开始递减 40mg 至维持量而治愈。T 管于术后第 3 个月拔除。术后患者生长发育正常,上学成绩位于中上水平,曾参加演讲比赛并获奖。于 2007 年结婚,2009 年顺利产下一女婴。

【专家点评】

该患者是一例背驮式肝移植治疗 Wilson 病非常成功的病例。肝移植术后由于采用抗凝、抗感染、抗病毒、抗排斥等治疗,术后未发生任何并发症。术后 1 年即单用环孢霉素长期维持血低谷浓度 80～100mg/ml。患者术后经历读高中、考大学,大学毕业后工作直至恋爱、结婚。术后 13 年生产一健康女婴,至今母女均健康。此病例提示术后各种治疗的得当加之严密随访、指导是患者健康生存的重要环节。另外,该患者术后免疫抑制剂的应用可以较小剂量维持,因供、受体均为亚裔,排斥反应发生的机会可能会少些。也许已产生免疫耐受,有待证实。

Wilson 病行减体积背驮式肝移植 1 例

病例收集:第二军医大学附属东方肝胆外科医院肝脏移植科　隋承军　徐　峰
点评专家:第二军医大学附属东方肝胆外科医院肝脏移植科　杨甲梅

【病例介绍】

1. 病史:患者,男性,9 岁,体重 30kg。因"腹胀,B 超、CT 检查发现肝硬化、脾大伴腹水 6 个月"入院。入院前半年无明显原因出现腹胀,腹部逐渐膨隆,并出现四肢关节活动障碍。经过药物治疗,肝硬化、腹水无明显好转,遂入院拟行肝移植术。

2. 实验室检查及辅助检查:当地医院 B 超、CT 检查提示肝硬化、脾大伴腹水。进一步检查发现血清铜蓝蛋白降低,眼科查见角膜 K-F 环,乙肝三抗和 HCV 均为阴性,肝功能提示总胆红素轻度升高,血清白蛋白降低。

3. 入院诊断:肝豆状核变性(Wilson 病)。

4. 手术情况:完善术前准备后于 1997 年 1 月行减体积原位背驮式肝移植。病肝切除:取上腹"人"字切口,进腹后,离断肝周韧带,解剖第一肝门,分别先后显露肝动脉、胆总管及门静脉,切断、结扎肝短静脉,直至第二肝门肝静脉根部。离断胆总管、肝动脉、门静脉,切除病肝。去除肝静脉根部周围残留肝组织,将左、中和右肝静脉根部开口间下腔静脉前壁连接部分横形剪开,整形为一大开口,剪去多余肝静脉血管壁,待与供肝肝上下腔静脉行端侧吻合术。供肝植入:因供肝体积较大,故将左外叶切除。植入移植物。移植物肝上下腔静脉与受体整形后肝静脉开口行端侧吻合。门静脉端端吻合。开放门静脉,自供肝肝下下腔静脉放血 300ml。开放肝上下腔静脉,恢复门静脉血流,结扎肝下下腔静脉。重建肝动脉:供肝动脉整形,将一支源于肠系膜上动脉的副右肝动脉的肠系膜上动脉开口与一支源于胃左动脉的副左肝动脉及肝总动脉的腹腔动脉开口对扣吻合,将肠系膜上动脉远侧断端与受体肝固有动脉行端端吻合。恢复肝动脉血流。胆总管端端吻合,内置 T 管。完成供肝植入。

5. 术后治疗:①免疫抑制治疗:术中在门静脉恢复血流时,立即静脉注射甲泼尼龙 1g 和硫唑嘌呤 50mg,术后采用"三联"疗法。术后第 1 天甲泼尼龙 200mg,每日分 4 次静脉注射,后每日递减 40mg 至 20mg 维持,1 个月后再渐减。环孢霉素 3～5mg/(kg·d)静脉注射,以后改口服。调整至血中低谷浓度为 200～300mg/ml(TDX 法),3 个月后血中谷浓度为 150～200mg/ml。硫唑嘌呤

1～1.5mg（kg·d），共30天。②抗凝治疗：术后采用"三联"法抗凝，以预防血栓形成。低分子右旋糖酐每小时静脉注射10ml，共2周。阿司匹林肠溶片50mg，每日分3次口服；双嘧达莫75mg，每日分3次口服，维持5周。③抗感染：术前静脉注射头孢曲松钠（菌必治）1g，术后静脉注射1g，每日2次，共7天，以预防细菌感染。阿昔洛韦200mg，每日分4次口服，共6个月，以预防病毒感染。制霉菌素液1ml涂口腔，每4小时1次；制霉菌素软膏涂皮肤皱褶处及指缝，每日1次，共2周；制霉菌素液5ml经胃管注入，每日4次，共10天，以预防真菌感染。④护肝治疗：还原型谷胱甘肽（泰特）0.6g肌内注射，每日1次，共7天。支链氨基酸500ml静脉滴注，GIK液（25%葡萄糖500ml+胰岛素24IU+10%氯化钾10ml）静脉滴注，共2周。以后长期服用益肝灵、维生素E、多酶片等。

6. 术后情况：患者术后肾功能良好，肝功能于术后1周内恢复正常，未见任何并发症。四肢活动障碍于术后第7天时完全恢复。术后第7天曾发生急性排斥反应，经甲泼尼龙1g冲击2天后，再200mg开始递减40mg至维持量而治愈。T管于术后第3个月拔除。患者术后生长发育正常，上学成绩位于中上水平。术后8年因为家庭经济困难，为了减轻母亲负担，自行减少环孢霉素服用量，经常不服用，导致慢性排斥反应，发现时已黄疸2个月，来院治疗无效死于肝衰竭。

【专家点评】

Wilson病行肝移植治疗效果非常好。该患儿乃当时国内年龄最小的减体积背驮式肝移植成功病例。术后无任何并发症，肝移植术后9年内生长发育良好，移植物功能正常。原发病相关的各种症状完全消失。但患者因自感家庭经济困难，自行减少免疫抑制剂用量，甚至停药而引发慢性排斥，死于慢性移植物功能衰竭。究其原因，主要是随访工作的疏忽，未能严密监测、宣教、督促其长期服用免疫抑制剂，导致自行随意减量甚或不服药，最终诱发慢性排斥、移植物功能衰竭而死亡。此患者的结果提示肝移植术后严密随访指导的重要性。

肝肺综合征行肝移植1例

病例收集：山东省立医院肝移植中心　徐延田　刘　军
点评专家：山东省立医院肝移植中心　刘　军

【病例介绍】

1. 病史：患者，男性，丙肝病史9年，肝硬化4年，发现肝癌病史2个月。患者因肝区疼痛半年余入院，2个月前行CT检查发现肝癌，给予保肝、白蛋白支持治疗，效果不佳。自发病来，饮食、睡眠一般，小便量少，约1000ml/24h，体重较前无明显变化。

2. 体格检查：T 36.4℃，巩膜无明显黄染，口唇发绀明显，牙龈出血，乳房增大，可见蜘蛛痣，左肺呼吸音低，右肺呼吸音粗，未及干湿性啰音，肝掌明显，双下肢轻度水肿，左下肢静脉曲张，腹部膨隆，腹壁无明显静脉曲张，腹软，无压痛，肝肋下未及，脾肋下约4cm，肝区叩痛（+），移动性浊音（+）。

3. 辅助检查：腹部CT示：肝硬化、肝癌、脾大、腹水。

4. 入院诊断：原发性肝癌、丙肝肝硬化（失代偿期）、肝肺综合征、慢性丙型肝炎、左侧肺不张。

5. 术前情况：胸闷、喘憋明显，左侧强迫体位，口唇发绀，杵状指，血氧饱和度91%左右。血气分析示：PaO_2: 61mmHg，$PaCO_2$: 42mmHg；胸片示：

胸膜肥厚、粘连，左侧胸腔积液（中量），脾大、腹水致左侧部分肺不张；肺功能示：重度通气功能损害，重度阻塞性肺气肿，重度弥散功能障碍，通气储量百分比61%。患者一般情况差，术前1周突然出现呕血3次，呕血量约400ml，HR 84次/分，BP 90/65mmHg；血红蛋白最低61g/L；凝血功能差，牙龈出血，PT 21.7s，PT-INR 1.92，APTT 40.2s，Fib 0.41g/l，PLT 29×10^9/l。经保守治疗后稳定。

6. 手术情况：患者于2005年8月5日行原位肝移植术。术中见肝表面结节状硬化，肿瘤位于肝右后叶，约6cm×6cm×6cm，术中出血约6000ml。术中即行气管切开，呼吸机辅助呼吸44天。

7. 术后情况：患者术后顽固性低氧血症，痰多、黏稠。术后6天出现发热，T 37.6℃。术后胸片示双侧胸腔积液，双肺炎症。B超示右侧胸腔大量积液，左侧胸腔少量积液。痰培养发现铜绿假单胞菌、金黄色葡萄球菌（MRSA）、大肠埃希菌（ESBL）。右侧胸腔抽胸腔积液2次，共抽出淡黄色胸腔积液约1500ml。术后出现高血压（170～180/90～100mmHg），予乌拉地尔、硝酸甘油泵入控制血压。后期出现血常规三系均明显降低，丙肝复发，HCVRNA定量320.8万，予减少抗排斥药物剂量、升白细胞、抗病毒治疗后控制。

术后相应处理：密切观察患者症状及心电监护参数变化，随时做动脉血气分析，及时调整呼吸机参数。加强翻身拍背、吸痰，联合应用化痰药物，保持呼吸道通畅，及时给予有效的抗生素治疗，加强早期活动及肠内营养支持。患者逐步恢复，康复出院。

患者预后：胸闷、喘憋较前明显减轻，口唇发绀消失，生活质量显著提高，长期存活。

【专家点评】

肝肺综合征（hepatopulmonary syndrome，HPS）是以慢性肝病、换气功能障碍（肺泡气-动脉血氧分压差增加，不一定表现为低氧血症）和广泛的肺内血管扩张为三大主症的综合征。HPS的诊断主要依据其三联征：①慢性肝病；② $PaO_2 < 70mmHg$ 或肺泡动脉氧分压差＞20mmHg；③肺内血管扩张。HPS的发病机制尚不清楚，目前认为主要是因为严重肝病时发生的肺内血管扩张和分流的形成，加之缺氧致肺血管收缩（hypoxic pulmonary vasoconstriction，HPV）和高动力循环的存在，而导致动脉低氧血症的发生。HPS是终末期肝病的一种严重肺部并发症，传统的氧疗及药物治疗效果均不理想。肝移植是治疗HPS的有效方法，肝移植术后HPS可得到逆转，肺功能部分改善或完全恢复。

目前，肝移植治疗HPS的经验不多，国内报道围术期死亡率在38%左右。肝移植治疗HPS面临的难题有：①严重的低氧血症会损害重要脏器功能。②术后全身炎症反应易引起急性呼吸窘迫综合征（acute respiratory distress syndrome，ARDS）或呼吸衰竭，纠正困难，死亡率高。③术后新出现的肺部病变（如横膈功能紊乱、肺炎、容量超负荷等）可使低氧血症进一步恶化。④术后HPS患者对血容量超负荷耐受性降低，大量静脉输液可能加重病情。

我们根据患者术后可能出现的情况采取相应措施。评估患者术后短期内难以脱机，术中直接行气管切开，呼吸机辅助呼吸。气管切开较气管插管有诸多优势：①气管切开可减少患者痛苦，避免喉部的损伤，有利于患者休息及早期肝功能的恢复；②不影响进食，有利于肠道功能的恢复，改善营养，防止肠道菌群异位或失调；③吸痰方便，减少了肺部并发症；④气管切开后，呼吸不再经喉头及口、鼻、咽、喉等部位，减少呼吸道阻力，有利于气体交换，还可减少呼吸道无效腔通气。患者肺部情况差，易并发感染，且对感染耐受差，术后加强监测痰培养及血培养，一旦出现感染迹象即予万古霉素（稳可信）、美罗培南（倍能）等高效抗生素，并根据培养结果调整抗生素，加强拍背、咳痰。强化胃肠道营养支持，减少静脉液体量，减轻肺血管容量，减少肺水肿可能。

肝硬化失代偿期及术后常出现大量腹水、胸腔积液，引起横膈抬高、胸腔内压力增高，产生肺膨胀不全，使肺运动受限；间质性肺水肿及扩张的血管均对肺组织造成压迫，造成限制性通气功能障碍；

肝硬化患者代谢障碍，对组胺等物质灭活能力下降，引起支气管平滑肌痉挛，加上间质性肺水肿和扩张的血管对细支气管的压迫使气管阻力升高，引起阻塞性通气功能障碍。术后保持腹腔引流管引流通畅，予胸腔穿刺抽胸腔积液，呼吸机辅助呼吸。除高流量吸氧外，予 4～6cmH₂O 呼气末正压（PEEP），减轻肺间质水肿，改善气道通气，保证组织氧供。通气模式起始为同步间歇指令通气（SIMV），后改为持续正压通气（CPAP），并给予压力支持。

HPS 是影响肝移植术后预后的独立危险因素，其死亡率明显高于未合并 HPS 的患者。系统的术前准备和精心的术后护理能扩大肝移植治疗 HPS 的效果。

肝移植治疗索拉菲尼药物性肝衰竭 1 例

病例收集：江苏省人民医院肝移植中心　冯　敏　吕　凌
点评专家：江苏省人民医院肝移植中心　张　峰

【病例介绍】

1．病史：患者，男性，54 岁。2008 年 3 月 10 日因"甲状腺腺癌"行双侧甲状腺切除术。术后病理诊断为乳头状高分化腺癌。2010 年 2 月，患者左颈部淋巴结出现肿大，病理活检诊断为甲状腺癌术后转移。遂患者接受索拉菲尼治疗，口服 400 毫克/次，每天 2 次。服药 2 个月后，患者出现皮肤、巩膜轻度泛黄，未引起重视，待黄染加重，皮肤出现瘙痒，来我院（江苏省人民医院）求医。患者起病后，伴有全身乏力，食欲减退，但无寒战、发热、胸闷、咳嗽、腹痛、腹泻。入院时患者比较烦躁，睡眠不佳。患者有胃溃疡病史 10 年，高血压病史 15 年，一直口服降压药，血压控制良好。患者否认肝炎、胆囊炎病史，否认嗜酒及服用其他药物史。

2．体格检查：患者皮肤、巩膜中至重度黄染，颈部有甲状腺手术切口，肝区有轻度叩击痛，其余未见异常。

3．实验室检查：血清转氨酶、胆红素等升高（表 2-1）。

4．辅助检查：CT 扫描显示肝体积缩小（图 2-3B）。

5．入院后治疗情况：入院时拟诊为索拉菲尼药物性肝衰竭，立即嘱其停止服用索拉菲尼，并给予保肝、退黄等保守处理。但患者症状未见好转，入院后第 9 天患者出现昏迷，无大小便失禁。查体：皮肤、黏膜及巩膜重度黄染，瞳孔对光反射灵敏，双侧手掌蜕皮，无肝掌、蜘蛛痣，心肺查体无异常，肝浊音界缩小，移动性浊音（−），双下肢不肿。考虑患者为亚急性肝衰竭，其死亡率达 70% 以上，现已出现肝性脑病。

考虑患者既往无病毒感染等肝原发疾病，行肝移植手术，疗效较好。但患者手术后需要长期服用免疫抑制剂，可能对肝外肿瘤的复发有影响，遂向家属交代病情。权衡利弊，为抢救患者生命，肝移植术仍为主要治疗手段，但是患者体重有 90kg，体重较大，需要 900g 肝，其兄年龄过大，而其余家属均体重不能配比，活体肝移植无适合供体，伦理学上不能通过。因此只能依赖于寻找尸肝。术前等待期治疗以保肝为主，再予以血浆、蛋白及人工肝支持治疗，促进患者肝细胞再生及肝功能改善。术前患者深度昏迷，诊断为肝性脑病Ⅳ期。终末期肝病模型（model for end-stage liver disease，MELD）评分 23.2。

6．手术情况：患者于 2010 年 4 月 9 日行肝移植术。术中见腹腔内少量淡血性腹水，肝萎缩、淤胆，呈酱红色急性重型肝炎表现，但未见肝硬化改

表 2-1　索拉菲尼治疗前后肝功能及血清肌酐的变化

	参考值	治疗前	入院 1 天	入院 2 周	术后 1 周	术后 3 周	术后 8 周
ALT（U/L）	0～45	27.2	3163.1	487.7	76.1	67.8	43.9
AST（U/L）	0～45	25.0	1927.3	318.4	72.7	65.7	41.6
GGT（U/L）	0～50	27.0	504.6	121.2	71.0	54.6	45.7
TBIL（μmol/L）	6～22	14.7	84.2	451.8	154.9	39.2	15.1
DBIL（μmol/L）	0～6	2.4	31.7	255.6	101.5	23.3	5.2
CER（μmol/L）	36～144	51.0	91.4	113.0	83.0	60.4	54.0
MELD	/	/	16.8	23.2	/	/	/

缩写：ALT（alanine transaminase）谷丙转氨酶；AST（aspartate aminotransferase）：谷草转氨酶；GGT（gamma glutamyl transferase）：γ- 谷氨酰转肽酶；TBIL（total bilirubin）：总胆红素；DBIL（direct bilirubin）：直接胆红素；CER（creatinine clearance）：肌酸酐清除率；MELD（model for end-stage liver disease）：终末期肝病模型。

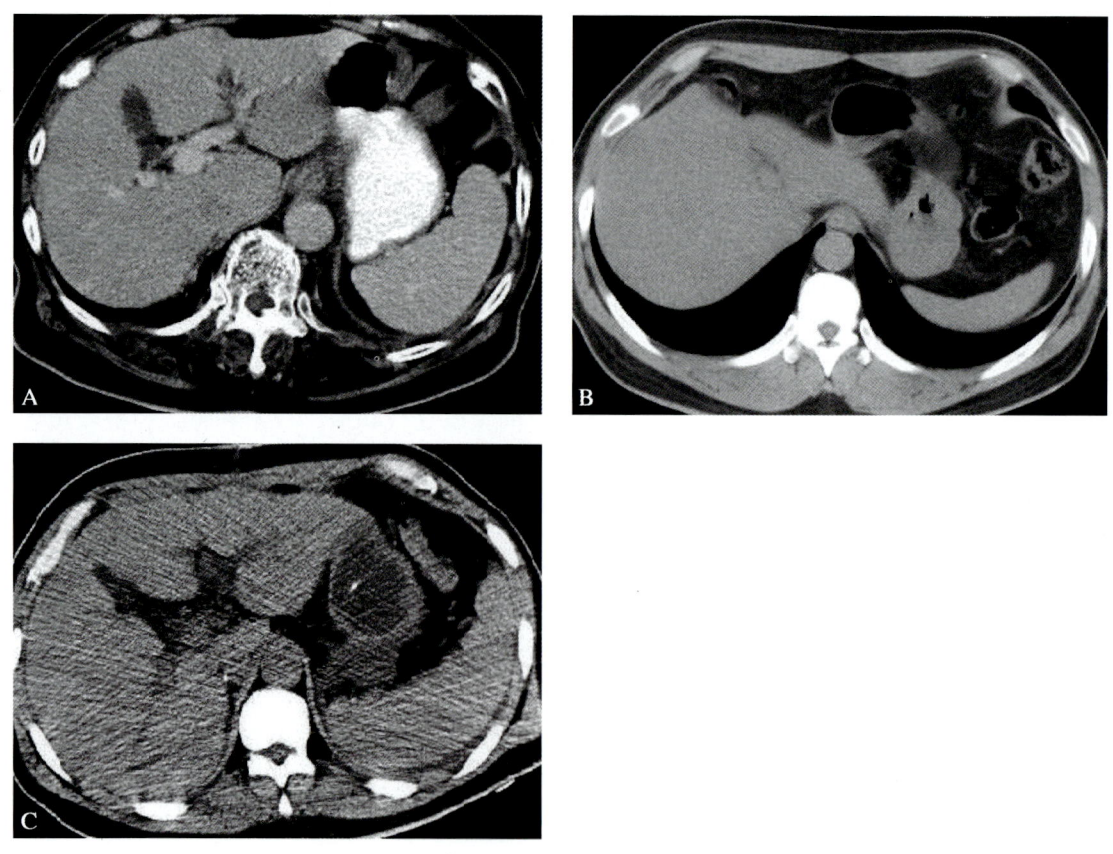

图 2-3　CT 显示门静脉左支起始部层面。A. 正常肝影像（摄于 2008 年 3 月 24 日，甲状腺切除术后）；B. 肝体积缩小，密度降低（摄于 2010 年 3 月 24 日，索拉菲尼治疗 8 周）；C. 移植肝大小、位置及形态正常（摄于 2010 年 5 月 12 日，肝移植术后 4 周）

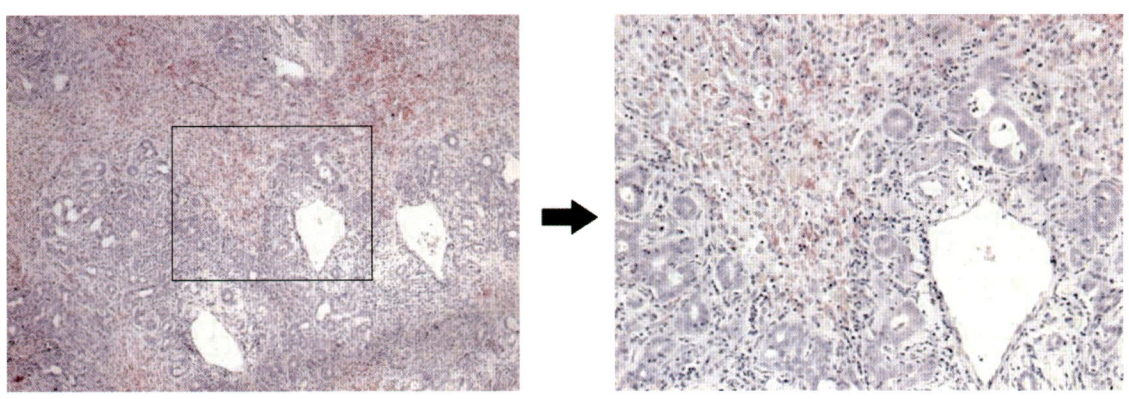

图 2-4　病理学检测（HE×100）：肝细胞坏死、出血，淋巴细胞浸润

变，脾无明显肿大，其余腹腔脏器未见异常。肝移植手术顺利，术中出血约 1000ml，门静脉阻断约 1h，腔静脉阻断约 40min。门静脉开放后使用甲泼尼龙 800mg，新肝颜色、质地正常。

7. 术后情况：术后患者送 ICU 监护治疗。术后给予常规抗排斥治疗，患者恢复平稳（肝功能变化如表 2-1 所示）。切除病肝病理诊断为药物性肝衰竭（图 2-4）。术后 4 周 CT 扫描示，移植肝大小、位置及形态正常（图 2-3C）。患者于 2010 年 5 月 24 日康复出院。

【专家点评】

本例患者诊断为"索拉菲尼诱发的药物性肝衰竭"。索拉菲尼为一小分子络氨酸激酶抑制剂，可以抑制肿瘤的增生及其血管生长，2005 年被食品和药物管理局（FDA）批准用于治疗晚期肾癌；2007 年被用于治疗手术无法切除的肝癌。虽然到目前为止，索拉菲尼还未在任何国家获得批准用于治疗甲状腺癌，但已有多个中心报道将索拉菲尼应用于甲状腺癌，并获得良好的疗效。索拉菲尼作为新一代的抗肿瘤药物已有许多报道，其对晚期肿瘤具有良好的疗效，可以延长晚期肝癌患者生存期 3 个月。但有关索拉菲尼的不良反应也逐渐被发现，常见的不良反应为皮肤反应，如皮疹（40%）、手足综合征（30%）；消化道反应，如食欲减退、腹泻（43%）；血管反应，如头痛、高血压（17%）；全身反应较少，以乏力为主。关于索拉菲尼肝毒性的报道甚少。在两个治疗中心二期临床试验中，其中一个中心报道，在 75 名志愿者中，约有 4% 的患者出现胆红素升高；另一个中心报道有 10% 的患者出现 AST 与 ALT 升高。Herden 报道了索拉菲尼可以诱发急性肝炎。通过回顾相关文献，目前仅有日本一家医疗中心报道索拉菲尼诱发药物性肝衰竭，患者为 81 岁女性，患有晚期肾癌，服用索拉菲尼 800mg/d，16 天后出现严重的手术综合征和高血压而暂时停药。9 天后重新服用索拉菲尼 400mg/d，6 天后 TB 5.9 mg/dl，AST 3294 U/L，ALT 3885 U/L。遂立即撤除索拉菲尼，给予保肝等对症保守处理，患者得以恢复。

本例患者无肝胆疾病史，未服用过特殊食物及其他药物。其肝衰竭的发生可以推断与服用索拉菲尼有关。但其在出现了明显皮肤黄染后才入院治疗。此时，患者因肝细胞大量坏死，肝功能出现失代偿，停药、保肝等保守治疗已不能缓解病情的发展。为了抢救患者生命，只能行肝移植术。

索拉菲尼诱发肝衰竭比较罕见，但其一旦发生可能是致命性的。因此，对接受索拉菲尼治疗的患者要进行密切的观察，一旦出现肝功能损害的迹象，应立即停药，给予护肝处理。

红细胞生成性原卟啉病行肝移植1例

病例收集：江苏省人民医院肝移植中心　吕　凌　秦建杰　王　科
点评专家：江苏省人民医院肝移植中心　张　峰

【病例介绍】

1. 病史：患者，男性，32岁，汉族人。因"身体曝光区域尤其是面部皮肤出现红斑20年"而入院。患者19年前发现此症状，一开始患者并没有意识到皮肤红斑与阳光照射之间的联系，否认皮损发病的季节性波动，否认肝炎和酗酒史。在患者20多岁时，开始出现肝功能异常，进行了多年的间断治疗。在2004年，患者由于出现了黄疸、凝血功能紊乱及严重的腹痛而到医院求治。磁共振成像检查显示肝脾大，血常规显示白细胞减少、血小板减少等脾亢症状。患者在当地医院接受了脾切除及血浆置换等治疗。然而，在输血停止后不久，患者再次出现了贫血、肝功能失代偿。鉴于上述原因转入江苏省人民医院肝移植中心治疗。

2. 实验室检查：AST 503U/L；ALT 424U/L；总胆红素 344μmol/L；血红蛋白 68g/L；血小板 $56×10^9$/L；INR 1.5（正常值＜1.2）；红细胞原卟啉 170μmol/L（正常值＜1.2μmol/L）。患者免疫球蛋白正常，自身抗体及病毒学检查结果均为阴性。追问家族史，否认有光过敏和肝病病史。

3. 手术情况：由于患者严重的肝功能失代偿，在经过仔细的检查，排除手术禁忌后，患者接受了改良背驮式肝移植手术。在术中，发现患者病肝缩小，结节性肝硬化，质地坚硬，淤胆发暗。

4. 术后病理：病理学检查示小结节性肝硬化，淤胆，肝细胞、肝巨噬细胞和胆管结构中有双折射反应的原卟啉色素沉积（图2-5）。

5. 术后情况：患者移植术后恢复良好，无急性排斥的临床表现。术后早期3个月，患者接受了吗

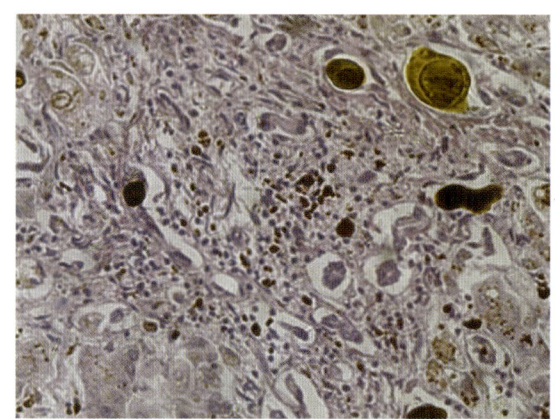

图2-5　肝小叶结构紊乱，肝细胞气球样变性，细胞核显著，并有明显的多形性，部分具有双核。肝细胞、肝巨噬细胞、胆小管和结缔组织中，见有棕黑色色素的局灶沉积。胆小管、胆管中见浅黄绿色的胆汁

替麦考酚酯（骁悉）和他克莫司（普乐可复）的抗排斥治疗。现在，患者仅口服他克莫司（0.5mg/d）抗排斥治疗。术后1年，肝穿刺活检显示肝组织正常。在术后5年的随访中，患者恢复良好。最后一次随访时，患者的肝功能正常，总胆红素为11μmol/L，ALT 3U/L，较移植前显著降低。尿原卟啉与移植时相比也显著降低。患者移植术后未再有卟啉症的发作，生活质量好，并能正常工作。

【专家点评】

红细胞生成性原卟啉症是一种常染色体显性遗传性亚铁血红素合成障碍的疾病。发病率在1/200 000到1/75 000。红细胞生成性原卟啉症患者由于产生过多的原卟啉（主要在骨髓中产生），导致胆汁中该化合物浓度增加。此疾病的主要临床表

现在皮肤和肝。进展性的肝红细胞生成性原卟啉症患者临床症状加重、恶化，特别是肝功能的恶化和红细胞原卟啉浓度的增加，并经常伴有严重的腹痛。肝移植术是治疗红细胞生成性原卟啉症所引起的肝衰竭的一种有效措施。

肝移植治疗原卟啉症可以伴发一些特有的并发症。手术室的灯光可以激活原卟啉，产生光毒性反应，导致皮肤和其他组织的损害。故对红细胞生成性原卟啉症的患者进行任何手术时，手术室灯光可以使用滤过装置，而且这种滤过装置对视觉仅能产生轻微的失真，并不影响到手术的进行。对红细胞生成性原卟啉症的其他处理措施包括使用衣服和保护性的遮光剂防止阳光的照射，同时口服β-胡萝卜素。

肝移植术后，骨髓中仍然产生过多的原卟啉，这可以导致移植物受损和肝病复发。在显著的肝功能受损之前，对红细胞生成性原卟啉症进行恰当的治疗，可能纠正亚铁血红素的合成障碍，并消除光过敏反应。为使红细胞生成性原卟啉症能有较好的治疗效果和预后，必须要对这种特有的并发症和治疗方案深入了解。肝移植术后，需要避免日光照射，或者穿戴防紫外线的衣服。移植术后肝红细胞生成性原卟啉症复发，可以采用正铁血红素、血浆置换或骨髓移植等治疗。然而，骨髓移植或特殊的基因治疗可以用于原卟啉症无肝功能障碍的患者，肝移植手术仍然是治疗原卟啉症导致的终末期肝病的一种可行的治疗方案。

Wilson 病行肝移植 1 例

病例收集：河南省郑州市人民医院肝脏外科　汤高枫
点评专家：河南省郑州市人民医院肝脏外科　陈国勇

【病例介绍】

1. 病史：患者，男性，46 岁。主因"发现肝硬化 7 年，间断皮肤黄染 1 年余，加重 2 天"入院。7 年前因"肝硬化、脾亢"行脾切除术，病因不详，后逐渐出现神经症状，查血铜蓝蛋白升高，肝功能异常，诊断为"肝豆状核变性"，并予以驱铜、保肝等治疗，效果佳。1 个月前因饮酒后出现乏力、食欲减退、黄疸等，在当地医院诊断为"肝衰竭"，并予以人工肝治疗，效果欠佳。2 天前出现黄疸加重伴皮肤瘙痒，复查血生化提示 ALT 26U/L、TBIL 357.5μmol/L，凝血功能提示 PT 27.4s、PTA 27%，为进一步治疗收入我科。患病来神清，精神差，食欲、食量差，大便正常，小便呈茶水样，体重明显减轻。既往体健，否认糖尿病、冠心病、高血压病、肝炎、结核等病史，曾多次输血，血型为 O 型，对二巯基丙磺酸钠过敏。个人史和家族史无特殊。

2. 体格检查：T 36.5℃，P 80 次/分，R 20 次/分，BP 130/90mmHg。皮肤、巩膜黄染明显，全身浅表淋巴结无肿大。咽不红，扁桃体不大，甲状腺不大。颈部对称，双侧颈动脉搏动一致，未见静脉怒张。双侧胸廓对称、无畸形，乳房呈女性发育，双肺呼吸音清，未闻及干湿性啰音。心界无扩大，心音有力，心律整齐。左腹部可见长约 13cm 陈旧性手术瘢痕，腹软，无压痛，无反跳痛，肝肋缘下未触及。四肢关节无红肿、畸形。

3. 入院诊断：肝豆状核变性；肝硬化失代偿期，Child-Pugh C；脾切除术后。

4. 诊治经过：患者入院后积极完善各项检查，并予以保肝、降黄、纠正凝血障碍等治疗，维持患者生命体征及机体内环境稳定。入院后复查血生化示 ALT 26U/L、AST 50 U/L、TBIL 452.9 μmol/L、DBIL 285.4 μmol/L、Scr151 μmol/L，凝血功能 PT 21.9s、PTA 39.4%，尿常规提示尿蛋白（2+）、潜血（3+）。患者入院后第 3 天即行"同种异体肝移植术"，术后恢复可，因患者术前机体条件差，予以 FK506+Pred 免疫抑制治疗，肝功能逐渐好转。

术后 24 天复查 FK506 浓度 5.8ng/ml，血生化 ALT 11U/L、AST 9 U/L、TBIL 21.9 μmol/L、DBIL 17.3 μmol/L、Scr 143 μmol/L，尿常规提示尿蛋白（+）。但患者自诉复视，无头晕、头痛等症状，行头颅 MRI 未见异常，请眼科医师会诊考虑麻痹性斜视，并建议予以加兰他敏、维生素 B_{12}、维生素 B_1 等药物。考虑患者突然出现复视与免疫抑制剂有关，调整免疫抑制方案为 CsA+Pred。考虑患者肾功能受到损伤，将 CsA 浓度维持在 100～150ng/ml。术后 41 天，患者复视症状未见好转，CsA 浓度 146.7 ng/ml，肝功能正常，肾功能 Scr 159μmol/L、BUN 14.25 μmol/L，尿蛋白（2+）。

术后 46 天，患者自诉复视明显减轻，复查 CsA 浓度 119.2 ng/ml，肝功能正常，肾功能 Scr 160 μmol/L、BUN 12.1 μmol/L，尿蛋白（3+），遂予以黄葵胶囊、金水宝、前列地尔、血栓通等保肾、降尿蛋白治疗。

术后 51 天患者自诉复视症状消失，为保护肾，将免疫抑制方案调整为 FK506+MMF+Pred，并控制 FK506 血药浓度为 4～5ng/ml。

术后 60 天患者复查肝肾功能均正常，尿蛋白（+）。患者口服黄葵胶囊 1 个疗程后停药，多次复查肝肾功能均正常，尿蛋白也降至（−）～（+）。

【专家点评】

本例为 Wilson 病患者，术前因行脾切除术，手术难度较大，手术时间长，再加上术前肾功能已受到损伤，术后应用免疫抑制方案应尽量减少肾损害，并防止排斥反应的发生。虽然维持免疫抑制剂血药浓度为一低水平，但患者仍然出现了他克莫司导致的罕见副作用，国内罕有报道类似病例。早期由于移植术后免疫抑制剂血药浓度较高，国外曾有报道服用他克莫司导致暂时性复视，经过调整免疫抑制剂血药浓度后症状消失。本例患者术后免疫抑制剂浓度并不高，通过调整免疫抑制剂，患者复视症状消失。在考虑免疫抑制剂副作用的同时，我们要考虑到 Wilson 病主要为脑基底节和肝病变，临床特征为进行性发展的震颤、强直、精神障碍和肝硬化，部分患者表现有自主神经系统和内分泌紊乱症状，以及一些罕见的神经症状包括复视、视神经萎缩、眼球震颤、癫痫、肌萎缩、锥体束征等。但遗憾的是，我们没有办法区分本例复视的真正原因。

原发性肝淀粉样变性合并重度肝内胆汁淤积性黄疸行肝移植 1 例

病例收集：郑州大学附属第一医院肝移植中心　张水军
点评专家：郑州大学附属第一医院肝移植中心　张水军

【病例介绍】

1. 病史：患者，男性，55 岁。以"发现肝功能异常 5 个月，乏力、食欲减退、皮肤、巩膜黄染 4 个月"为主诉入院。既往无肝炎、结核、糖尿病、高血压等病史。

2. 体格检查：营养差，精神差。全身皮肤、黏膜黄染。巩膜黄染。全腹膨隆，肝右肋缘下 2 横指可触及，边缘锐利。移动性浊音（+）。肠鸣音降低。

3. 实验室检查：ALT 224U/L，AST 221U/L，GGT 1097U/L，ALP 2726U/L，TP 40.1g/L，Alb

23.4g/L，G 16.7g/L，TBIL 917.3μmol/L，DBIL 684.3μmol/L，IBIL 233.0μmol/L。

4．辅助检查：腹部彩超示：①肝弥漫性回声改变，形态饱满；②脾大；③中等量腹水。CT示：①肝硬化；②肝内外胆管无扩张；③少量腹水。

5．手术情况：患者因肝功能失代偿于2009年4月30日在我院行"同种异体改良背驮式肝移植术"。术中切除病肝：大小22cm×17cm×13cm，色灰黄（图2-6）。病理学检查示：肝淀粉样变性。肝细胞弥漫性萎缩，其内可见均质红色团状物质，另见肝细胞内淤胆，小叶间胆管增生。刚果红染色阳性（图2-7）。

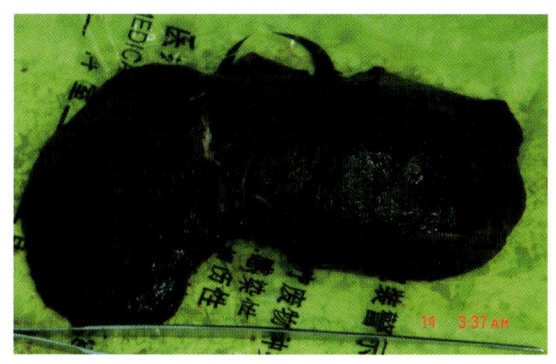

图2-6 术中切除的病肝标本

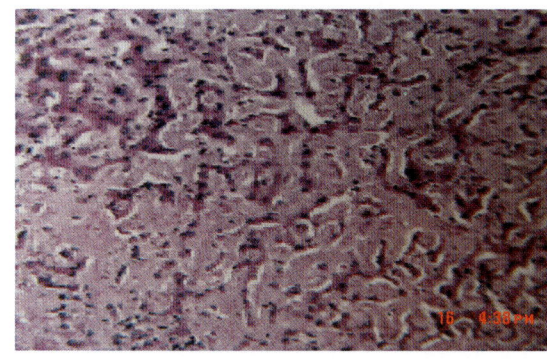

图2-7 病理学检查示：肝淀粉样变性。肝细胞弥漫性萎缩，其内可见均质红色团状物质，另见肝细胞内淤胆，小叶间胆管增生。刚果红染色阳性

【专家点评】

淀粉样变性是比较罕见的临床疾病。该病确诊依赖于组织病理学活检。病理学活检的特征性改变是光镜下HE染色呈粉红色，刚果红染色呈砖红色且偏光镜下呈绿色双折光。淀粉样变性是多种原因引起的一组临床症候群，其临床症状决定于原有疾病及淀粉样物质沉积的部位和沉积量。其临床分型有：原发性、继发性、家族性、局限性、老年性和血液透析相关性等。原发性淀粉样变性为AL蛋白（淀粉样轻链蛋白）组织沉积所致，多同时伴有心、肾、胃肠、舌等其他脏器明显损伤。继发性淀粉样变性为AA蛋白（淀粉样A蛋白）组织沉积所致，常有类风湿性关节炎、结核、慢性化脓性感染、肠道炎性疾患和肿瘤等病史。原发性淀粉样变性最常累及心脏、肾和周围神经，累及肝非常常见，可高达97%，但黄疸发生率很低，不到5%，且多为轻度黄疸。原发性淀粉样变性并发重度肝内胆汁淤积临床少见，其诊断标准为：①组织学证实为原发性淀粉样变性；②血清胆红素高于85.5μmol/L；③显微镜下肝组织内有肝内胆汁淤积的证据；④无肝外胆管梗阻的证据。

本病例病理刚果红染色阳性，证实为肝淀粉样变性。患者既往无类风湿关节炎、结核、慢性化脓性感染、肠道炎性疾患、肿瘤等，诊断为原发性淀粉样变性。血清胆红素917.3μmol/L，病理报告示肝细胞内淤胆，影像学证实无肝外胆管梗阻的证据，符合重度肝内胆汁淤积性黄疸的诊断标准。本病例诊断：原发性肝淀粉样变性合并重度肝内胆汁淤积性黄疸。淀粉样变性预后差，目前对该病尚无有效的根治方法，仍以支持和对症治疗为主，以延长生存时间，改善生活质量。对器官功能衰竭者，器官移植是目前最有效的治疗手段之一。

肝移植治疗肝性脊髓病合并肝性糖尿病1例

病例收集：大连医科大学附属第二医院器官移植中心　高振明
点评专家：大连医科大学附属第二医院器官移植中心　王立明

【病例介绍】

1. 病史：患者，女性，61岁。因"发现乙肝30年，肝硬化14年，肝性糖尿病3年，脾切除术后反复出现发热、昏迷发作，伴进行性双下肢无力1年"为主诉入院。患者乙肝病史30年，14年前因肝硬化、门静脉高压，行经颈静脉肝内门体分流术（TIPS）。3年前检查发现血糖升高，多次空腹血糖均在7.0mmol/L以上，诊断为肝性糖尿病，予胰岛素治疗，但血糖控制欠佳。入院前半年为门冬胰岛素10U三餐前皮下注射，餐后2h血糖波动于11～20 mmol/L。1年前因肝硬化、脾大，行脾切除、贲门周围血管离断术。术后患者反复出现发热、昏迷发作，同时伴双下肢进行性无力，诊断为肝硬化肝功能失代偿、肝性脑病、肝性脊髓病、肝性糖尿病。多次住院行保肝、降氨、营养神经等对症支持治疗，但效果均不理想，双下肢无力逐渐加重，不能下地。为求肝移植治疗入我院。

2. 体格检查：神志清楚，皮肤、巩膜无黄染，肝掌（+），未见蜘蛛痣，心、肺、腹未见明显异常。扑翼样震颤（−），双上肢肌力Ⅴ级，肌张力正常，腱反射对称，感觉正常；双下肢肌力Ⅱ级，肌张力增高，无肌肉萎缩，双侧膝及跟腱反射亢进，踝阵挛和髌阵挛（−），双下肢深浅感觉对称存在，Babinski征、Chaddock征（+），Oppenheim征、Gordon征未引出。

3. 实验室检查及辅助检查：血常规、血凝常规、肾功能、电解质基本正常；血氨119.6μmol/L；ALB 30.3g/L；空腹血糖9.2mmol/L；抗HBs（+），抗HBc（+）；肝增强CT示：肝硬化、TIPS术后改变。术前门冬胰岛素10U三餐前皮下注射，监测三餐血糖，餐后2h血糖波动于11.1～21.2 mmol/L。

4. 手术情况：完善检查后，接受"同种异体原位改良背驮式肝移植术"。术中见腹腔内粘连严重，肝明显缩小、变硬，呈小结节性肝硬化改变，门静脉内可见TIPS支架管，取出困难。手术时间约7h，术中出血约2000ml，输血1800ml。冷缺血时间5min，热缺血时间约300min。

5. 术后情况：术后常规给予免疫抑制剂：他克莫司（FK506）+吗替麦考酚酯+糖皮质激素。同时予乙肝免疫球蛋白、拉米夫定防止乙肝复发。神经营养治疗药物包括维生素B_1、维生素B_{12}和神经节苷脂等。术后所有含糖液体均用普通胰岛素对抗，比例为4∶1。术后1周餐后2h血糖波动于12.4～21.7mmol/L，胰岛素用量同术前。术后4周，餐后2h血糖波动于10.2～17.8mmol/L。术后4周以后，改为门冬胰岛素8U三餐前皮下注射。术后10周餐后2h血糖波动于8.9～12.2mmol/L。术后4周移植肝功能基本正常。10周出院，出院时空腹血糖7.6 mmol/L，双下肢肌力Ⅳ级，肌张力略高，肌肉无萎缩，双下肢深、浅感觉正常，双侧膝及跟腱反射略活跃，病理征（−），自己可扶床站立，由人搀扶可步行约30m，呈剪刀样步态。随访至术后3个月，门冬胰岛素8U三餐前皮下注射，餐后2h血糖基本控制在10mmol/L以下。双下肢肌力Ⅳ级，双侧膝及跟腱反射基本正常，肌张力略高，病理征（−），由人搀扶可步行100m，步态基本正常。

【专家点评】

肝性脊髓病（hepatic myelopathy，HM）是多种肝病引起的颈髓以下脊髓侧索脱髓鞘病变，并以慢性、进展性双下肢运动受累的痉挛性截瘫为特征性临床表现。其发病机制尚不完全清楚。治疗上内科一般采用治疗肝性脑病的方法治疗HM，主要有限制蛋白质摄入、控制肠道细菌生长、改善肝功能、应用降血氨药物和神经细胞营养剂以及高压氧等，但疗效不明显。随着国内外肝移植手术的大量开展，HM患者行肝移植例数增多，越来越多的证据表明肝移植能显著改善HM症状。有文献报道HM患者在肝移植术后，脊髓病症状得到明显的改善，其改善程度与脊髓病发病距肝移植的时间间隔相关联。因此，有学者建议对HM应早发现、早诊断，及时行肝移植。目前肝移植治疗HM尚无大宗病历统计，结合文献报道及这例肝移植成功治疗HM的近期临床效果来看，肝移植术是一种行之有效的治疗HM的方法。

肝源性糖尿病（hepatogenous diabetes，HD）是指继发于肝实质损害的糖尿病，临床表现以高血糖、葡萄糖耐量减低为特征。HD的发病机制主要是胰岛素抵抗、血清胰岛素样生长因子（IGF-1）降低及生长激素水平增高。文献报道HD会加重肝硬化和原发性肝癌患者的病死率，因此HD的治疗对肝硬化患者的生存及预后极为重要。内科治疗主要是在保肝治疗的同时，采取控制饮食、口服降糖药、应用胰岛素等方法控制血糖。国外有报道认为肝移植可以改善67%HD患者的胰岛素抵抗、糖耐量异常。此例患者因终末期肝病合并有HD，行肝移植治疗，术后患者血糖水平较术前的确有改善，且随术后时间的推移，改善越明显。因此，结合本病例及文献报道，我们认为肝移植可以改善HD患者的血糖，减少胰岛素用量，甚至有望停用胰岛素，达到根治效果。

随着肝移植技术的成熟，有关HM或HD的肝移植治疗的报道也在增多。但对于HM合并HD的治疗，目前还未见文献报道。对于这类患者的治疗，内科治疗效果差，肝移植治疗解决了基础肝病，能有效改善HD和HM的症状。本例HM合并HD的患者，术前的内科保肝、营养神经、降糖等治疗效果差，经肝移植治疗后，HM和HD的病情得到改善。术后随访3个月，HM和HD均呈逐渐好转趋势，因此肝移植可能是本病的一种有效治疗方式。另外，对于肝硬化终末期的患者，如果能接受肝移植手术，在非必需的情况下，不建议行TIPS或者脾切除等治疗，会增加手术的难度。本例患者手术时间长、出血多，均系这类手术造成的不良后果，影响了肝移植术后的恢复。

肝移植结合人工肝成功治疗重型肝炎1例

病例收集：浙江大学医学院附属第一医院肝移植中心　沈　恬　王卓轶　徐　骁
点评专家：浙江大学医学院附属第一医院肝移植中心　郑树森

【病例介绍】

1. 病史：患者，男性，33岁。因"乏力5个月，加重伴食欲减退、肤黄、尿黄3个月"于2008年9月入我院传染科病房。5个月前患者无明显诱因出现疲劳感，双下肢酸软乏力，经充分休息不能完全缓解，近3个月来，自觉乏力较前明显加重，不能坚持中等强度工作，食欲减退，厌食油腻食物，饭量减至原先1/3～1/2，稍有反酸和嗳气，无恶心、呕吐，无腹痛、腹泻，无发热和皮肤瘙痒等，并逐渐出现皮肤发黄且尿色加深如浓茶水样。

2. 实验室检查：查肝功能（2008.9.14）示：

ALT 1876U/L，AST 1229U/L，TBIL 188.6μmol/L，乙肝三系"小三阳"，HBV-DNA 2.70×10^8 拷贝/毫升，PT 27.1s，其他肝炎抗体均（-）。

3. 入院诊断：病毒性肝炎（乙型，慢性，重型）。

4. 入院后治疗情况：入院后即进入肝移植等待名单。同时予积极抗病毒、护肝、纠正凝血功能等治疗，患者病情仍逐渐加重，黄疸进行性升高，TB 最高达 838μmol/L。等待期间积极进行人工肝治疗（6次），胆红素水平及凝血功能异常有所控制（图2-8，图2-9）。后出现呕血症状，予三腔二囊管压迫、止血、补液、输血等对症处理后，出血好转，但逐渐出现发热、呼吸困难、氧饱和度下降，CT提示两肺弥漫感染（图2-10），并进行气管插管机械通气治疗。

5. 手术情况：患者于2008年12月3日"行改良背驮式肝移植术"。术中见：腹腔内少量黄色

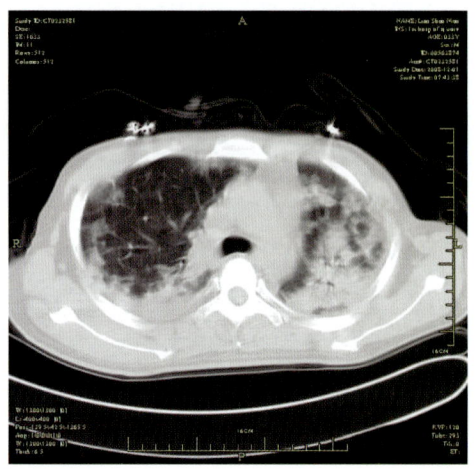

图 2-10 患者接受肝移植前肺部CT，表现为两肺广泛实变、渗出

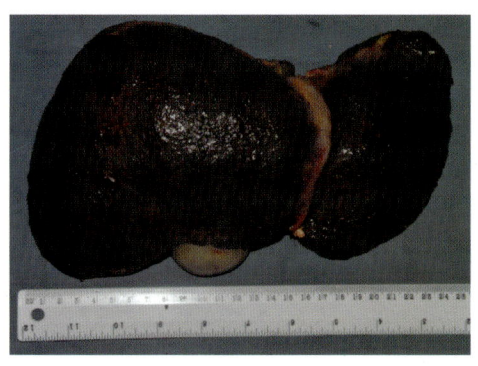

图 2-11 患者病肝表现为结节性肝硬化并淤胆

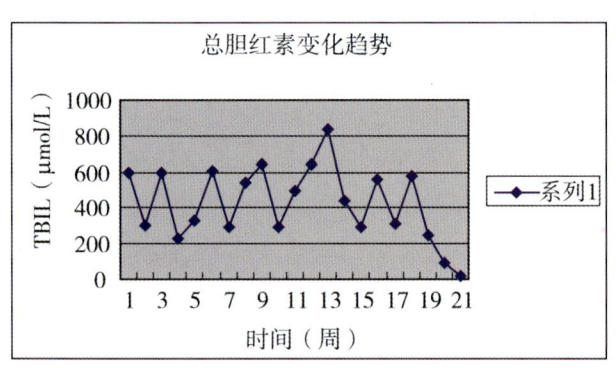

图 2-8 经人工肝治疗后，患者血清总胆红素水平呈波动式改变。接受肝移植后，总胆红素水平迅速下降至正常范围

澄清腹水；肝色黄，萎缩明显，质地硬，表面布满小硬化结节（图2-11）。病肝切除及新肝植入顺利，术中B超探查提示肝血流满意。术中、术后患者生命体征平稳。术后病理学检查示：结节性肝硬化伴明显淤胆。

6. 术后情况：术后予糖皮质激素、他克莫司（FK506）、吗替麦考酚酯抗排斥治疗，拉米夫定、阿德福韦、乙肝免疫球蛋白预防乙肝复发治疗。术后早期HBV-DNA及HBsAg均转阴，肝功能恢复顺利。术后2个月出院，肝肾功能正常，肺部感染好转。

该例肝移植患者术前诊断为病毒性肝炎（乙型，慢性，重型），诊断明确后即进入肝移植等待名单。等待期间多次积极行人工肝支持治疗，结合内科抗

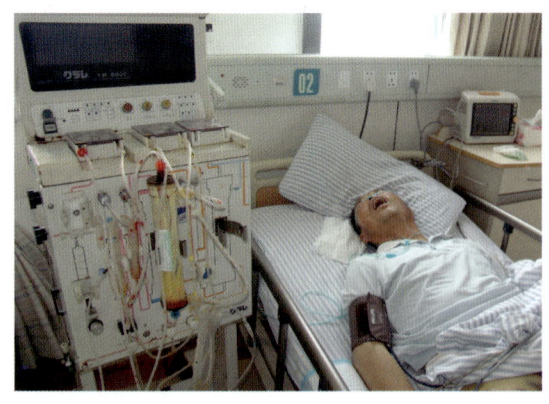

图 2-9 患者接受人工肝支持系统治疗

病毒及对症支持治疗，将病情尽量控制，为肝移植创造条件。但因病情危重，患者行肝移植术前已出现消化道出血、肺部感染等危及生命的严重并发症。幸运的是，肝移植术中及术后恢复过程均很顺利，术后第2天即停用机械通气，肝功能恢复顺利，未出现严重并发症，术后2个月出院。目前已术后近2年，患者一般情况良好，肝功能正常，已开始正常工作（图2-12）。

【专家点评】

重型肝炎的死亡率极高，传统内科治疗效果差，长期以来缺乏有效的治愈手段和措施。20世纪90年代起，随着人工肝与肝移植技术的逐渐成熟，为大部分重型肝炎患者带来了生的希望。目前肝移植已被证实为治疗重型肝炎最有效的手段，2年生存率达到80%左右，远远高于传统内科治疗。但等待合适的供肝是肝移植的主要矛盾之一，患者往往因为在短期内等不到合适的肝源而病情恶化，失去移植机会甚至死亡。因此，在这期间，人工肝支持治疗可以在最大限度上缓解病情，为肝移植争取机会。毋庸置疑，人工肝结合肝移植是最为理想的重型肝炎的治疗手段。

我中心通过对多例重型肝炎患者的诊治，积累了较为丰富的经验，一旦发生肝病加重，即应积极做好肝移植准备。等待合适供肝期间应积极进行抗病毒治疗、人工肝支持治疗等非外科手段，以尽量控制疾病进展，减少肝性脑病、出血、感染、肝肾综合征等并发症的发生率，为最终的肝移植治疗创造条件。经人工肝结合肝移植治疗，重型肝炎患者的预后是相当乐观的。

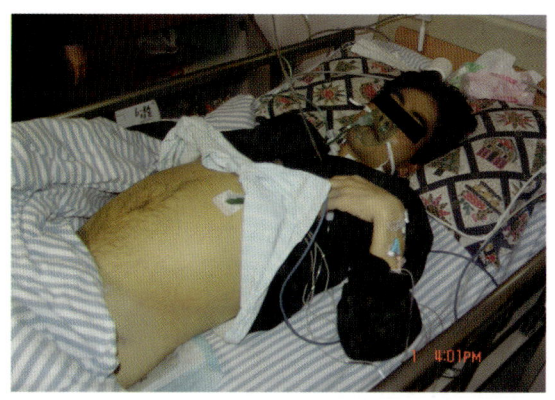

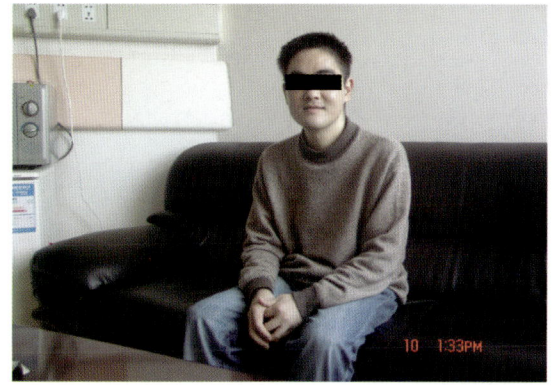

图2-12　患者接受肝移植前（上图）、后（下图）

活体肝移植

第三章

国内首例原位辅助性活体肝部分移植1例

病例收集：第四军医大学西京医院肝胆外科暨全军器官移植中心　窦科峰　陶开山　管文贤

2000年6月25日我院施行了国内首例原位辅助性活体肝移植治疗肝豆状核变性（Wilson病）1例。

【病例介绍】

1. 受体：患者，女性，20岁，体重46kg，身高156cm，自1999年4月起出现四肢乏力，全身关节疼痛，症状逐渐加重，合并出现上肢震颤、皮肤轻度黄染、食欲减退、流涎等症状并伴上肢肌张力增高、手足徐动及屈曲挛缩。1999年3月CT及MR等检查显示"轻度肝硬化"，"双侧丘脑、豆状核区对称性低密度影"。血清铜8.67μmol/L，铜蓝蛋白1.0IU。诊断为"肝豆状核变性"。体格检查：营养发育中等，巩膜无黄染，K-F环阳性，肝脾无肿大，无腹水及门静脉高压征象。血型为O型。肝肾功能代偿良好，肝炎等传染病标志物阴性。

2. 供体：男性，21岁，系患者表弟，体重56kg，身高154cm，术前体检提示各脏器功能良好，肝炎等传染病标志物阴性。肝形态、结构正常，肝储备功能良好，CT预测全肝体积：925cm^3，血型为A型。

3. 手术情况

（1）供体手术：全身麻醉下以上腹部"屋顶形"切口入腹，探查除外肝器质性病变，肝左外叶生长发育良好，行肝左外侧叶切取术。以电刀和双极电凝器断肝。开始灌洗肝前首先静脉注射肝素1000U，再行门静脉左支插管，以0~4℃ HTK液灌洗肝，将肝左外叶切取下来，继续灌洗并修整肝。仔细关闭左肝静脉、门静脉左支、左肝动脉及左肝管断端。供肝手术历时340min，出血量200ml，补充自体血400ml，肝热缺血时间为3min，切取肝叶重295g。

（2）受体手术：全身吸入麻醉下以"倒T形"切口入腹，见肝质地硬，轻度小结节性肝硬化。游离肝周韧带，解剖游离出肝动脉、门静脉、胆总管、肝静脉各分支，近肝端切断结扎左肝动脉、左门静脉，肝内切断结扎左肝管，以蚊式钳钳夹肝组织，结扎肝断面的管道系统，并以电刀和双极电凝器止血，规则切除肝左外叶及尾状叶左段（260g），将灌洗好的供肝移入腹腔，依次作左肝静脉、门静脉左支对端吻合，并加行供肝第Ⅲ段肝静脉与病肝肝中静脉端-侧吻合，以显微外科技术作左肝动脉对端吻合，超声多普勒检查显示移植肝血液供应良好，行供肝左肝管与受体左肝管对端吻合，并置引流管经胆总管引出。将肝间断缝合固定于膈下。手术历时17h，出血400ml，补液8900ml，肝冷缺血120min，热缺血43min。术后自身肝病理学检查示早期肝硬化。

4. 术后治疗和结果：受体术前以A型血浆进行了4次血浆交换治疗，控制抗A抗体在1∶8以下。供肝于术后15天出现肝动脉血栓形成，以尿激酶及αPTA溶栓后出现腹腔内出血，于术后第17天开腹止血、清除血肿，出血原因为肝断面及门静脉吻合口附近出血，经缝合、压迫及输血后得以控制。术后还出现了腹水、胸腔积液、肺不张、胆瘘等并发症,均治愈。术后以皮质激素、FK506、环磷酰胺行免疫抑制治疗,维持FK506全血血药浓度在15～22μg/L,术后1个月时完全停用环磷酰胺改用吗替麦考酚酯。

供体术后恢复良好,术后第3天离床活动,第14天拔除全部引流,第16天拆线出院。实验室检查提示肝功能良好,B超及CT提示余肝再生良好。

受者健康生存10年3个月,恢复正常学习和生活。临床和实验室检查提示移植肝代偿性增大,自身肝轻度萎缩,血清铜正常,肝功能正常,因Wilson病引起的手部震颤明显减轻。

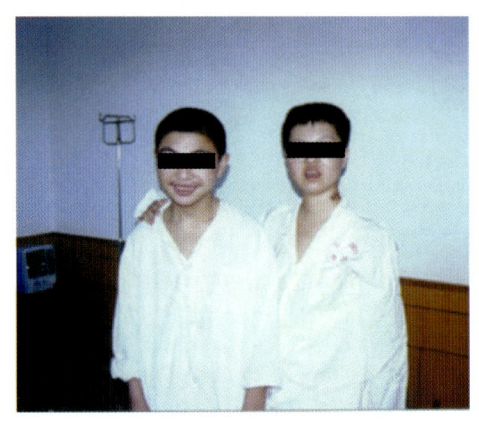

图 3-1　供、受者术后合影

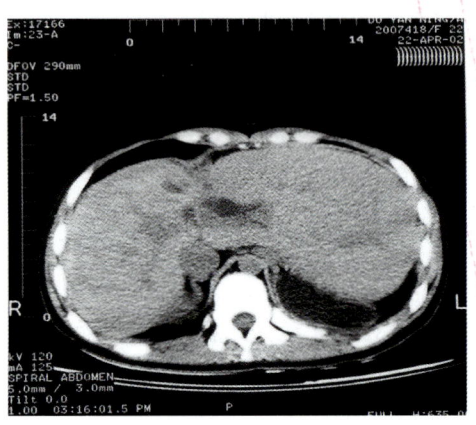

图 3-2　术后 1 年 10 个月复查的 CT 影像

世界首例脾窝异位辅助性活体肝部分移植 1 例

病例收集：第四军医大学西京医院肝胆外科暨全军器官移植中心　窦科峰　陶开山　岳树强

2007年6月23日我院施行了世界首例脾窝异位辅助性活体肝移植治疗 Wilson 病 1 例。

【病例介绍】

1. 受体：患者,12岁,女性。体重30kg,身高140cm。2006年时,其父观察到患者出现轻度的震颤,构音和书写困难以及双下肢水肿,遂于当地医院就诊,诊断为 Wilson 病。患者肝功能由于肝硬化而逐渐恶化。患者构音困难、运动失调和震颤、肌强直等锥体外系症状也逐渐加重。手术前,患者生命体征平稳。体格检查提示脾大和轻度腹水。腹部 B 超和 CT 均提示脾大和肝硬化。铜代谢检查提示：铜蓝蛋白 1.0 μg/dl（正常值 3.4～6.4μg/dl）,血清铜 2.0 mg/dl（正常值 6.8～12.8 mg/dl）。由于患者在诊断出 Wilson 病之后一直给予驱铜治疗,其 24h 尿铜正常。K-F 环清晰可见。脑部 MRI 提示双侧基底核和丘脑区有异常显影。

2. 供体：供者系患者母亲。经详细流行病学调查,母亲没有 Wilson 病家族史,其血清铜和铜蓝蛋白检查提示为 3.4 μg/dl 和 2.8 mg/dl。术前体检提示各脏器功能良好,肝炎等传染病标志物阴性。肝形态、结构正常,肝储备功能良好。

3. 手术情况

(1) 供体手术：术前根据已有活体肝移植术

前准备规范，行肝穿刺活检和肝血管成像。病理学检查提示供者轻度的淋巴细胞浸润和点状坏死。肝CT三维成像计算肝左外叶体积为 255.98 cm³。肝叶切除时选用 CUSA 和双极电凝器等常规设备。当将胆总管和肝总管游离后，常规行术中胆管造影。术中仔细游离后，完成切取带有门静脉左支、左肝动脉和肝右静脉的肝Ⅱ、Ⅲ段。在修整台上，移植肝以 UW 液仔细灌注，测量门静脉左支、左肝动脉和肝右静脉分别为 6mm、2mm 和 14mm。移植肝重量为 230g，移植肝重量与受体体重比（GRWR）为 0.77%。

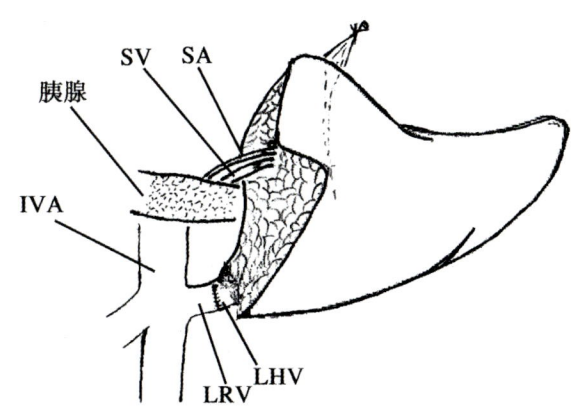

图 3-3　手术示意图

SA：脾动脉；SV：脾静脉；IVA：下腔静脉；LHV：肝左静脉；LRV：左肾静脉

（2）受体手术：首先，受者接受脾切除术。在切除脾之前，脾动脉和脾静脉均经过仔细游离而完全从胰腺上方分离出。尽量靠近脾门处将两支血管结扎切断。将胰腺尾部仔细游离使之能完全从后腹膜翻起，这样可以充分暴露左肾静脉及其相应属支。经过仔细游离出左肾静脉、左肾上腺中央静脉和卵巢静脉后，将左肾静脉在靠近下腔静脉处以侧壁钳阻断后切断。受者脾静脉、脾动脉和左肾静脉的直径分别是 7mm、2mm 和 13mm。

其次，移植物异位植入脾窝之中。以 4-0 Prolene 线连续缝合，将肝左静脉和左肾静脉断段行端端吻合，移植物门静脉和脾静脉以同样方式进行吻合。左肝动脉和脾动脉吻合时则在显微镜下进行，选用 9-0 丝线行间断缝合。血管吻合结束后，行术中 B 超，观察移植物血流无异常后，行胆肠 Roux-EN-Y 吻合（图 3-3）。胆管内置入一细聚乙烯管，经失功肠袢引出体外，用于每天观察胆汁质量。

4．术后治疗和结果：术后，患者即开始接受常规免疫移植治疗方案。术中在门静脉开放前给予甲泼尼龙（10mg/kg），以后 7 天逐渐半量减少。直至将激素维持在 0.25 mg/（kg·d），术后 1 个月后停用。他克莫司（安斯泰来公司）作为维持剂量始终应用。在术后 2 个月内，他克莫司谷值血药浓度维持在 8～10ng/ml，而在术后 2 个月，即维持在 7～8ng/ml。该例患者术前每天应用青霉胺 800mg。移植手术后，我们将青霉胺用量减少至 200mg/d，另外每周补充维生素 B_6，防止因为青霉胺的使用导致的该维生素族的缺乏。

术后患者血清铜和铜蓝蛋白恢复正常。锥体外系症状明显改善。复查腹部 CT 提示移植肝增生良好，体积较移植时明显增大（图 3-4）。尽管 K-F 环没有明显消退，但神经系统体格检查基本正常。

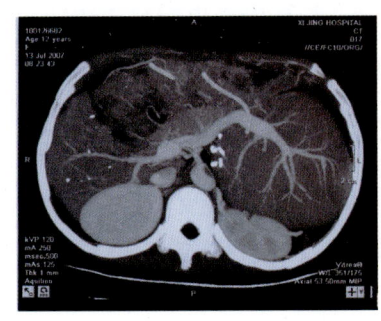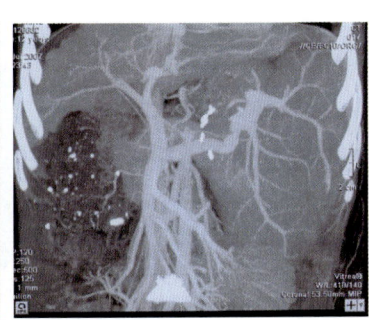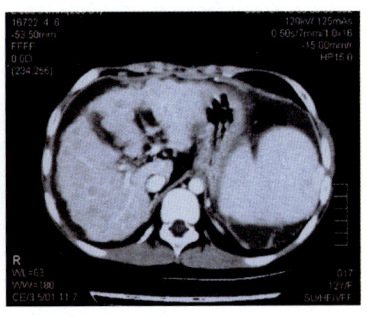

图 3-4　患者术后 2 个月 CT 成像。移植物体积明显增大。肝血管成像提示患者吻合口未出现狭窄等并发症

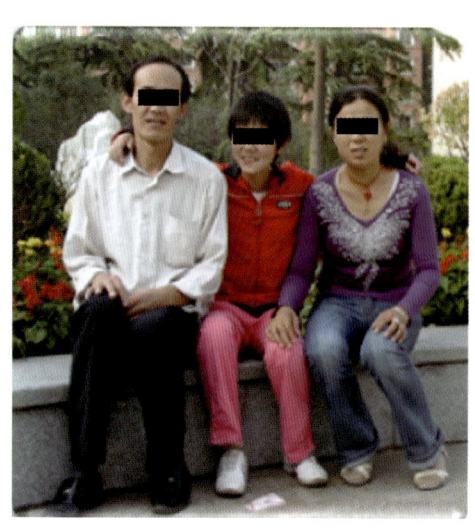

图 3-5　患者全家术后 1 年在我院复查时合影，中间为受者，右侧为供者

经 3 年 4 个月随访，供受者均恢复正常的生活、学习，受者锥体外系症状明显改善。

我国（大陆）首例成功的活体肝部分移植术 1 例

病例收集：第四军医大学西京医院肝胆外科暨全军器官移植中心　陶开山　管文贤
点评专家：第四军医大学西京医院肝胆外科暨全军器官移植中心　窦科峰

【病例介绍】

1. 受体：女性，10 岁，出生后不久即出现发热、寒战，且频繁发作，平均每月 2～3 次，每次持续 2～3 天，抗感染治疗有效。但近年来发作时出现右上腹部疼痛，有时出现轻度黄疸，肝渐增大。1991 年经解放军 150 医院 CT 检查诊断为"肝多发性囊肿"，未予特殊治疗。1996 年 11 月经我院 B 超、CT 等检查确诊为"先天性肝内胆管囊性扩张症、复发性胆管炎、肝硬化"。患儿既往病史、个人史、家族史均无特殊。入院时体检：身高 121cm，体重 24kg，营养发育差，巩膜无黄染，肝大，上界达右锁骨中线第 4 肋间，下缘至肋缘下 10cm，质硬。肝 CT 及 MR 检查提示肝内胆管弥漫性扩张，肝实质显著萎缩，呈"空泡"样，无腹水（图 3-6）。血型：A 型。肝肾功能代偿良好，肝炎等传染病标志物阴性。鉴于患儿长期存在胆管感染，无法进行正常的生活和学习，生长发育也明显迟于同龄儿童，且肝已出现重度萎缩和纤维化，常规治疗难以从根本上治愈疾病，经我院有关专家和世界著名活体肝移植专家日本京都大学 Tanaka 教授的会诊，按患儿及其家长的要求决定施行活体肝部分移植术。

2. 供体：男，40 岁，系患儿父亲，身高 173cm，体重 55kg，血型：A 型，自愿捐献部分肝，术前体检提示各脏器功能良好，肝炎等传染病标志物阴性。肝形态、结构正常，储备功能良好。CT

预测全肝体积 1107.91cm³，肝左叶体积 386.37cm³，肝左外叶体积 205.27cm³。拟行肝左外侧叶切取术。

3．供体手术：全身麻醉下以右侧为主的"偏屋顶形"切口入腹，用自制的自动拉钩充分显露肝，以 B 型超声波确认肝静脉、门静脉和肝动脉分支及走向，决定行肝左外侧叶切取术。按规则性肝叶切除法切取肝，以超声刀和双极电凝器断肝，断肝时不阻断肝血供，肝实质离断后，肝左外侧叶仅以左肝静脉、门静脉左支、左肝动脉与供体相连。在完成受体病肝游离后，开始灌洗供肝。首先静脉注射肝素 1000U，再行门静脉左支插管，以 0～4℃肝素化乳酸钠林格液及 HTK 液灌洗肝，并将肝移至自制的肝灌洗修整台，继续灌洗并修整肝。仔细关闭左肝静脉、门静脉左支、左肝动脉及左肝管断端，冲洗腹腔，置引流管后常法关腹。供肝手术历时 400min，出血量 410ml，补充自体血 800ml，肝热缺血时间为零，切取肝叶 300g。

4．受体手术：全身吸入麻醉下以"屋顶形"切口入腹，用自制的自动拉钩充分显露肝，游离肝周韧带，解剖游离出胆总管、门静脉、肝动脉、肝静脉各分支，切断结扎各短肝静脉，待供肝顺利切取后切除病肝，关闭右肝静脉断端，仔细检查创面并妥善止血，结扎胆总管，修整门静脉、肝动脉、肝静脉断端，依次作肝静脉、门静脉对端吻合，并恢复肝血供，再以显微外科技术作供体左肝动脉与受体肝固有动脉对端吻合，并恢复肝动脉血供。因门静脉吻合口稍有扭曲，切断吻合口后再次缝合校正，超声多普勒检查显示移植肝血供良好，以 5-0 maxon 缝线间断作胆管空肠 Roux-y 吻合，以内径 4mm 硅胶管支撑吻合口，并经空肠盲端作外引流。将肝间断缝合固定于膈下，常法置引流管后逐层关腹。手术历时 652min，出血 1665ml，补全血 800ml，红细胞悬液 400ml，5% 白蛋白 1400ml，无肝期历时 80min，肝冷缺血时间 137min。

5．供体术后恢复：术后恢复良好，术后第 3 天离床活动，并开始进食，第 6 天拔除全部引流，第 9 天拆线出院。实验室检查提示肝功能良好，B 超及 CT 提示余肝再生良好。术后 3 个月已恢复日常体力劳动，随访 13 年无任何不良反应。

6．受体术后恢复：受体术后进入隔离病房监护治疗，24h 连续监测生命体征、肝肾功能、出凝血状况。因腹腔内出血，分别于术后第 22h 和 52h 二次进腹止血，出血原因为肝断面及十二指肠球部上缘淋巴结剥离面出血，经缝合及输注血浆后得以控制。肝移植术后第 6 天开始进食，术后第 11 天时出现急性排斥反应，经皮质激素冲击治疗 5 天后得以控制。先后出现了腹水、胸腔积液、肺不张、口腔黏膜病变、肠梗阻等并发症，都经治疗而痊愈。术后 3 个月内采用皮质激素、环孢素 A、硫唑嘌呤三联作为免疫抑制剂，维持环孢素 A 全血血药浓度在 300～500μg/L，并逐渐减少皮质激素及硫唑嘌呤的用量，分别于术后 3 个月和 6 个月时完全停用硫唑嘌呤和皮质激素，并逐渐减少环孢素 A 用量，半年后维持其全血血药浓度在 100～150μg/L，1 年后维持其全血血药浓度在 50～75μg/L。术后 7 年患儿肝 CT 影像如图 3-7。至今患儿健康生存 13 年。

【专家点评】

临床肝移植用于治疗终末期肝脏病变始于 20 世纪 60 年代。因严重的全球性尤其是儿童供体短缺，使众多儿童患者不能得到及时救治。活体肝移植是 20 世纪 80 年代末开展的一种利用健康成人作

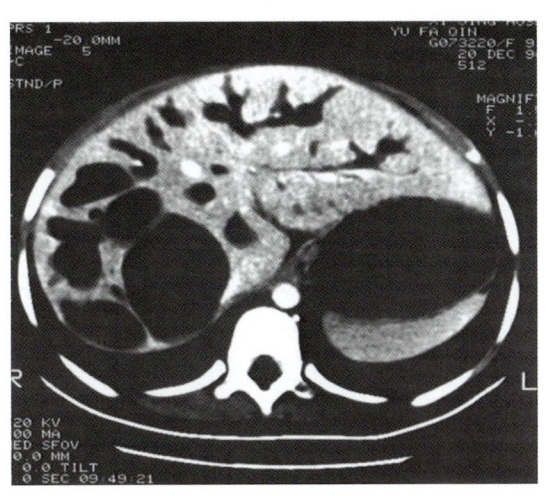

图 3-6　移植前患者肝 CT 影像

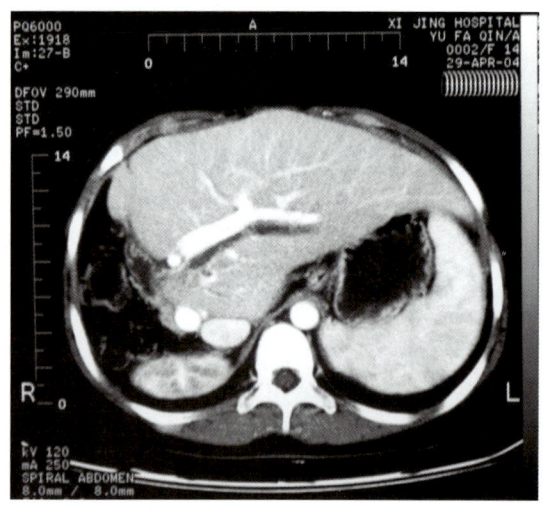

图 3-7 活体肝移植术后 7 年患者肝 CT 影像

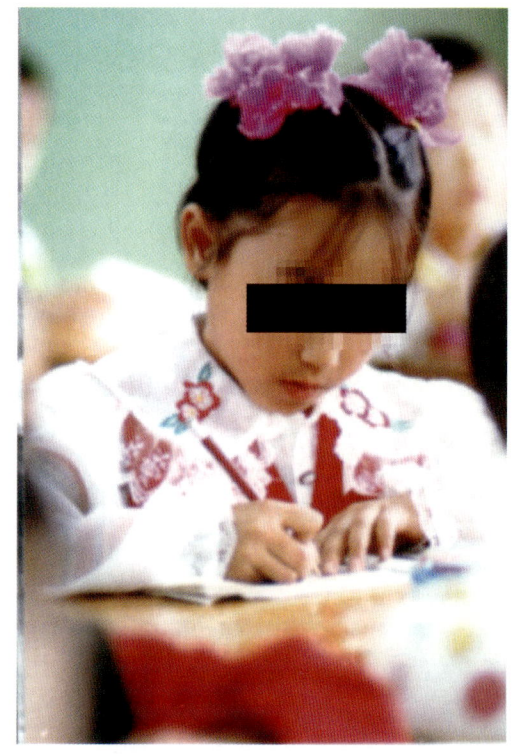

图 3-8 活体肝移植术后 2 年生活照

为供体的肝移植术。此项手术过程复杂，技术要求高。全球有三十余个发达国家和地区如日本、美国、欧洲及中国香港、台湾等地相继开展。本例与国内外同类手术相比较，特点主要体现在：

1. 在国内首先成功开展了这一技术，填补了国内空白。

2. 为缓解供肝来源不足和提高供肝质量、拓宽我国器官移植术的道路提供了一个范例。

3. 相对于全肝移植术而言，该手术多为择期手术，术前可以对供、受体进行充分准备，最大限度地提高了供肝的质量，保障了供体的生命安全，提高了肝移植疗法的成功率。

4. 由于供、受体间存在血缘关系，因此供、受体间组织相容性好，术后出现排斥反应机会少、程度轻。

5. 通过本例手术，摸索出了一套适合于我国国情的围术期处理方案和术后中长期管理方法。

（1）确立了肝移植术的特殊输血方法，供肝切取术可采用自体输血法，受体输血时应严格筛选血源，并采用放射线照射和淋巴细胞滤器处理血液，最大限度地避免异体白细胞抗原对受血者的干扰，避免输血性传染病的发生。

（2）确立了一套诊断和及时处理肝移植术后并发症的方法，本例患者术后相继发生了腹腔内出血、胸腔积液、腹水、急性排斥反应、口腔黏膜病变、肠梗阻等并发症，都获得了及时的诊断和良好的处理。

（3）成功地进行了免疫抑制疗法，采用定期监测患者外周血 T 淋巴细胞亚群、淋巴细胞转化率、可溶性白细胞介素-Ⅱ受体和单核细胞对供体淋巴细胞的杀伤功能等指标监测受体免疫功能。

（4）采用了良好的感染防治措施。肝移植术后感染是最常见的并发症，发生率高达 30%～56%。本例患者术后长期服用免疫抑制剂，未发生任何重大感染，这主要与以下措施有关：①术后早期严密的病原体监控方法；②采用口腔、鼻腔、咽喉部局部使用抗病毒、抗真菌药物预防感染，不仅有效地预防感染，而且最大限度地减少了上述药物的吸收，避免了毒副作用；③使用大蒜素、板蓝根等中药预防感染；④术后早期使用人体免疫球蛋白，维持机体免疫功能。

活体肝部分移植术由于其手术复杂、术后管理困难，国际上也仅有少数发达国家和地区才能开展。国际上最初在巴西施行的 2 例手术均未能获得长期生存，在我国也有失败的教训。即使在许多知名的移植中心，该手术仍然有一定的死亡率和较高的并发症发生率。其难点在于：①手术适应证的选择和手术时机的确定；②在确保供体生命安全的前提下供肝的切取；③供肝组织活力的维持；④受体肝血管和胆管的重建；⑤受体的麻醉和术中管理；⑥受体术后重要脏器功能和出凝血功能的调控；⑦受体免疫抑制治疗和免疫功能的监测；⑧真菌和病毒感染的防治；⑨手术并发症的正确处理；⑩恰当的术后中长期管理方案的确立。因此，活体肝部分移植术对手术技术和术前、术后管理具有特殊要求，并不是依靠个别临床专科的努力就能轻易获得成功的，任何一例成功的手术都是该医院综合实力的标志。国外开展的许多病例均是在国家的移植中心或医科大学附属医院内完成的，因此活体肝部分移植术在技术上是比较复杂的，在组织管理上是困难的。

本例手术的成功，标志着我国活体肝移植的水平进入到国际先进行列。

活体双供肝移植后发生感染与排斥的鉴别 1 例

病例收集：中山大学附属第一医院肝移植中心　陈茂根　鞠卫强
点评专家：中山大学附属第一医院肝移植中心　何晓顺

【病例介绍】

1．病史：患者，男性，35 岁。因"受凉后渐进性身目黄染半月，神志模糊 1 天"于 2009 年 5 月 16 日入院。患者于半月前（2009 年 5 月 2 日）于当地受凉后出现畏寒、寒战、呕吐及上消化道出血（量不详），于当地医院治疗。3 天后，因未见明显好转转诊至深圳某医院，当时查肝功能示：ALT＞2000U/L，AST＞1000U/L，出现渐进性身目黄染、小便深黄、颜面水肿。至入院前一天，患者出现神志模糊，曾行人工肝治疗。为行肝移植手术转入我院。起病以来偶有牙龈出血，无头晕、头痛。既往发现乙型肝炎病史10年，无规律治疗。

2．体格检查：T：37.0℃，P：82 次/分，R：14 次/分，BP：135/90 mmHg，神志模糊，嗜睡，尚能唤醒，全身皮肤、巩膜中度黄染。睑结膜轻度水肿，呼吸有肝臭，腹部平，未见浅表腹壁静脉曲张，腹软，全腹无压痛及反跳痛，未触及异常包块。肝脾肋下未及，Murphy 征（−），肝区无叩击痛，移动性浊音（−）。肠鸣音6～8次/分。

3．入院诊断：重症乙型病毒性肝炎、暴发性肝衰竭、肝性脑病二级，MELD 评分 23 分，Child 分级 C 级。

4．手术情况：入院后患者胞弟及胞妹均表示愿意作活体肝移植供体。经影像学评估，两人供肝血管及胆管均无变异，肝质量良好，全部病毒学检查均阴性，但两人肝体积均偏小，单独供肝不能满足患者的需要，经讨论决定行活体双供肝移植术。2009 年 5 月 18 日行双供肝活体肝移植手术。供肝的移植肝重量与受体体重比（GRWR）分别为 0.72%、0.41%，两供体剩余肝的估计标准肝体积（ESLV）分别为 40.83% 及 55.42%，手术顺利（图 3-9～3-11）。

5．术后情况：术后免疫抑制方案采用巴利昔单抗＋他克莫司（FK506）＋泼尼松＋吗替麦考酚酯（MMF）联合治疗。术后两周供体恢复出院。患者开始反复发热，最高体温38.6℃，查血常规 WBC 低至 $1.49×10^9/L$，应用粒细胞刺激因子治疗后 WBC 升至 $19.03×10^9/L$。

术后第 12 天床边超声示移植肝血流通畅，RHA 104.5 cm/s，RI 0.68，LHA 49.4 cm/s，RI 0.36。

术后第 14 天患者诉腹部不适，有腹胀，双下肢稍水肿，T 38.4℃，HR 130 bpm，窦律，律齐，予以降温及解痉、胃肠减压、止痛治疗，无明显改善。查肝功能示：ALT 由 73 U/L 升至 1075 U/L，AST 由 45 U/L 升至 807 U/L，GGT 169 U/L，ALP 343 U/L，TBIL 56.5 mmol/L。血常规示：WBC 升至 28×10^9/L，中性粒细胞比例 87%。腹部超声示患者双侧移植肝血流好，LHA 43.4 cm/s，RI 0.45，RHA 54.7 cm/s，RI 0.67，肝周及胰周见少量积液。肝超声造影见患者肝左/右肝血流好，左肝有片状无增强区，考虑坏死。行穿刺活检病理结果示左右肝均呈淋巴细胞浸润，考虑急性排斥反应。经科室讨论，患者现术后 2 周，病理显示急性排斥反应可能性大于感染因素，不排除因缺血导致左肝边缘部分坏死，治疗方面以增强免疫抑制为主，予增加 MMF 及 FK506 用量。

术后第 16 天查肝功能好转，ALT 725 U/L，AST 220 U/L，GGT 117 U/L，ALP 318 U/L，TBIL 56.2 mmol/l，FK506 11.9ng/L。床边超声示右肝质地均匀，RHA 102.4cm/s，RI 0.56。左右肝叶间隙 0.7cm，左肝叶饱满，左叶右前方见 2.5cm×2.5cm 低密度区，LPV 27 cm/s，LHA 29cm/s，RI 0.427，LHV 32cm。肝门胰前方区见一厚约 2.3cm 液性暗区。超声介导下腹腔置管引流后，患者腹胀减轻。

术后第 24 天，查肝功能基本恢复正常，ALT 52 U/L，AST 43 U/L，TBIL 35 mmol/L。

2009 年 6 月 12 日 CT 示患者肝左右叶多处缺血坏死灶并周围炎，双下肺节段性肺不张，右侧胸腔积液（图 3-12）。2009 年 6 月 18 日超声见患者

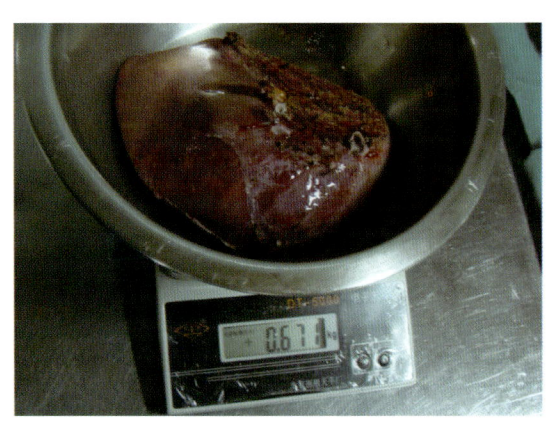

图 3-9 供体（患者妹妹）右半肝

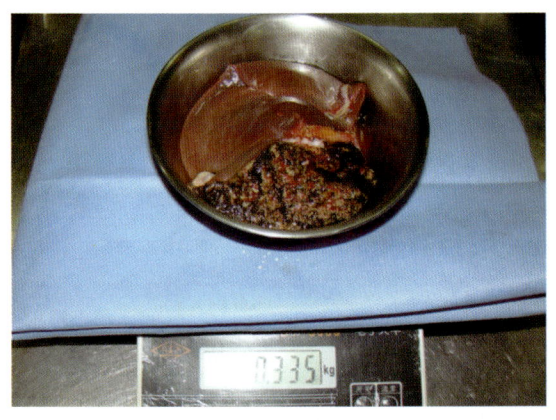

图 3-10 供体（患者弟弟）左半肝

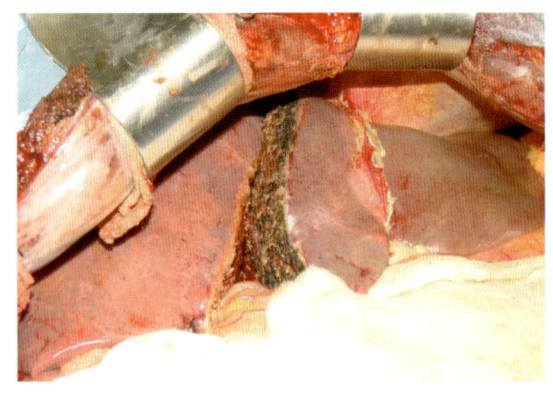

图 3-11 双供肝植入开放血流后

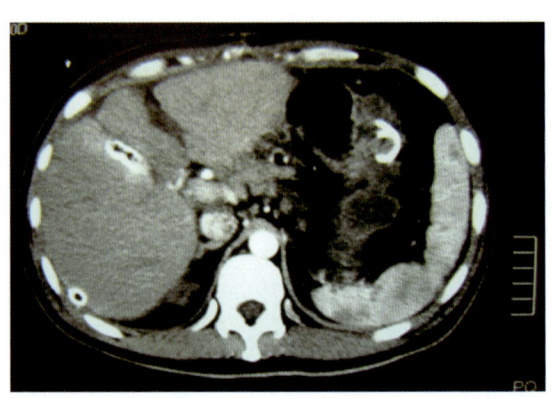

图 3-12 术后 1 个月 CT 影像

双肝血流及质地均较前好转，双肝叶间积液较前减少。磁共振胰胆管造影术（MRCP）示患者左肝多发缺血坏死灶，左供肝血供较右侧差，今查患者乙肝两对半示 HBsAB（+）、HBeAB（+）、HBcAb（+），肝功能已正常。患者无特殊不适出院。

术后 3 个月复查 CT 提示左肝动脉细小，门静脉左支未见显示，肝左叶强化普遍减弱，提示肝左叶血供不良。脾大，腹水。双下肺含气不全。双侧少量胸腔积液。心包少量积液。左肝病理活检示镜下肝组织 - 肝窦扩张充血，伴片状出血，肝包膜外纤维组织增生。

【专家点评】

此例患者双肝移植术后两周出现反复发热及 WBC 下降，肝动脉血流通畅。术后第 14 天突发肝功能恶化，ALT 升至 1075 U/L，AST 升至 807 U/L，同时患者存在有发热，腹部超声发现肝动脉血流减慢，RI 上升，肝周及胰周少量积液。查 WBC 升至 $28×10^9$/L，中性粒细胞比例 87%。此时患者是存在急性排斥反应呢？还是由肝周积液或肺部感染所致呢？感染与排斥的治疗方案相对立，治疗错误将加重病情进展。为此，经病理活检确诊为急性排斥反应后，经增强免疫抑制治疗，肝功能逐渐好转至正常。然而此例患者亦不完全排除同时合并存在感染可能，因此在增强抗排斥同时结合强效抗感染治疗，患者病情得到很好的控制。双供肝活体肝移植术后的急性排斥反应有其特殊性，因供肝来自两个不同个体，我们并不能预测排斥反应来自于哪个供肝。另外，也增加了对免疫抑制药物剂量调整的困难，如何调整到合适易排斥的那个供肝的最小有效剂量需要更长时间的摸索。

肝移植术后排斥反应分为超急性排斥反应、急性排斥反应和慢性排斥反应。急性排斥反应最为常见，是肝移植术后最严重的并发症之一。尽管随着免疫抑制剂的改进和应用，其发生率明显降低，明显提高了肝移植受者的生存率，但文献报道仍高达 20%～80%，对急性排斥反应进行及时诊断和治疗是提高肝移植近期成功率的关键。急性排斥反应常发生在移植术后 5～15 天，典型临床表现为不明原因的发热、腹胀、乏力、食欲减退、精神欠佳、肝区胀痛、黄疸加深、胆汁分泌减少、颜色变淡、质地变稀，肝功能检查碱性磷酸酶、谷氨酸转肽酶和胆红素增高，转氨酶升高。近年来严重排斥反应已不多见，多数患者只表现为胆红素和肝转氨酶水平升高，但明确诊断主要靠肝活检。急性排斥反应的典型组织学表现为三联征：①混合炎性细胞浸润汇管区，包括淋巴细胞、单核细胞和嗜酸性粒细胞；②小胆管上皮细胞炎症和损伤，表现为胞浆空泡样变和嗜伊红染色、核固缩甚至坏死和消失；③血管内皮炎，主要累及终末肝静脉和小叶间静脉，淋巴细胞附着于内皮表面或内皮下浸润，有时也累及肝动脉及其分支。病理诊断急性排斥反应至少需要符合以上三项中的两项。急性排斥反应一经诊断即调整 FK506 浓度至 10ng/ml 左右，并给予甲泼尼龙冲击治疗，即 500～1000mg 静脉滴注，逐日递减，1 周后降至口服量。FK506 为急性排斥反应的治疗展现了新的前景，它不仅能减少与之合用的激素用量，甚至停用激素，而且小剂量的 FK506 就可以达到令人满意的治疗效果。同时 FK506 还具有耐药性低，肝、肾毒性小和价廉的优点。本例患者通过增加 FK506 用量，显著逆转了移植供肝的急性排斥反应。虽然 FK506 也存在相关副作用，如糖尿病、高血压和高尿酸血症等，但相比它以上的优点，推荐其为免疫抑制和治疗急性排斥反应的首选药物。

I型高草酸尿症多米诺供肝（减体积肝移植）加亲体供肝（背驮式）双供肝肝移植1例

病例收集：天津市第一中心医院肝移植中心　朱志军
点评专家：天津市第一中心医院肝移植中心　朱志军

多米诺肝移植是指第一位肝移植受者所要切除的肝同时再作为供肝移植给其他患者。自1995年葡萄牙首次报道了1例家族性淀粉样变多神经病（FAP）多米诺肝移植后，全世界多个国家和地区的移植中心相继报道了多米诺肝移植。其主要理论基础为作为多米诺供肝的患者，其代谢缺陷性疾病必须具有足够长的潜伏期，切除的肝具有良好功能。I型高草酸尿症患者理论上可以作为多米诺供肝，并且国外有报道，我中心也曾尝试，但是接受I型高草酸尿症多米诺供肝受者在术后早期开始出现肾功能损害甚至失功。我中心结合辅助性肝移植及多米诺肝移植理论基础，将I型高草酸尿症多米诺供肝合并活体供肝行双肝移植解决了术后肾功能损害问题。本组病例报道如下：

【病例介绍】

2009年1月，天津市第一中心医院移植外科收治了3例患者，其资料如下（表3-1），其中患者1准备拟行活体肝移植术，术前评估结果显示，其供体全肝体积为1357 cm^3（右半肝：1002 cm^3，左半肝：355 cm^3）。如果采用右半肝供肝，残肝体积（RLV%）为26.2%，如果采用左半肝供肝，移植肝重量与受体体重比（GRWR）为0.473%，家庭成员无其他适合捐肝者，同时收治患者3，其为一原发性高草酸尿症患儿，经讨论后手术方案设计如图3-13。

3例患者术后恢复均顺利，肝肾功能正常。双供肝受者术前、术后第2天、术后第9天、术后第26天腹部CT如图3-14所示。

表3-1　3位患者的基本资料

	患者1	患者2	患者3
性别	男	女	女
年龄	46岁	65岁	8岁
血型	AB+	O+	O+
诊断	乙肝后肝硬化 门静脉高压	丙型肝炎后肝硬化 门静脉高压 胆囊切除术后	原发性高草酸尿症（I型） 双肾结石 慢性肾衰竭
手术指征	肝硬化，门静脉高压 腹水 反复上消化道出血	肝硬化，门静脉高压 顽固性腹水	原发性高草酸尿症（I型）
体重	75kg	45kg	21kg
身高	163cm	152cm	113cm
术中GRWR	1.032%（左436g+右338g）	1.3%	1.35%

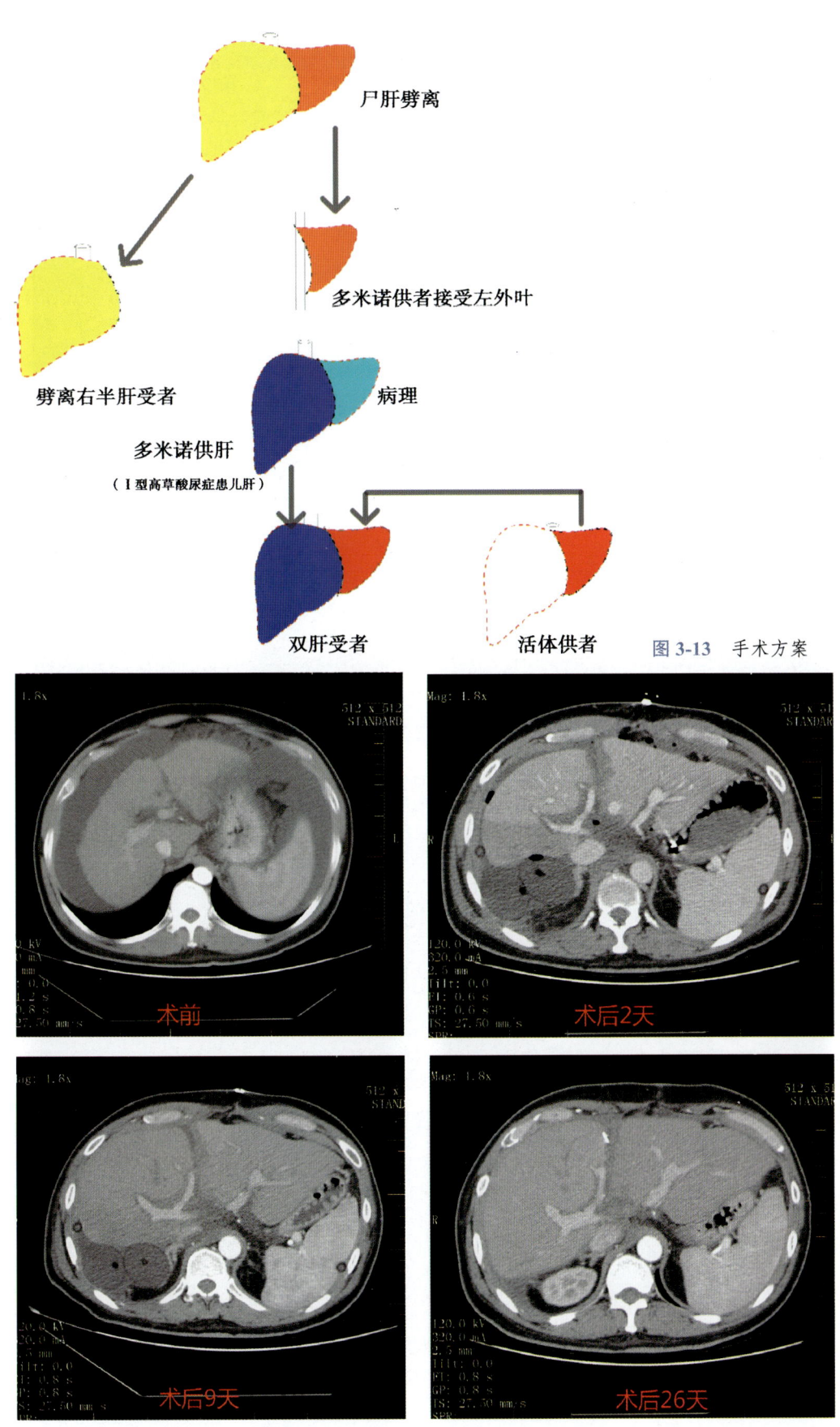

图 3-13 手术方案

图 3-14 双肝受者术后早期腹部 CT 影像

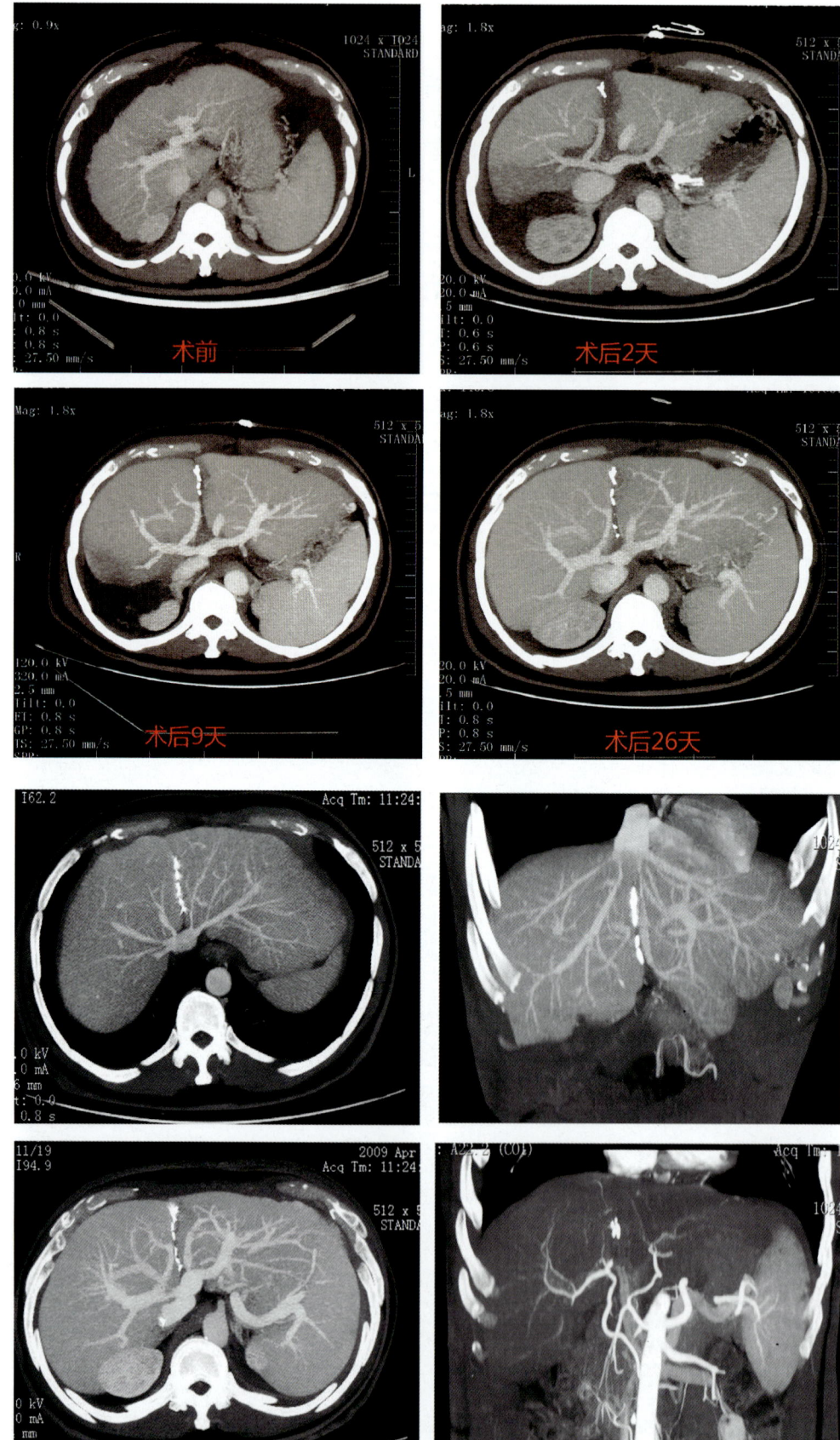

图 3-14 续 双肝受者术后早期腹部 CT 影像

图 3-15 双肝受者术后 3 个月腹部 CT 影像

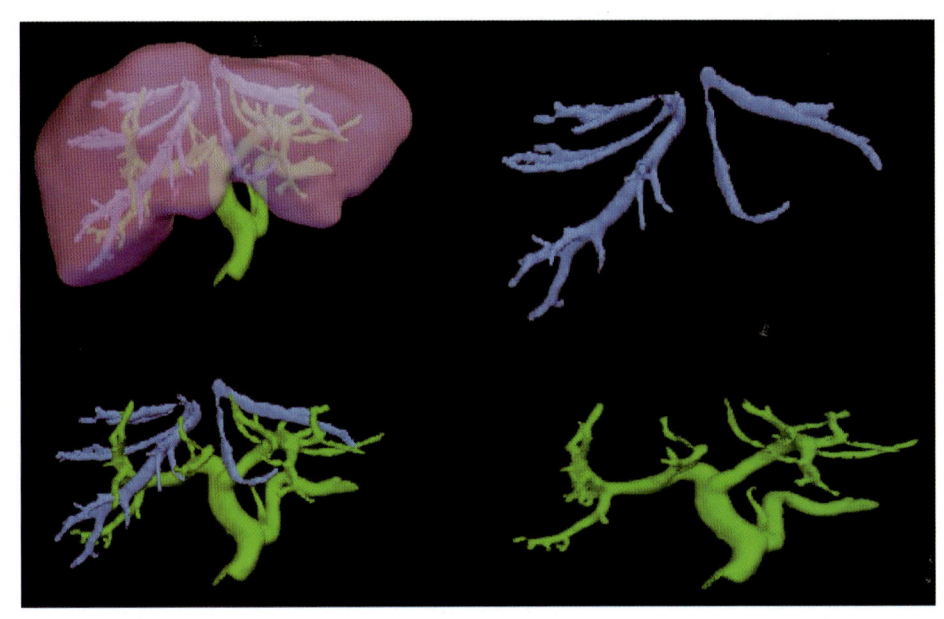

图3-16 双肝受者术后9个月腹部CT影像

术后3个月及术后9个月复查,肝肾功能正常,腹部CT(图3-15、3-16)示肝静脉、门静脉及肝动脉显影正常。

【专家点评】

供体短缺是肝移植面临的严峻问题,多米诺肝移植在一定程度上扩大了供肝来源。供者主要是代谢缺陷性疾病患者,并且必须具有足够长的潜伏期、切除的肝具有良好功能、患者无其他经血液传播疾病(乙型肝炎、丙型肝炎、获得性免疫缺陷综合征、梅毒)。目前实施最多的是FAP患者病肝行多米诺肝移植。根据FAPWTR(Familial Amyloidotic Polyneuropathy World Transplant Registry)和DLTR(The Domino Liver Transplant Registry)报道,截至2008年6月30日,17个国家50家医院为645例患者共施行655次多米诺肝移植。其主要适应证是肝恶性肿瘤和年龄超过50岁的良性终末期肝病患者,具有扩大供体器官来源、应用活体供者、缩短热缺血时间等优点。HENRYK E等分析了DLTR数据,结果显示家族性淀粉样变多神经病供肝行多米诺肝移植1年、5年、8年存活率分别为79.9%、65.3%、61.6%。

除了FAP外,其他遗传病及代谢病亦可以作为多米诺供肝。Popescu I报道了1例使用家族性高胆固醇血症供肝行多米诺肝移植后,至今存活已经超过7年。但是施行多米诺肝移植仍然存在风险,可能会传播系统性甲状腺淀粉样变及其他疾病。而使用原发性高草酸尿症患者的供肝行多米诺肝移植时,理论上其引起肾功能损害需要10年以上。但是,Stefan Farese等报道使用高草酸尿症供肝行多米诺肝移植后,多米诺肝受者术后早期出现了肾结石、肾功能不全。我中心亦曾行1例原发性高草酸尿症多米诺肝移植,但是术后早期开始出现肾功能不全(未发表)。因此认为使用高草酸尿症患者的供肝行多米诺肝移植应该谨慎,最多仅用于急诊肝移植,过渡时使用,在有合适供肝时行再次肝移植。

辅助性肝移植自1955年Welch首次提出至今,全球已经实施上百例,适应证包括:①急性暴发性肝衰竭。②先天性代谢性肝病,如α1-抗胰蛋白酶缺乏症、糖原沉积症、Wilson病等,由于该类疾病肝缺乏某种酶,只需移植部分正常肝,一般认为移植全肝的15%~20%即可满足酶代谢的需要。而在高草酸尿症患者,Nicholas Onaca报道使用辅助性肝移植时能取得良好的临床疗效,随访至术后1年,患者肾功能正常。

高草酸尿症患者行全肝移植或者肝肾联合移植是其良好的治疗方法,但是将其病肝作为多米诺供肝行多米诺肝移植时，术后早期将出现肾功能损害。而高草酸尿症患者行辅助性肝移植时，只要正常部分肝能代谢草酸盐则可以保证患者肾功能不致出现损害。

本组病例在保证活体供者安全的前提下，由于供肝体积过小，而不能寻找到其他供者的情况下，我们将高草酸尿症患儿病肝行减体积后与活体供肝一起行双供肝移植。而将另一尸体肝行劈离后分别将左外叶和右半肝移植于高草酸尿症患儿和另一患者。术后3位患者肝功能均逐渐恢复正常，而接受高草酸尿症病肝行双供肝移植患者术后早期尿液中出现草酸盐结晶，术后第9天消失，肾功能一直正常。患者早期尿中出现草酸盐结晶的主要原因可能是，高草酸盐供肝肝细胞产生过多草酸盐，而左半肝不能完全代谢，而在术后9天后由于活体供肝细胞增生（如CT所示），能完全代谢草酸盐，故尿中草酸盐结晶消失。

使用高草酸尿症供肝行多米诺肝移植、双肝移植，避免了早期因活体供肝过小而出现小肝综合征，同时患者有部分正常肝组织能代谢草酸盐不致出现肾功能损害。本组案例充分利用肝源，为解决供肝短缺提供了另一新思路。本例患者术后早期恢复良好，但是还需要进一步观察其长期疗效。

多米诺肝移植在一定程度上能扩大供者来源，但是术前应该仔细评估。

活体双供肝移植 1 例

病例收集：中国人民解放军总医院肝移植中心　赵之明
点评专家：中国人民解放军总医院肝移植中心　董家鸿

【病例介绍】

1. 病史：患者，男性，54岁，已婚，汉族。乙型肝炎病史20年，查体发现肝占位1月余。现病史：患者于20年前体检时发现乙肝表面抗原阳性，但肝功能及腹部超声检查均无异常，无腹胀及腹痛，每年复查均无明显异常。2001年开始出现间断腹胀，为饱胀感，以饭后为著，未予诊治。2006年10月腹胀逐渐加重伴双下肢水肿，食欲减退，无恶心、呕吐，无腹痛，无厌油腻。在外院门诊行超声检查提示"肝硬化、脾大、腹水"，给予保肝、利尿治疗，腹胀稍缓解，水肿消失。后于2006年10月30日入我院消化内科诊治，经补充白蛋白、保肝、利尿等治疗后缓解。其后定期复查。2007年12月21日于我院MRI检查发现肝右叶前上段近膈顶多血供结节，小肝细胞癌可能性存在，肝硬化、脾大；食管胃底静脉曲张。为求进一步治疗来我院门诊以"肝右叶原发性肝癌，乙型肝炎后肝硬化"收入我科。既往史：否认结核、疟疾病史，否认食物、药物过敏史，预防接种史不详。家族史及个人史：无特殊。

2. 体格检查：体温：36.4℃，脉搏：82次/分，呼吸：18次/分，血压：130/80mmHg，身高：175cm，体重：76kg，KPS评分：10分。专科检查：腹平坦，皮肤灰暗，未见腹壁静脉曲张、胃肠型及蠕动波。腹软，无压痛、反跳痛，无肌紧张，Murphy征（-），肝脾肋下未及，肝上界位于右锁骨中线第5肋间，无移动性浊音，肝区及双肾区无叩击痛。肠鸣音正常。

3. 实验室检查（2008年2月12日，解放军总医院）：总胆红素50.1μmol/L，直接胆红素38.6μmol/L，碱性磷酸酶152 U/L，γ-谷氨酰转肽酶201U/L，白蛋白28g/L，凝血酶原时间19.4s，国际标准化比值1.9，纤维蛋白原2.03g/L。WBC

$2.04×10^9$/L，Hb 89 g/L，PLT $56×10^9$/L。巨细胞病毒抗 CMV-IgG、CMV-IgM 及 CMV-pp65 均在正常范围内。HBsAg（+）、HBV（-）、梅毒抗体（-）、HIV（-）。AFP 210U/L。

4．辅助检查：腹部超声（2008 年 1 月 14 日，解放军总医院）示：①肝右叶上段不均质偏低回声结节，考虑肝癌；②肝右下段多发偏低回声病灶，性质待定；③肝硬化、脾大、门静脉高压；④极少量腹水。腹部 MRI（2007 年 12 月 25 日，解放军总医院）示：①肝右叶前上段近膈顶多血供结节，小肝细胞癌可能性存在，肝硬化，脾大；②食管胃底静脉曲张。

5．入院诊断：①肝右叶肝癌；②乙型肝炎后肝硬化失代偿期，脾功能亢进。

6．手术方式：患者于 2008 年 2 月 19 日在全麻下行活体双供体肝移植术（右半肝供者为受者妹妹，左半肝供者为受者哥哥）（图 3-17 至图 3-19）。

7．术后病理：右肝中分化肝细胞癌，肝组织呈结节性肝硬化改变，间质慢性炎细胞浸润，部分肝窦扩张。

8．术后情况：两供者术后恢复均较顺利，无并发症发生。半年后复查，左右半肝生长良好（图 3-20）。受体目前已存活 2 年多，无肿瘤复发及排斥反应发生。

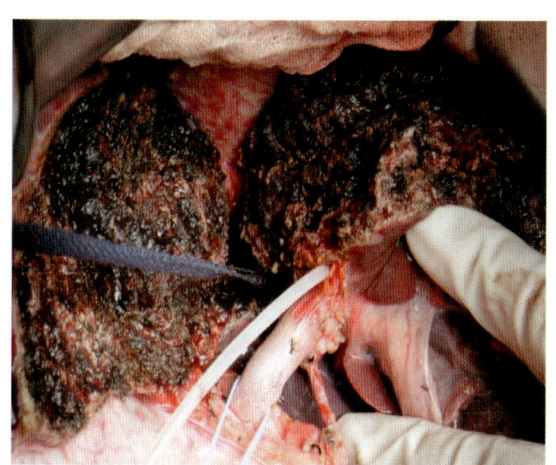

图 3-17　切取左侧供肝

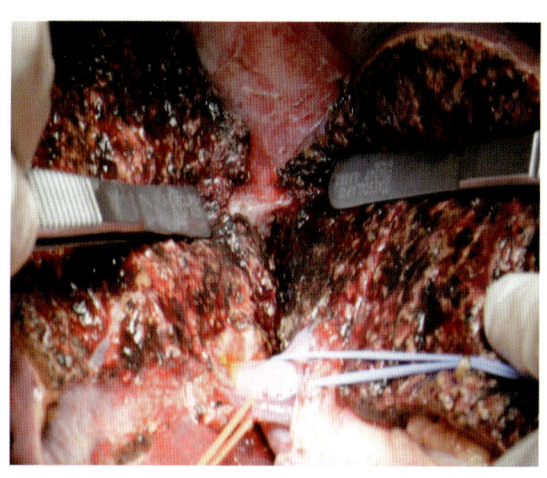

图 3-18　切取右侧供肝

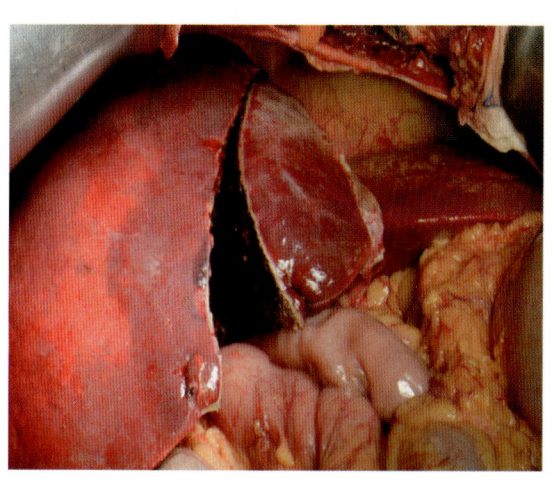

图 3-19　一左一右活体双供肝移植吻合完成后，两供肝血运良好，左肝胆管采用胆肠吻合方式

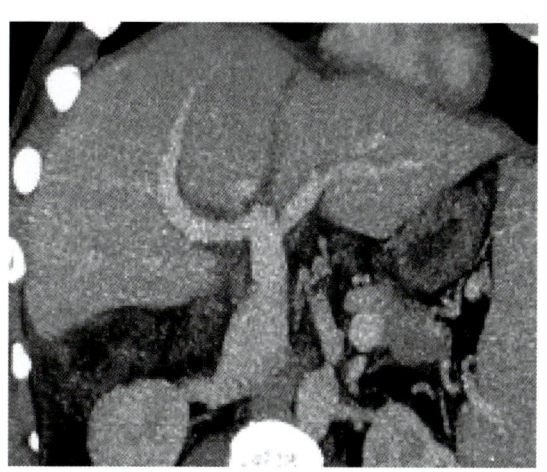

图 3-20　半年后复查，左右半肝生长良好

【专家点评】

为拓宽肝移植的供体来源，成人活体肝移植（LDLT）现已开展并取得良好的临床效果。但成人 LDLT 的最大障碍是移植肝量的不足，通常移植左肝不能满足成人的代谢需求，因此大多采用肝右叶 LDLT，但由于切取右肝的风险而限制了其广泛应用。虽然目前国际上很多肝移植中心都能开展成人右叶 LDLT，但据一组 74 例成人右叶 LDLT 资料显示，术后轻微并发症者占 27.0%，严重并发症者占 13.5%。同时从伦理学角度来看，LDLT 的首要原则是确保供者的安全，首先要使供者残肝能再生代偿，其次才考虑使受体得到足够量的移植肝来满足代谢需求，另外还要考虑肝叶切取的解剖学因素。为减少供者的危险性，又能增加移植肝量以保证 LDLT 的顺利进行，有报道采用 2 个供体的双左叶或一左叶、一右叶供肝行成人 LDLT，临床效果良好。这为进一步拓宽成人 LDLT 的指征及供体来源提供了一种新思路。

采取 2 个供者的双左叶行成人 LDLT，虽对供者安全性较大，但其移植的外科手术技术较为复杂，如肝静脉重建时右侧的左叶供肝需旋转 180°，使肝门结构逆行放置（胆管位于门静脉和肝动脉的后面）后才能重建血管，可能会造成血管或胆管的扭曲等。一左叶、一右叶供肝技术上较双左叶供肝简洁且并发症可能更少。

本例第一个供者是患者的妹妹，术前 CT 扫描其右肝体积为 900 ml，预计切除包含肝中静脉（MHV）的右半肝为 540g，供体残余肝为 40%，符合残余肝大于 30% 的安全原则；以妹妹右肝为单独供肝，占受者体重的 0.71%，术后小肝综合征的风险较大。患者哥哥年龄为 58 岁，全肝为 1080g，预计切除左半肝 310g，剩余肝较安全。两供肝总移植肝重量与受体体重比（GRWR）为 1.12%。两供肝血管吻合分别按亲体左、右半肝移植进行；右供肝胆管与受者肝总管行端端吻合，左供肝胆管行胆肠 Roux-Y 吻合。术后多普勒超声示双侧肝叶血流充分，2 个月后 CT 扫描示两肝叶再生均匀，随访至今供体和受体均健康生存。

原位辅助性亲体左半肝移植 1 例

病例收集：中国人民解放军总医院肝移植中心　赵之明
点评专家：中国人民解放军总医院肝移植中心　董家鸿

【病例介绍】

1. 病史：患者，女性，32 岁，已婚。主诉：发热，皮肤、巩膜黄染 1 月余。现病史：患者于 2007 年 3 月 16 日因"化脓性扁桃体炎"前往 316 医院住院治疗，行抗感染、补液等治疗后效果不明显，患者出现高热，最高体温达 40℃，无恶心、呕吐、无腹痛、腹泻；当时请 309 医院会诊后给予停药观察，患者发热停止，逐渐出现皮肤、巩膜黄染，行血生化检查示：转氨酶 > 3000U/L，遂转入 302 医院就诊，考虑"亚急性肝衰竭"，给予保肝、利尿、补充白蛋白，无明显缓解，胆红素出现持续性上升，转氨酶下降，患者出现肝性脑病，为行亲体肝移植治疗就诊于我院。既往史：否认肝炎、结核等传染病史。有青霉素及左氧氟沙星过敏史。按计划预防接种。个人史及家族史无特殊。

2. 体格检查：体温：37.2℃，脉搏：98 次 / 分，呼吸：20 次 / 分，血压：140/70mmHg，身高：165cm，体重：56kg，KPS 评分：10 分。专科检查：皮肤、巩膜重度黄染。腹膨隆，可见腹壁静脉轻度曲张，无胃肠型及蠕动波，腹部无压痛、反跳痛，肝肋下未及，脾下缘于左侧肋缘下两指触及。莫氏征（−），移动性浊音（+），无肝、肾区叩击痛，肠鸣音4～6次/分。

3. 实验室检查：血常规（2007年4月17日，302医院）：白细胞$6.6×10^9$/L，血红蛋白104g/L，血小板$185×10^9$/L。血生化（2007年4月19日，302医院）：ALT 470 U/L，AST 751U/L，白蛋白27g/L，总胆红素237 μmol/L，直接胆红素179.7 μmol/L。凝血四项（2007年4月19日，302医院）：PT 31.5s，PA 26.63s，INR 3.7，纤维蛋白原1.13g/L。

4. 辅助检查：腹部超声（2007年4月12日，302医院）：肝回声密集且均匀，脾大；胆囊实性样变。

5. 入院诊断：①亚急性肝衰竭；②药物性肝损害？

6. 手术方式：2007年4月23日急诊行左半肝切除、胆囊切除、原位辅助性亲体左半肝移植（包括肝中静脉）。图3-21为切除受体左半肝。图3-22为供受体肝静脉吻合。图3-23为左肝管与空肠吻合。图3-24为受体术后5个月复查CT情况。

【专家点评】

暴发性肝衰竭（fulminant hepatic failure，FHF）是由各种急性肝病所致的致命性综合征，黄疸出现后3个月一般都会并发肝性脑病，其死亡率高达80%以上。原位肝移植已成为治疗暴发性肝衰竭的

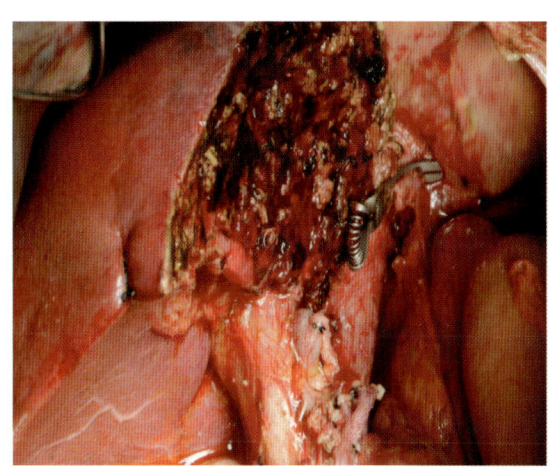

图3-21 切除受体左半肝

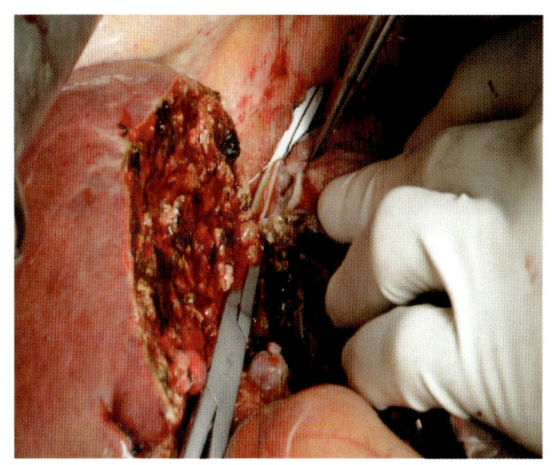

图3-22 吻合受体左肝静脉与整形后的供肝肝左、肝中静脉共同开口

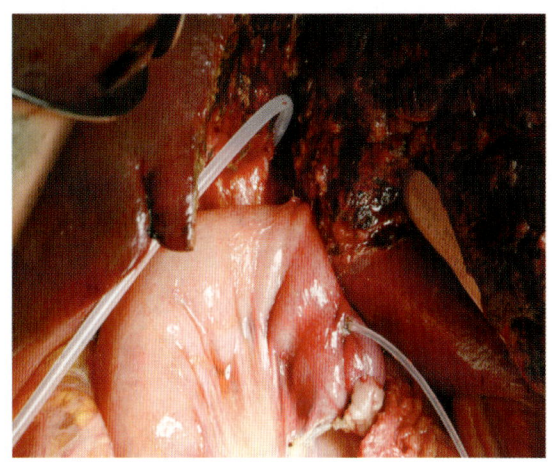

图3-23 左肝胆管与空肠吻合并置细尿管外引流，同时受体保留的右半肝胆管也置入一根细尿管外引流；

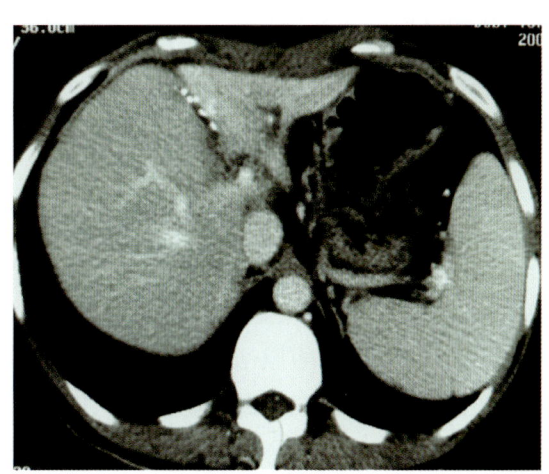

图3-24 5个月后复查CT示：受体自己的右半肝增生明显，左半供肝已开始萎缩

有效方法。但是，急性肝病所致的肝衰竭，尤其是由甲型肝炎、乙型肝炎和药物中毒所致的暴发性肝衰竭，术后原肝肝细胞再生、肝功能完全恢复的可能性比较大。而原位肝移植后，使原肝肝细胞失去了再生的机会，同时受体必须接受终身免疫抑制治疗。从理论上看，辅助性肝移植可以帮助急性肝衰竭患者平稳渡过肝功能衰竭期，避免出现肝性脑病，待原肝肝细胞再生和肝功能恢复正常后，可以停止免疫抑制剂治疗，并可以将移植肝切除。

从以往的资料看，年龄小于40岁的患者可以取得较满意的治疗效果。术后原肝肝功能能否完全恢复与手术时原肝坏死程度及正常肝细胞含量无关。只要5%的正常肝细胞就足以使原肝肝功能完全恢复。通常认为明显的肝纤维化是辅助性肝移植的禁忌证。按手术方式的不同，辅助性肝移植可以分为异位辅助性肝移植及原位辅助性肝移植。

异位辅助性肝移植具有操作相对简便的优点。异位辅助性肝移植时，移植肝和原肝之间对门静脉血流的竞争是导致移植失败的一个重要原因。原位辅助性肝移植时，门静脉血流可以在原肝和移植肝之间自动调节，但原位辅助性肝移植由于切除了部分原肝，消除了腹腔空间不足的问题，关腹后不会造成对原肝和移植肝的压迫；同时，由于肝静脉的吻合符合正常解剖关系，有利于移植肝的静脉回流。随着外科操作技术的提高，原位辅助性肝移植的手术并发症发生率已经明显降低。对于切除原肝的哪一部分和植入供肝的哪一部分现在没有一定的标准。如果供体和受体大小相配，一般主张切除受体的右半肝植入供体的右半肝；如果受体是儿童而且供体是成人，则应将受体的左外叶切除植入供体的左外叶。本例根据术中受者肝活检情况，"可见以中央静脉为中心的肝坏死，坏死灶互相连接，符合药物性肝损伤所致亚急性重型肝炎，约50%以上的肝细胞无坏死"，选择了原位辅助性亲体左半肝移植（包括肝中静脉），供肝大小为420g，术后恢复顺利。

急诊成人活体辅助肝移植抢救产后急性重型肝炎1例

病例收集：首都医科大学附属北京佑安医院肝移植中心　赖　威
点评专家：首都医科大学附属北京佑安医院肝移植中心　卢实春

【病例介绍】

1．病史：患者，女性，26岁。因"发现乙肝病毒携带4年，停经8月余，腹部阵痛1h"于2008年5月6日凌晨2时急诊入我院产科。

2．实验室检查：血型为B型血，RH阳性；HBsAg（+）、HBeAg（+）、anti-HBc（+），血清HBV-DNA $2.06×10^7$ copies/ml，HCV（-）；凝血酶原时间26.3秒，凝血酶原活动度29%，凝血酶原国际标准化比率2.05；谷丙转氨酶3019.1IU/L，谷草转氨酶15.6IU/L，血清总胆红素174.4μmol/L，直接胆红素78.2μmol/L，血氨154μg/dl。

3．入院诊断：$G_3P_1G_{33}^{+3}$ LOA 早产临产、急性重型乙型病毒性肝炎、肝性脑病昏迷期。

4．术前情况：患者于2008年5月6日凌晨3时30分自然产一男婴，重1750 g。产后34h内肝功能、凝血功能及终末期肝病模型（MELD）指数无改善，于2008年5月7日13时转入重症肝病内科。虽经积极治疗，患者临床表现无好转，且出现急性呼吸窘迫综合征、脑水肿、低氧血症需机械通气等重要脏器功能衰竭的临床表现，经多科专家会诊后建议行急诊肝移植术，遂于2008年5月8日22时转入我科ICU进行术前准备。供者为患者母亲，52岁，B型血，RH阳性，自愿捐献右半肝，体检合格。报经医院伦理委员会同意后于2008年5月9日8时40分施术，于10日晨1时术毕。供、受者相关参数见表3-2。

5. 手术情况：患者于全身麻醉下行亲属供肝辅助性原位肝移植（APOLDLT）。常规切除受者不带肝中静脉的右半肝，尽量保留右肝门区结构，留待肝门重建；供者在B超定位下精确获取不带肝中静脉的右半肝；供者肝右静脉扩大后，与受者肝右静脉开口纵向扩大的腔静脉端侧吻合，肝门按门静脉右支、肝右动脉、右肝管端端顺序吻合。供、受者手术共历时约16h，供肝热缺血时间2min，冷缺血时间50min，供肝植入至再灌注用时55min。受者出血2000ml。

6. 术后情况：受者术后带呼吸机178h。80h后意识恢复，持续肾替代治疗72h。给予他克莫司+吗替麦考酚酯+泼尼松三联免疫抑制方案，乙型肝炎免疫球蛋白联合恩替卡韦抗乙型肝炎病毒治疗。术后恢复顺利，未发生并发症，于术后40天出院。供者术后恢复顺利，无并发症，于术后15天出院。

术后按中国肝移植登记系统（CRLT）方案定期随访，包括受者左右半肝血流动力学、肝功能、血生化、乙型肝炎病毒标志物（HBV-M）、血药浓度及程序化肝穿刺检查。程序化肝穿刺检查意在了解供、受者肝组织再生及乙型肝炎病毒的动态变化（表3-3）。供肝植入后镜下呈典型的肝移植术后病理改变，而受者残肝在术后迅速再生，2周内坏死肝细胞再生达90%以上，伴肝功能、临床症状和体征显著改善。超声血流检测供、受者侧门静脉血流有短期相互竞争影响，但围术期后即稳定，动脉血流量分配无特殊（图3-25）。术后1个月CT检查示植入半肝与受者半肝融合良好（图3-26）。目

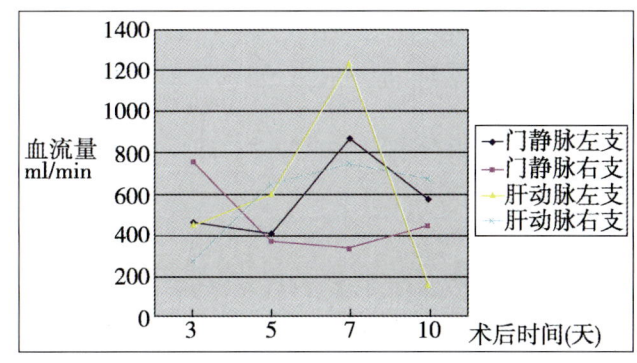

图 3-25　术后肝血管血流量

表 3-2　供、受者相关重要参数

	身高(cm)	体重(kg)	估计标准肝容积(ml)	CT实测肝容积(ml)	供者可捐肝最大容积(ml)	供受者所需最小肝容积(ml)	实际捐肝容积(ml)	GW/BW(%)	GW/ESLV[a](%)
受者	166	75.0	1306.05	—	—	520	—	0.80	49
供者	165	62.5	1277.55	1334.124	821.809	350	600	—	50

注：[a]ESLV=706.2×BSA（m²）+2.4，参考文献 [Urata K, Hashikura Y, Ikegami T, et al. Standard liver volume in adults. Transplant Proc, 2000, 32: 2093-2094]；"—"为未检测

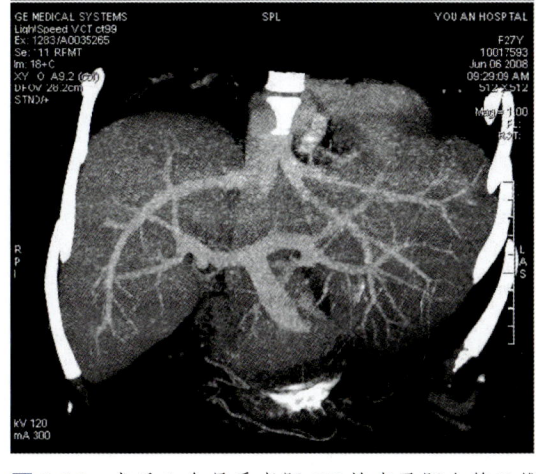 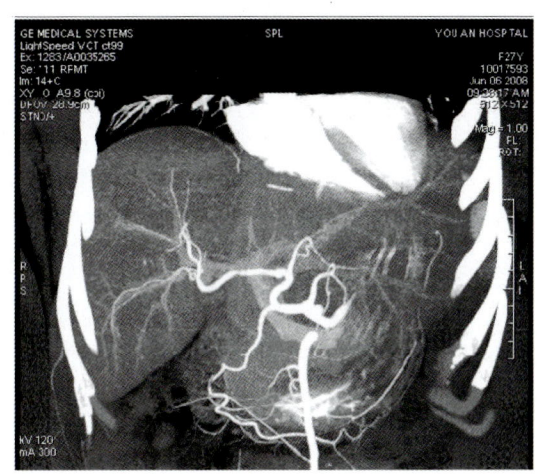

图 3-26　术后1个月受者肝CT检查及肝血管三维重建

表 3-3 供、受者程序化肝穿刺及乙型肝炎病毒标志物（HBV-M）的变化

时点	血清 HBV-M		肝细胞坏死程度（%）		肝组织 HBV-M	
	供者	受者	供肝	受者残肝	供肝	受者残肝
术前	（−）	HBV-DNA（+）[a], HBsAg（+）, HBeAg（+）, HBcAg（+）	0	−	HBsAg（−） HBcAg（−）	HBsAg（+++） HBcAg（+++）
术中	（−）	HBsAg（+）	少许	90	HBsAg（−） HBcAg（−）	HBsAg（+++） HBcAg（+++）
术后 10 天	（−）	HBV-DNA（−）[b], HBsAg（+）	0	10	HBsAg（−） HBcAg（+）	HBsAg（+） HBcAg（−）
术后 30 天	（−）	HBV-DNA（−）[b], HBsAg（+）	0	0	HBsAg（−） HBcAg（−）	HBsAg（−） HBcAg（−）
术后 90 天	（−）	HBV-DNA（−）[b], HBsAg（+）	0	0	HBsAg（−） HBcAg（−）	HBsAg（+） HBcAg（−）
术后 180 天	（−）	HBV-DNA（−）[b], HBsAg（+）	0	0	HBsAg（−） HBcAg（−）	−

注：定量检测 HBV-DNA 含量：[a] 2.06×10^7 copies/ml，[b] $< 5 \times 10^2$ copies/ml；"−"为未检测

前供、受者无并发症生存已经 27+ 月。

【专家点评】

辅助性部分原位肝移植（APOLT）是指保留受者部分肝，将取自供者的部分肝原位植入受者体内的一种术式。Gubernatis 等于 1989 年 11 月成功实施了 APOLT，到目前为止全球累计共施行 APOLT 不到 100 例。临床上主要用于急性肝衰竭的临床支持及先天性代谢性肝病的代谢支持两种情形。20 世纪 90 年代后活体供肝被用于 APOLT，其简写为 APOLDLT。目前全球累计实施不到 50 例，国内报告仅 3 例。新近其指征被扩展至活体供肝体积过小（GRWR < 0.8）、ABO 血型不相容者亲体肝移植的情形。

本病例抢救成功并获得良好的远期生存效果，关键在于解决了下述三方面的问题。

1. 手术方式选择：在急性肝衰竭的肝移植抢救治疗中，与标准的亲体肝移植和尸体肝移植相比，APOLDLT 既保留了原肝恢复再生的可能性，又保留了停用免疫抑制剂的可能性；而且由于亲体供肝获得的及时性，保证了此术式在急性肝衰竭的抢救中的可行性。

2. 供受者肝容积：本例移植物与受者体重之比（GRWR）等于 0.8%，但未达到 GRWR > 1.0% 程度，出于安全起见，选用了 APOLDLT 术式，一方面保证了 GRWR 不少于 0.8%；另一方面保证了供者残肝与体重之比约 1.2%。事实证明植入供肝促进了残肝的迅速再生，而迅速再生的残肝又支持了植入的供肝行使其功能。术后影像学检查及生化指标证实供、受肝解剖融合及功能协调完好。

3. 乙型肝炎病毒的防治：受者术后即开始恩替卡韦 0.5mg qd 联合乙肝免疫球蛋白 400IU qw 以预防乙肝病毒再感染。术后供、受者血清及肝组织内乙型肝炎病毒标志物迅速变化，其突出特点为：①受者血清中乙型肝炎病毒含量迅速减少，由 2.06×10^7 copies/ml 降至 $< 5 \times 10^2$ copies/ml；②供肝肝细胞有一过性 HBcAg 成分检出，短期内清除（< 30 天）；③受者原左半肝乙型肝炎病毒标志成分迅速消失；④受者血清中持续存在乙型肝炎表面抗原成分，但乙型肝炎病毒含量小于 5×10^2 copies/ml。直到最近的肝穿刺为止，供肝仍免于乙型肝炎病毒的侵害，其保护机制不十分明确，可能与新肝植入的保护期有关。受者血清及残肝中乙型肝炎病毒含量发生了至少 10^5 级的下降，其最终演变如何还有待于长期的观察，而长期来看，受者体内及残肝的病毒清除状态将明显影响供者移植物的命运。与非乙型肝炎病毒急性肝衰竭不同，这是决定供者植入物取舍时的重要考虑因素。

成人活体肝移植救治乙肝后肝硬化失代偿患者1例

病例收集：上海仁济医院肝移植中心　奚志峰
点评专家：上海仁济医院肝移植中心　夏　强

【病例介绍】

1. 病史：患者，男性，57岁，体重60kg。因"反复乏力，肤黄、目黄3年余，腹胀2个月"入院。否认嗜酒史否认特殊药物应用史，有上消化道出血史。

2. 体格检查：神清，精神可，皮肤、巩膜黄染，未见肝掌，可见蜘蛛痣，腹微隆，腹壁无静脉曲张，未见肠型及蠕动波，肝脾肋下未及，移动性浊音(+)。

3. 实验室检查及辅助检查：肝功能：Alb 34.4g/L，ALT 38.5U/L，AST 47.6U/L，AKP 132.4U/L，GGT 54.2U/L，DBIL 37.2μmol/L，TBIL 108.4μmol/L。血肌酐 94μmol/L。血常规：WBC 3.3×10^9/L，N 73.9%，HB 86g/L，PLT 27×10^9/L。PT 20.4s，INR 1.74。乙肝病毒学指标：HBsAg、HBeAb、HBcAb（+），HBV-DNA 9.17×10^4 copies/ml。HCV（-）。上腹部CT：肝硬化、脾大、门静脉高压。

4. 入院诊断：乙肝后肝硬化失代偿期、慢性重症乙型肝炎。终末期肝病模型（MELD）评分20分。

5. 术前情况：住院期间患者出现行为异常、简单计算不能等肝性脑病Ⅰ期的症状，予以抗肝性脑病治疗后神志恢复。拟行成人右半肝活体肝移植术，供体系患者女儿，30岁，身高168cm，体重66kg，标准肝体积与右半肝体积比（SLV/RLV）$1259cm^3/755cm^3$，移植肝重量与受体体重比（GRWR）1.1%，移植肝与标准肝体积比（GV/SLV）59.6%，肝动脉造影CT（CTA）及磁共振胰胆管成像（MRCP）等影像学检查提示供体胆道及血管均无异常。

6. 手术情况：患者于入院后23天行成人左半肝活体肝移植术。供体术中以超声定位肝中静脉解剖位置，并以此界定肝切肝面，实际切取不带肝中静脉的右半肝，供肝实际重量570g，实际GRWR 0.95%。受体术中见肝呈小结节性肝硬化表现，体积缩小，未见明确占位，切除病肝后，将供体右半肝置入原位，分别吻合供体肝右静脉于受体肝右静脉、供体门静脉右支于受体门静脉右支，分别缝闭受体肝中静脉、肝左静脉、门静脉左支断端。依次开放肝右静脉、门静脉，见肝充血良好。吻合供体肝右动脉于受体肝右动脉并开放肝动脉，术中彩超显示门静脉、肝动脉、肝右静脉血流正常。之后行供体胆总管与受体右肝管端端吻合。术中冷缺血时间为45min，手术持续时间为10h。术中出血约2000ml，输RBC悬液1400ml，血浆600ml。

7. 术后情况：术后给予他克莫司＋吗替麦考酚酯＋激素三联抗排斥治疗，拉米夫定＋乙肝免疫球蛋白（HBIG）联合抗乙肝病毒治疗，头孢他啶抗感染治疗。HBIG应用方案为术中无肝期HBIG 2000U im，术后第1天起1600U/d im，定期监测HBsAb滴度，HBsAb＞500mIU/ml时，HBIG减量至1600U/W，根据乙肝表面抗体滴度调整HBIG用量，1年内HBsAb滴度＞300U/L，1年后HBsAb滴度维持≥100U/L。

患者术后恢复顺利，术后1周转出ICU，术后20天出院。出院后定时门诊随访复查肝肾功能及血药浓度。术后患者无明显胆管并发症及血管并发症发生。术后半年停用激素。目前患者一般情况好，末次随访肝功能：Alb 44g/L，ALT 55U/L，AST 27U/L，AKP 236U/L，GGT 439.8U/L，DBIL 9.7μmol/L，TBIL 24.5μmol/L。血肌酐 139μmol/L。血常规：WBC 3.83×10^9/L，N 56%，HB 130g/L，PLT 97×10^9/L。

【专家点评】

肝移植是目前治疗终末期肝病唯一有效的治疗措施，但是随着等待肝移植患者的数量日益增多，而供肝来源紧缺，使得供求矛盾日益突出。患者在等待肝移植期间的死亡率可高达10%。活体肝移植可以缩短患者等待肝移植的手术时间，提高患者的手术救治率。自从1988年Raia等成功开展第一例活体肝移植手术以来，活体肝移植已经广泛应用于成人终末期肝病患者，弥补了尸体肝移植供肝来源紧张、等待时间过长等的不足。

有研究指出，成人活体肝移植的预后与供肝的大小有密切相关性，移植肝重量与患者体重比（GRWR）常常作为估算供肝大小的一项有效指标，当GRWR为1%～3%时，实际供肝重量对患者术后存活率无明显影响；当GRWR下降至0.8%～1%时，患者存活率也随之下降20%；而当GRWR下降至0.8%以下时，则患者存活率继续下降20%。因此，目前要求供肝需满足GRWR大于0.8%的条件，以避免小肝综合征的发生。而成人活体肝移植左半肝作为供肝时，GRWR多小于0.8%，因此临床上成人活体肝移植以右半肝移植为主。根据术前CT三维血管成像，右半肝又可以根据流出道主导不同分为肝中静脉为主型和右肝静脉为主型，手术前需根据供肝大小及估算剩余肝的大小，选择带肝中静脉或保留肝中静脉的手术方式。我中心自2007年开展第一例成人活体肝移植手术以来，共实施了140余例成人活体肝移植术，其中以带肝中静脉的右半肝为供肝的患者术后均恢复顺利。

活体肝移植术开展至今，术后胆管并发症的发生仍是目前面临的主要问题，在选择胆肠吻合还是胆管胆管吻合的手术方式上一直存在争议。Liu等曾回顾性分析41例成人活体肝移植患者行胆管胆管吻合和71例胆肠吻合患者术后胆管并发症的发生率，发现两者之间无显著差异（24% vs.31%）。本中心一般选择胆管胆管吻合的方式，必要时根据胆管吻合情况及供肝胆管条件等，采取留置胆管内T管的方式。该患者选择胆管胆管端端吻合方式，术后随访3年无胆管并发症发生，恢复良好。

活体肝移植在一定程度上缓解了肝病患者与供肝的需求矛盾，缩短了患者等待移植的时间，改善了患者术后恢复，提高了手术救治的成功率，在今后肝移植手术中将发挥重要作用。

原位辅助性活体右半肝移植成功救治急性肝衰竭患者1例

病例收集：上海仁济医院肝移植中心　奚志峰
点评专家：上海仁济医院肝移植中心　夏　强

【病例介绍】

1. 病史：患者，男性，54岁，身高172cm，体重68kg。因"食欲减退、乏力1周，目黄4天，意识不清1天"入我院。否认既往肝病史，发病前2天有服用中草药史。

2. 体格检查：入院时查体神志不清，呼之不应，生命体征稳定，全身皮肤、巩膜重度黄染，双侧瞳孔对光反射阳性，无球结膜水肿，压眶反射阳性，腹平软，肝脾肋下未及，双下肢无水肿。

3. 实验室检查及辅助检查：血常规示：WBC 11.3×10^9/L，HB 146g/L，PLT 105×10^9/L；肝功能示：ALT 2800U/L，AST 763U/L，DBIL 142.6μmol/L，TBIL 369.1μmol/L，血肌酐55.1μmol/L；出凝血系列：PT 63.8s，APTT 97.2s，INR 4.96，血氨121μmol/L；乙肝病毒学指标：HBsAg、HBeAb、HBcAb（+），HBV-DNA<1000copies/ml，HAV、HCV（−），HEV-IgM（+）；床边腹部B超显示肝实质回声不均，

胆汁浓缩，门静脉增宽，脾稍大。

4．入院诊断：术前终末期肝病模型（MELD）评分36分，诊断为"急性重症乙型肝炎合并戊肝，肝衰竭，肝性脑病Ⅳ期"。

5．术前情况：根据患者体表面积计算标准肝体积/右半肝体积（SLV/RLV）为1300cm³/780cm³。由于患者病情危重，考虑到传统活体右半肝移植可能存在供肝量相对不足，不能满足患者代谢与合成的需求而影响患者恢复，因此入院后第二天决定行原位辅助性活体右半肝移植术。供体系患者妹妹，身高165cm，体重59kg，肝SLV/RLV为1189cm³/713cm³，移植肝重量与受体体重比（GRWR）为0.83%，移植肝与标准肝体积比（GV/SLV）为54.8%，肝动脉造影CT（CTA）及磁共振胰胆管成像（MRCP）等影像学检查提示供体胆管及血管均无异常。

6．手术情况：供体术中以超声定位肝中静脉解剖位置，并以此界定肝切肝面，实际切取不带肝中静脉的右半肝，供肝实际重量为580g，实际GRWR为0.85%。受体术中见肝肿胀、橡皮样、质韧，切除右半肝，保留右肝静脉断端、门静脉右支、肝右动脉待吻合。供体右半肝置入原受体病肝右半肝位置，吻合供体肝右静脉于受体肝右静脉、供肝门静脉右支于受体门静脉右支；依次开放肝下下腔静脉、肝上下腔静脉、门静脉，见肝充血良好；吻合供体肝右动脉于受体肝右动脉。术中彩超显示门静脉、肝动脉、肝静脉血流理想。供肝右肝管与受体行空肠Rouxen-Y吻合。术中出血量约2500ml，输RBC悬液1800ml、血浆600ml，术中冷缺血时间30min，手术持续时间15h。

7．术后病理和免疫组化：术后病肝病理提示肝细胞大片变性坏死、炎性细胞浸润，符合急性重症肝炎表现。肝免疫组化肝细胞Hepatocyte（＋）、HBsAg（＋）、HCV（－）、小血管CD34（＋）、小胆管CD10（＋）。

8．术后情况：术后予以他克莫司（FK506）+吗替麦考酚酯（MMF）+激素三联抗排斥治疗，术后3个月停用激素，拉米夫定联合小剂量乙肝免疫球蛋白（HBIG）抗乙肝病毒治疗，亚胺培南+西司他丁联合替考拉宁抗细菌感染。术后第5天因痰培养提示白色念珠菌生长，加用两性霉素B脂质体行抗真菌感染治疗。HBIG应用方案为术中无肝期肌内注射HBIG 2000U，术后第1天起1600U/d im，定期监测HBsAb滴度，HBsAb＞500mIU/ml时，HBIG减量至1600U/W，根据HBsAb滴度调整HBIG用量。1年内HBsAb滴度＞300U/L，1年后HBsAb滴度维持≥100U/L。术后第3天患者神志恢复并拔除经口插管，逐渐恢复饮食。患者肝功能也逐渐好转，恢复至正常范围，并于术后1个月出院。

术后4个月患者出现乙肝复发，乙肝变异度检查提示乙肝病毒204I变异，停用HBIG加用阿德福韦酯联合抗病毒治疗。

术后1个月、6个月及12个月分别复查肝CTA，计算左半肝体积分别为196cm³、189cm³、234cm³，右半肝体积分别为1013cm³、994cm³、1074cm³。

术后3个月左半肝肝活检组织病理学检查提示少量炎症细胞反应，肝细胞中度变性，轻度淤胆。术后1年左半肝病理学检查提示为轻度炎症细胞反应，轻度纤维组织增生，肝细胞中度变性伴轻度脂肪变性。右半肝提示汇管区中度炎细胞反应，胆管上皮轻度变性，肝细胞中度变性，双核多见，未见淤胆。左半肝病理表现较术前病肝病理明显好转。

患者随访2年，目前一般情况良好。末次随访肝功能：TP 75.4g/L，Alb 49g/L，ALT 17U/L，AST 23U/L，DBIL 5μmol/L，TBIL 14μmol/L。

【专家点评】

急性肝衰竭死亡率高，肝移植是救治急性肝衰竭的有效治疗措施，患者1年存活率可以从5%～10%增至60%左右，大大提高了临床救治率。但是肝移植面临着尸体供肝紧缺、活体供肝大小相对不足而不能满足急性肝衰竭患者代谢与合成需求，从而影响移植肝功能恢复等问题。另外，急性肝衰竭患者的肝细胞常常可以再生恢复，而传统的原位肝移植切除了全部病肝使得原肝肝细胞失去了再生的机会，同时患者需终身服用免疫抑制剂治疗，增加了经济负担。辅助性肝移植仅切除部分病肝或保留原肝，并在病肝切除部位或其他部位植入供肝，使残余病肝有时间再生恢复，理论上待患者病肝完全恢复后可以停用免疫抑制剂，并可以将移植肝切除。活体辅助性肝移植既解决了供肝紧缺、供肝量相对不足等难题，又可以使病肝能够再生恢复并有机会停用免疫抑制剂。根据供肝的部位不同可分为活体右半肝辅助性肝移植和活体左半肝辅助性肝移植，目前考虑到急性肝衰竭患者早期仍以移植肝功能恢复为主，因此大多数中心采用右半肝作为供肝，以避免小肝综合征的发生。

自从 Bismuth 等报道了第一例辅助性肝移植以来，许多中心已经开展了辅助性肝移植手术。随着手术患者的增多，研究者们发现辅助性肝移植术后并不是所有患者的残余肝能够充分再生并最终达到停用免疫抑制剂的主要目的。文献指出残余肝的再生与否可能与年龄、黄疸与肝性脑病之间间隔时间的长短这两项指标有关，而与术前病肝肝细胞坏死或再生程度无关。因此临床上多主张选择年龄小于50岁、黄疸与肝性脑病间间隔时间短的患者行辅助性肝移植术，此类患者术后肝再生可能性大，停用免疫抑制剂的机会也大。

本例患者术前病情危重，肝性脑病四期，但术后第 3 天即神志转清，术后恢复顺利。患者随访肝 CT 计算左半肝体积发现术后左半肝体积轻度增长，左半肝病理提示轻度纤维增生，故考虑不适宜停用免疫抑制剂，目前仍口服 FK506 抗排斥治疗，这可能与患者年龄超过 50 岁影响病肝肝细胞再生有关。我们将继续随访患者肝 CT 改变，观察远期左、右半肝再生情况。该患者移植术后早期相对恢复所需时间较短，缩短了总住院时间，增加了救治成功率，因此辅助性肝移植在救治急性肝衰竭中仍有一定的优势所在。

重症患者的活体右半肝移植 1 例

病例收集：中山大学第三医院肝移植中心　赵　辉
点评专家：中山大学第三医院肝移植中心　陆敏强

【病例介绍】

1. 病史：患者，女性，48 岁。因"尿黄、乏力 3 个月，身目黄染 2 个月，加重 3 天"于 2010 年 6 月 3 日入中山大学附属第三医院肝脏外科一区住院治疗。患者入院前 3 个月无明显诱因出现尿色深黄，伴乏力、食欲减退，2 个月前出现皮肤及巩膜黄染并进行性加深，伴双下肢水肿，外院诊断为肝豆状核变性，并不能排除自身免疫性肝炎，给予护肝、抗感染、补充血浆和蛋白制品以及甲泼尼龙冲击治疗、驱铜治疗等，患者双下肢水肿消退，但肝功能无明显好转并出现神志改变，伴肺部炎症，为进一步诊治收入我院。

2. 体格检查：患者轻度嗜睡、懒言，定向力、计算力下降，肝掌（+），蜘蛛痣（+），胸前毛细血管扩张（+），皮肤黏膜、巩膜重度黄染，双肺呼吸音减弱，心脏听诊无异常，腹部稍膨隆，腹肌软，无压痛、反跳痛，未触及包块，肝右侧肋缘下未触及，脾肋下未触及，Murphy 征（-），肝区叩击痛（-），移动性浊音（+），肠鸣音正常，双下肢无水肿，扑翼样震颤（+）。

3. 入院诊断：肝豆状核变性，肝衰竭，胆管感染，肝性脑病二期。

4. 实验室检查及辅助检查：WBC 11.8×10^9/L，RBC 2.76×10^9/L，HGB 104g/L，PLT 227×10^9/L；TBIL 685.29μmol/L，DBIL 343.52μmol/L，ALB 33.5g/L；血氨 42.42μmol/L；K 3.18mmol/L，Na 128.5mmol/L，GLU 4.34 mmol/L；BUN 8.98mmol/L，CREAT

61μmol/L；PT-sec 35.4s，PTA 22%，PT-INR 3.5，APTT-sec 60.1s；胸片提示双肺纹理增多。Child-Pugh 13 分，MELD 评分 34 分。

5. 入院后治疗情况：入院后给予抗感染、补充蛋白制品和血浆、护肝、纠正水电解质紊乱、防治肝性脑病、营养和能量支持及各项对症治疗，患者神志较入院时改善，肝功能和凝血功能无明显改善。2010 年 6 月 12 日行血浆置换治疗，肝功能及凝血功能短暂好转后继续恶化，MELD 评分 34 分。考虑患者为内科治疗无效的终末期肝病，短期内有较大的死亡风险，向患者及家属详细说明病情后，患者女儿要求捐献部分肝以施行活体肝移植术。经医院伦理委员会讨论批准后，开始为供者进行相关的筛查和影像学评估。

供者，女性，29 岁，拟捐献部分肝、施行活体供体肝移植术。于 2009 年 6 月 13 日收入中山大学附属第三医院肝脏外科一区，予完善各项相关检查及肝影像学评估（图 3-27）。血常规、肝肾功能、凝血功能、各项病毒标志物检测、心肺功能检测等均无异常，术前 CT 评估供肝容积为 1017g。

因受体病情危重（MELD 评分 34 分），且体型较大（65kg），而供者体型较小（体重 50kg），经充分评估供、受体双方肝及全身情况后，为确保能充分发挥移植肝的有效肝单位，避免因肝静脉回流障碍导致的移植肝功能发挥不良，我们决定采用附带肝中静脉的右半肝作为移植肝。

6. 手术情况：手术于 2009 年 6 月 16 日施行。供体接受气管内麻醉下行右半肝切取术（图 3-28），手术实际切取供肝重量为 495g，GRWR 0.762%，术程顺利，手术出血 330ml。术后给予抗感染、护肝、营养及液体支持等治疗，并定期检测血常规、肝肾功能及肝的影像学检查，供体术后 2 周肝 CT 影像如图 3-29。供体于 2009 年 7 月 3 日顺利出院。术后定期返院复查恢复良好，至 2010 年 1 月 27 日复查肝 CT（图 3-30），肝已恢复到术前体积。

患者（受体）同样于 2009 年 6 月 16 日接受气管内麻醉下活体右半肝供肝肝移植术，术程约 7h，无肝期 77min，供肝冷缺血约 3h，手术出血量 2800ml，全程患者生命体征平稳（图 3-31）。术后转入移植 ICU，给予呼吸机支持、抗感染、护肝及各项对症支持治疗，定期检测血常规、肝肾功能及相关影像学检查，并采用甲泼尼龙＋他克莫司两联抗排斥治疗方案。术后患者苏醒及脱离呼吸机过程顺利，术后第 3 天转入普通病房。恢复期间患者出现肺部真菌感染，痰病原学检查发现烟曲霉菌，经使用两性霉素 B 脂质体及其他对症支持治疗后痊愈。术后肝功能恢复顺利，检测肝及相关血管血流参数无特殊异常，患者术后 1 周和 8 周肝 CT 影像如图 3-32、3-33。至 2009 年 8 月 25 日肝功能基本恢复到正常水平，予办理出院。出院后定期返院复查至今，患者生活质量良好，无

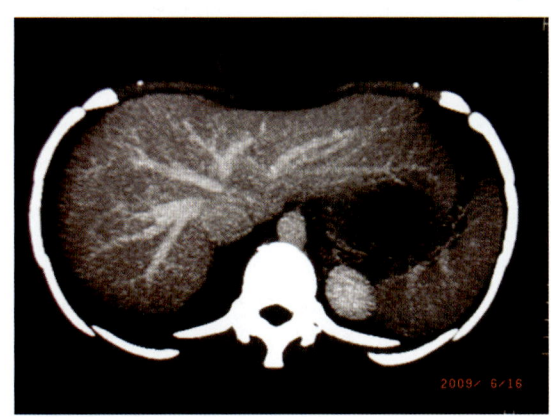

图 3-27　供体术前腹部 CT 影像

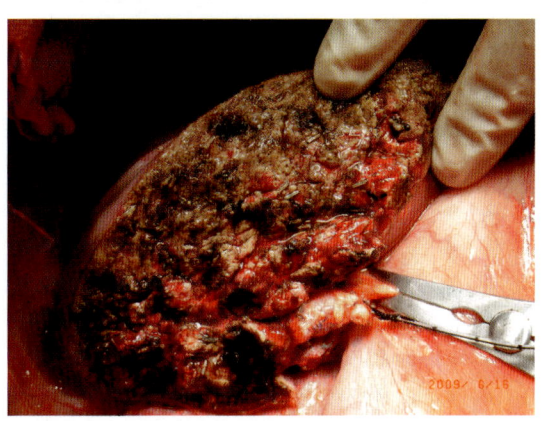

图 3-28　供体手术：切除带肝中静脉的右半肝后的残余肝切面

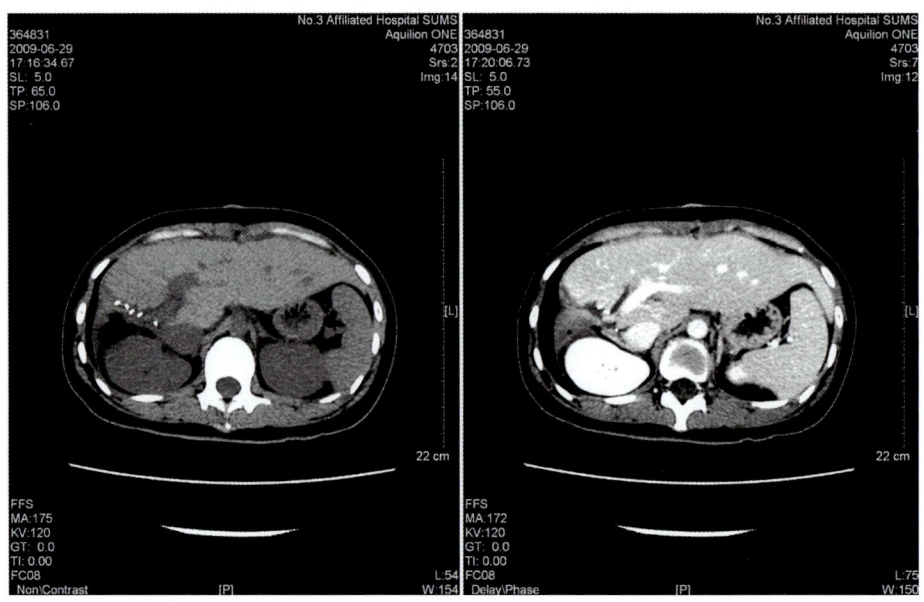

图 3-29　供体术后 2 周肝 CT 影像

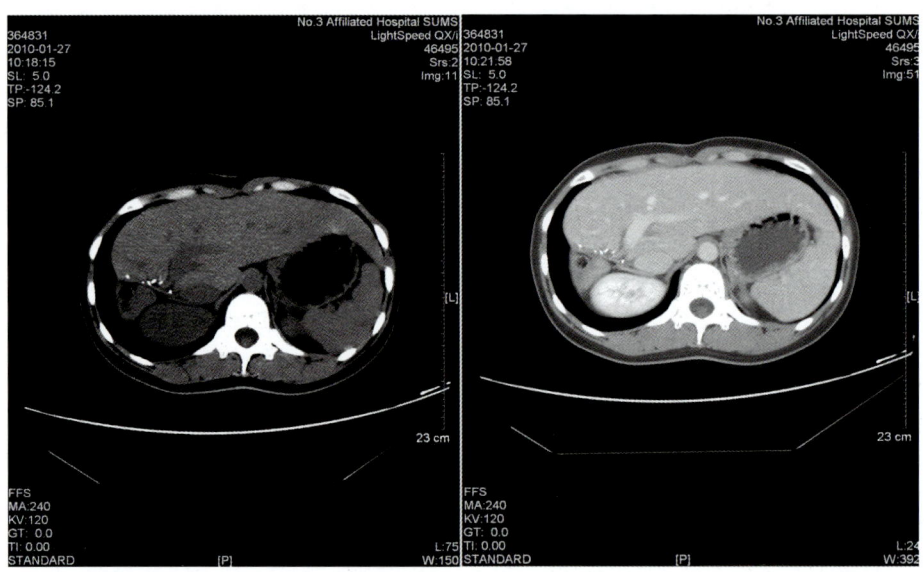

图 3-30　供体术后 7 个月肝 CT 影像

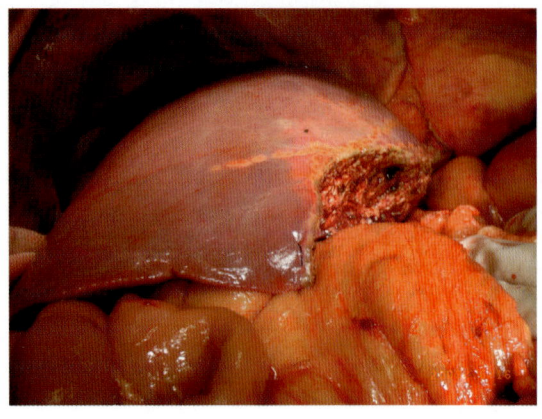

图 3-31　受体手术：带肝中静脉的移植肝恢复血供后

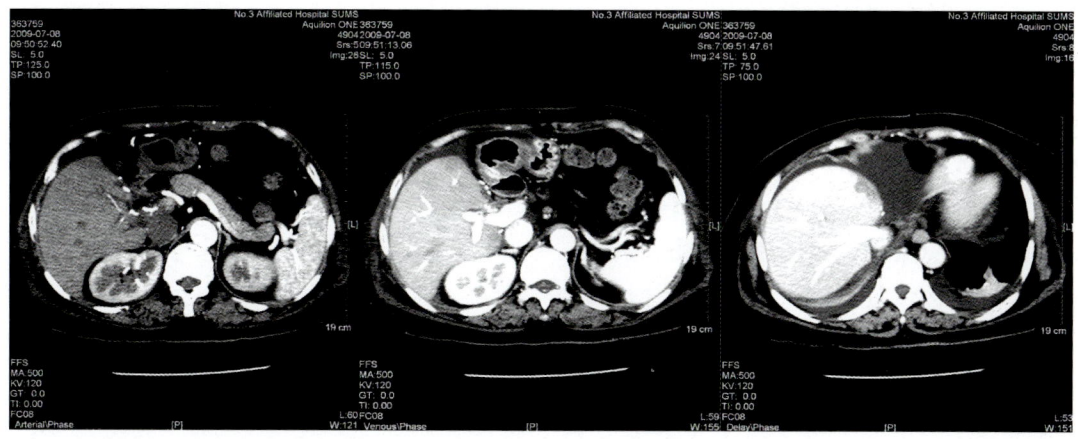

图 3-32　受体术后 1 周肝 CT 影像

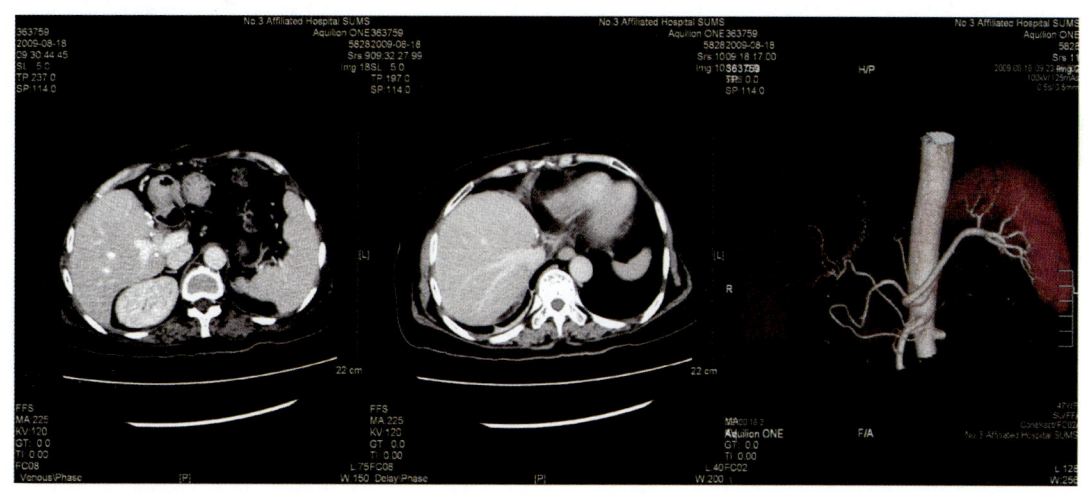

图 3-33　受体术后 8 周肝 CT 影像

明显自觉不适，复查血常规、肝肾功能正常，抗排斥药物浓度稳定，肝 B 超检查示肝各项血流参数正常。

【专家点评】

肝移植作为各种终末期肝病的有效治疗手段，已被越来越多的人认可。但随着临床肝移植的广泛开展，尸肝供体短缺的情况也愈发严重，因此近年来活体肝移植获得迅速发展。然而在其具体临床工作中仍存在较多有争议性的问题，其中之一就是在采用右半肝供体时，肝中静脉应当包含在供肝内还是留给供体，在此我们结合本病例的临床资料，就此问题进行探讨。

有学者认为，肝中静脉和肝右静脉之间存在交通支，因此即便不附带肝中静脉，移植术后右半肝供肝充血现象的发生率也很低。但实际上这些交通支管径细小，在术后短期内难以形成代偿，影响术后早期的肝功能恢复，且并非每一例最终都能形成完善的肝内静脉交通；而术后 V、Ⅷ段充血直接影响移植肝功能的正常发挥，严重者可能出现供肝肿胀破裂和包膜下出血以及移植肝无功能等。在此情况下，右肝后叶将接受全部门静脉和动脉血流，遭受高动力损伤，将出现类似小肝综合征的情况。此外，在本病例中，受体病情危重，术前 Child-Pugh 评分 13 分、MELD 评分 34 分，并需要进行血浆置换来稳定病情，对移植肝重量需求较高，术后早期供肝功能的恢复对患者的最终预后有重大影响。而唯一潜在供体体型相对瘦小，供肝体积也仅有

1017g。因此，在确保供体安全的前提下，经过充分的术前检查和影像学评估，决定采用附带肝中静脉的右半肝供肝。虽然最终的 GRWR 仅有 0.762%，但术后检测供肝血流，特别是流出道血流情况良好。虽然在术后早期患者并发肺部感染，但供肝仍承受住冷缺血、热缺血及感染等诸多因素的打击，肝功能顺利恢复，最终受体恢复良好。同时，供体恢复也很顺利，术后 2 周肝即出现明显的代偿性增生，术后 17 天出院，至术后 7 个月复查肝体积已基本恢复至术前水平。

因此，在受体病情危重，对术后早期的肝功能恢复要求较高，或是因供、受体体型存在差异，预计 GRWR 较低的情况下，采用附带肝中静脉的右半肝供体可以保证流出道的通畅、避免移植肝淤血和高动力损伤的发生，确保整个移植肝均为有效肝单位，术后肝功能恢复迅速，有利于受体的恢复。另外，术前对供体充分评估，供肝切取过程细致精确，虽然供体残余肝被切除了肝中静脉，但并不会增加供体的手术风险。

体型相差悬殊的成人间活体肝移植 1 例

病例收集：南方医科大学南方医院肝胆外科　李湘竑　杨定华
点评专家：南方医科大学南方医院肝胆外科　周　杰

【病例介绍】

1. 病史：患者，男性，36 岁，身高 167cm，体重 66kg，BMI 22.95，标准肝体积 1273.56ml。患者因"腹胀 7 个月，鼻出血 1 天"，于 2010 年 5 月 11 日入住我院肝胆外科。

2. 体格检查：全身皮肤及巩膜轻度黄染，心率 64 次/分，律齐，二尖瓣、三尖瓣听诊区可闻及收缩期 3 级吹风样杂音。双肺无明显异常体征。腹软，全腹无压痛及反跳痛，肝肋下未触及，脾明显增大，左肋下 8cm，腹部移动性浊音（-），下肢轻度水肿。

3. 实验室检查及辅助检查：血常规：WBC 1.9G/L，HGB 89g/L，PLT 23G/L；肝功能：TBIL 60.1μmol/L，DBIL 19.1μmol/L，ALB 24.5g/L，ALT 38U/L；肾功能：Cr 56μmol/L，BUN 6.6mmol/L；凝血功能：PT 24.9s，INR 1.96，APTT 84s。B 超检查提示：肝硬化，胆囊壁模糊，内伴附壁结石，脾大，脾静脉曲张，少量腹水。CT 检查提示：①肝硬化，脾大，门静脉高压；②胆囊结石，胆囊炎。

4. 入院诊断：①肝炎后肝硬化（Child-Pugh 评分 10 分，C 级；MELD 评分 14 分，失代偿期）；②慢性乙型病毒性肝炎；③脾大并脾功能亢进；④胆囊结石。

5. 入院后治疗情况：给予抗病毒、护肝、输注血小板及新鲜冰冻血浆、补充白蛋白等治疗，但效果差。2010 年 6 月 11 日经全院专家会诊分析患者病情，考虑患者目前肝硬化严重，肝功能失代偿，并已出现严重的肝合成功能障碍，主要表现为凝血功能异常和低蛋白血症，内科治疗无法逆转病情，唯有行肝移植术才能挽救患者生命，但暂无尸体供肝，患者妻子坚决要求捐肝行活体肝移植术。

6. 供者情况：捐肝者为患者妻子，女，34 岁，身高 153cm，体重 44kg，BMI 18.80。健康评估：无异常发现。心理评估：①受检者无精神症状；②受检者对手术方式、手术的风险和预后有心理准备，自愿献肝为丈夫行活体肝移植术。影像学评估：①磁共振提示：肝大小、形态正常，肝内信号均匀，未见局灶性信号异常，肝内血管走行正常，肝内外胆管无扩张，增强扫描后未见异常强化（图 3-34）。②彩超提示：门静脉血流方向正常。肝右静脉主干内径为 0.86cm，血流速度为 30.2cm/s，肝中静脉主干内径为0.79cm，血流速度为31.5cm/s；见两支肝左静脉，内径分别为0.65cm、0.59cm，血流速度为31.6 cm/s、29.6cm/s，其中一支肝左静脉进入S4段；门静脉主干内径为0.95cm，血流速度为26.8cm/s（图3-35）。③CT提示：供者肝有两支肝左静脉，其中一支进入S4段，肝中静脉与肝左静脉第二支共干，其共干长约1.5cm；肝体积测量：总肝体积约1033.41cm³，右半肝体积（含肝中静脉及远端两个大分支的中点）约582.49 cm³（图3-36）。供体身体状况良好，适合捐肝，无捐肝的禁忌证，手术拟切取供体的右半肝（含肝中静脉及远端两个大分支的中点）占供体肝体积的56.37%，供体剩余的肝体积为43.63%，移植物占受体标准肝体积的45.74%，移植物与受体体重之比等于0.91%，各项指标均符合活体肝移植对供体及受体的技术要求。

7. 手术情况：2010年7月6日行活体肝移植术。首先进行供体手术，气管插管全身麻醉，经右上腹反L形切口。探查见肝大小、形态正常，颜色为暗红色，质地柔软，无肝硬化，未扪及肝肿瘤（图3-37）。术中经胆囊管插管行胆管造影证实左右肝管分支清楚，为Ⅰ型（图3-38）。然后游离右半肝，分离出右肝静脉。再解剖出肝动脉及门静脉右支。

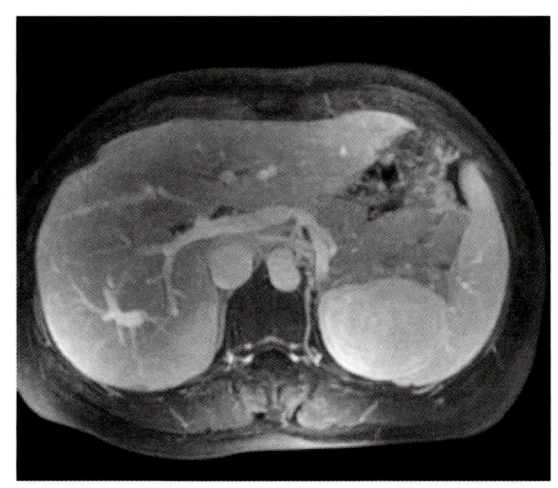

图3-34　MRI显示供者肝结构正常

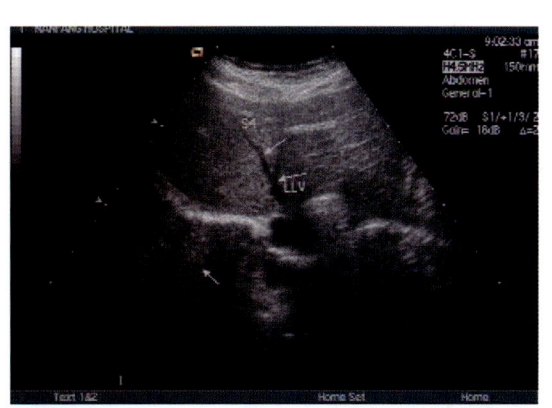

图3-35　B超提示供者肝有两支肝左静脉，其中一支直接进入S4段

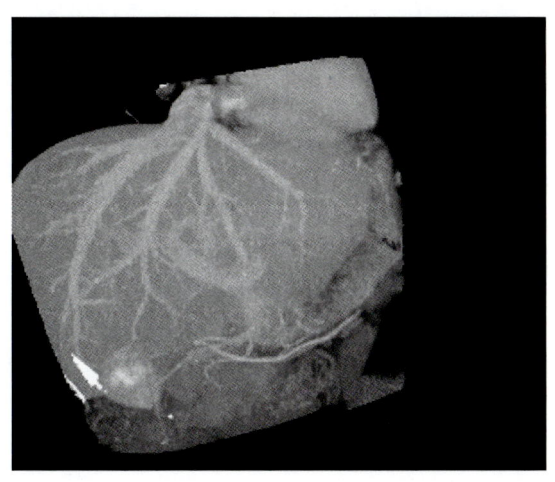

图3-36　CT提示供者肝有两支肝左静脉，肝中静脉与肝左静脉第二支共干，其共干长约1.5cm；肝体积测量：总肝体积约1033.41cm³，右半肝体积（含肝中静脉及远端两个大分支的中点）约582.49 cm³

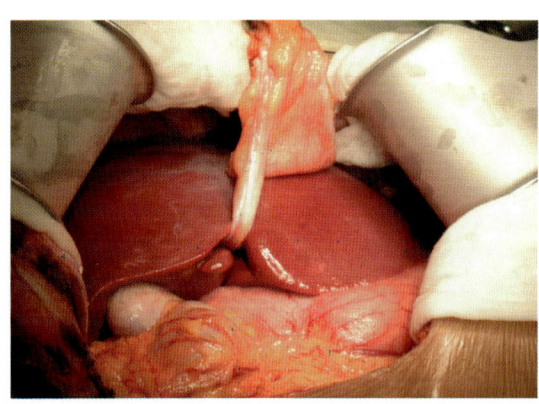

图3-37　肝大小、形态正常，质地柔软，无肝硬化

用 B 超确定肝中静脉的位置，紧贴肝中静脉的左缘用 CUSA 刀刮吸分离肝组织，显露出管道结构，细小的管道用双极电凝后切断，较粗的管道结构钳夹后剪断并结扎或缝扎（图 3-39），直至左右半肝完全分离，并显露出肝中静脉根部（图 3-40）。再次行胆管造影，确定右肝管的位置后在距左右肝管汇合处约 0.3cm 处切断右肝管。分别用无损伤血管钳阻断门静脉右支、肝中静脉及肝右静脉，血管夹阻断右肝动脉后切断上述管道。供肝切取后立刻置于冰生理盐水中，先后用 1000ml 肾保存液及 1000ml UW 液经门静脉及肝动脉灌洗。将肝中静脉及右肝静脉修整呈一个三角形的开口（图 3-41）。右肝动脉直径 0.3cm，右肝管直径 0.4cm，门静脉右支直径 0.8cm，供肝称重为 534g，体积约 600ml。术中出血约 300ml。

当供体手术进行到一半时，另一组医生开始进行受体手术。气管插管全身麻醉，采取上腹部倒 T 形切口。探查见少量腹水，肝外观呈重度结节状肝硬化，体积缩小，脾增大，胆囊大小约为 4.5cm×4.5cm×6.5cm，扪及多枚结石；肝动脉、胆管、门静脉和肝静脉无异常（图 3-42）。取网膜上怒张静脉，估测门静脉压力为 35cmH$_2$O。在胰腺上缘结扎脾动脉，再次估测门静脉压力为 24cmH$_2$O。紧靠肝的边缘游离、结扎、切断左右肝管及左右肝动脉，充分显露门静脉主干及左右支。解剖第三肝门，切断、结扎在下腔静脉两侧所遇到

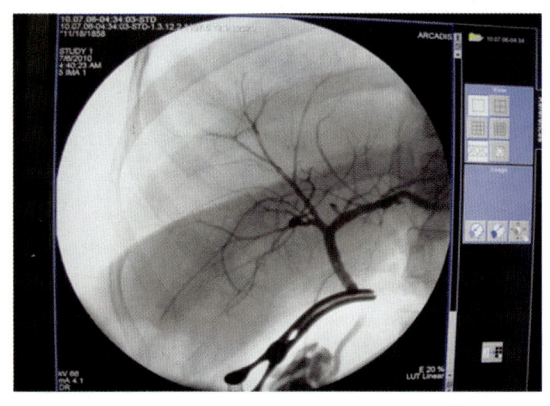

图 3-38　术中经胆囊管插管行胆管造影证实左右肝管分支清楚，为 I 型

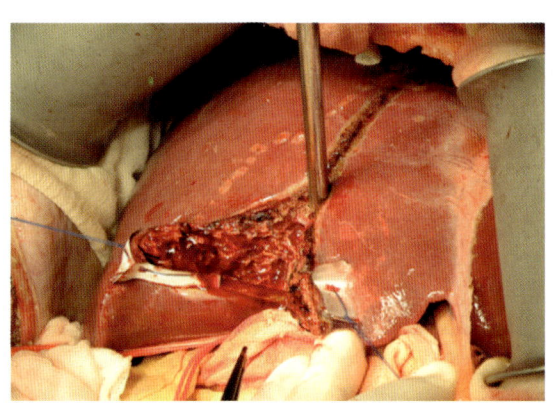

图 3-39　贴肝中静脉的左缘用 CUSA 刀刮吸分离肝组织，显露出管道结构，细小的管道用双极电凝后切断，较粗的管道结构钳夹后剪断并结扎或缝扎

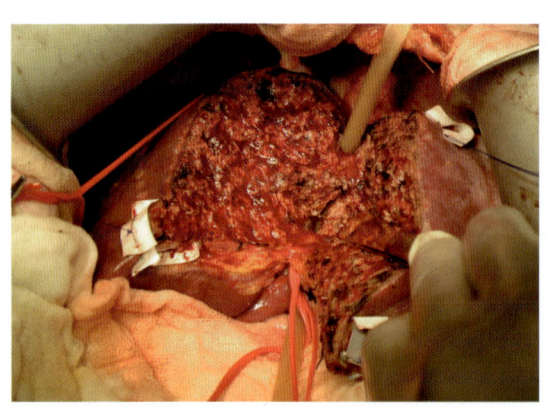

图 3-40　左右半肝完全分离，并显露出肝中静脉根部

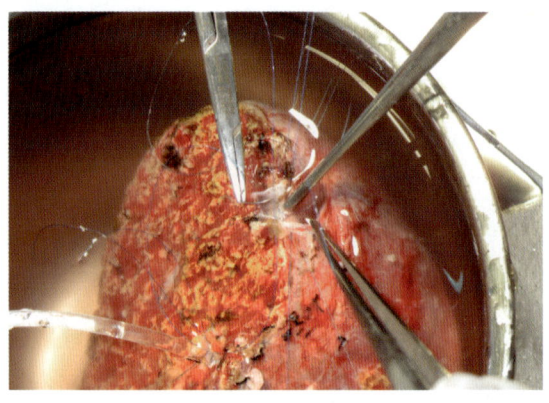

图 3-41　将肝中静脉及右肝静脉修整呈一个三角形的开口

的肝短静脉，游离肝后下腔静脉的后壁，使肝后段下腔静脉完全游离。解剖第二肝门，保留肝静脉残端把肝完整切除，保留肝后下腔静脉。5-0 prolene线缝合受体肝左中静脉残端。用 3-0 prolene 缝线连续外翻缝合方法将供体肝肝右、中静脉成形口与受者肝右静脉吻合（图3-43）。修整供体肝和受者门静脉右支的长度，用 5-0 prolene 缝线连续外翻缝合方法行门静脉吻合，结束无肝期（图3-44）。在5倍手术放大镜下修整供体肝肝右动脉和受体肝右动脉的长度，用 8-0 prolene 缝线间断外翻缝合方法吻合肝右动脉，术中B超检查提示供肝门静脉及肝动脉血流正常（图3-45）。修整供体肝和受者右肝管的长度确认有良好血供时，用 7-0 prolene 缝线间断外翻缝合方法行胆管吻合，不放置T管引流（图3-46）。手术过程顺利，麻醉满意，术中出血约2500ml，尿量2000ml，予输血浆2400ml，红细胞10U，血小板3U，冷沉淀20U。供体肝热缺血时间0min，冷缺血时间169min，受体无肝期108min；缝合肝静脉29min，吻合门静脉21min，吻合肝动脉 60 min，吻合胆总管23min。术后剖视肝见肝呈肝硬化表现，未见肿瘤。

8．术后情况：术后两人均转入SICU监护治疗，同时给予预防感染、护肝、促进肝细胞再生、降低门静脉压力及营养支持等治疗。供体及受体均恢复良好，无明显并发症出现。术后5天停用抗生素并进食，术后1个月左右出院。出院前复查CT，供体残留的肝及受体移植的肝均明显增大（图3-47、3-48）。

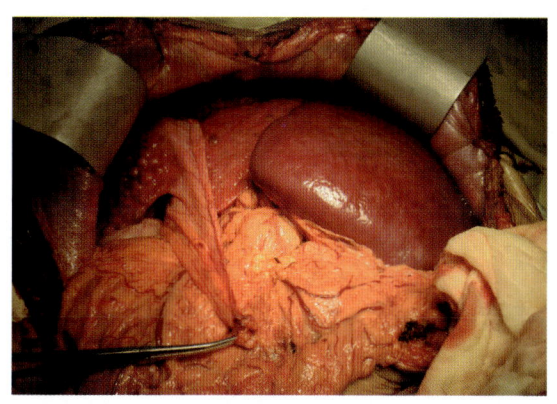

图 3-42 肝外观呈重度结节状肝硬化，体积缩小，脾增大

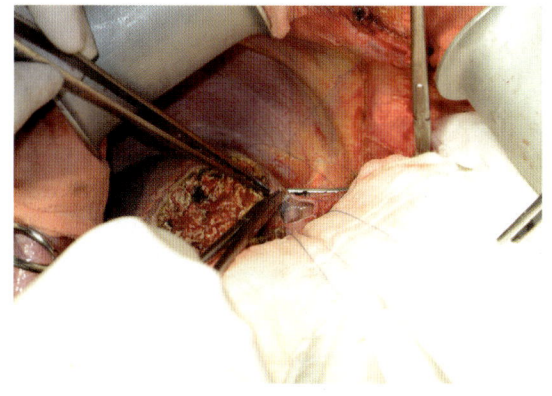

图 3-43 用 3-0 prolene 缝线连续外翻缝合方法将供体肝肝右、中静脉成形口与受者肝右静脉吻合

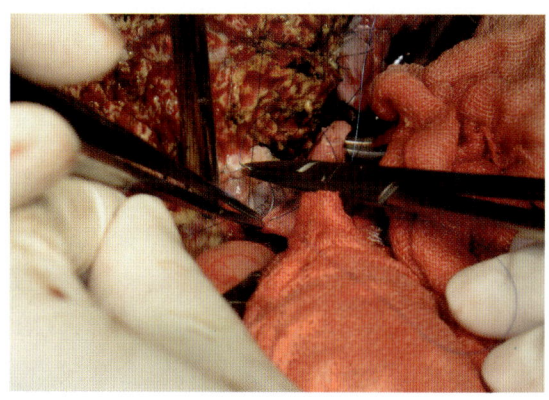

图 3-44 5-0 prolene 缝线连续外翻缝合方法行门静脉吻合

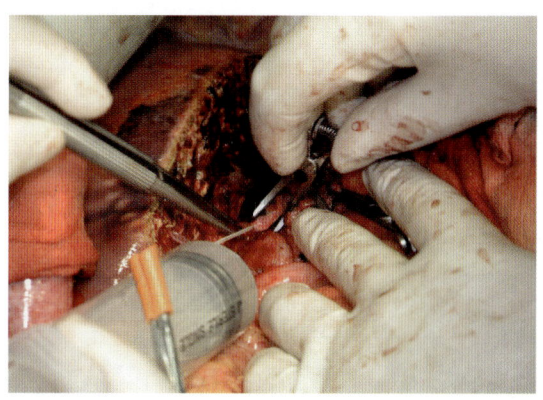

图 3-45 8-0 prolene 缝线间断外翻缝合方法吻合肝右动脉

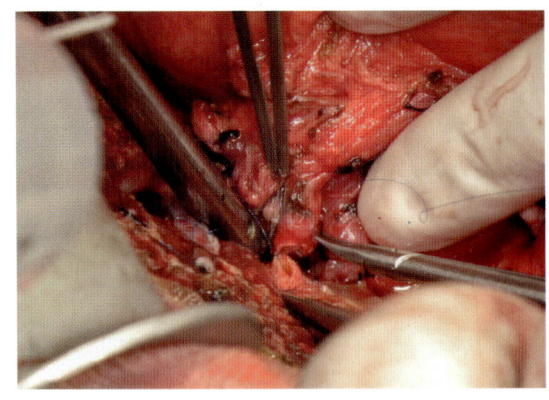

图3-46 7-0 prolene 缝线间断外翻缝合方法行胆管吻合

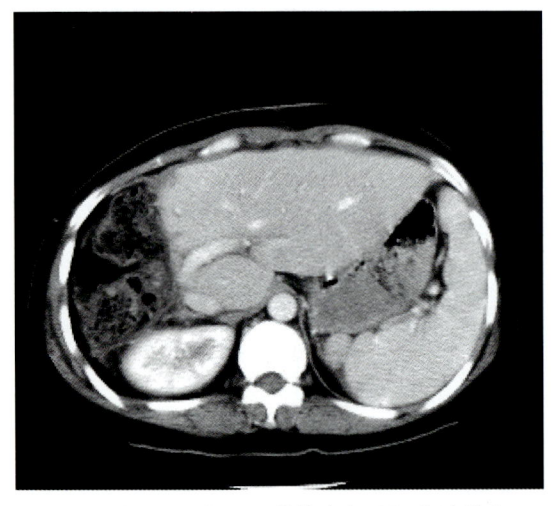

图3-47 术后20余天,供体残留的肝较前增大

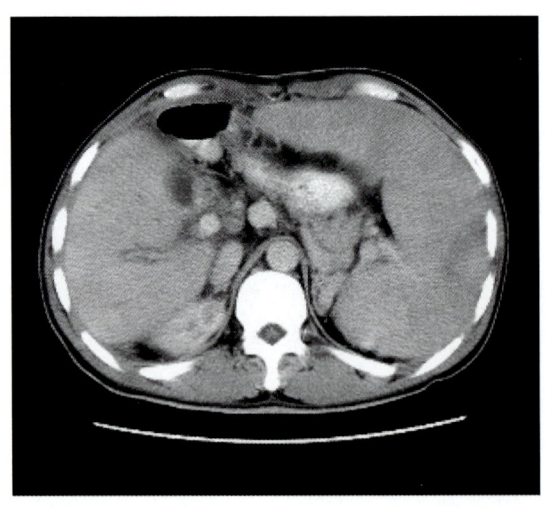

图3-48 术后20余天,受体移植的肝较前明显增生,但脾仍较大

【专家点评】

毫无疑问,成人间的亲体供肝肝移植无论在技术难度上,还是在风险上,都是尸肝移植所不能比拟的,尤其是当供、受体体型差别较大时。在本例中,经过反复筛选,合适的亲属供体只有一人,即患者的妻子,但她体重仅44kg,而受者体重达66kg。假如情况正好相反,那问题就简单多了!供肝该如何切取?对受体是否够用?是切取左半肝还是右半肝?是否包括肝中静脉?会不会造成供肝者的较大风险?这些都是在手术前需要精确计算、解决的问题。假如取左半肝,体积为558.12cm³,占受体标准肝体积的比值(ESLM)不到40%,显然不合适;如果取右半肝(不包括肝中静脉),切取的右半肝占受体标准肝体积的比值(ESLM)为刚超过40%,但仍然处于临界值,万一切取后的实际结果与术前估算的理论值有偏差,那么后果很可能是灾难性的小肝综合征,这对患者及捐肝者的打击是可想而知的。对受体而言,用包含肝中静脉的右半肝当然是比较理想的,而在这么一位瘦小的供体身上切取包含肝中静脉的扩大右半肝又是否安全呢?经过认真阅片发现,供者的左肝静脉有两支,其中一支专门引流S4肝段。那就意味着供体剩余的肝有充分的静脉回流。从体积上来计算,切取含肝中静脉的右半肝体积为582.49cm³,相当于切除56.37%的肝,切除后尚剩余43.63%的肝。由于切取量没有超过60%,因而理论上应该是安全的。这样切取的移植物与受体标准肝体积的比值(ESLM)为45.74%,估算的移植物与受体体重之比(GRWR)等于0.91%,各项指标均符合活体肝移植对供体及受体的技术要求,成功的机会大大增加。经过多次讨论,最终确定了含肝中静脉的右半肝切取方案。手术中切取供肝后称重为534g,最终实际的GRWR为0.81%。可以想象,假如选择的是不含肝中静脉的右半肝供体或左半肝供体,GRWR一定会小于0.8%,那么发生小肝综合征的概率将非常高!术后恢复的情况也证明我们的选择是正确的。

晚期肝癌活体肝移植 1 例

病例收集：浙江大学医学院附属第一医院肝移植中心　庄　莉　张　宇　周　琳
点评专家：浙江大学医学院附属第一医院肝移植中心　郑树森

【病例介绍】

患者，男性，51岁。既往乙肝病史20年，无正规抗病毒治疗，体检发现肝内占位。CT、MRI 等影像学检查提示右肝占位，大小约 8.6cm×8.5cm×6.6cm，门静脉内癌栓形成，范围达门静脉主腔（图 3-49、3-50）。甲胎蛋白定量自动法 >87500.00 ng/ml。乙肝病毒 DNA 测定：$8.66×10^4$ 拷贝/毫升，接受替比夫定治疗。发现肝内占位 1 个月后，患者接受肝动脉化疗栓塞术（TACE）治疗 1 次。

2008 年 5 月 2 日患者接受活体肝移植术，术前检查排除肿瘤肝外转移。术中过程顺利，发现肝多个结节，最大直径 1.2cm，最小者直径 0.2cm，肝门部可见癌栓，未发现肿瘤肝周侵犯或腹腔转移（图 3-51、3-52）。术后病理为肝细胞及胆管细胞性

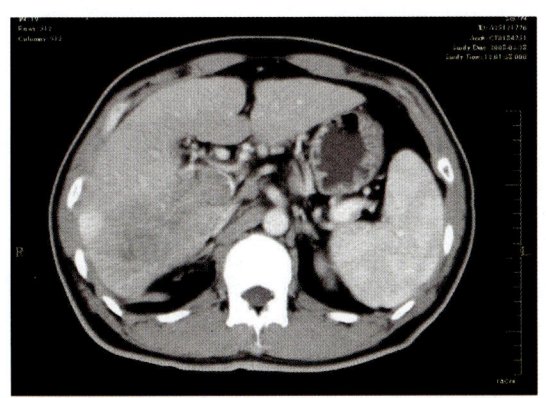

图 3-49　移植术前肝 CT 示肝内巨大占位，门静脉癌栓形成

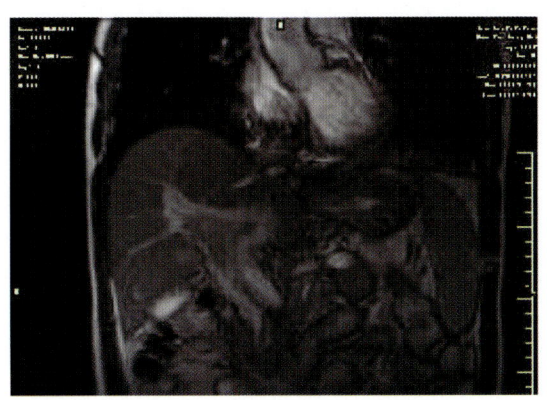

图 3-50　移植术前肝 MRI 示门静脉癌栓形成

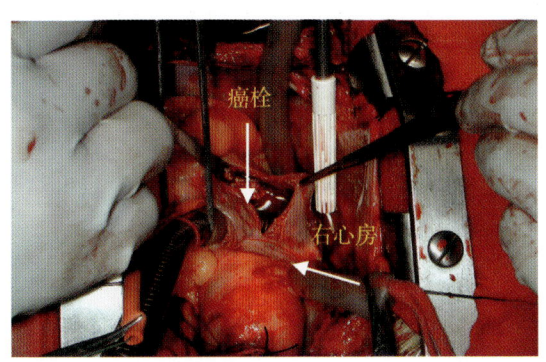

图 3-51　术中病肝剖面图

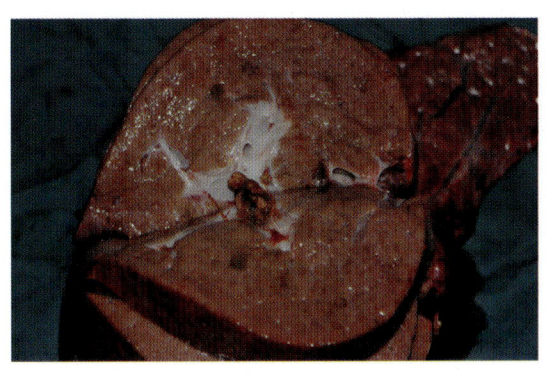

图 3-52　病肝门静脉癌栓

混合性肝癌（低分化），大片凝固性坏死伴多核巨细胞聚集，周围肝组织呈结节性肝硬化改变，胆囊无累及。

术后给予他克莫司（FK506）联合吗替麦考酚酯抗排斥治疗，并快速撤除激素。患者移植肝功能恢复良好，根据肝功能调整FK506剂量，维持较低浓度FK506。术后改替比夫定为拉米夫定，联合乙肝免疫球蛋白预防乙肝复发。患者术后1个月即开始服用多种抗肿瘤中成药和中药，以及冬虫夏草提高免疫功能。术后定期随访，患者移植肝功能稳定，至今未发现肿瘤复发或转移。

【专家点评】

目前，肝切除和肝移植是仅有的可能治愈原发性肝恶性肿瘤的措施。由于90%的肝肿瘤是肝细胞癌（HCC），而绝大部分HCC患者同时具有肝硬化，因此手术切除仅适用于少数患者，而且还面临着很高的复发率。因此对于大部分HCC患者，肝移植是唯一的治愈和长期存活的机会。但肝移植术后必要性地使用免疫抑制剂提高了患者的复发风险。近年来，各种局部治疗技术应运而生，包括各种经肝动脉栓塞技术，使用或不使用化疗和放射性核素，最终通过栓塞血管从而阻断肿瘤血供。各种消融和减瘤措施也逐渐被应用于控制肿瘤生长，包括无水乙醇注射、射频热消融等。作为姑息性治疗手段或移植前过渡治疗措施，再进行肝移植手术，以获得最大的治愈机会。

本例患者为肝癌晚期（混合型），门静脉癌栓形成，术前甲胎蛋白水平高于检测范围，乙肝病毒活动，均为肝移植术后肿瘤复发或转移的危险因素。患者肿瘤发生、发展迅速，发现疾病时已超过杭州标准，但通过术前TACE治疗，尽管影像学检查未发现肿瘤有明显缩小或坏死，但术中病肝解剖发现肿瘤病灶已大块坏死，TACE效果良好。并且术前接受替比夫定治疗，快速有效控制了乙肝病毒的复制。

根据本中心的统计数据，肿瘤患者似乎具有某种免疫特惠机制，排斥反应的发生率低于非肿瘤受体。术后为了减少免疫抑制治疗，避免过度影响机体抗肿瘤能力，采用个体化治疗方案，不仅快速撤除激素，而且降低FK506剂量。患者移植肝功能恢复稳定，移植物与宿主相处和谐，使得患者有机会接受多种抗肿瘤治疗，包括全身化疗、口服抗肿瘤药物、中药以及冬虫夏草等免疫增强剂，并逐渐减少免疫抑制剂剂量，降低FK506浓度（术后1年保持浓度范围2~4ng/ml）。患者定期监测肿瘤指标变化及复查影像学，均未发现肿瘤复发或转移。通过此例超过杭州标准的肝癌肝移植病例的诊治，我们发现术前积极地治疗、控制肿瘤病灶发展，术后减少免疫抑制剂使用并综合预防性治疗，还是可能获得良好预后的。

第四章 复杂肝移植手术和联合脏器移植病例

首例劈裂式"两人异位"肝移植1例

病例收集：第四军医大学西京医院肝胆外科暨全军器官移植中心　陶开山　岳树强　宋振顺

专家点评：第四军医大学西京医院肝胆外科暨全军器官移植中心　窦科峰

【病例介绍】

1. 受者资料

受者一：男，24岁，体重45kg。因肝豆状核变性导致乏力、食欲减退伴间歇性呕血、便血3年入院。入院检查：血常规：白细胞计数 $1.17×10^9$/L，中性粒细胞百分率0.581，红细胞计数 $2.75×10^{12}$/L，血红蛋白65 g/L，血小板计数 $36×10^9$/L；肝功能：谷丙转氨酶12 IU/L，谷草转氨酶18 IU/L，碱性磷酸酶74 IU/L，谷氨酰转肽酶19 IU/L，总胆红素24.3μmol/L，直接胆红素12.1μmol/L，白蛋白38.4 g/L；血凝：凝血酶原时间18.00 s，活化部分凝血活酶时间39.20s，纤维蛋白原0.97 g /L；电解质：钾3.4 mmol/L，钠142.1 mmol/L，钙2.1 mmol/L；血清铜3.1 μmol/L，铜蓝蛋白1.0 单位，尿铜1.45 μmol/d；乙肝系列（－），丙肝抗体（－）；眼科会诊提示：双眼角膜K-F环明显；腹部CT及血管成像提示：肝硬化，脾大，腹水，肝左叶小囊肿，左肾为双动脉供血，脾静脉、门静脉主干及肝内分支管腔增粗，门静脉高压。肝右静脉低位汇入下腔静脉。患者入院10天后，再次出现便血、呕血，给予止血、输注红细胞、血浆、冷沉淀等血制品、抑酸、保肝及对症等处理后，患者出血停止，病情平稳，一般情况改善。

受者二：男，25岁，体重65kg。因乙肝感染20余年导致乏力、呕血半个月入院。入院检查：血常规：白细胞计数 $2.03×10^9$/L，中性粒细胞百分率0.601，红细胞计数 $2.75×10^{12}$/L，血红蛋白83 g/L，血小板计数 $117×10^9$/L；肝功能：谷丙转氨酶40 IU/L，谷草转氨酶30 IU/L，碱性磷酸酶86 IU/L，谷氨酰转肽酶55 IU /L，总胆红素9.6 μmol/L，直接胆红素4.3μmol/L，白蛋白41.1 g/L；血凝：凝血酶原时间13.80s，活化部分凝血活酶时间31.70s，纤维蛋白原1.64 g /L；电解质：钾5.1 mmol/L，钠143.6 mmol/L，钙2.3 mmol/L；肿瘤标志物：甲胎蛋白1.96 ng/ml；乙肝表面抗原（＋），乙肝核心抗体（＋），乙肝病毒定量 $2.7×10^4$ 拷贝/毫升，丙肝抗体定性（－）；腹部CT及血管成像提示：肝硬化，脾大，少量腹水，肝内多个低密度灶，囊肿可能；食管胃底及脾门周围静脉曲张，两肾周数个小结石；腹部B超提示：肝硬化，肝内多发实性占位性病变，考虑肝癌，脾大；腹部超声造影提示：肝硬化，肝左叶多发实性占位性病变，部分为坏死结节，部分高度怀疑恶性。

两受者入院后，完善相关肝移植术前检查后，于2010年1月27日行劈裂式肝移植术。

2. 供肝资料

供肝来自无心跳尸体供者，采用腹腔脏器联合快速切取技术获取供肝，UW液灌注并保存。热缺血时间约5min，冷缺血时间分别为7h、8h。采用体外劈离方式劈离肝。劈离肝之前行肝动脉及胆管造影了解有无变异。沿镰状韧带和脐静脉板离断肝实质，获得245g标准的Ⅱ/Ⅲ段供肝与605g Ⅰ、Ⅳ～Ⅷ段供肝（超右半肝）（图4-1）。

供肝病理：肝小叶结构未见异常，汇管区较多

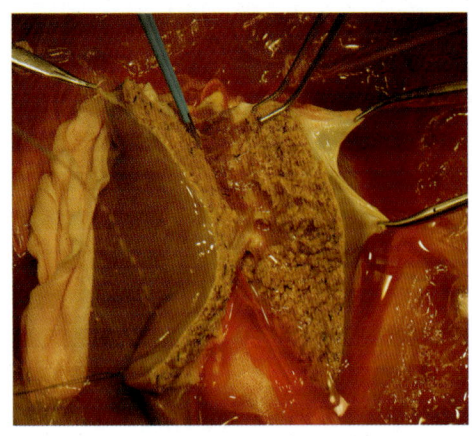 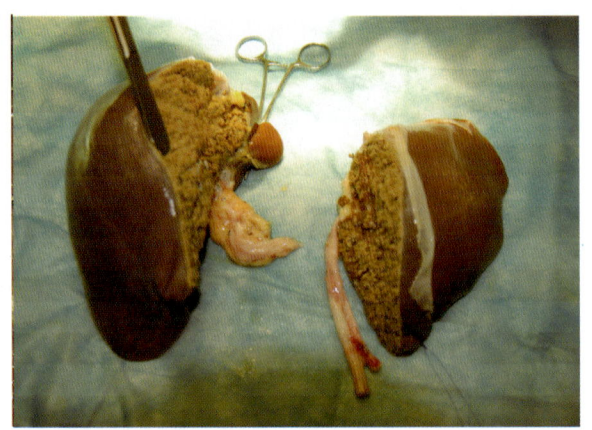

图 4-1　将离体供肝劈裂成两部分，左外叶 245g，右三叶 605g

炎细胞浸润，纤维组织轻度增生。

3. 受者手术（图 4-2）

受者一采用脾窝异位辅助性肝移植。术中先常规切除患者巨大的脾，解剖脾静脉、脾动脉、左肾静脉以及左肾静脉周围的下腔静脉。将劈裂出的供肝左外叶上下翻转 180° 植入脾窝，供肝肝左静脉与受者左肾静脉端端吻合，保留受体左侧肾上腺静脉和左生殖静脉，确保左肾的血液回流，其间采用直径匹配的供体髂动脉行血管搭桥，长约 5cm；门静脉左支与脾静脉吻合；肝动脉和脾动脉端端吻合；用一直径约 4mm 的脾动脉分支与脾静脉端侧吻合，实现门静脉动脉化，确保供肝有充足的血液供应。术中以超声多普勒检查移植肝血供。胆管重建采用供体左肝管与受体空肠行 Roux-en-Y 端侧吻合。术中失血约 4900ml，输红细胞 6U，血浆 1450ml，自体血回输 2000ml，总手术时间约 10h。

受者二采用原位背驮式肝移植。术中先常规切除患者肝后，将劈裂出的供肝右三叶植入原位，先吻合肝静脉，将供肝肝右、中静脉劈开成形为一个开口，用 5-0 prolene 线吻合到下腔静脉上。门静脉采用门静脉右支与受体门静脉主干行端端吻合。采用手术显微镜进行肝动脉重建：供肝右肝动脉与受体肝固有动脉端端吻合。术中以超声多普勒检查移植肝血供。胆管重建采用供体右肝管与受体空肠行 Roux-en-Y 端侧吻合。术中失血约 3400ml，输红细胞 16U，血浆 3060ml，总手术时间约 9h。

4. 术后恢复

术后早期的恢复情况：受者一术后 4h 清醒，8h 拔除气管插管；受者二术后 4h 清醒，6h 拔除气管插管。肝功能指标逐渐好转。

术后常规行抗排斥、抗感染、抗病毒、保肝、营养支持及对症等治疗。

术后抗排斥治疗：早期两受者均采用他克莫司、吗替麦考酚酯、激素（甲泼尼龙、醋酸泼尼松）诱导免疫耐受，治疗过程中激素用量逐渐减少直至停止；目前均依赖他克莫司、吗替麦考酚酯维持抗排斥。

术后观察两位受者肝功能恢复状况、移植物存活情况及并发症发生情况；受者一还观察血清铜、铜蓝蛋白及尿铜恢复情况。

受者一在术后第 1 天行腹部 B 超检查时，提示移植肝肝周少量积液，在 B 超引导下穿刺置管引流，2 周后拔除。在拔除术前留置的经皮肝穿刺门静脉测压管时，出现气胸，右肺被压缩，放置胸腔闭式引流，4 天后拔除。术后 28 天，受者出现黑便，大便潜血阳性，给予止血、奥美拉唑、生长抑素等治疗后，病情好转。受者肝功能逐渐恢复、移植物功能良好，术后 1 个月自身原肝和移植肝核素扫描显示，移植肝胆汁排泄功能和肝血流、血池显像正常（图 4-3）。血清铜、铜蓝蛋白及尿铜较术前明显好转，正逐渐恢复。术后病理提示：慢性纤维淤血性脾大。

受者二术后第 1 周出现转氨酶升高，给予增加抗排斥药物他克莫司后，转氨酶逐渐下降。术后病

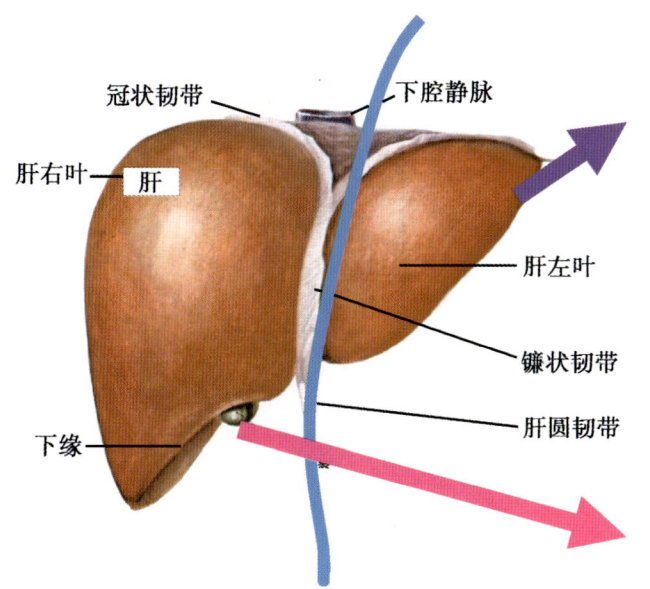
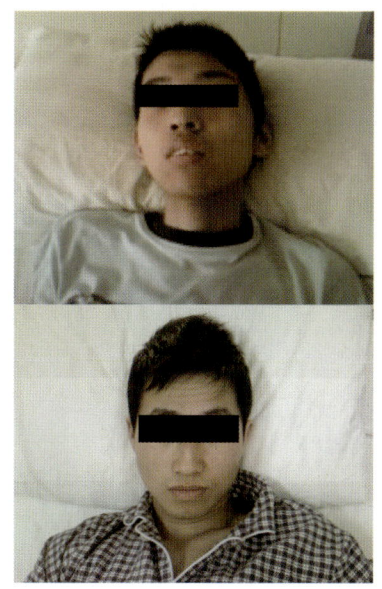

肝豆状核变性患者行
脾窝异位辅助性肝移植

肝硬化患者行
原位背驮式肝移植

图4-2 劈裂式"两人异位"肝移植示意图

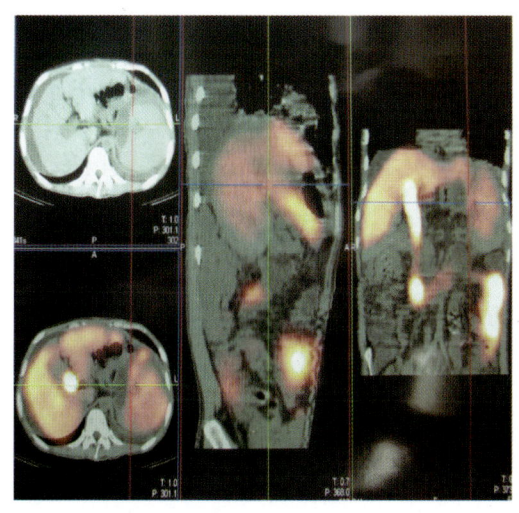
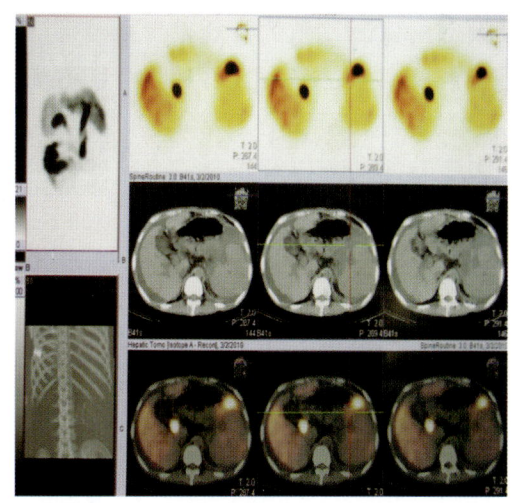

图4-3 脾窝异位辅助性肝移植患者术后1个月自身原肝和移植肝核素扫描图,显示移植肝胆汁排泄功能和肝血流、血池显像正常

理提示:结节型活动性肝硬化伴局灶坏死,局部呈腺瘤性增生改变;慢性胆囊炎。

随访至今,两受者已健康生存8个月(图4-4)。

【专家点评】

目前肝移植已经成为国际公认的治疗终末期肝病唯一有效的方法。在发达国家和地区,肝移植已被列为临床常规手术。由于我国终末期肝病患者数量庞大,需要并渴望接受肝移植的患者逐年增长,这使得供肝短缺的问题日益突出。劈裂式肝移植是基于"肝是功能性分段器官"的理论,将完整的供肝分割成2个或2个以上的解剖功能单位分别移植给不同受者,达到"一肝两受"或"一肝多受"。劈裂式肝移植是缓解供肝短缺的主要手术方式之一。2010年1月27日,我科成功采用劈裂式肝移植治疗2名终末期肝病患者,一位患者保留其原有的肝,切除脾后将劈裂出的供肝左外叶置于脾窝部,行脾窝异位辅助性肝移植;另一位患者采用原位背驮式肝移植。经检索全世界未见报道。

劈裂式肝移植由德国医生Pichlmayr首创于20世纪80年代末。至20世纪90年代末,技术业已

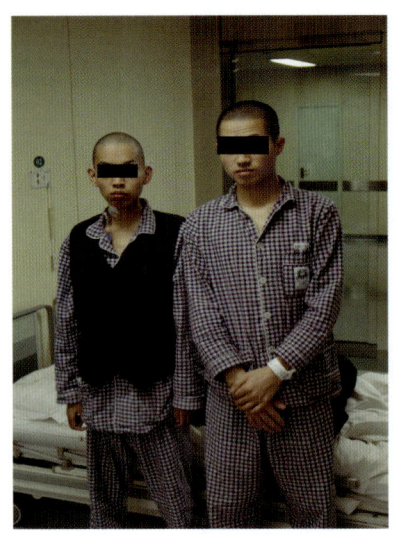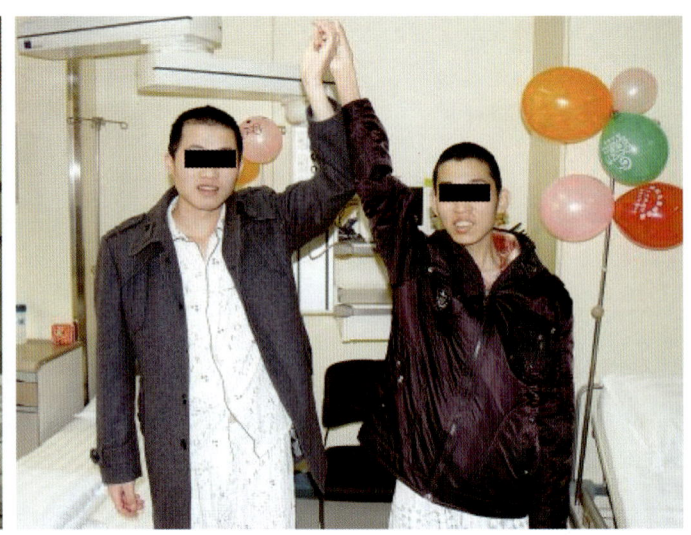

图 4-4　手术前（左图）及手术后 1 个月出院时（右图）两位患者合影

成熟的劈裂式肝移植已从最初主要应用于儿童肝移植，逐渐成为欧洲及澳洲国家肝移植的常规术式，并扩展到双成人受者的肝移植。劈裂式肝移植不仅是拓展供肝来源、缓解供肝短缺的重要方法之一，而且能缩短受者等待时间，以获得更满意的移植效果。面临当前尸体供肝短缺而活体供肝受限的现状，国内外移植界对于劈裂式肝移植这一增加尸体供肝数量的有效方法倍加关注。就我国国情而言，供肝获取后，主要采取的是体外劈裂操作，其缺点在于劈裂耗时长，供肝冷缺血时间明显延长，这将会导致供肝缺血再灌注损伤加重，增加术后血管、胆管并发症及移植物功能不全的发生率。近年来，随着对体外肝劈裂方式的改良和技术的进步，血管、胆管并发症和移植物功能不全的发生率显著降低，使其成为目前应用最广泛的供肝劈离方法之一。

辅助性肝移植伴随着肝移植的发展而不断成长，在短短几十年内经历了"起步—发展—停滞—再发展"几个阶段，取得了一定的成就，也遇到了很多困难。自 2007 年来，我中心采用脾窝异位辅助性肝移植治疗肝豆状核变性患儿 4 例，积累了一定的经验，但是该 4 例肝移植供体均为活体供肝移植。本次劈裂式"两人异位"肝移植中肝豆状核变性患者借鉴上述手术方式，采用脾窝异位辅助性肝移植，具有以下优点：①保留受体原有肝，未做切除和游离，手术损伤相对要小，减少了术中出血；②切除病理性的巨大脾，为移植肝提供了足够的腹腔空间；③受体所需供肝的重量明显低于原肝全切除后原位活体肝移植所需的供肝重量，进一步减少了对供体的损害；④简化了手术操作，缩短了手术时间，减少了术后并发症的可能；⑤术后供肝的门静脉压力高，保证了供肝的血流灌注。但是，脾窝异位辅助性肝移植也存在一些缺陷：①供肝在脾窝摆放位置不确切时，容易导致血管扭曲，影响移植肝的血供或回流；②移植肝的门静脉与脾静脉吻合后易成角，可能导致门静脉血栓形成；③由于对左肾静脉进行了结扎，左肾静脉回流需要通过肾上腺中央静脉和生殖静脉，在手术后早期受者会出现一过性的肾损害，但随着静脉回流的代偿，术后 1 周左右肾功恢复正常。

由于供肝紧缺，两名患者病情危重，经过全院讨论后，决定此次手术采用劈裂式"两人异位"肝移植，并根据患者病情，分别采用脾窝异位辅助性肝移植及原位背驮式肝移植。"两人异位"劈裂式肝移植的成功开展尚属世界首例，严格的病例选择、科学的手术方案、完善的围术期处理、精细的手术操作是"两人异位"劈裂式肝移植成功的关键。"两人异位"劈裂式肝移植还需要不断进行分析和讨论，辩证对待所涉及的利弊，积极思考目前存在的争议，初步建立对其疗效的客观评价体系。

小儿供肝应用于成人肝移植 1 例

病例收集：中山大学附属第一医院肝移植中心　鞠卫强
点评专家：中山大学附属第一医院肝移植中心　何晓顺

【病例介绍】

患者，女性，61 岁，身高 158cm，体重 52kg，血型为"O"型 Rh（+）。原发病为：原发性肝癌；慢性乙型病毒性肝炎；肝炎后肝硬化；腹水（大量）；肝囊肿；肝癌结节射频消融术后。患者 3 年前开始反复出现"腹胀、食欲减退"等症状，行 B 超检查提示肝硬化，乙肝两对半提示 HBsAg（+）、HBcAb（+），一直服用中药治疗。17 个月前 CT 发现右肝结节，大小约 2.9cm×2.2cm，诊断为原发性肝癌，行射频消融术治疗。1 个月前再次出现腹胀、食欲减退，CT 提示：肝 S2 原发性肝细胞癌，大小 1.7cm×2.7cm；肝硬化；腹水；脾大；肝囊肿。术前 MELD 评分 15 分。受者标准肝体积(SLV)计算公式如下：SLV（ml）= 706.2 × BSA（m^2）+ 2.4；BSA= Wt（kg）$^{0.425}$ × Ht（cm）$^{0.725}$ × 0.007184。按公式计算出 SLV=1070.5ml。

供肝来源为 6 岁男性无心跳供体，死亡原因为"先天性脑血管畸形破裂出血"。血型为"O"型 Rh（+），病原学检查均为阴性。供体身高 125cm，体重 25kg。心跳停止后立即采用腹部大"十"字切口入腹，入腹后剪开肝圆韧带及镰状韧带，将消毒冰屑撒在肝及双肾表面降温，立即行腹主动脉和门静脉插管低压（80cmH$_2$O）灌注 4℃ HCA 液 1500 ml 后，改 4℃ UW 液灌注 1000ml，总量约为 2500ml。经胆囊插管以 4℃ HCA 液灌注胆管，量约 300ml。灌注过程中肝表面及腹腔不断添加冰屑使肝快速降温。灌注完毕后切取供肝，放置 4℃ UW 液中保存。供肝修整后质量 390g，供肝估算体积（GV）为 390ml，热缺血时间 3min，冷保存时间 9h（图 4-5）。

患者于 2010 年 2 月 11 日行改良背驮式原位肝移植术。为了减低成人高流量的门静脉血流对儿童供肝的损伤，术中采用预先获取的供体髂外静脉在门静脉与下腔静脉间行搭桥术，搭桥血管长 3cm，直径 0.7cm。无肝期 45min，手术时间 455min，术中出血 500ml。术后采用巴利昔单抗 + 激素 + 吗替麦考酚酯（MMF）+ 他克莫司的免疫抑制方案，巴利昔单抗在术中及术后第 4 天分别应用 20mg；术中及术后第 1 天分别使用 500mg 激素；术后第 4 天开始使用 MMF 及他克莫司，MMF 剂量为 0.75 Q12h，他克莫司血清谷值水平维持在 5~10ng/ml。

患者术后 5h 清醒，12h 停用呼吸机、拔除气管插管，35h 时转出 ICU，26 天出院。随访至今 6 个月，未出现移植肝原发性无功能（primary nonfunction，PNF）、胆管并发症、血管并发症、感染、急性排斥反应等并发症。术后早期患者胆红素进行性升高，最高达 214.5μmol/L，术后第 8 天开

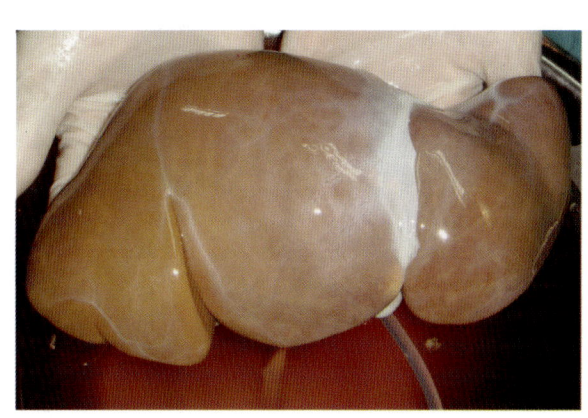

图 4-5　供肝

始下降，术后40天恢复正常。术后转氨酶及各项凝血指标进行性好转，1周后基本正常。随访期内肝功能、凝血功能完全正常。术后第3天开始使用前列腺素E_1（PGE_1）抗凝治疗，疗程10天，之后口服阿司匹林至今。术后定期行彩色多普勒超声监测移植肝血流情况。术后早期搭桥血管血流通畅，流速最高为140.1cm/s，随访期内流速逐渐减慢，术后3个月彩超显示搭桥血管基本闭塞，只有少量血流信号。术前实测移植肝体积为390ml，GRWR=0.75%，GV/SLV=36.4%。术后14天和90天分别行CT肝动脉造影（CTA）检查，测量肝体积分别为1146ml和844ml，GV/SLV分别为107%和78.8%（图4-6、4-7）。

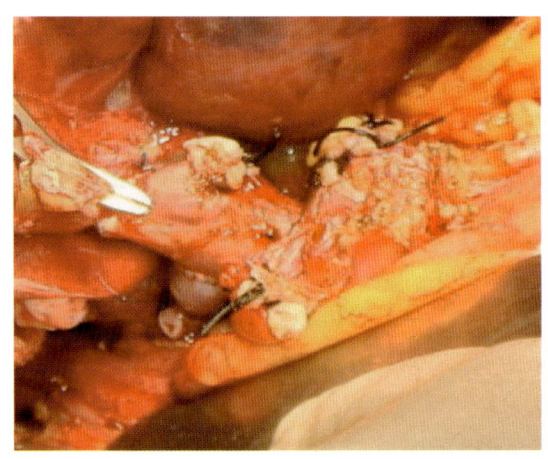

图4-6　门静脉-下腔静脉"搭桥"

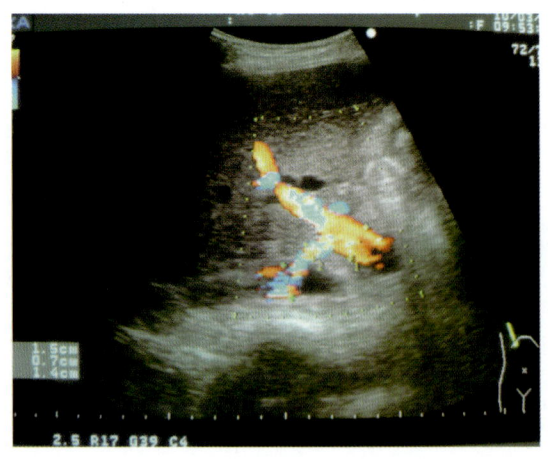

图4-7　术后彩超显示"搭桥"血管血流

总结该例儿童供肝应用于成人肝移植的成功病例，我们认为儿童供肝可以安全地应用于成人肝移植，但要把握供肝的大小，在供肝体积偏小的情况可以采取门静脉-下腔静脉血管搭桥术以分流部分门静脉血流，减少高流量门静脉血流对移植物的损害，同时要尽可能缩短供肝的热缺血及冷保存时间，降低供肝的保存损伤。熟练的血管吻合技术、术后严密的肝功能监测、肝血流彩色多普勒超声监测以及抗凝药物的应用是预防血管并发症的有效手段。另外，在供肝切取过程中要注意儿童供肝与成人肝的差别，保持适当的灌注压力和灌注量，避免儿童供肝遭受灌注损伤。

【专家点评】

近年来，由于供体的短缺，"边缘型器官"逐渐应用于临床，例如乙肝表面抗原阳性、中度脂肪肝、老年以及儿童供体等。儿童供体应用于成人肝移植的弊端在于进一步减少了小儿肝移植的供体来源，但是在一些特殊情况下仍可应用。一种情况是成人受体病情危重，属于抢救性肝移植；另一种情况是暂时没有合适的小儿受体。但是儿童供体应用于成人肝移植的安全性仍然是器官移植工作者最担心的问题，风险来自以下几个方面：一是儿童供肝体积小，应用于成人是否会发生术后肝功能失代偿；二是儿童供肝尚未发育成熟且体积偏小，成人门静脉的高流量血流是否会对儿童供肝造成不可逆的损害，出现类似活体肝移植中的小肝综合征（small for size syndrome，SFSS）；三是儿童供肝血管管径相对于成人均较小，血管吻合的难度较高，术后血管并发症的发生率高。

相对于成人受体而言，多大的供肝才能满足受体的需要，并且不增加术后移植物丢失及血管并发症发生的风险是值得探讨的问题。在活体肝移植的供肝选择方面的一些经验可以借鉴，目前国内外大多数移植中心通常采用移植物体积与受体标准肝体积比（GV/SLV）和移植物重量与受体重量比（GRWR）来评价应切取供肝的量。一般认为GV/SLV>40%，GRWR>1%才能满足受者肝代谢的需要。当 GV/SLV<35%，GRWR<0.8% 时，则易发生 SFSS。该病例的 GRWR=0.75%，GV/SLV=36.4%，均低于文献报道的安全范围，因此我们从供肝切取开始就采用低压（80cmH_2O）、低灌注量（2500ml）的方法减少供肝的灌注损伤，并努力缩短热缺血及冷保存时间，术中采用门静脉-下腔静脉血管搭桥来分流部分门静脉的血流，术后采用他克莫司为主的免疫抑制方案，尽量避免应用有肝损害的药物，以保障受体的安全，取得了较好的临床疗效。

有研究认为，虽然在小儿供肝应用于成人肝移植中，供受体肝血管管径的严重不匹配可以通过外科技术解决，但与供肝体积相关的肝血管床的容量却无法改变，并且受体高流量的门静脉血流会引起肝动脉反应性的痉挛，增加肝动脉的血管阻力，进一步减少了肝动脉的血流，这也是年龄小的供肝组受者的肝动脉血栓（hepatic artery thrombosis，HAT）发生率高的一个原因。有学者提出可以通过脾动脉结扎或栓塞来减少门静脉的血流，从而提高肝动脉血流，并且术后应用肝素抗凝治疗。

这种方法在活体肝移植预防 SFSS 方面也经常应用。本例患者没有采取该方法，而是采用门静脉-下腔静脉血管搭桥来分流部分门静脉的血流，同样也起到了较好的效果。从术后的彩色多普勒超声监测的结果来看，早期门静脉血流明显较慢，随着肝体积的增大，门静脉血流逐渐增加，而搭桥血管的流速逐渐降低，术后3个月的彩超显示搭桥血管基本闭塞，只有少量血流信号，流速也十分缓慢，这与我们的预期相吻合。术后我们在动态监测肝血流的基础上应用了较为温和的抗凝药物 PGE_1，之后改为长期服用阿司匹林，没有出现任何血管并发症。

关于术后肝再生方面，术后14天的CT测量肝体积为1146ml，已达到患者标准肝体积（1070.5ml）的107%。这一结果表明，儿童供肝的生长速度较快，两周时间即达到了受体的标准肝体积大小，这超过了我们的预期，但术后90天的CT显示，肝体积又较前缩小，为844ml，GV/SLV 为78.8%，其中的机制尚不清楚，需要对该受体进一步的随访研究。

劈离式左半肝移植1例

病例收集：中国人民解放军总医院肝移植中心　赵之明
点评专家：中国人民解放军总医院肝移植中心　董家鸿

【病例介绍】

1. 病史：患者，男性，15岁。间隙性反复皮肤黄染、发现肢体红斑15年，肝脾增大6年。患者于15年前（出生后数月）即发现有皮肤、巩膜黄疸及上肢有浅红色的"蜘蛛形"红斑，未予重视，亦未作任何治疗。6年前（9岁时）无明显诱因出现腹围增大，行超声检查提示：脾大、肝大。遂在解放军302医院作肝穿刺活检，病理报告"胆管缺乏症，考虑 Alagille 综合征可能"，予保肝、对症处理后症状稍缓解。无呕血、黑便史，食欲、睡眠情况良好，生长发育较同龄小孩差。

既往史：否认肝炎、结核、疟疾病史，4年前因"肺动脉瓣膜狭窄"曾在本院心脏外科行"肺动脉瓣膜扩张术"。否认食物、药物过敏史，预防接种史不详。个人史及家族史无特殊。

2. 体格检查：一般状态可，生命体征平稳，发育正常，营养欠佳。身高150cm，体重35kg，KPS 评分10分。专科检查：皮肤、巩膜轻度黄染，左右上肢可见多个"蜘蛛形"的红斑，胸骨及上腹部可见正中的切口瘢痕。腹部膨隆，可见表浅静脉曲张，腹部张力较高，肝肋缘下可及4cm，质地硬，脾左肋缘下可及8cm，超过中线约5cm，无明显的压痛。肠鸣音正常。移动性浊音未引出。

3. 实验室检查及辅助检查：血化验（解放军302医院，2008年8月12日）：总胆红素43.8 μmol/L，直接胆红素34.1 μmol/L，碱性磷酸酶287 U/L，γ-谷氨酰转肽酶191 U/L，白蛋白34g/L，凝血酶原时间16.4s，国际标准化比值1.5，纤维蛋白原5.06g/L。WBC 2.84×10^9/L，Hb 99 g/L，PLT 216×10^9/L。巨细胞病毒抗CMV-IgG、CMV-IgM及CMV-pp65均在正常范围内。HBsAg（-）、HBV（-）、梅毒抗体（-）、HIV（-）。CA125、CA19-9、CEA、AFP等均在正常范围内。

胃镜（解放军302医院，2008年7月25日）：黏膜未见明显的曲张静脉。肝MRI（解放军总医院，2008年7月29日）：肝体积增大，肝内弥漫性分布5mm左右的肝硬化再生结节，肝右前叶及左内叶可见8cm×8cm的异常信号影，动脉增强各期病灶未见明显强化；再生结节门静脉期及延迟期强化较均匀。脾明显增大。

肝活检病理（解放军302医院，2002年4月29日）：病变符合肝内胆管缺乏症，倾向于"Alagille综合征"，需与慢性胆管消失综合征、巨细胞病毒（CMV）感染及慢性进行性淤胆等鉴别。

4. 入院诊断：①胆汁性肝硬化；②肝内胆管缺乏症（Alagille综合征）？③肝中叶肿块待查，局灶性结节性增生（FNH）？肝恶性肿瘤？④脾功能亢进，巨脾。

5. 手术方式：劈离式左半肝移植术（不包含肝中静脉）。图4-8示受体肝肝硬化明显。图4-9为术中评估供肝内血管、胆管分布情况。图4-10为离断肝中静脉Ⅴ、Ⅷ段分支之前的左右半肝。图4-11为左半肝胆管空肠吻合。

6. 术后病理：结节性肝硬化，部分区域汇管区胆管缺乏，小叶间胆管缺乏，符合Alagille综合征。周边肝组织间质纤维组织增生、出血、机化及大量慢性炎细胞浸润。全肝未发现肿瘤。

7. 术后情况：患者术后恢复顺利，无明显排斥反应及其他并发症。3个月后复查CT示移植肝增生明显。患儿术后生长发育速度较术前明显加快，目前身高170cm，体重60kg。

【专家点评】

部分肝移植和肝段肝移植是解决供肝短缺的重要方法。劈离式肝移植（split liver transplantation，SLT）最初应用于儿童肝移植，

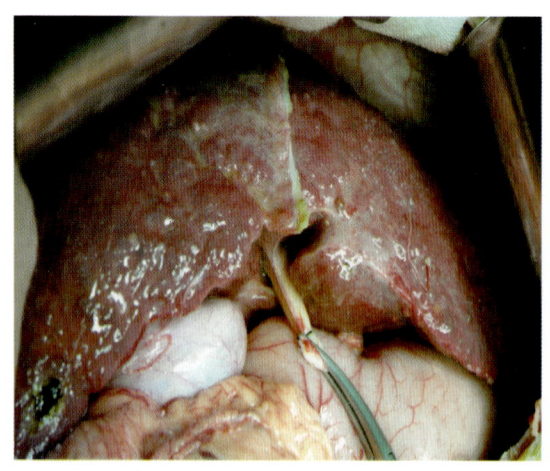

图4-8 受体肝肝硬化明显

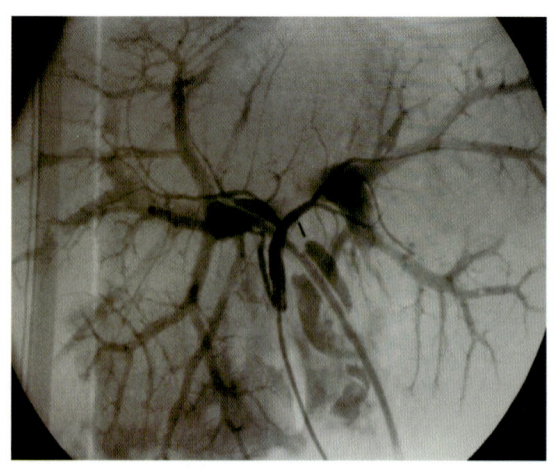

图4-9 劈离肝之前通过胆总管及门静脉内置管造影来评估供肝内血管、胆管分布情况

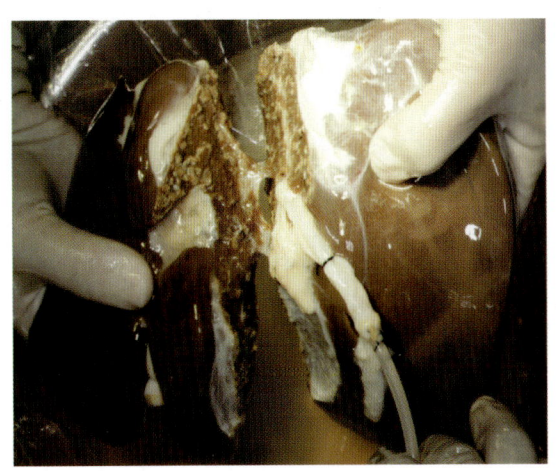

图 4-10 离断肝中静脉Ⅴ、Ⅷ段分支之前的左、右半肝

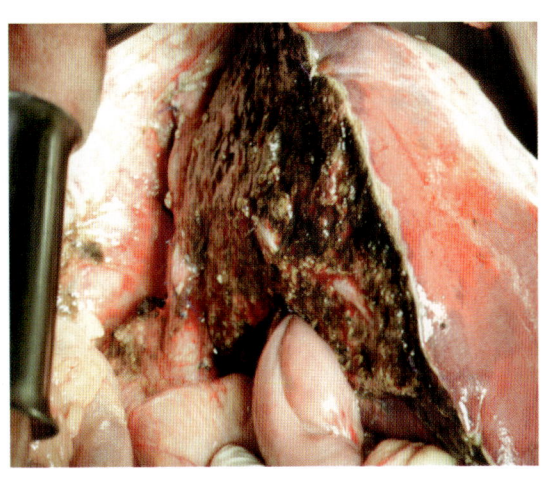

图 4-11 因肝总管保留给了右半供肝,肝移植后的左半肝采用胆肠吻合方式

现已成为一常规术式并扩展到两个成人的肝移植。据统计,SLT 可增加 15%~28% 的供肝数量,已成为解决供肝短缺的主要手术方式之一。SLT 的解剖学基础在于:左右半肝分别有各自独立的血管蒂、胆管及引流静脉,利用全肝的一部分,可以代替全肝在受体内发挥正常的功能。

SLT 分割技术有离体(ex vivo)劈离和原位(in situ)劈离两种方式。原位劈离是在血流动力学稳定的脑死亡供者腹腔内肝原来的位置施行劈离术,是目前国外临床上常用的劈离术式,其最主要的技术要点是沿镰状韧带将肝实质分开,在灌注前保留肝实质劈离的两部分肝血循环的完整通畅。离体劈离是对已取出的供肝在供者体外施行劈离术,其手术操作要点与原位劈离术基本相同。

分离前尽量先进行胆管和动脉造影(图 4-9),以评估供肝可劈离性,并指导分离过程。一般右肝管较短且变异较多,它的血供主要来自肝右动脉,故胆总管一般保留于右半侧肝,肝静脉、下腔静脉、肝动脉和门静脉分离视供体术中的解剖、劈肝技术和受体具体情况而定。经典的劈离式肝移植其肝实质的分割线通常选择在镰状韧带右侧 0.5~1 cm 水平,通过肝中静脉和肝左静脉之间,左侧包括Ⅱ、Ⅲ段,右侧包括Ⅰ、Ⅳ~Ⅷ段。根据左半肝体积的需要,分割线可以移到肝中静脉右侧,右侧包括Ⅰ、Ⅴ~Ⅷ段,左侧包括Ⅱ~Ⅳ段。

在劈离式肝移植中,正确判断供肝的最小体积对维持正常的肝功能非常关键。考虑到供肝的冷、热缺血-再灌注损伤,一般认为移植肝重量达到受体体重的 1.0% 即认为可维持良好的肝储备功能。本例患儿术前体重为 35kg,如果按经典的劈离式肝移植其肝实质的分割线来劈离肝,左侧供肝体积不能满足 GRWR>1.0% 的要求,术后可能会出现小肝综合征或肝衰竭。故我们选取了不包含肝中静脉(MHV)的Ⅱ、Ⅲ、Ⅳ段左半肝(重量为 390g)来供给此患儿,右侧包括Ⅰ、Ⅴ~Ⅷ段(重量为 640g)给了另一个体重为 50kg 的成人受者。两受者术后恢复均较顺利。

自体肝移植治疗肝泡型包虫病 1 例

病例收集：新疆医科大学第一附属医院肝脏外科　温　浩
点评专家：新疆医科大学第一附属医院肝脏外科　温　浩

【病例介绍】

患者，男性，33 岁，藏族，体检发现肝泡型包虫病（hepatic alveolar echinococcosis，HAE）1 个月。患者术前无黄疸、腹水和下肢肿胀，肝功能未见异常，吲哚菁绿 15 分钟潴留率（retention rate of indocyanine green at 15 minutes，ICGR15）为 6.3%。CT 检查示肝右叶巨大 HAE 病灶，左叶明显呈代偿性增生（图 4-12），肝内外胆管均未见扩张，CTA 检查显示肝后下腔静脉明显受压或侵犯而狭窄。临床初步诊断为肝右叶巨大 HAE。

术中探查见，右叶病灶重约 4300g，中央为液化坏死区，其壁质地极为坚韧（图 4-13）。病灶与膈肌粘连致密，向下挤压和压迫肝后下腔静脉，于近第二肝门处侵及肝右静脉、肝后下腔静脉前壁（图 4-14）。肝右动脉、门静脉右支及右肝管均侵犯，但其分叉部均未见累及。肝外组织未见异常。左叶明显呈代偿性增生，质地正常约达 1200g，仅于左内叶（S4）内侧见一 1.0cm×1.0cm 小病灶。患者肝左叶增生明显而决定实施离体肝切除和自体肝移植术。

病肝游离完毕后，依次阻断并离断肝总管、肝固有动脉主干、门静脉主干和肝后下腔静脉，将病肝及其粘连紧密的肝后下腔静脉段移出体外（图

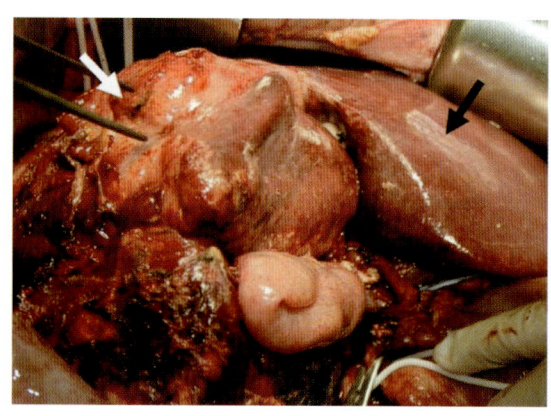

图 4-13　术中见肝右叶及部分 S4 段均有受累（白箭头），肝左外叶增生明显，质地柔韧（黑箭头）

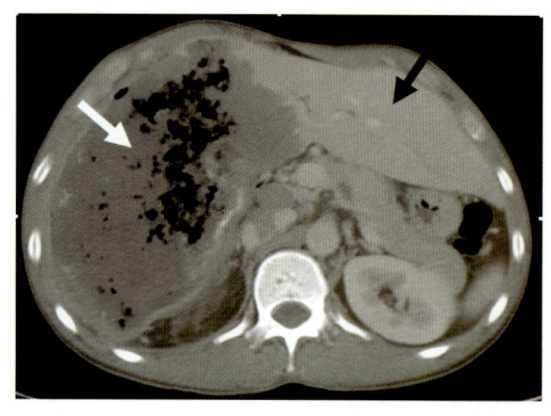

图 4-12　CT 示肝右叶巨大肝泡型包虫病，中央为液化坏死区（白箭头），左叶增生明显（黑箭头）

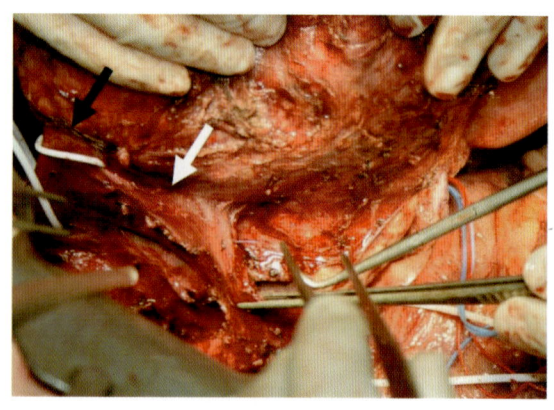

图 4-14　术中见肝后下腔静脉前壁受累（白箭头），黑箭头为肝右静脉

4-15)。用人造血管（内径26mm，长度15cm，法国Intervascular公司）架桥与肝后下腔静脉的近侧、远侧端行端端吻合，将门静脉远侧端与下腔静脉前壁行端侧吻合，建立暂时性门体分流术（图4-16）。全肝及肝后下腔静脉离体后，台下0～4℃的UW液3000ml经门静脉左支持续灌注，用UW液50ml分别灌洗左肝动脉和左肝管。CUSA超声刀在左、右肝切线上离断肝实质，游离左半肝的肝动脉、门静脉和胆管左支，切除受肿瘤侵犯的肝右动脉、右肝管及门静脉右支。左半肝切面不保留肝中静脉，并在修肝台上切除S4段转移灶。术中病理报告为HAE，左半肝组织及血管和胆管切缘均未见残留病灶。切除受累及的肝后下腔静脉前侧和右侧壁，台下成形和修整。将修好的左半肝（总质量为700g）植入体内，按经典原位肝移植的方法顺序吻合肝上、肝下下腔静脉和门静脉主干。开放肝后下腔静脉和门静脉，结束无肝期。开放前甲泼尼龙500mg快速静推注入。结扎供肝肝右动脉和右肝管的近端，供肝固有动脉、肝总管与受体肝固有动脉和肝总管分别行端端吻合，肝总管放置T形管（8F）1根引流（图4-17、4-18）。

手术历时11h 30min，无肝期历时4h，门体分流约135min。术中输红细胞悬液9U，血浆1070ml。患者术后1天肝断面胆漏，于术后20天

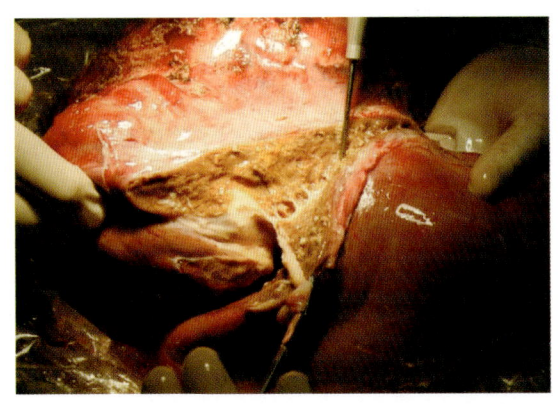

图4-15 依次阻断并离断肝总管、肝动脉、门静脉和肝下下腔静脉，病肝移至体外，冷灌注后切除病灶

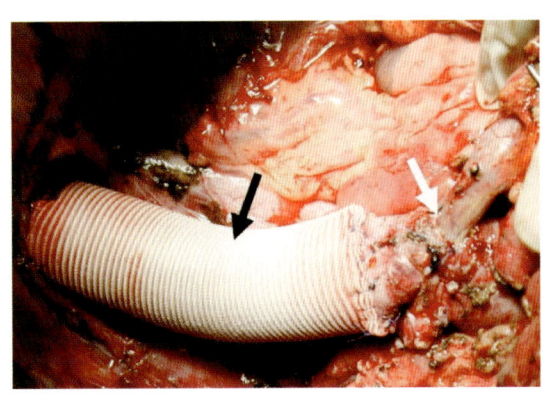

图4-16 离体肝切期间，肝后下腔静脉用人造血管架桥实现暂时性回流（黑箭头），门静脉与下腔静脉端侧吻合，建立暂时性门体分流（白箭头）

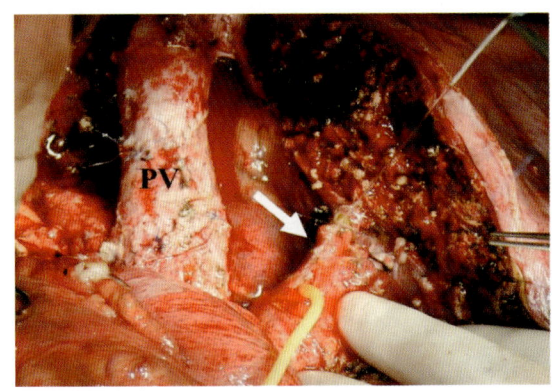

图4-17 将修好的左半供肝移入体内，依次行肝后下腔静脉、门静脉、肝动脉、肝总管端端吻合（白箭头）和放置T形管（黄色）。PV为门静脉主干

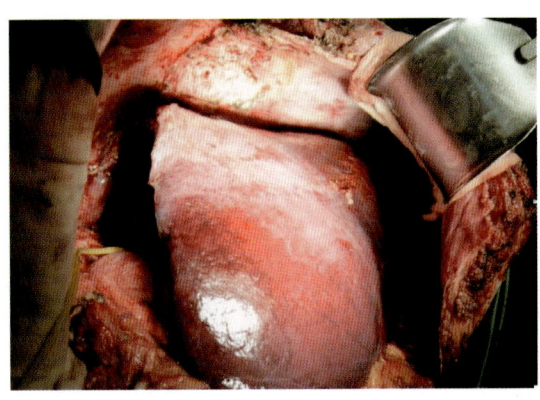

图4-18 开放血流后，移植肝（质量为700g）色泽红润、质地柔韧

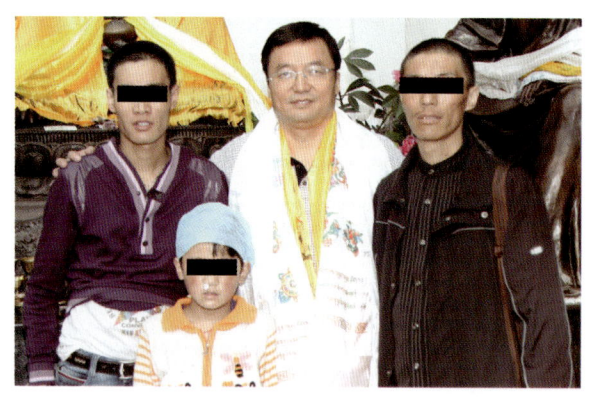

图 4-19 患者术后 24 天痊愈出院。温浩教授于术后 1 个月全国包虫病巡回医疗时探望患者（右一）及其家属

自愈。术后 24 天带 T 形管顺利出院，随访至今未见异常（图 4-19）。

【专家点评】

复杂肝外科手术主要受到两个因素的影响：病肝的热缺血耐受性、肝内病灶部位和累及范围，其核心问题是病肝对热缺血耐受的时间限度。通常认为采用 Pringle 法和全肝原位阻断血流的热缺血时间不超过 60min 是安全的，对于非肝硬化患者或可延长至 90min。但对于一些高难度的、复杂的肝外科手术，如此短时间内不仅难以完成，而且需要面临极大的手术风险。

1998 年 Pichlmayr 等首先报道了体外肝切除和自体肝再移植术（ex-vivo liver resection and liver autotransplantation，LA）。理论上，LA 可使肝热缺血时间缩短为零，低温灌注和保存技术则在最大限度上保存了正常肝组织的功能，从而能够离体对隐匿于肝背部、侵犯肝后下腔静脉和主肝静脉的病灶从容实施切除手术，降低了手术难度和风险，且术后无需用免疫抑制剂。

2005 年，我院曾为一例肝门部胆管细胞癌患者成功实施了国内首例自体肝移植术。一般认为，当患者有明显肝硬化、肝明显淤胆或肿瘤肝外远处转移以及合并有严重的全身重要脏器病变时，不适宜采用本术式。本例为我院实施的第二例自体肝移植，其原发疾病为巨大右半肝包虫，肝外未见转移。我们术前应用 CT 及 MRCP 重建技术，估计患者增生的正常左叶肝组织质量约为 1100g，肝左叶血管和胆管均未受病灶侵犯，故为自体肝移植的良好适应证。修整后的左半肝质量为 700g，相当于患者标准肝质量的 55%（700g/1243g）。术后恢复良好，疗效满意。

关于 HAE 自体肝移植术，我们认为具有以下特点：① HAE 生长较为缓慢，肝代偿性增生明显，本例左半肝质量达 1100 g，多能满足自体肝移植需要；②围术期应用阿苯达唑脂质体（L-ABZ）15～20mg/（kg·d）能有效改善术前病情，减少体内虫体负荷和术后复发；③与多数肝恶性肿瘤自体肝移植相比，HAE 术后即便复发，也因其生长缓慢而使患者获得较长存活期；④该病绝大多数患者为农牧民，多无力承担异体肝移植高昂的医疗费用，自体肝移植不失为终末期 HAE 根治性治疗的一种理想选择。

与异体肝移植相比，离体肝病灶切除、自体肝移植往往需要较长无肝期，为 4～19 h，而长时间的门静脉、肾等系统血液回流受阻可引发严重的血流动力学紊乱和内脏功能受损。我院第一例自体肝移植患者在无肝期采用的是传统的体外静脉转流技术，结果出现了严重的酸碱和水电解质紊乱，诱发精神症状而较难纠正。本例则采用了体内分流技术，即对肝后下腔静脉采用人造血管临时性架桥，以及门静脉-下腔静脉端侧吻合解决了下肢和门静脉系统的回心血流。我们的体会是：体内暂时性分流术无需特殊设备和器械，同时避免了体外静脉转流常见的严重凝血功能紊乱，且在技术上简便而可行。

需要强调的是，自体肝移植在实施时应备有适合的同种异体供肝，一旦自体肝不能再实施，应立即转行同种异体移植术。本例候补供体为受体之胞弟。

肝移植中利用腹腔曲张静脉重建门静脉 1 例

病例收集：武警总医院肝移植研究所　陈新国
点评专家：武警总医院肝移植研究所　吴凤东

【病例介绍】

1．病史：患者，男性，56 岁。主因乏力、食欲减退 24 年，腹胀 9 年，加重伴呕血、黑便 3 年余于 2006 年 5 月 22 日入院。既往有"乙肝、脾切除"病史。一直口服中药、保肝、利尿等对症处理。3 年前出现上消化道出血，行内镜下套扎加硬化治疗。

2．体格检查：神志清楚，慢性肝病面容，巩膜黄染，心肺未见异常。腹部明显膨隆，左肋缘下可见斜形切口瘢痕。肝肋下未触及，无压痛及反跳痛，未及包块，移动性浊音（+）。双侧腹股沟包块，质软，坠入阴囊。

3．实验室检查及辅助检查：WBC 4.57×10^9g/L，PLT 154g/L，HGB 85g/L，PT18.8s，PT%50.9%，PTINR1.65，ALT18IU/L，AST23IU/L，PA0.06g/L，TP64.8g/L，ALB34.1g/L，TBIL37.6μmol/L，DBIL21.2μmol/L，CHE1848UI/L，Cr77μmol/L，HBsAg（+），HBeAg（-），HBeAb（+），HBcAb（+）。B 超示：肝硬化，门静脉血栓，腹水，脾切除。肝彩色多普勒超声（CDI）显示肝门静脉血流消失；CT 示：肝硬化，腹水，脾切除。CT 血管成像（CTA）显示门静脉、肠系膜上静脉和脾静脉狭窄闭塞，周围侧支血管形成（图 4-20）。

4．入院诊断：①乙型肝炎后肝硬化失代偿；②门静脉高压；③脾切除术后；④双侧腹股沟斜疝。

5．手术情况：该患者术前诊断为 IV 级门静脉血栓，通过 CDI 及 CTA 对门静脉血栓的程度及腹腔曲张血管走行、直径、血流量情况进行了准确判断，选择曲张的冠状静脉血管备用吻合。患者于 2006 年 6 月 20 日在全麻下行经典非转流原位肝移植。常规游离肝，处理第一肝门，先行门静脉取栓失败，游离受体冠状静脉约 2cm 备用。阻断肝上、肝下下腔静脉，切除病肝。新肝植入：供受体肝上、肝下下腔静脉分别行端端吻合，提起游离的冠状静脉，小儿心耳钳阻断，剪开与供体门静脉相同口径，6-prolene 线连续外翻缝合。开放门静脉，结束无肝期。无肝期 65min，再分别吻合肝动脉、胆管。术中超声监测门静脉血流 30cm/s，结扎远端分流静脉后门静脉血流增至 40cm/s，手术时间 8h 40min。

6．术后情况：术后静脉滴注低分子右旋糖酐 500ml/d，口服阿司匹林 80mg/d 抗凝。随访 4 年多，监测肝、肾功能均正常，CDI、CTA 显示门静脉血流通畅（图 4-21）。未出现上消化道出血、腹水、

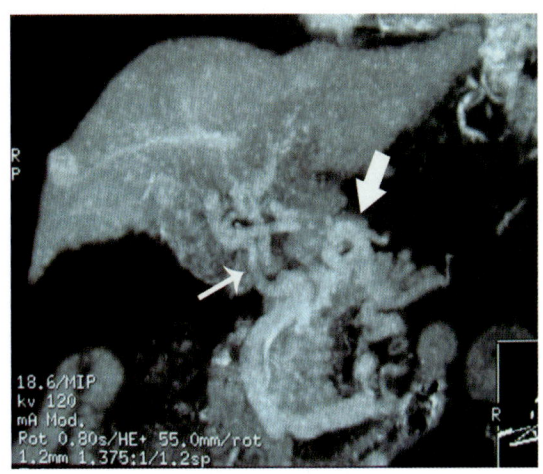

图 4-20　受体门静脉术前 CTA 成像。粗白箭头指示冠状静脉，细白箭头指示门静脉血栓及周围曲张小静脉

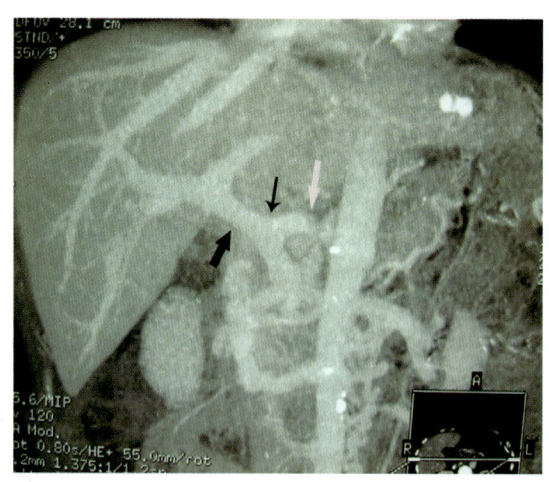

图 4-21 供体门静脉—冠状静脉吻合（端侧），可见吻合口（细黑箭头）、供体门静脉（粗黑箭头）、冠状静脉（白箭头，箭头指处已缝扎，避免分流）

肝性脑病等并发症。

【专家点评】

门静脉血栓在接受肝移植的终末期肝病中发生率为2%～39%，其形成与门静脉高压导致门静脉血流速度减慢，以及许多干预性治疗如脾切除、肝叶切除和分流术等有关。血栓形成后若不能吸收，血栓部位的血管壁可长出肉芽组织进入血栓内，将血栓逐渐机化、替代，最终血栓转变成结缔组织。血栓机化的速度个体不一，随着血栓形成时间的延长，机化血栓与血管壁粘连越加紧密，因此越是陈旧的机化血栓越难处理。Yerdel Ma 将门静脉血栓分为4级：Ⅰ级：血栓阻塞程度＜50%门静脉内径，伴或不伴肠系膜上静脉的轻度堵塞；Ⅱ级：除血栓阻塞程度＞50%门静脉内径外，其他同Ⅰ级；Ⅲ级：门静脉完全阻塞伴近端肠系膜上静脉血栓；Ⅳ级：门静脉、近端和远端肠系膜上静脉均完全阻塞。Ⅰ级、Ⅱ级血栓一般可采用血栓段门静脉切除或门静脉取栓的方法治疗。Ⅲ级、Ⅳ级血栓治疗较为棘手，主要是担心大出血和门静脉血流量不够。因此Ⅳ级血栓往往被认为是肝移植手术的禁忌证。

近年来有人尝试行移植肝门静脉动脉化、下腔静脉-门静脉半转位、左肾静脉-门静脉吻合等手术方式，但都不能缓解已经存在的门静脉高压，以及伴随的腹水、脾大、上消化道出血等，且各种术式有不同的并发症，远期预后也较差，故仅能作为肝移植手术中处理门静脉广泛型血栓（Ⅲ～Ⅳ级）的最后挽救方法。而应用供肝门静脉与腹腔内扩张的静脉分支作吻合无上述问题，无肝期和手术时间并没有明显延长。困难之一首先是曲张血管壁很薄，游离和吻合过程中随时可能被分破、撕脱而告失败；其次是担心门静脉血流量不足，影响新肝灌注。因此术前准确判断门静脉血栓的分级程度及腹腔曲张血管走行、直径、血流量情况，选择适合的曲张血管用于吻合十分关键。常被利用的曲张静脉有胃冠状静脉、胃网膜右静脉、结肠中静脉、胆管周围扩张的静脉支、脾门周围扩张的静脉支等。选择扩张静脉分支最好直径＞1cm，胆管周围扩张的静脉可以游离约2cm后行端端吻合，胃冠状静脉、脾门周围扩张的静脉可行端侧吻合，游离扩张静脉段适当，提起后足够上小儿心耳钳或门静脉钳备剖开吻合用，并结扎近心端曲张静脉及尚存在门体间分流的其他曲张血管以增加门静脉血流量。操作过程轻柔，供体门静脉与之吻合的曲张血管避免张力，不够者可利用供体髂静脉延长。助手提线松紧适当，以免撕脱。

该例Ⅳ级血栓患者采用了曲张的胃网膜右静脉进行门静脉重建，手术至今已经4年余，监测显示门静脉血流好、肝功能正常，并恢复正常工作。随着肝移植技术的成熟和发展，许多过去被认为是手术禁忌证的，现在已成为适应证。对于Ⅳ级门静脉血栓肝移植患者取栓失败或门静脉血流不够，又有适合的曲张内脏血管，该术式重建可作为首选。

门静脉血栓患者门静脉高压时间一般较长，其门静脉逐渐闭塞也必定伴有属支分流静脉的相应增粗，仔细寻找都能找到能替代受体门静脉进行吻合的曲张血管。我院至今完成肝移植1500余例，其中包括Ⅳ级门静脉血栓患者11例，其中10例采用了供体门静脉与受体曲张内脏静脉吻合，所选用的内脏静脉有胃冠状静脉、肝胃韧带和胃网膜的曲张静脉、胆管周围扩张的静脉、脾门周围扩张的静脉，均取得了很好的效果。1 例重型肝炎患者因病情危重，术前未作 CT，术中发现门静脉广泛机化血栓，且无可用于门静脉重建的曲张血管，被迫采用门腔半转位，术后 2 周死于消化道出血。因此术前的彩超、CTA 和 MRI 检查对全面了解门静脉情况至关重要，应该仔细分析血栓分布情况、腹腔内脏曲张血管和门体间分流血管分布情况，要想到当门静脉取栓后血流不够或门静脉完全闭塞，常规方法门静脉重建不能完成时，有无足够血流的曲张静脉可用。当无足够血流的曲张静脉可用时，放弃肝移植往往是更好的选择。

肝、胰、肾一期联合移植 1 例

病例收集：第四军医大学西京医院肝胆外科暨全军器官移植中心　陶开山
　　　　　王　禾　袁建林
点评专家：第四军医大学西京医院肝胆外科暨全军器官移植中心　窦科峰

【病例介绍】

1．病史：患者，男性，43 岁。1998 年体检时发现乙肝表面抗原阳性，未定期复查。2004 年 10 月无明显诱因出现腹胀、食欲减退，自服中药汤药（具体不详），腹胀加重，每日尿量减至 300 ml，并出现乏力，食欲明显减退伴恶心、呕吐，呕吐物为胃内容物，无发热、黄疸，无呕血、便血，无肝性脑病和上消化道大出血史。同时出现多饮、消瘦，空腹血糖 14.6mmol/L，服用降糖药和糖尿病饮食，血糖控制不理想，入院后每天 3 餐前皮下注射胰岛素，确诊为胰岛素依赖型糖尿病。至 2005 年 1 月，体重减轻 15kg。

2．体格检查：神志清，精神差，贫血貌。中度营养不良，巩膜轻度黄染。心肺（-），腹部膨隆，叩诊呈鼓音，移动性浊音（+），肝脾肋下未触及，肠鸣音正常。

3．实验室检查：血常规：白细胞 7.2×10^9/L，红细胞 3.4×10^{12}/L，血红蛋白 6g/L，血小板 70×10^{12}/L。尿常规：蛋白（+++）、潜血（++）。大便常规无特殊。肝功能：谷丙转氨酶（ALT）117U/L，谷草转氨酶（AST）113U/L，总蛋白（TP）50g/L，白蛋白（ALB）26.9 g/L，碱性磷酸酶（ALP）99 U/L，γ-谷氨酰转肽酶（GGT）109 U/L，总胆红素（TBIL）102μmol/L。肾功能：尿素氮（BUN）23.6 mmol/L。血肌酐（CRE）664.3μmol/L。乙肝系列示"小三阳"，HBV-DNA 1.5×10^7/ml。腹水色黄、浑浊，红细胞 2200×10^6/m，白细胞 50×10^6/ml。空腹血糖 10.8 mmol/L，餐后血糖 18.4 mmol/L。

4．辅助检查：胸片显示左侧胸膜肥厚、粘连，肺功能检查正常；B 超提示肝硬化，大量腹水，脾大，胰腺头部肿大，主胰管扩张；CT 显示肝硬化，腹水，门静脉高压，胆囊炎，胰体尾萎缩，胰管显著扩张，胰头饱满，双肾萎缩；磁共振示肝硬化伴中量腹水，胰管扩张明显，双肾萎缩，胆囊炎；电子计算机体层摄影（ECT）示双肾功能严重损害，双肾肾小球滤过率（GFR）明显降低。

5．供、受者配型情况：受者血型 ABO 血型为 B 型，前后两次移植供者血型分别为 O 型和 B 型，两次移植手术前受者群体反应性抗体（PRA）均为阴性，人类白细胞抗原（HLA）-A，B，DR 位点配型分别为 0 错配和 1 个位点错配。淋巴毒反应均为阴性。

6．供者器官的切取与修整：供者热缺血时间为3min，肝、肾、胰冷缺血时间分别为9h、11h、13h。器官切取采用腹主动脉插管，UW液原位灌注，整块切取全肝、胰、十二指肠、脾及双侧肾。肝与胰腺的修整分开进行，胰腺分离后，剪去肝周韧带及膈肌，切除肝门部的淋巴结及脂肪组织。结扎肝左外叶的胆管分支、门静脉左外叶分支、肝动脉左外叶分支及肝左静脉，以150～200ml的4℃ UW液对肝动脉及门静脉进行再灌注，结扎渗漏的肝后下腔静脉及肝门部血管。胰腺修整时采用带乳头部的十二指肠节段8～10cm，两侧残端以丝线缝扎闭合，浆肌层包埋，结扎胰体尾周围组织，紧靠胰尾切除脾，常规修整肾。

7．受体手术：按照肝、肾、胰的顺序进行移植。患者取仰卧位，全麻下气管插管，静脉复合麻醉。肝移植手术经双侧肋缘下取"人"形切口，病肝切除采用保留肝后下腔静脉的方法，将病肝全部切除，将供者带有肝左、肝中和肝右静脉的肝上上腔静脉袖片与受者肝上上腔静脉行端侧吻合，即背驮式原位肝移植术，吻合时经门静脉继续灌注4℃林格液，并在肝表面不断加撒冰屑以维持肝低温并冲出肝内的UW液。端端吻合门静脉，开放门静脉及肝上下腔静脉，从肝下下腔静脉放血200～300ml后，结扎肝下下腔静脉，恢复肝血流，结束无肝期。端端吻合肝动脉，最后端端吻合胆总管，切除胆囊（图4-22）。

供肾植入左侧髂窝，供肾动、静脉分别与髂外动、静脉行端侧吻合，输尿管膀胱左侧壁吻合，输尿管内放置支架管（图4-23）。

胰腺植入右侧髂窝。取右下腹"L"形切口。进腹后显露右髂外动、静脉上段。移植胰胰头部朝向头侧，先用5-0的聚丙烯纺织纤维（prolene）线将带有肠系膜上动脉和腹腔干的腹主动脉Carrel袖片与髂外动脉作端侧吻合，然后将移植胰腺门静脉与髂外静脉端侧吻合。供胰十二指肠节段与上段空肠行侧侧吻合，吻合完毕后，开放静脉与动脉血供（图4-24）。

8．术后监测与治疗：术后监测肝、肾功能，血、尿胆红素，血糖，血、尿常规，凝血酶原时间（PT），部分凝血活酶时间（APTT），D-二聚体，血清C-肽，血、尿淀粉酶，他克莫司（FK506）血药浓度及免疫指标。对引流液计量并作培养

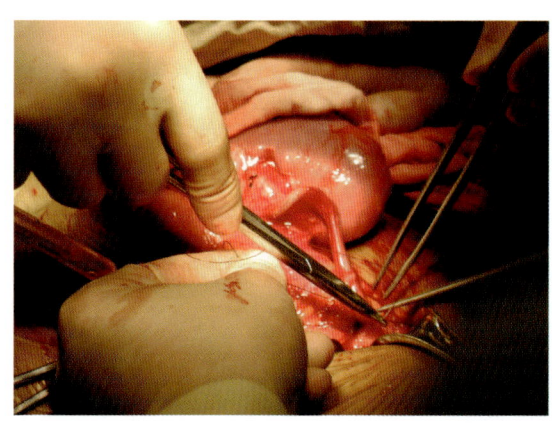

图4-23 肾移植

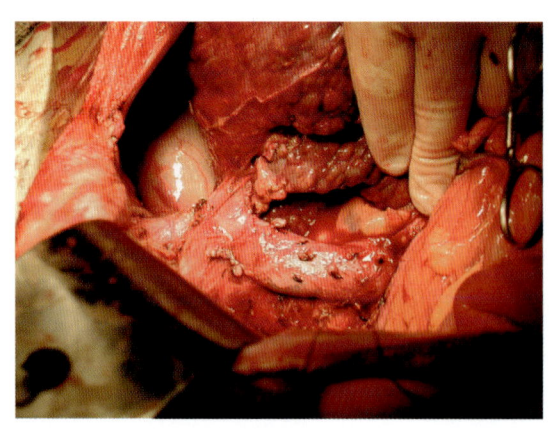

图4-22 肝移植时病肝切除

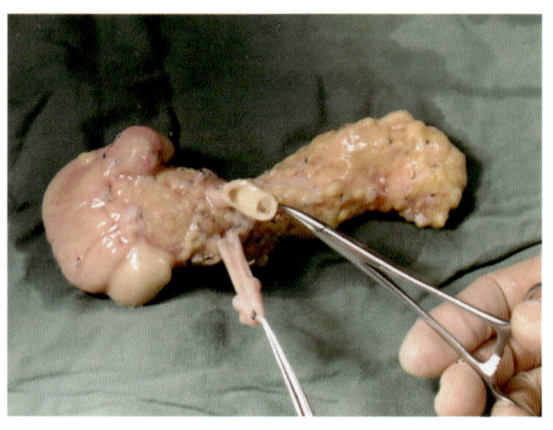

图4-24 修整好的胰腺备移植用

及药敏试验。每日行胸部X线片及移植物彩色多普勒超声检查。应用抗CD25单克隆抗体诱导免疫抑制及抗胸腺球蛋白（ATG）+FK506+吗替麦考酚酯（MMF）+泼尼松（pred）的免疫抑制方案，FK506用量为0.1mg/（kg·d），调整血药浓度至8～12g/L，MMF口服1.5g/d，第4天开始口服泼尼松40mg，递减至20mg/d；术后根据凝血状况应用抗凝药物，给予抗生素预防感染，早期抑制胰液分泌；给予抗乙肝免疫球蛋白及拉米夫定预防乙肝复发。在肾功能延迟恢复期间控制出入量，维持内环境稳定。

患者术后生命体征平稳，血清总胆红素出现一过性增高，随后下降至正常。因术后激素冲击治疗及肠外营养，仍补充胰岛素，但患者血糖变化符合生理曲线。肠外营养停止后，胰岛素随即停用。1周后患者肝功能，血糖，血清C-肽及血、尿淀粉酶水平基本正常。彩色多普勒超声提示移植肝动脉、门静脉、下腔静脉、胆总管、胰腺动静脉均正常。未出现胰腺炎、血管栓塞、胰漏、局部感染等并发症。停用胰岛素后空腹及餐后血糖维持在正常范围内。因患者术后肾功能延迟恢复，肾周持续渗血，于术后第5天手术止血，术中见移植肾表面红润、质硬，大小与移植时无明显改变，周围止血后将肾还纳原处，停用抗凝药物，继续观察病情变化。至第16天，移植肾血流灌注明显下降，段动脉血流阻力指数为0.9，切除原移植肾，在原移植部位行二次肾移植，肾功能3天后恢复正常。病理显示切除移植肾表现为急性排斥反应。

【专家点评】

肝肾胰联合移植治疗终末期肝病合并胰岛素依赖型糖尿病伴肾衰竭的例数较少，一是由于此类患者并不多见，终末期肝病与糖尿病及慢性肾衰竭三者之间并无必然的内在联系；二是3个器官同时衰竭的患者又往往由于身体条件过差而难以耐受手术。相比较而言，肝肾联合移植与胰肾联合移植相对多见，术中、术后处理日趋成熟。而肝肾胰三个脏器联合移植手术复杂，围术期血流动力学不稳定，术中、术后调整用药困难，增加了联合移植成功的难度。

据统计，糖尿病患者肝移植后5年存活率与非糖尿病患者相比明显降低，因此糖尿病患者在器官移植术后必须严格服用药物控制血糖，使之维持在正常范围。有研究表明，联合肝的移植可减轻受者对其他移植器官的排斥反应，而胰腺产生的胰岛素、胰高血糖素等对肝具有营养保护作用。因此对器官衰竭合并糖尿病的患者，均应考虑行联合胰腺的移植手术。联合移植中因器官多取自同一供体，抗原性单一，排斥反应风险减低。糖尿病症状可以与尿毒症及肝衰竭同时获得纠正。本例患者为慢性胰腺炎导致胰岛素依赖型糖尿病，实施了联合移植术后，停用外源性胰岛素，肝肾功能及血糖均恢复正常，取得了满意的疗效。

术中采用肝、肾、胰腺的顺序进行移植，术前的设想是：第一，肝生理功能至关重要，肝功能的早期恢复对机体迅速发挥调节作用，使得其术中、术后所用药物的作用得以正常发挥有重要作用，同时由于其位置特殊，移植后不会影响胰肾移植手术切口；第二，肾的生理调节作用仅次于肝，肾功能恢复后即可将胰腺移植置于相对稳定的内环境之中，但是肝、胰、肾3个器官移植后对血压的要求各不相同，肝和胰腺移植后都需要较低的血压避免出血，而肾移植需要血流开放前血压稍高于平时

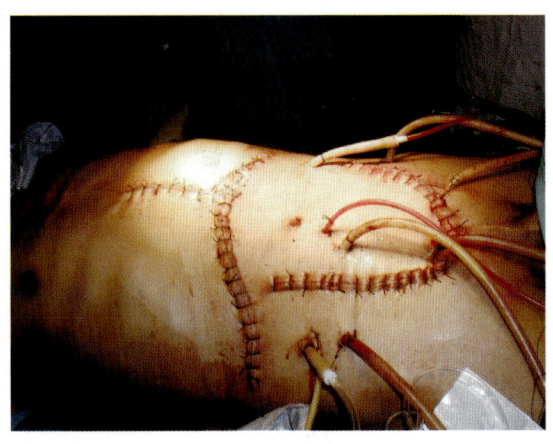

图4-25 手术后腹部各种引流管道

以保证有效灌注。对于第一次移植肾延迟恢复，部分原因是由于在肝移植后低血压的状态下进行肾移植，血流开放前应用肾上腺素升高血压，由于肾上腺素强烈收缩外周血管，不仅未发挥提高肾血流灌注的作用，反而因其血管收缩作用减少了肾血流灌注，而在随后的胰腺移植中又要控制血压，导致肾在移植初期血流灌注不足，出现肾功能延迟恢复，本例即是在延迟恢复期间发生了急性排斥反应。因此，联合移植术中应尽量保证患者的血流动力学平稳，术中用药至关重要。在今后的类似移植中，我们将考虑在肝、胰移植之后进行肾移植，血流开放前适当升高或不升高血压，避免血压波动过大，将有助于移植器官功能的恢复。

采用背驮式原位肝移植的优点在于术中保持下腔静脉通畅，同时简化了供肝植入的手术操作，缩短了无肝期，术后恢复快。胰腺移植时采用空肠引流术式，胰十二指肠与受者空肠行侧侧吻合，不作Rouxen Y 型吻合。根据我们的胰肾联合移植经验，这种方法未见明显外科并发症。

病毒性肝炎后肝硬化是肝移植的绝对适应证，但术后须早期预防乙肝病毒的再感染，我们于术中及术后应用大剂量抗乙肝免疫球蛋白预防乙肝病毒感染，拉米夫定抑制乙肝病毒的复制，定期检测患者血清 HBsAb 及乙肝病毒 DNA 数量，调整抗乙肝免疫球蛋白用量。防止肝炎的复发是患者获得长期生存的关键。

此次手术我们成功地对 1 例肝炎后肝硬化并发尿毒症伴胰岛素依赖型糖尿病患者施行了胰液空肠引流式及背驮式原位肝、胰及肾联合移植，目前恢复良好（图 4-26）。据文献检索，此例属世界第 6 例肝肾胰联合移植。该治疗方法可显著提高患者生活质量，并降低远期心血管疾病等并发症的发生，是治疗肝、肾衰竭伴胰岛素依赖型糖尿病的有效方法。

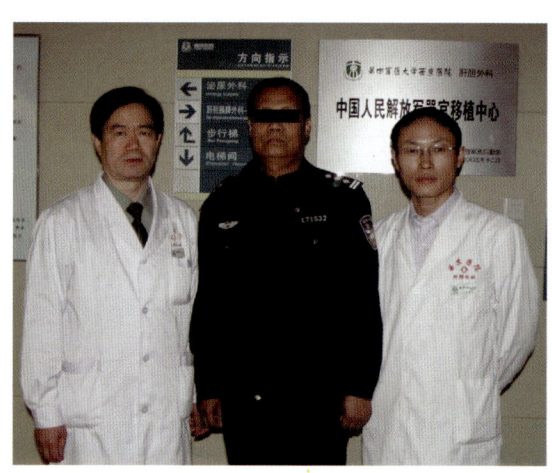

图 4-26　术后 5 年随访时合影

保留胰腺的肝胰十二指肠器官簇移植治疗肝硬化合并 2 型糖尿病 1 例

病例收集：中山大学附属第一医院肝移植中心　鞠卫强
点评专家：中山大学附属第一医院肝移植中心　何晓顺

【病例介绍】

1. 病史：患者，男性，50 岁。因"发现 HBsAg 阳性 9 年，肝硬化 6 年，反复腹胀，全身皮肤、巩膜黄染 3 年，糖尿病病史 3 年"入院。

2. 入院诊断：慢性乙型病毒性肝炎；肝硬化；2 型糖尿病。

3. 实验室检查及辅助检查：乙型肝炎病毒标志物：HBsAg、HBcAb 阳性，血清总胆红素（TB）50μmol/L，谷丙转氨酶（ALT）34U/L，血清白蛋白（ALB）25.3g/L，凝血酶原时间（PT）22.7s，国际化标准比值（INR）1.85。患者术前每日胰岛素用量120～160U，血糖控制不理想，空腹血糖维持在7.7～23.6mmol/L，餐后血糖维持在3.6～22.0 mmol/L，C-肽值0.17pmol/ml。肾功能正常，未发现糖尿病引起的相关并发症。供受者血型均为O型，Rh（+）。

入院后彩色多普勒超声检查提示：肝硬化，门静脉高压。CT检查提示：肝硬化，脾大，腹水，门静脉高压，未见肿瘤。

4. 手术情况：我们于2009年3月27日对患者实施了保留受体胰腺的肝胰十二指肠器官簇移植术。器官簇的切取采取腹部多器官联合切取技术。采用腹部大"十"字切口，开腹后即行腹主动脉和肠系膜上静脉双重插管灌注，灌注前不游离任何器官，达到最快速的降温，减少热缺血时间。先用4℃ HCA液灌注，总量为3000ml，灌注高度1.0～1.5m，灌注同时行胆囊造瘘，并用4℃ HCA液冲洗胆管，量约500ml。HCA液快速灌注完毕后，改用4℃ UW液灌注2000～3000 ml，总量为5000～6000 ml。上述二管开始灌注时迅速从下腔静脉插管，使灌注液能顺利流出，灌注过程中用消毒碎冰块置于脏器表面加速降温。分别结扎胃窦部及空肠上段，并置管用冷甲硝唑冲洗。灌注完成后整块切取上腹部器官簇（包括肝、胰、脾、十二指肠、部分空肠）及相连的腹主动脉和下腔静脉，并取双侧髂血管备用。

器官簇的修整首先用甲硝唑冲洗十二指肠内容物，冲洗干净后关闭十二指肠两端。然后从肠系膜上静脉插管灌注4℃ UW液，分别游离出肠系膜上静脉、肝上下腔静脉和肝下下腔静脉。修剪供体腹腔干和肠系膜上动脉的开口，预先分别与取自供体的髂外、髂内动脉端端吻合，使前两者连接为一个出口，即髂总动脉出口，拟与受体动脉吻合。肠系膜上动、静脉胰腺下方开口分别予以结扎。修剪去胰腺周围多余的脂肪组织，靠近包膜结扎，保留完整的胰腺包膜，紧靠胰尾切除脾。最后用UW液再次冲洗胆管，用甲硝唑再冲洗肠腔（图4-27、4-28）。

常规手术方法切除病肝，保留受体肝后下腔静脉，将肝左、肝中、肝右静脉剪开，将腔静脉吻合口修整为倒三角形。器官簇植入，将供肝肝上下腔静脉修整为倒三角形，与受体腔静脉吻合口相对应吻合，肝下下腔静脉结扎。受体门静脉断端修整为一斜面与供器官门静脉行端侧吻合。供器官簇修整好的髂总动脉开口与受体肝总动脉行端端吻合。全部血管吻合完毕后，开放血流，肝及胰腺充盈良好，胰腺无明显出血。肠道重建方式为：距Trietz韧带25cm横断空肠，经结肠后方将远端上提至供体十二指肠处，将供体十二指肠残端包埋关闭，受体空肠与供体十二指肠行端侧吻合，将一18号蕈状管通过该吻合口放置入供体十二指肠内，距吻合口10cm处自受体空肠戳孔穿出，浆肌层做一3cm隧道包埋。距供体十二指肠吻合口40cm处行受体空

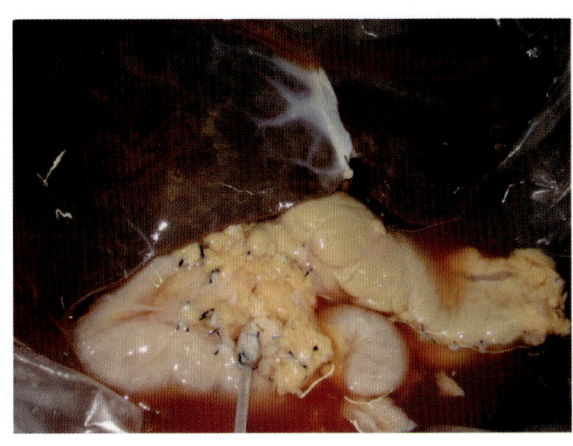
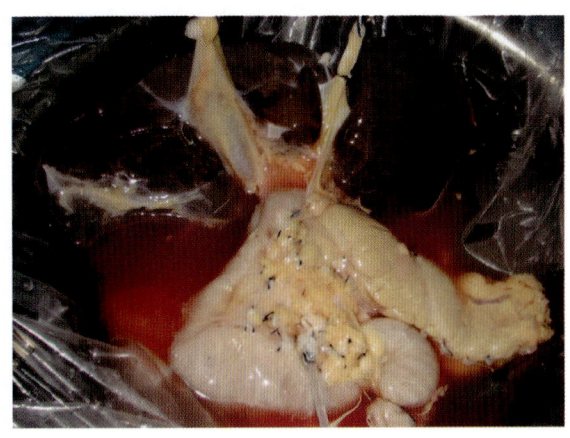

图4-27　修整好的供体肝胰十二指肠器官簇

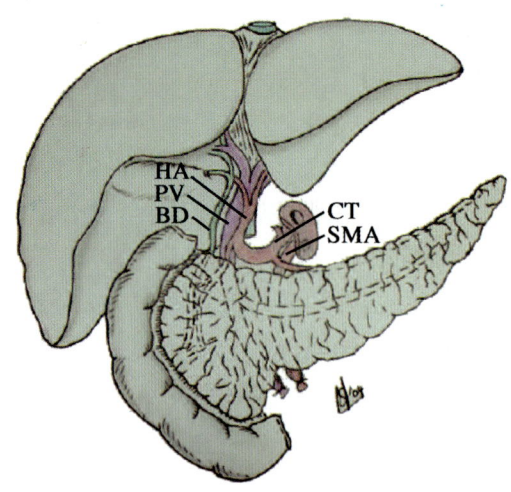

图 4-28　肝胰十二指肠器官簇

HA：肝动脉；PV：门静脉；BD：胆总管；CT：腹腔干；SMA：肠系膜上动脉

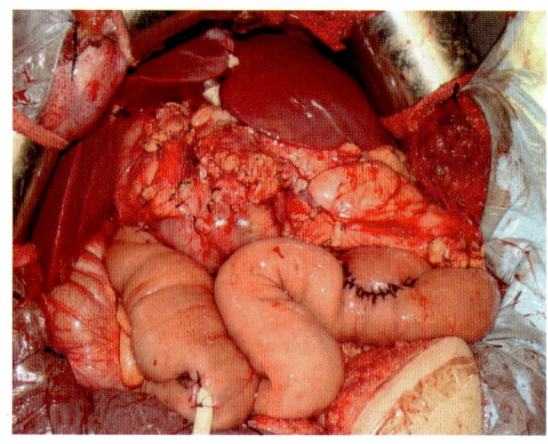

图 4-30　供体植入后

肠端侧吻合，常规全层加浆肌层缝合，吻合口长约4cm，吻合后检查吻合口通畅、无漏。吻合口下端10cm处放置14号脑室引流管，留作空肠营养管（图4-29～4-32）。

5．术后情况：采用巴利昔单抗＋他克莫司（FK506）＋激素＋吗替麦考酚酯（MMF）四联免疫抑制方案。术中移植器官血流开放后及术后第4天分别经静脉给予巴利昔单抗20mg行免疫诱导治疗。手术中静脉给予甲泼尼龙500mg，术后递减至4mg qd 维持，3个月后停用。术后第1天开始口服FK506，起始剂量2mg q12h，以后根据血药浓度调

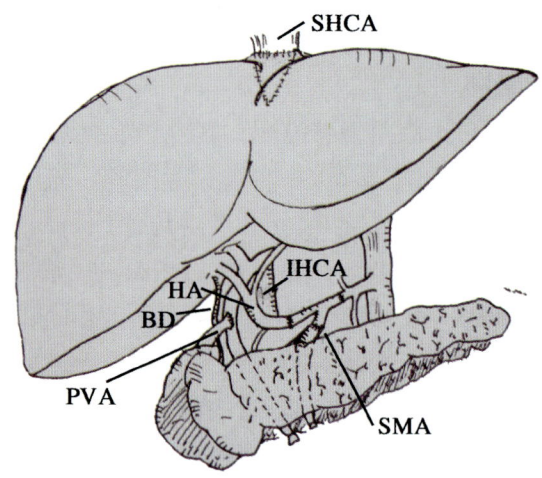

图 4-31　血管吻合示意图

SHCA：肝上下腔静脉吻合口；IHCA：肝下下腔静脉吻合口；HA：肝动脉；BD：胆管；PVA：门静脉吻合口；SMA：肠系膜上动脉

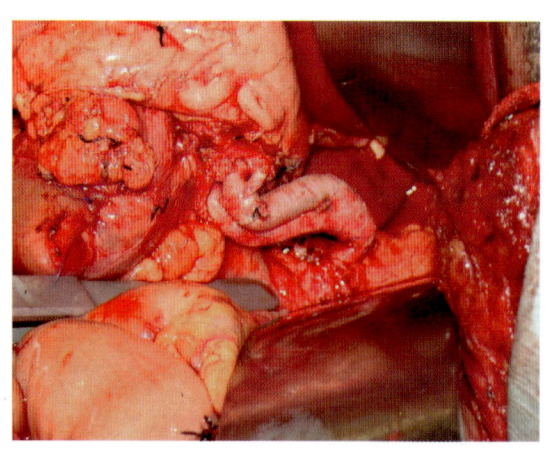

图 4-29　动脉吻合方式

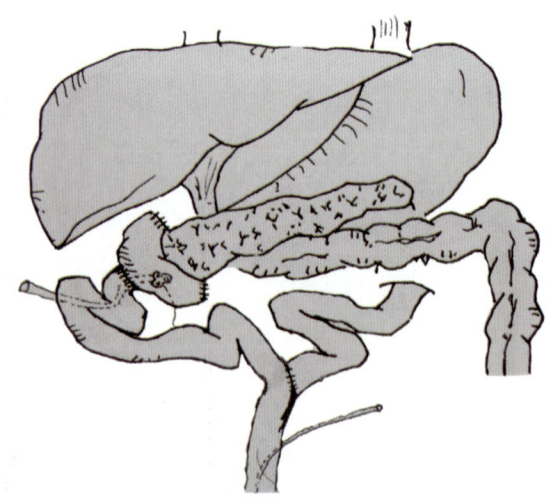

图 4-32　肠道吻合示意图

整剂量，谷值浓度维持 8～12μg/L。术后第 3 天开始给予 MMF，剂量为 750mg q12h。预防乙肝复发采用拉米夫定 + 乙肝免疫球蛋白（HBIG）方案，患者于术前 2 周开始口服拉米夫定 100mg qd，术中静脉滴注 HBIG 4000U，术后 1 周每天 2000U 静脉滴注。给予哌拉西林钠/他唑巴坦钠、更昔洛韦、伏立康唑预防细菌、病毒和真菌感染。给予生长抑素持续静脉泵入预防急性胰腺炎。凝血改善后给予前列腺素 E 及肝素钠抗凝预防血栓形成。

患者术后 8h 清醒，30h 拔除气管插管转入普通病房监护治疗。肝功能及胰腺功能恢复良好，术后第 2 天停用胰岛素治疗，空腹血糖维持在 4.9～8.7 mmol/L。术后 5 天血淀粉酶、血脂肪酶、血清胰岛素及 C 肽水平均正常。术后 1 周肝功能基本正常。术后 5 天有肛门排气、排便，开始经空肠营养管给予葡萄糖及肠内营养，并逐渐加量。术后 10 天拔除腹腔引流管，下床活动。术后床边彩色多普勒超声提示移植肝及胰腺血流正常。术后乙肝表面抗原转阴并表面抗体阳性。术后 20 天患者出院，定期门诊复查。随访至今 17 个月，患者肝功能及胰腺功能均正常，正常工作、生活（图 4-33）。

【专家点评】

自 1983 年 Starzl 报道了全球首例临床腹部器官簇移植，并于 1989 年报道了 2 例成功经验以来，器官簇移植的研究随着现代医学的发展有了极大的进步。本中心曾于 2004 年 5 月成功实施了亚洲首例上腹部器官簇移植，并连续开展了 5 例，此后国内多家医院也相继开展了此术式。在现有的病例报道中，手术的适应证主要是上腹部器官的恶性肿瘤，该术式虽然可以彻底切除病变脏器并进行腹膜后淋巴结清扫，增加了手术的根治性，但是肿瘤一旦有转移，已属晚期，所以即使局部可以彻底清除，也不能保证无远处转移的可能。已报道的病例往往因肿瘤复发影响远期疗效。因此，肝胰十二指肠器官簇移植的最好适应证应该是终末期肝病伴有胰腺功能障碍，如终末期肝病伴有 1 型糖尿病或难以控制的 2 型糖尿病、囊性纤维化导致的胰腺内外分泌功能不全合并终末期肝病等。国外报道了 2 例肝胰十二指肠器官簇移植治疗终末期肝病合并 1 型糖尿病的病例，取得了较为满意的长期疗效，至报道时分别已经存活 2 年和 4 年，且肝胰功能均良好。国内尚未有该类手术的报道，我们完成的该例手术患者至今已存活 17 个月，肝胰功能良好，长期疗效有待进一步观察。

对于上腹部器官恶性肿瘤行肝胰联合移植的手术方式较为统一，均采用整块切除上腹部器官，行肝胰十二指肠器官簇移植的手术方式。而对于终末期肝病伴有胰腺功能障碍等良性疾病的病例，手术方式有两种：第一种是标准的原位肝移植联合标准的异位胰腺移植，这种术式的优点是移植胰腺的并发症，如血管栓塞、胰腺炎或局部脓肿等不会累及

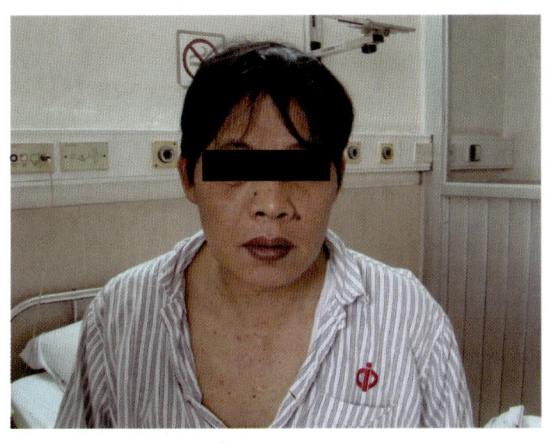
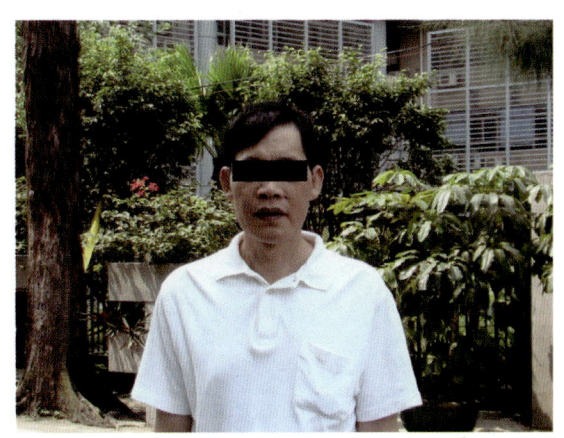

图 4-33 患者术前（左图）及术后 12 个月（右图）

移植肝；同时也可减小因胰腺并发症需要手术时对肝的损伤并方便手术进行。第二种是肝胰十二指肠器官簇移植，优点是供者器官的切取和修整简单，移植时只需吻合3至4根血管，作一个空肠吻合，不需要胆管吻合；另外，胆汁和胰液直接通过十二指肠进入受者的肠道，更符合器官的生理位置，肝移植术后最常见的胆管并发症在很大程度得以避免。胰腺属门静脉回流，使得胰岛素的代谢更加稳定。缺点是胰腺和肝发生并发症时会相互影响。肝胰良性终末期疾病行该种手术方式时，不同于恶性肿瘤病例，可以选择不切除受体胰腺，仅行单纯的肝切除，然后行肝胰十二指肠器官簇移植。本例患者即采用该术式，保留了患者的胰腺，减小了手术创伤及降低了术后并发症的发生风险。

上腹部器官簇移植的动脉重建通常采用带腹腔干和肠系膜上动脉的腹主动脉瓣与受体腹中动脉吻合。本例采用了我中心首创的动脉吻合方法，即在供体器官簇修整时将取回的供体髂动脉修剪，髂内、外动脉分别与供体的腹腔干和肠系膜上动脉吻合，而通过分叉上方的髂总动脉与受体腹主动脉行端侧吻合。这一血管整形可适当延长血管蒂，使吻合更方便，对合更理想，减少了对腹主动脉的直接损伤，缩短了无肝期，本例手术无肝期仅70min。

在单独的小肠移植或胰腺移植时，排斥反应的发生率极高，使得小肠和胰腺移植的成功率较低。肝胰十二指肠器官簇移植时，由于肝的免疫保护作用，排斥反应的发生率大大降低。对于该例患者，我们采用了本中心常规的器官簇移植免疫抑制方案：巴利昔单抗 + FK506 + 激素 + MMF 四联免疫抑制方案，术后患者恢复良好，未发生排斥反应。

出血及血栓形成往往是器官簇移植术后医生所要面对的难题之一。由于患者术前存在肝病，凝血功能较差，手术创面又大，使得患者术中及术后出血的危险性增加，术前及术中凝血物质的充分补充、术中仔细耐心的操作是减少出血的关键。另外，移植胰腺由于血流量较少，易发生血栓，术后要注意抗凝治疗，但在临床实践中何时开始抗凝治疗有时难以抉择，抗凝太早，可能出现出血；抗凝太迟，可能出现血栓形成。我们的经验是密切监测患者各项凝血指标，在患者凝血指标接近正常，腹腔引流液颜色转淡、量减少的情况下就要开始抗凝治疗，可先采用作用较缓的药物，如前列腺素 E_1 等，逐渐过渡到肝素等较强的抗凝药物。同时，术后早期每天行床边彩色多普勒超声检查可以动态监测移植器官的血流情况，为临床治疗提供依据等。本例患者术后没有出现出血及血栓形成等并发症。总之，我们成功施行的这例肝胰十二指肠器官簇移植治疗肝硬化合并2型糖尿病近期效果良好，远期疗效还有待进一步观察。

肾移植术后肝移植1例

病例收集：中山大学附属第一医院肝移植中心　周　健　鞠卫强
点评专家：中山大学附属第一医院肝移植中心　何晓顺

【病例介绍】

患者，男，53岁。主诉"乏力、双足水肿15年，腹膜透析4年"于2000年9月17日至中山大学附属第一医院器官移植科就诊。该患者于1985年因全身乏力、双足水肿至当地医院就诊，诊断为"多囊肾"而给予护肾、支持治疗，其间未行定期复查，至1995年上述症状明显加重，至我院检查诊断为"慢性肾功能不全、多囊肾"予相应治疗，血肌酐持续上升至700μmol/L左右，遂行腹膜透析至今，透析期间肌酐在1300μmol/L左右，血压升至180/110mmHg，口服降压药血压可降至正常，尿量正常，大便正常，体重无明显变化。既往有乙肝病史8年余。家族史：患者兄妹皆有多囊肾病史。

查体：全身皮肤及巩膜无黄染，浅表淋巴结未触及肿大；心、肺无异常；腹软，无压痛及反跳痛，移动性浊音（-），肠鸣音正常，双足水肿。专科情况：双侧输尿管流经区无压痛；膀胱区无压痛；直肠指检：前列腺不大，中央沟存在，无压痛。

肝功能及生化检查示：AST 21 U/L，ALT 17 U/L，TBIL 18.9μmol/L，肌酐（Cr）1560μmol/L，尿素氮（BUN）23.3mmol/L；血常规：WBC 5.3×10⁹/L，Hb 82g/L，PLT 135g/L。乙肝两对半检查示：HBsAg（+）、HBeAb（+）、HBcAb（+）。

入院诊断：①慢性肾功能不全（尿毒症期）；②多囊肾。

经完善相关检查，无明显手术禁忌证，积极完善术前准备，于2000年9月19日在全麻下行左侧同种异体肾移植术，术中给予甲泼尼龙+抗淋巴细胞免疫球蛋白（ALG），术后早期采用甲泼尼龙+他克莫司（FK506）+吗替麦考酚酯（MMF）抗排斥治疗，供受体ABO血型相同，淋巴细胞毒交叉配合试验（CDC）检查阴性。术后给予对症支持治疗，于2000年10月23日病愈出院。定期复查显示肾功能正常。

2006年6月22日患者再次入院，主诉：发现乙肝肝硬化10余年，加重2年，发现多囊肝20余年。

入院查体：皮肤及巩膜中度黄染，可见蜘蛛痣、肝掌；蛙腹，腹软，无压痛及反跳痛，移动性浊音（+），肠鸣音正常，双下肢水肿。

入院诊断：①乙型肝炎肝硬化失代偿期；②多囊肝；③肾移植术后。入院时所用免疫抑制方案为：MMF 0.5mg Q12h，FK506 0.5mg Q12h，甲泼尼龙4mg Qd。本次入院拟行肝移植。

肝功能及生化检查示：AST 76 U/L，ALT 71 U/L，TBIL 137.5μmol/L，总蛋白76g/L，白蛋白41g/L，Cr 89μmol/L，BUN 8mmol/L；血常规：WBC 4.15×10⁹/L，Hb 131g/L，PLT 352g/L。乙肝两对半检查示：HBsAg（+）、HBeAb（+）、HBcAb（+）；凝血功能：PT 24.4s，INR 2.02s，APTT 41.4s，FK506 4.3μg/L。腹部B超检查示：多囊肝；门静脉、肝动脉、肝静脉及下腔静脉通畅，脾大；中量腹水。术前肝CT影像如图4-34。

经完善相关检查，明确诊断，积极完善术前准备，于2006年6月28日在麻醉下行同种异体肝移植术，供受体ABO血型相同，手术顺利术中切除的病肝如图4-35。术后早期采用甲泼尼龙+FK506+MMF三联免疫抑制方案，经给予护肝、抗感染、营养等对症支持治疗，患者于2006年7月27日病愈出院。术后肝病理学检查示：镜下：先天性多囊肝，门脉性肝硬化，未见癌。出院时相

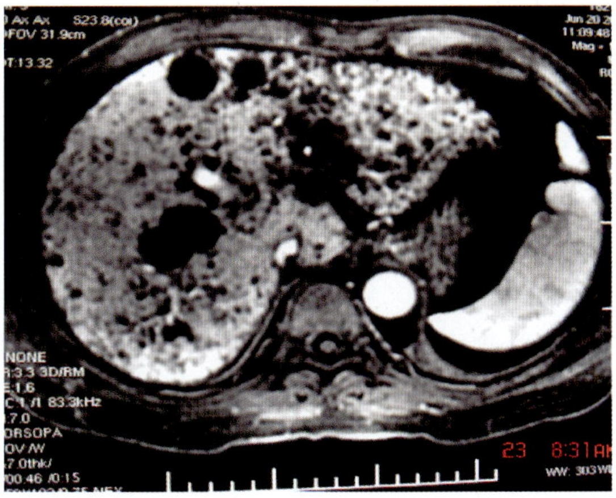

图4-34 肝移植术前肝CT影像

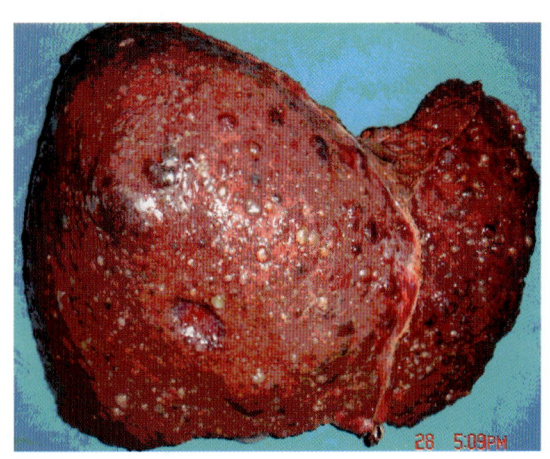

图4-35 术中切除的病肝

关检查正常。出院后至今采用 FK506 一联免疫抑制方案，定期门诊随访，截至 2010 年 7 月底，患者肝肾功能检查均正常。迄今已是肾移植术后存活 9 年余，肝移植术后 4 年余，生活质量较高。

【专家点评】

回眸 20 世纪医学发展史，器官移植无疑是人类攻克疾病的征程中一座屹立的丰碑。1963 年 3 月初，世界肝移植奠基人 Starzl 教授在美国丹佛市首次为一位 3 岁的先天性胆管闭锁症患儿实施了原位肝移植术。虽然该手术最后因失血过多而失败，但 Starzl 教授无疑成为叩响人类肝移植之门的第一人。20 世纪 80 年代末、90 年代初以来，肝移植技术出现了飞跃的发展，肝移植技术在全世界范围内不断被普及应用，肝移植总例数迅速增加，疗效也不断提高。目前这一技术已经成为外科领域中最为人称道的方法之一，肝移植技术也因此而成为衡量一个医院乃至国家外科水平的标志之一。

虽然我们时常能在各种报刊、杂志上看到单一的实体器官移植的报道，甚至不乏器官联合移植、多器官移植以及器官簇移植的报道，这些移植方式无论是从手术技术，还是围术期的患者管理上来说，都比单一的器官移植要复杂得多，但是，类似本例患者这样，既往已有肾移植手术史，之后又因肝病晚期行肝移植手术的病例报道尚不多见。我们分析可能的原因是：首先，具有类似手术适应证的患者数量本来就不多；其次，在施行肾移植手术以后，可能由于种种原因或条件的限制，例如第一次移植后发生严重的并发症，第二次移植所需的费用、合适的供体等，使得最终再行肝移植手术的患者数量更少；再次，就是移植中心的整体实力。往往这样的患者第二次手术前，其一般情况都较为复杂，因此，围术期的管理、手术方式的选择、手术时间的长短、术中麻醉的管理等都直接影响到手术的成败。此病例由于供肾、供肝来自不同供体，遗传背景差异大，术后免疫抑制方案难把握，且手术是一前一后、分次进行，患者每次的术前状况均有较大差异，手术时机的把握、围术期的管理等都充满挑战性，对移植医师来说，成功救治此类患者颇为不易。我们相信，随着器官移植学科的不断发展，会有越来越多的精彩纷呈的手术方式涌现出来，为此类患者带来"第三次生命"。

本中心报道的此病例在器官移植领域的海洋中只是沧海一粟，在此报道出来，权当为各兄弟单位及关注器官移植科学的各位专家学者抛砖引玉，我们殷切地盼望能得到您的大力斧正！

肝移植术后并发肾功能障碍行肾移植 1 例

病例收集：北京军区总医院普通外科　陈　纲　李世拥
点评专家：北京军区总医院普通外科　李世拥

【病例介绍】

1. 病史：患者，男性，50 岁。主因恶心、厌食 3 个月，腹胀、腹部不适 1 个月入院。外院诊断为"肝硬化，门静脉高压症，腹水"，给予保肝、降酶、利尿等治疗，自觉症状未见好转，同时出现双下肢乏力、轻度水肿，同时出现小便量减少。既往患慢性乙型病毒性肝炎 15 年，患 2 型糖尿病 2 年。

2. 体格检查：全身皮肤、黏膜无黄染，胸部及两小腿外侧可见轻度色素沉着，腹部饱满，未见肠型和蠕动波，未见腹壁静脉曲张，无压痛、反跳痛及肌紧张，未扪及包块，肝脾未触及，移动性浊音（+），肠鸣音正常，双下肢轻度凹陷性水肿。

3. 实验室检查：血常规：PLT 75×10⁹/L；尿常规：PRO 5g/L，GLU 3mmol/L，ERY 250/μl；凝血：APTT 40.2s；生化：ALT 180U/L，AST 137U/L，TBIL 92.0μmol/L，DBIL 60.0μmol/L，GLU 10.20mmol/L，BUN 9.6mmol/L，γ-GT 217U/L，TP 56.7g/L，ALB 27.6g/L，CHO 2.10mmol/L；AFP正常。HBsAg阳性。

4. 辅助检查：上腹部CT检查示：①肝硬化，脾大，腹水；②肝右后叶稍高密度，考虑局部动静脉瘘或不典型血管瘤可能性大。下腔静脉造影检查结果回报为：下腔静脉肝内段狭窄（外压性），根据结果可排除布加综合征的可能性，考虑为肝硬化所致。

5. 入院诊断：①乙型肝炎后肝硬化失代偿期；②门静脉高压症；③腹水；④糖尿病。

6. 手术情况：患者于2005年4月12日行经典原位肝移植术（非转流）。手术顺利，手术时间340min，出血量1200ml，输血2600ml，尿量750ml，无肝期后尿量50ml。

7. 术后情况：患者术后早期采用他克莫司+甲泼尼龙琥珀酸钠为基础的二联免疫抑制方案抗排斥，并根据出入量和监测结果指导液体治疗，维持内环境和血流动力学稳定，改善肾灌注。根据情况应用利尿剂，恢复较顺利，出院时肾功能正常。术后病理：小结节性肝硬化，肝细胞癌（2cm大小）。出院后给予他克莫司、泼尼松及吗替麦考酚酯抗排斥，拉米夫定和人乙肝免疫球蛋白预防乙肝复发。

患者术后3个月复查发现低蛋白血症，双下肢水肿。移植肝检查正常，实验室检查：尿常规：PRO 1.5g/L，生化：BUN 13.6 mmol/L，Cr 101.0μmol/L，TP 38.0g/L，ALB 22.6 g/L。后患者在当地医院定期复查，移植肝检查正常，但肾功能持续恶化，他克莫司用量降至正常用量的1/2，于2006年5月因肾衰竭在当地医院行肾移植术，术后恢复顺利，肾功能正常。现已肝移植术后5年，肾移植术后4年余，复查相关指标均正常。

【专家点评】

肝移植术后早期是肾功能障碍的高发阶段，与肝移植围术期肾血流灌注不足、代谢产物及炎性反应、血制品用量、再灌注综合征、并发症、无肝期延长等相关，但是这部分患者中的大多数肾功能可以在术后3~6个月内恢复到正常水平。肝移植术后晚期发生的与肾相关的并发症，目前认为较常见的是慢性肾功能不全/衰竭（chronic renal dysfunction/failure，CRD/CRF）和终末期肾病（end-stage renal disease，ESRD）。肝移植术后的肾功能异常，特别是慢性肾功能不全/衰竭和终末期肾病会明显增加肝移植术后的死亡率。术后移植物功能、感染及并发症、抗感染及抗排斥的治疗情况等许多因素都能对受体术后肾功能造成影响。其中免疫抑制剂对术后肾功能的损伤已得到广泛共识。术后基础免疫抑制剂钙调蛋白阻滞剂（环孢素和他克莫司）都对肾功能有一定的损害，它们的一些不良反应包括高血压、糖尿病等又加重了对肾的损害。

为预防肝移植术后肾功能不全，术前应积极控制原发病，改善肝肾功能，术中保持血流动力学和内环境的稳定，术后避免肾毒性药物，适当应用血管活性药物和袢利尿药，增加肾血流灌注和尿量，保护肾功能。术后随访过程中，当血清肌酐升高时，表现出肾毒性，应尽快改换免疫抑制药物治疗方案并进行肾组织活检，快速降低免疫抑制剂用量，其剂量可降至正常用量的1/3~1/2，可能会降低终末期肾病和慢性肾功能障碍的发生率。对于已发生肾衰竭的患者，肾移植是唯一的选择。

肾移植术后 7 年肝移植 1 例

病例收集：北京大学第三医院肝移植中心　王行雁
点评专家：北京大学第三医院肝移植中心　修典荣

【病例介绍】

1. 病史：患者，男性，55 岁，57kg。因慢性乙型肝炎、肝炎后肝硬化、肝细胞肝癌于 2008 年 7 月 2 日入院。患者 7 年前因慢性肾小球肾炎、尿毒症行同种异体肾移植，免疫抑制方案为吗替麦考酚酯（MMF）、赛思平及激素。1 年前发现肝癌，反复行肝动脉栓塞化疗。CT 提示肝右叶占位，肝癌，脾大，腹水。术前肌酐 182μmol/L。术前评估 Child-Pugh 分级为 B 级，终末期肝病模型（MELD）评分 14 分。

2. 手术情况：患者于 2008 年 7 月 4 日在全麻下行同种异体经典原位肝移植，术中见肝硬化明显，脾大，12cm×7cm。肝多发肿物，左右肝均有癌灶。最大者位于第Ⅷ段，直径约 5cm，术后病理提示为中分化腺癌。术中吸出清亮腹水 2000ml，测门静脉压力 47cmH$_2$O。术中右侧锁骨下植入双腔中心静脉导管，右侧颈内置入 Swan-Ganz 导管，连续监测中心静脉压、肺动脉收缩压（systolic pulmonary artery pressure，SPAP，正常值为 18～25mmHg）、肺动脉舒张压（diastolic pulmonary artery pressure，DPAP，正常值为 8～14mmHg）及心排血量。术前监测 SPAP 30～32mmHg，DPAP 16～18mmHg。无肝期 50min，开放下腔静脉后患者血压下降至 70/50mmHg，心率 130～140 次/分，监测肺动脉压迅速升高，SPAP 58mmHg，DPAP 35mmHg。从气管插管中吸出大量粉红色泡沫样痰，因开放下腔静脉后肝大、淤血严重，不能放入腹腔，遂予以间断开放门静脉，开放过程持续约 20min。予以大剂量去甲肾上腺素、肾上腺素推注，共使用肾上腺素 1000mg，血压维持在 60～80/40～60mmHg，无尿。查血气示：pH 7.36，PaCO$_2$ 34mmHg，PO$_2$ 186mmHg，K 4.0mmol/L，Ca^{2+} 1.24mmol/L。予以垂体后叶素，首剂量 60U，20min 内静脉滴入。患者血压渐恢复至 100/50mmHg，肺动脉压恢复正常，SPAP 22mmHg，DPAP 12mmHg，此时距开放下腔静脉 90min。以垂体后叶素 8U/h 持续泵入，同时行床旁血液滤过，心力衰竭及肝淤血情况迅速好转，手术顺利完成。手术时间 761min，术中失血 5630ml，总入量 22 601ml，尿量 163ml，血液超滤 450ml，输悬浮红细胞 7200ml，血浆 3600ml。

3. 术后情况：术后患者入 ICU，持续垂体后叶素 8U/h 泵入，维持血压。患者无尿，持续床旁血液滤过，合并使用多巴胺及多巴酚丁胺，血压稳定后垂体后叶素减量至 4U/h，并逐渐停药。移植术后第 6 天转出 ICU，尿量恢复至每天 500ml 左右，间断血液透析，术后 25 天尿量恢复至每天 1500ml，肌酐 200μmol/L 左右，停止血液透析，口服利尿剂。

术后采用激素+他克莫司两联免疫抑制方案，因患者肾功能异常，他克莫司剂量为 1mg/12h，血药浓度 3～4ng/ml。术后患者胆红素出现进行性升高，术后第 7 天 TBIL 为 299.2μmol/L，第 8 天 TBIL 为 320.3μmol/L，考虑到患者肾功能较前有好转，肌酐水平基本降至术前水平，将他克莫司改为 2mg/12h，同时加用 MMF。患者肝功能渐好转，术后第 3 周查 TBIL 为 52.2μmol/L，ALT 16U/L。

术后 37h 患者因腹腔内出血再次行手术止血，术中探查见腹腔内广泛渗血，腹腔内游离积血约 1500ml，右肝下及右膈下约 1000ml 积血块。

移植术后第12天出现发热，最高39.5℃，为弛张热。查痰培养为鲍曼不动杆菌，胸片提示肺炎；腹腔引流液培养为屎肠球菌，查腹部CT考虑腹腔内感染。予以亚胺培南+西司他丁钠、万古霉素、替考拉宁抗感染，仍间断有发热。

术后患者持续腹胀，胃肠道功能恢复不佳，不能恢复正常进食。患者因术后腹腔有少量局限积液，给予多次穿刺引流，CT示胃后壁小网膜内血肿（图4-36）。考虑患者肠道功能正常，不能经口进食主要和胃后壁小网膜内血肿有关。于术后第40天时经鼻胃镜引导下放置空肠营养管，予以肠内营养支持，每日予以肠内营养乳剂（瑞素）1000～1500ml（60～80ml/h），并辅以部分静脉输液，观察过程中血肿逐渐吸收变小（图4-37）。术后第60天患者出院，患者饮食逐渐增加，由鼻饲为主逐渐过渡到进食为主，最后完全停止鼻饲，出院后1个月拔除空肠营养管。

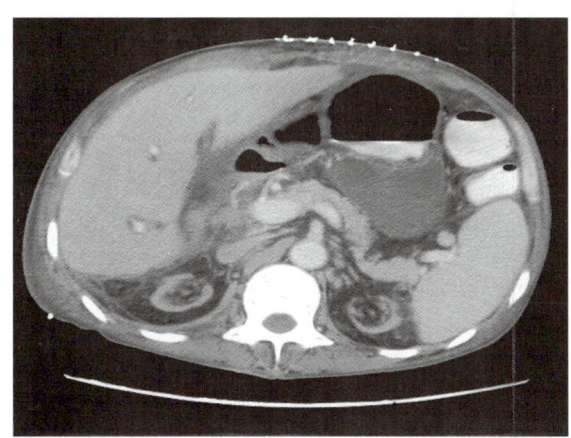

图4-36 CT示胃后壁小网膜内血肿

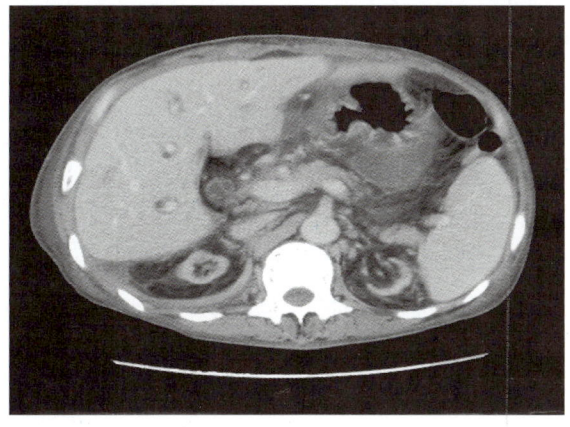

图4-37 患者经鼻胃镜引导下放置空肠营养管予以肠内营养支持，并辅以静脉输液后，血肿逐渐吸收变小

【专家点评】

本例患者是一例慢性乙型肝炎、肝炎后肝硬化、肝细胞肝癌患者，7年前因慢性肾小球肾炎、尿毒症行肾移植，术前肾功能异常，围术期处理极其困难。

患者在手术过程中出现了严重的循环紊乱。肝移植患者术中下腔静脉和门静脉的开放会对新肝期的血流动力学变化带来巨大影响。这种在同种原位肝移植肝再灌注时发生的以体循环低血压和肺动脉高压为代表的血流动力学异常称之为再灌注综合征（post reperfusion syndrome，PRS）。通行的定义为供肝血管吻合完毕，接受血流再灌注后5min内出现的平均动脉压降低（<60mmHg），并伴有其他血流动力学指标的异常，或者接受血流再灌注后平均动脉压降至开放前的70%以下，同时伴有外周血管阻力和心排血量的下降、肺动脉楔压和中心静脉压的升高。在该病例中，由于肾衰竭、无尿和开放门静脉后剧烈的血流动力学变化导致心脏负荷增加，造成心力衰竭和肺动脉压迅速升高。

关于PRS的病因尚不明确，目前可能的因素有低体温、高钾、低钙、酸中毒以及其他影响心脏功能的因子。对于PRS的术中处理，以维持血压为核心，主要应用血管活性药物。在该病例中，患者对儿茶酚胺类血管活性药物反应不佳。随着休克的恶化，多种机制作用，如大量一氧化氮释放或大量K-ATP通道被激活等因素，循环始终处于扩张状态，发展为血管扩张性休克。这种情况下大量使用肾上腺素/去甲肾上腺素对提升血压作用有限，同时大剂量的儿茶酚胺类药物会使肾和肠系膜血管血流减少、肺循环阻力增加。在这种情况下，使用垂体后叶素（精氨酸加压素）对提升血压、维持脏器灌注具有重要意义。文献报道在肝移植中治疗这种难以纠正的PRS使用垂体后叶素具有重要意义。患者术前肌酐升高，因慢性肾小球肾炎行肾移植，应考虑到肝肾综合征的问题。使用垂体后叶素对于改善肾小球滤过、治疗肝肾综合征也是有帮助的。垂体后叶素作用时间较短，我们采取在首剂量 60U 之后予以 8U/h 持续泵入，临床效果满意，没有发生心脏、肾、肝和肺的不良反应。同时我们术中及时进行了床旁血液滤过，对于减轻循环负荷起到了重要作用。对于此患者术中出现了严重的 PRS，肝明显淤血、肿大，不能放入腹腔，术中用手夹闭门静脉，间断逐渐开放门静脉，对于减轻肝淤血、缓解肺水肿，起到了积极的作用。

急性肾衰竭是肝移植的重要并发症，国外文献报道其发生率在 21%～73%。文献报道术前肌酐大于 130μmol/L，75% 的患者会发生急性肾衰竭，同时术后感染是肾衰竭的重要危险因素。患者为肾移植术后，术前肌酐 182μmol/L，术后腹腔感染，出现了急性肾衰竭，围术期的血液滤过对于这类患者的恢复具有重要意义。

患者移植术后因腹腔广泛渗血行二次手术，术后腹膜后血肿形成，同时长期的门静脉高压、术中的低血压、术后不能恢复饮食，导致了肠道黏膜屏障功能的减退，出现细菌移位，腹腔引流培养为屎肠球菌。腹腔感染和腹膜后血肿又会影响到胃肠道功能的恢复。在积极抗感染的基础上，放置了空肠营养管，逐步进行肠内营养，不仅迅速改善了患者营养状况，同时肠内营养由于其免疫调节作用，强化了肠道黏膜屏障功能，对于腹腔感染的控制起到了重要作用。

对于肝移植术中出现的严重 PRS，要积极使用血管活性药物维持血压，垂体后叶素是有效选择。对于术中严重的肺动脉高压、肺淤血、肝淤血，行术中床旁血液滤过，间断逐步开放门静脉，对于减轻循环负荷有重要作用。术后要积极创造条件进行肠内营养，对于患者术后肝功能恢复和控制感染有重要意义。

肝移植联合胰十二指肠切除术治疗胆管癌肝转移 1 例

病例收集：中山大学附属第一医院肝移植中心　唐　决　鞠卫强
点评专家：中山大学附属第一医院肝移植中心　何晓顺

【病例介绍】

1. 病史：患者，女性，35 岁。因上腹部不适 2 个月，伴皮肤、巩膜黄染逐渐加深，体重下降 1 个月入院。患者有多年乙型肝炎病史，乙型肝炎表面抗原（HBsAg）、乙型肝炎核心抗体（HBcAb）、乙型肝炎 e 抗体（HBeAb）均为阳性。外院手术探查发现肿块位于肝门部胆管，向上侵犯左、右肝内二级胆管，胆囊管，向下延至胆总管胰腺段及胰腺组织，肝右叶膈面可见转移结节（术后经病理学检查证实），常规手术无法切除肿瘤（图 4-38）。遂行胆囊切除及肝右管胆汁外引流手术后转入我院。

2. 体格检查：腹部平坦，未见胃肠型及蠕动波，未见腹壁静脉曲张，可见右侧肋缘下长约 20cm 的手术切口，肝管切开接外引流袋，引流出金黄色胆汁，腹软，全腹无压痛及反跳痛，肝、脾肋下未及，Murphy 征（−），肝区、双肾区无叩痛，移动性浊音（−），肠鸣音正常，4～6 次/分。

3. 实验室检查：血液检查结果提示：甲胎蛋白＜20μg/L，癌胚抗原为 214μg/L，CA1929 为 136 128 kU/L，CA125 为 47 161 kU/L；肝功能：ALT 29 U/L，AST 30U/L，TBIL 110.3μmol/L。外院探查术后病理结果证实肝转移灶为胆管腺癌，胆囊管探查切缘有癌浸润。PET-CT 结果并未发现远处转移灶。采用美国癌症联合会（AJCC）TNM 分期为 ⅣA 期、Bismuth-corlette 分型Ⅳ型。

第四章　复杂肝移植手术和联合脏器移植病例　113

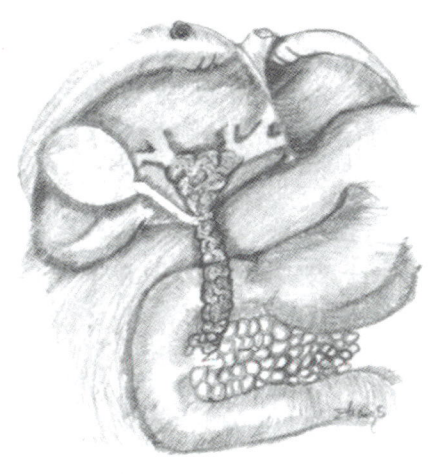

图 4-38　肝门部胆管癌侵犯胰头示意图

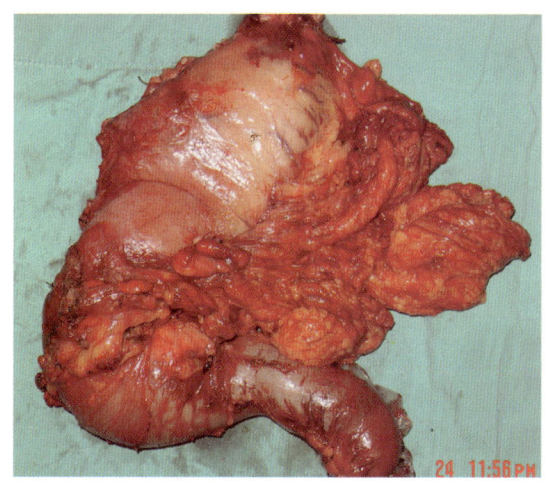

图 4-39　胰十二指肠切除术切下的标本

4. 入院诊断：肝门部胆管癌；胆囊切除术后；右肝管引流术后。

5. 手术情况：患者于 2004 年 9 月 24 日在全麻下行原位肝移植联合胰十二指肠切除术（HPLT）。采用上腹部 Starzl 切口进腹，探查无腹水、无腹腔种植及远处转移。肝膈面可见前次手术取材活检创面，肝呈淤胆改变。对肝十二指肠韧带稍加游离探查肝外胆管，见肝胆管肿物上至左右肝管水平，下至胰腺段胆总管。按胰十二指肠切除术进行探查与游离，无手术禁忌后切除远端胃约 50%。横断胰头，游离门静脉主干下段备用。在距 Treitz 韧带远端 15cm 处横断空肠，近端由肠系膜后方提至右侧，远端清洁后暂时关闭。离断肝周韧带，游离肝，近肝结扎离断肝左、右动脉。根据肿瘤的不接触整块切除原则，术中不予游离门静脉和胆总管。肝短静脉逐一缝扎或结扎后，依次阻断门静脉、肝下下腔静脉、肝上下腔静脉，切断门静脉和肝静脉。将切除的组织块移出腹腔。至此，完成腹部右上象限切除。移出全部切除标本，包括半胃、肝、胆囊及肝外胆管、胰腺头部、十二指肠全段、部分空肠、大小网膜及后腹膜部分脂肪结缔组织（图 4-39 至 4-41）。先按改良背驮式肝移植术式实施原位肝移植，门静脉行端端吻合，开放血流，结束无肝期（术中无肝期为 50 min），供受体肝动脉端端吻合。仔细止血后，依次吻合胰腺-空肠、胆管-空肠，再

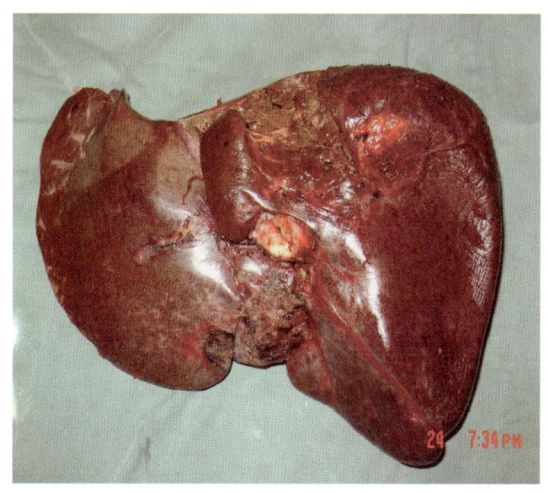

图 4-40　切除的病肝

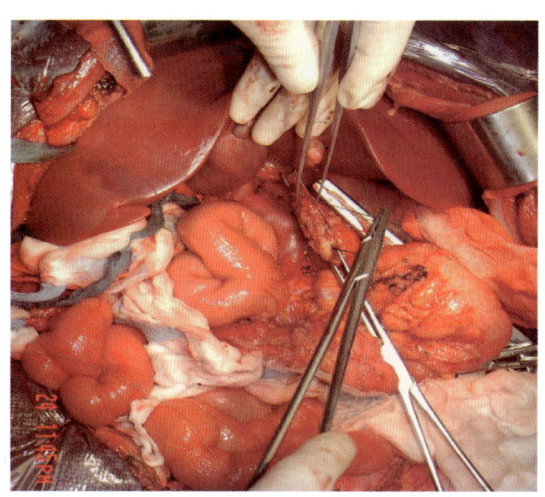

图 4-41　胰十二指肠切除后

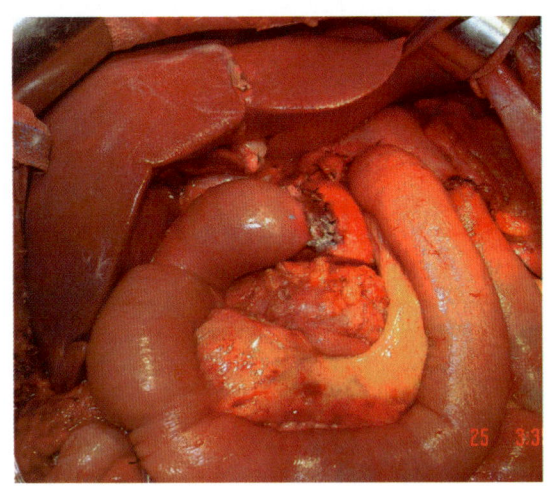

图 4-42　肝移植联合胰头十二指肠切除术，消化道重建（Child 法）

行胃 - 空肠吻合（Child 法，图 4-42）重建消化道。放置胆管内引流、胰管支架管、空肠营养管。供肝热缺血和冷缺血时间分别为 5min 和 5h，手术时间 12h。术中共输浓缩红细胞 600ml、血浆 4000ml，失血量约为 1000ml。

6. 术后情况：患者术后转入 SICU 监护，4h 脱离呼吸机，第 2 天转回普通病房，第 4 天肛门排气，第 9 天开始进食。术后免疫抑制方案采用他克莫司联合甲泼尼龙片，定时监测药物浓度。联合广谱抗生素、抗真菌及抗病毒治疗。

【专家点评】

肝移植对于下列情况的肝门部胆管癌患者仍是一个有效的治疗措施：①已确诊为 TNM Ⅱ 期患者，开腹探查证实无法切除者；②拟行 R_0 切除但因肿瘤呈进展性浸润，只能做到 R_1 或 R_2 切除，即镜下、肉眼肿瘤残留；③首次根治性切除后肝内局部复发者；④伴有原发性硬化性胆管炎或进展性慢性肝硬化。

对于胰头癌、壶腹部周围癌、下段胆管癌等恶性肿瘤，胰十二指肠切除术是一项常规的根治性手术。但如果肿瘤的位置或范围超出胰十二指肠切除术所能达到的范围时，按照以往的外科学观念，患者便失去了手术根治的机会。根据本例的治疗经验和国外的文献报道，我们认为，当胰十二指肠切除术或肝部分切除不能根治沿胆总管浸润生长的肝门部胆管肿瘤时，联合全肝切除、肝移植可以使肿瘤根治的适应证范围扩大。HPLT 及扩大淋巴结清除整块地切除了肝胆管系统和受侵犯的胰头及神经周围组织，提高了根治的彻底性，有助于患者无瘤存活。同时，实施肿瘤手术不接触肿瘤的整块切除原则最大限度地切除了肿瘤，减少了播散概率。本病例由于肝门部胆管癌向下生长至胰腺段胆总管全程（距 Oddi 括约肌不足 1cm），且术后病理学检查证实有周围神经及胰头浸润，实施常规的手术切除无法达到根治的目的，采用联合肝移植术、胰十二指肠切除术是理想的术式。

影响 HPLT 远期疗效的主要因素在于术前胆管胆汁引流和肝移植后的免疫抑制治疗可能引起肿瘤播散复发。目前尚无事实证明术前、术后的局部放疗或辅助化疗能明显提高治疗效果。

无论是胰十二指肠切除术还是肝移植手术，都是外科领域规模最大、最复杂的手术之一。HPLT 为不能手术切除的肝门部胆管癌提供了一种新的手术方式。然而，该手术规模大、创伤面广、风险极高，应严格掌握其适应证，而且要考虑到联合肝移植后需要使用免疫抑制剂和激素治疗，导致胃肠道瘘和感染发生率提高，故围术期要充分预防上述严重并发症的发生。在长期预后方面，要估计到免疫抑制对肿瘤复发的负面作用，尽可能减少其使用量。

改良腔门静脉半转位肝移植术1例

病例收集：上海第二军医大学长征医院肝移植中心　郭闻渊　阳揭宇
点评专家：上海第二军医大学长征医院肝移植中心　傅志仁

【病例介绍】

1. 病史：患者，女性，57岁。因"反复乏力、食欲减退8年，加重伴腹胀2个月"于2005年9月2日入院。患者1998年因食硬质食物后出现呕血，色鲜红，约400ml，立即入当地医院行输血、补充容量、止血等治疗，出血停止。其后胃镜检查提示食管胃底静脉重度曲张，超声提示肝硬化。经治疗病情平稳后出院。出院后未再出现呕血、黑便症状，但经常出现乏力、食欲减退，对症处理后皆能好转。2005年7月始出现乏力、食欲减退、腹胀、小便减少症状，行保肝、降黄、利尿、抗感染对症治疗后未见明显好转。为行肝移植治疗收入院。

2. 辅助检查：2005年9月6日上腹部CT平扫及增强显示：肝硬化，门静脉、脾静脉、肠系膜上静脉血栓形成，门静脉高压，脾大，腹水。2005年9月7日肝血管彩超提示：肝硬化伴门静脉全程实变；血栓形成？肝功能Child C级。

3. 手术情况：2005年9月20日在全麻下行原位肝移植术（图4-43），术中游离门静脉，直径1.5cm，门静脉主干内血栓形成并机化，取栓后部分血流恢复。门静脉吻合时考虑受体门脉静血流差，常规门静脉端端吻合不能提供充足入肝血流，术后肝功能难以恢复。遂采用改良半转位术式，即利用供体肠系膜上静脉与肝下下腔静脉（吻合口远端2cm处）端侧吻合，吻合口约1.2cm，供体脾静脉与受体门静脉端端吻合，并在肝下下腔静脉与供体肠系膜上静脉吻合口近心端1cm处缩窄腔静脉直径至原直径2/5，保证门静脉的血流量，测得门静脉内压15～20cmH$_2$O，开放腔静脉后检查各吻合口满意。

4. 术后情况：手术顺利，术后给予阿司匹林等抗凝处理。术后13天肝功能基本恢复正常。术后3周复查肝肾功能正常，各项指标平稳恢复，无并发症发生，予以出院。术后4周移植肝彩色多普勒血流成像（CDFI）示：移植肝门静脉最大流速（Vmax）56.1cm/s，肠系膜上静脉Vmax 65.4cm/s，脾静脉Vmax 28.9cm/s，血流呈双相，以正向为主，下腔静脉血流通畅。现患者术后随访近5年，一般情况好，生活自理，始终无上消化道出血、腹水、下肢水肿等并发症出现。肝肾功能正常，各项血流检查正常，门静脉高压表现减轻，食管胃底静脉曲张情况缓解。

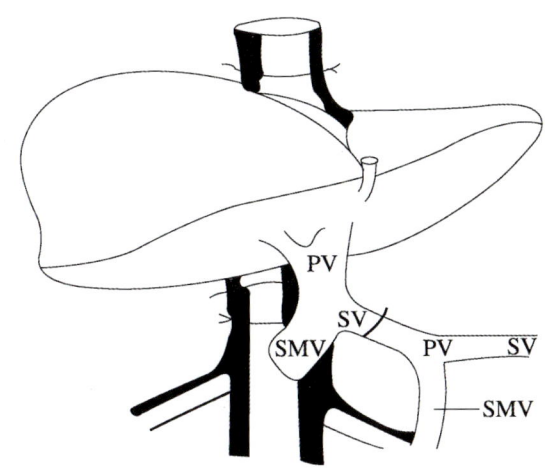

图4-43　术式示意图

PV：门静脉；SV：脾静脉；SMV：肠系膜上静脉

【专家点评】

终末期肝硬化患者门静脉系统血栓的发生率为2.1%～13.8%，脾切除术后的发生概率更高。在肝移植手术过程中，大多可以通过门静脉取栓获得充分的血流从而使用端端吻合技术，而对于门静脉系统完全栓塞，门静脉取栓、静脉架桥及门静脉动脉化处理等方法效果均不理想。门腔静脉半转位术是在受者门静脉系统广泛闭塞，肝移植时只用受者下腔静脉与供者门静脉近端吻合，用受者的下腔静脉血流供应供肝的一种应急术式。门腔静脉半转位肝移植术主要是在经典原位或背驮式肝移植的基础上，采用以下方法行门腔静脉吻合：①结扎供体肝后下腔静脉，供体门静脉与受体下腔静脉端端吻合或端侧吻合；②缩窄肝后下腔静脉，供体门静脉与受体下腔静脉端侧吻合。该术式的主要风险在于：①早期肾功能不全；②腹水和下肢水肿等；③后期食管胃底静脉曲张破裂出血。1998年，Tzakis等报道了7例弥漫性门静脉栓塞患者采用门腔静脉半转位肝移植术，其中2例死亡，5例存活，有2例术后出现上消化道出血，分别采用脾切除+断流及脾动脉栓塞等处理，有5例术后出现腹水，于术后3～4个月消失，可见并发症发生率高、效果欠佳。由此，我们考虑到尽管受体门静脉血栓导致入肝血流几近于零，但在取栓后部分血流恢复，虽然不足以提供充足的门静脉血流量，但仍有可能降低食管胃底曲张静脉的压力，减少术后食管胃底曲张静脉破裂出血的发生率。因此采用供体肠系膜上静脉与肝下下腔静脉端侧吻合，供体脾静脉与受体门静脉端端吻合的改良术式。我们体会此种改良术式具有以下特点或优势：①增加门静脉系统血液回流，缓解门静脉高压症，减少术后上消化道出血的可能；②术中测压决定下腔静脉的缩窄程度，不结扎下腔静脉，降低流入肝的血流量，以防肝淤血及下腔静脉淤血等并发症，对肾功能影响小。我中心实施该类手术治疗2例患者，随访5年以上，效果良好。该术式在国内学术会议报告后，获得良好反响，有单位已相继采用。

血型不合肝移植后再次肝移植 1 例

病例收集：浙江大学医学院附属第一医院肝移植中心　吴丽花　俞志勇　张　珉
点评专家：浙江大学医学院附属第一医院肝移植中心　郑树森

【病例介绍】

1. 病史：患者，男性，63岁。因"重型乙型病毒性肝炎（慢加急性）、肝肾综合征、肝性脑病"入院。术前评估：终末期肝病模型（MELD）评分40分，肝功能Child C级。

2. 手术情况：患者于2009年1月9日急诊行ABO血型不合尸体肝移植（供体为A型，受体为B型）。术中情况：术式为改良背驮式，手术时间6h，热缺血时间3min，冷缺血时间13h，出血量3000ml，输血量2100ml，无肝期58min，下腔静脉、门静脉、肝动脉及胆管重建方式均为端端吻合。

3. 术后病理：病变符合慢性重症肝炎伴肝硬化。

4. 术后情况：术后予巴利昔单抗+他克莫司（FK506）+吗替麦考酚酯（MMF）+激素四联抗排斥治疗。术后19h患者神志转清，次日停机械通气。自术中开始行持续肾脏替代疗法（CRRT），共4天，术后1周肾功能和每日尿量恢复正常。术后早期（1周内）移植肝B超检查未探及移植肝右肝动脉频谱，右肝下段片状低回声区（提示缺血性改变），考虑肝周血肿压迫所致。因患者肝功能逐渐好转，除保持引流管引流通畅外未予特殊处理。术后第9天移植肝B超检查可探及肝左动脉（LHA）、肝右动脉（RHA）、门静脉右支（RPV）、门静脉左支（LPV）、肝中静脉（MHV）血流频谱，移植肝血流通畅，双侧胸腔及下腹部未见明显液性暗区。术后1月余（2月16日）患者顺利出院，肝功能基本正常（ALT/AST 30/22U/L，TBIL/DBIL 17/8μmol/L，ALP/GGT 245/141U/L），FK506浓度10.73ng/ml，当时移植肝CT及MRCP示"胆管吻合口略狭窄，肝内胆管轻度扩张，右肝后段低密度灶"。

术后3个月（2009年4月3日）查肝功能示ALT/AST 147/79 U/L，TBIL/DBIL 11/6μmol/L，ALP/GGT 380/260U/L，FK506浓度10.53ng/ml，行移植肝CT及MRCP检查示"供体肝内胆管弥漫轻度扩张"（图4-44），予护肝治疗，效果不理想，ALT/AST持续上升至244/113 U/L，ALP/GGT 449/482 U/L，但TBIL/DBIL正常（13/7μmol/L），遂于2009年4月15日行肝穿刺活检，病理报告示肝细胞损伤伴胆管慢性损伤（图4-45）。予甲泼尼龙40mg治疗3天后改口服泼尼松每天20mg，FK506浓度维持在10ng/ml左右。患者转氨酶水平逐渐下降并稳定于ALT/AST 50～70/130～180 U/L，但自4月20日开始，患者逐渐出现小便

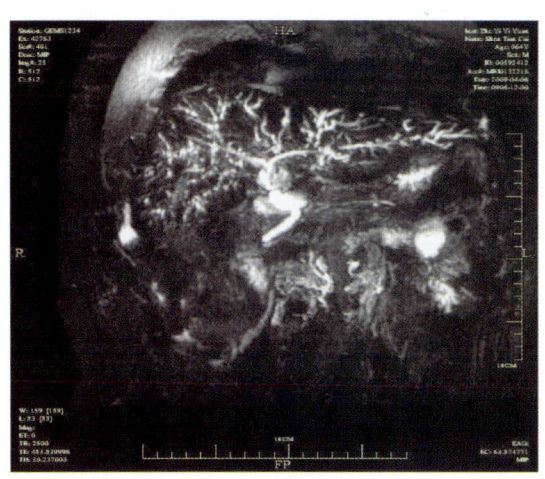

图4-44　2009年4月6日的MRCP

及眼白发黄，查血清总胆红素波动于50～80μmol/L（以直接胆红素为主，40～70μmol/L），ALP/GGT上升至700～800/900～1000U/L。

术后4月余（2009年5月26日）患者因"肺部感染"入院（胆管感染不能完全排除），予停用MMF、降低FK506剂量，并予"头孢哌酮钠舒巴坦钠（舒普深）+醋酸卡泊芬净（科赛斯）+复方磺胺甲基异噁唑"抗感染治疗。治疗期间患者肝功能继续噁化，主要表现为黄疸持续加重，血清总胆红素逐渐上升并波动于250～300μmol/L（以直接胆红素为主，190～220μmol/L）。再次行MRCP检查示"移植肝内胆管扩张，吻合口狭窄考虑"（图4-46），并于6月30日行经内镜逆行胰胆管造

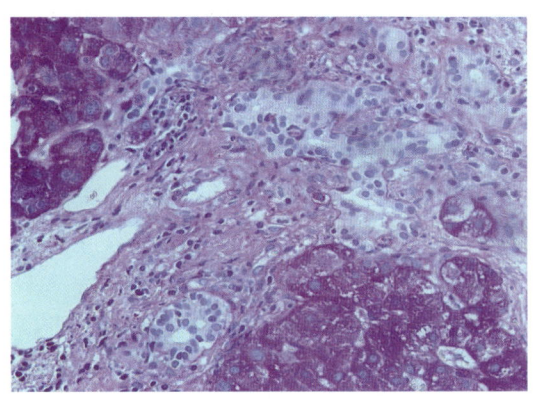
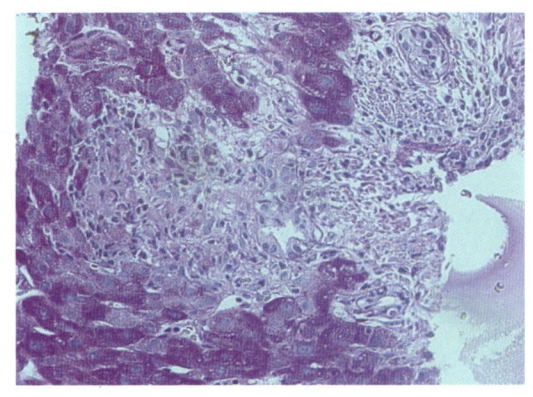

图4-45　2009年4月15日的肝穿刺活检病理

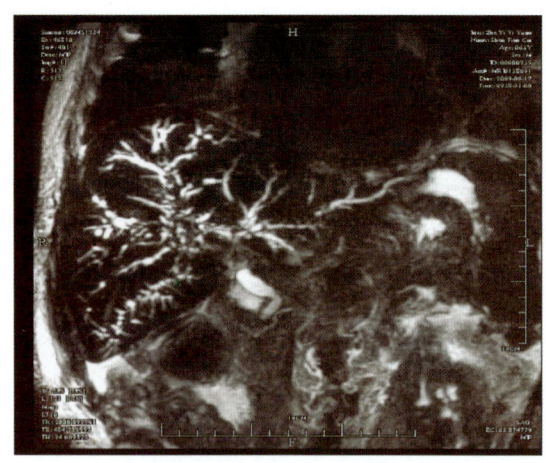

图4-46 2009年6月17日的MRCP

影（ERCP）下"吻合口球囊扩张+经鼻胆管引流（ENBD）"，术中见吻合口狭窄及肝内胆管广泛性缺血性改变，放置的鼻胆管无明显胆汁引流出。

术后6月余（2009年7月27日）B超示"移植肝多发低回声区（坏死可能），肝内胆管扩张（左肝内胆管内径0.5cm）"（图4-47），遂于B超引导

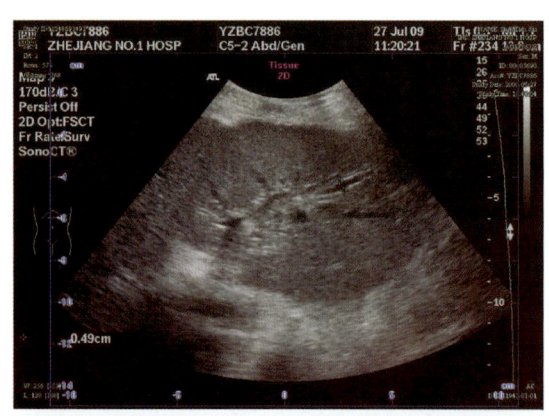
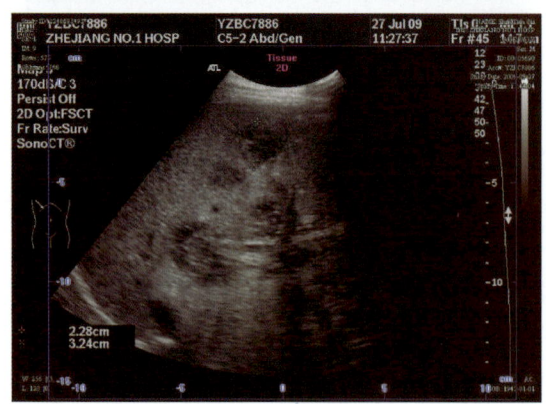

图4-47 2009年7月27日的B超

下行经皮肝胆管引流术（PTCD），患者病情无明显好转，于2009年8月5日行再次肝移植（血型相符，B/B）。术中情况：术式为改良背驮式，手术时间6h；热缺血时间5min，冷缺血时间9h；出血量6300ml；输血量5740ml，无肝期58min，下腔静脉、门静脉、肝动脉及胆管重建方式仍均为端端吻合。术后病理：小胆管及毛细胆管淤胆伴肝组织梗死及间质胆汁外溢。术后第2天因术后大出血急诊行剖腹探查止血术。术后予巴利昔单抗+FK506+MMF+激素四联抗排斥治疗，于9月11日顺利出院。

随访至今，患者肝肾功能良好，现单用FK506预防排斥反应，浓度维持在4~6ng/ml，生活质量佳。

【专家点评】

肝移植是治疗良性终末期肝病的最有效手段。在无合适供体的紧急情况下，ABO血型不合的肝移植可以作为急性肝衰竭患者的一个重要选择。但是，血型不合肝移植受体容易发生由于血型抗体所介导的排斥反应，累及血管内皮、胆管上皮，早期可导致移植肝的急性灶性坏死，后期则表现为移植肝的慢性排斥反应直至移植物失功。文献报道ABO血型不合肝移植术后需要再次移植的发生率高达83%。通过加强围术期管理和应用有效的免疫抑制方案，可提高ABO血型不合肝移植的疗效，有效的防治措施包括：①术前血浆置换，并使用抗CD20单抗（利妥昔单抗）；②术中切脾，术中及术后肝动脉持续输注抗凝、解痉、抑酶药物；③术后使用大剂量免疫球蛋白（IVIG），并适时加用血浆置换。

本例患者为ABO血型不合急诊肝移植，术前未使用血浆置换和利妥昔单抗，术中未行脾切除，术后常规四联抗排斥治疗，术后1个月内取得满意的肝移植效果，患者出院当时转氨酶和胆红素水平正常，但碱性磷酸酶（ALP）及r-谷氨酸基转移酶（GGT）指标明显超出正常范围。这可能预示着胆管损伤的持续存在。但这种损伤是由于

胆管吻合口的轻度狭窄、血型抗体介导的炎症损伤所致，还是本病例术后1周内可能存在的右肝动脉痉挛/狭窄（未探及动脉频谱）所致，我们不得而知。本病例提示我们在以后的血型不合急诊肝移植中，需加强对受体体液免疫功能和状态的评估。同时开展前瞻性的临床研究，考察血浆置换、利妥昔单抗、IVIG、脾切除与否对ABO血型不合肝移植受体长期预后的影响，对于合理利用有限的供肝资源，提高ABO血型不合肝移植的疗效具有重大意义。

引起肝移植术后胆管损伤的原因通常有：①不正确的取肝方式损伤胆管的血供；②未进行有效的供肝肝内胆管冲洗；③胆管二次热缺血时间过长；④胆管吻合技术和方式不正确；⑤细菌或巨细胞病毒感染；⑥肝动脉狭窄；⑦免疫性损伤等。文献报道，肝移植术后肝动脉狭窄导致缺血型胆管损伤已成为胆管并发症的主要类型。本病例术后1周内存在较大肝周血肿，且B超检查未能探及移植肝右肝动脉频谱，而鉴于肝功能呈好转趋势未予抗凝或数字减影血管造影（DSA）下特殊处理，于术后3个月表现为供体肝内胆管弥漫轻度扩张，而胆红素水平始终维持在正常水平，需首先考虑为缺血型胆管病变。事实上，在术后5月余由于患者黄疸持续加重，我们采用了ERCP下"吻合口球囊扩张+经鼻胆管引流（ENBD）"，但介入治疗无效，证实了该病例存在缺血型胆管病变。然而在本病例中，术后早期（1周内）由于种种原因未行肝CTA或DSA检查，仅靠多普勒超声检查并不能确定患者存在肝动脉狭窄，造成"缺血型胆管病变"，需要更多考虑免疫学因素。鉴别肝动脉狭窄和血型抗体等体液免疫因素介导的胆管病变是十分困难的，对于ABO血型不合肝移植受体，我们主张一旦怀疑存在类似缺血型胆管病变样的肝功能损伤，建议及早使用血浆置换和大剂量IVIG。单剂使用利妥昔单抗可能也有效。一旦使用上述治疗手段均无明显疗效时，应在早期果断进行再次移植，尽量避免在出现肝衰竭或者其他器官衰竭时再进行。

通过总结多例再次肝移植病例，我中心认为再次肝移植的主要指征包括胆管并发症、血管并发症（如肝动脉血栓形成、门静脉血栓形成、下腔静脉阻塞等）、急性或慢性排斥反应、原病复发、原发性移植肝无功能等。再次肝移植手术难易程度是受距首次移植时间长短决定的，当术后超过3个月以上时，移植肝周围有很多紧密的粘连并形成瘢痕，从而造成松解困难、出血增多。因此，再次肝移植术后出血、感染等并发症的发生率较首次移植高。本病例再次肝移植的出血量和输血量均远远超过首次移植，而且在术后第2天因术后大出血急诊行剖腹探查止血术。尽管该患者在术前合并有严重的胆管感染及全身感染，再次移植手术风险极大，但经过积极有效的围术期抗感染治疗，最终预后良好。

造血干细胞移植血型转换后肝移植1例

病例收集：武警总医院肝移植研究所　陈新国
点评专家：武警总医院肝移植研究所　张　庆

【病例介绍】

1. 病史：患者，男性，33岁。因骨髓增生异常综合征（MDS）在外院行ABO血型不合造血干细胞移植，16个月后因慢性乙型重型肝炎行原位肝移植手术。既往有"乙型肝炎"病史。2007年4月25日患者因MDS在外院行HLA3/6相合同胞异基因骨髓血干细胞及外周造血干细胞移植。患者血型 O 型。供体血型 A 型，为其胞妹，两者 ABO 血型主要不合（A 型供给 O 型）。患者术后服用"环孢素、泼尼松"2 个月。移植后 3 个月患者血型由 O 型完全转换为 A 型，染色体表达 46XX，为供者型。术后给予口服"恩替卡韦、阿德福韦酯"等抗病毒治疗，治疗 3 个月后 HBV-DNA 转为阴性，改为替比夫定口服抗病毒治疗。2008 年 6 月复查 HBV-DNA：$5.49×10^4$ copies/ml。2008 年 7 月患者出现乏力、食欲减退，呈进行性加重，伴有眼黄、尿黄、发热，体温高达 39.9℃。诊断为"慢性乙型肝炎急性发作"。行保肝、降黄、抗感染、抗乙肝病毒治疗以及血浆置换 1 次，病情未见好转。

2．实验室检查：肝功能：ALT 97IU/L，AST 49IU/L，TBIL 418.1mmol/L，DBIL 336.5mmol/L，ALB 30.7g/L。凝血四项：PT 31.9s，PT% 25.6，APTT 63.1s，PTINR 2.75。肝炎五项：HBsAg（+），HBsAb（-），HBeAg（+），HBeAb（-），HBcAb（+）。血常规正常。

3．入院诊断：慢性重型肝炎、乙型肝炎后肝硬化、造血肝细胞移植术后。

4．手术情况：患者积极进行术前准备后，于 2008 年 8 月 28 日在全麻下行同种异体经典非转流原位肝移植术。尸体供肝，血型为 A 型。与造血干细胞移植转换后血型相同。术中见肝明显缩小，其表面密布直径约 0.1cm 的结节，呈小结节性硬化。手术过程顺利，术中输入红细胞 1600ml、血浆 1600ml，均为 A 型。同时术中静脉输入甲泼尼龙 500mg、人乙肝免疫球蛋白 8000IU。术后病理：乙肝肝硬化。

5．术后情况：术后常规抗排斥、抗病毒治疗。抗排斥反应方案：肾上腺皮质激素 + 他克莫司（FK506）+ 吗替麦考酚酯（MMF）联合抗排斥治疗。抗乙型肝炎病毒感染方案：静脉注射和肌内注射乙肝免疫球蛋白（HBIG），口服恩替卡韦（博路定）0.5mg/d。

术后顺利恢复，无并发症发生。定期进行肝功能、药物浓度及 T 细胞亚群监测、超声等检查，1 个月后肝功能各项指标逐渐正常，他克莫司浓度调整在正常血型治疗窗浓度范围。3 个月后停激素，1 年后停吗替麦考酚酯片，目前单药他克莫司抗排斥治疗。随访 2 年患者未出现排斥反应，免疫抑制治疗与 T 细胞亚群变化无异于术前未行 ABO 血型不合造血干细胞移植患者。Anti-HBs > 100 mIU/ml，HBsAg 及 HBV-DNA 呈持续阴性。移植肝穿刺活检，病理示：正常肝组织表现。骨髓穿刺检查细胞形态正常，染色体表达 46XX，为供者型。

【专家点评】

近年来，随着造血干细胞移植技术的飞速进展，已成为治愈多种良性、恶性血液病与遗传性疾病的重要手段，尤其是当前国内的造血干细胞移植技术已逐渐成熟，可对 ABO 血型不合的供受者进行移植，实现受者血型转化，增加了患者的移植机会。但由于我国是乙肝大国，许多血液病与遗传性疾病患者同时伴有乙型病毒性肝炎，尤其是造血干细胞移植术后需要长期服用免疫抑制剂，往往使这类患者极易在短期内发展至乙肝相关性终末期肝病，预后很差。目前肝移植是治疗乙型相关性终末期肝病的首选治疗方法。能否采用肝移植对这类患者进行有效的治疗是我们移植医生面临的一个重要问题。

美国报道 1 例白血病合并丙型肝炎病毒感染患者，经过亲缘同血型骨髓造血干细胞移植后出现慢性重型肝炎而行亲缘肝移植术，术后 1 年停用免疫抑制剂，术后 2 年随访患者病情稳定，无排斥反应发生。不同血型造血干细胞移植血型转换后出现重型乙型肝炎，与转换后同血型尸体供肝进行同种异体原位肝移植术，国内外尚未见报道。本例显示 ABO 血型不合造血干细胞移植后的患者实施肝移植，尸体供肝血型应与转换后血型相同，肝移植术后患者免疫抑制方案、抗病毒治疗无异于其他肝移植患者，并没有增加患者发生排斥反应及原发病乙型肝炎复发的风险，也没有影响异基因造血干细胞移植物的功能及预后。

目前国内行 ABO 血型不合造血干细胞移植

技术成熟，有多家医院报道移植后成功转换为供者型。肝移植包括亲体移植在技术成熟的移植中心也已成为常规手术，如果将两者结合起来，条件允许的情况下在亲体肝移植前预先进行骨髓造血干细胞移植，使染色体完全表达为供者型后再实施肝移植，术后有可能完全停用免疫抑制治疗。

该例患者通过2年多随访显示，血型不合造血干细胞移植后，因乙型病毒性肝炎导致肝衰竭或失代偿可以进行肝移植。供者血型同移植转换后血型。肝移植术后免疫抑制方案、抗病毒治疗同其他肝移植患者。亲体肝移植在条件允许情况下，将造血干细胞移植和肝移植两者结合后有可能完全停用抗排斥治疗。

目前根据肝移植治疗ABO血型不合造血干细胞移植后慢性乙型重型肝炎的临床效果，对扩大肝移植治疗的受者标准及肝移植的适应证范畴具有重要的参考价值和临床指导意义。

肝细胞肝癌累及肝静脉、下腔静脉及右心房行肝移植1例

病例收集：北京大学第三医院肝移植中心　崔　龙
点评专家：北京大学第三医院肝移植中心　修典荣

【病例介绍】

1. 病史：患者，男性，59岁。因发现肝占位伴皮肤黄染40天入院。患者40天前无明显诱因出现剑突下胀满感，食欲减退。外院CT示：肝硬化，肝占位。伴皮肤、巩膜黄染，小便色黄，无发热、腹痛、呕血及黑便。既往体健。否认心脏病、高血压、糖尿病、肝炎及结核病史。无肿瘤家族史。嗜烟酒。吸烟40年，1～2包/日。喝酒10余年，1～2斤/日。

2. 体格检查：生命体征平稳，一般情况可。全身皮肤及巩膜黄染。无蜘蛛痣、肝掌，浅表淋巴结未及肿大。心肺（-）。腹膨隆，未见静脉曲张及胃肠型及蠕动波。左下腹及右上腹深压痛。肝脾肋下未及，肝区无叩击痛。移动性浊音（+）。肠鸣音正常。

3. 实验室检查：血常规：WBC 5.4×10^9/L，Hgb 107g/L，PLT 59×10^9/L；血生化：ALT 139U/L，AST 310U/L，TBIL 81.4μmol/L，DBIL 54.8μmol/L，TBA 105.7μmol/L，ALP：219U/L，ALB 32g/L；肝炎检查：乙型肝炎，小三阳；凝血功能检查：PT 14.4s（NP：12.5），A 73%，APTT 39.7s；肿瘤标记物 AFP > 1210ng/ml，CEA 10ng/ml。

4. 辅助检查：腹部B超：肝硬化，肝内多发强回声结节——肝癌；门静脉内无血流填充；肝后段下腔静脉走行自然，管壁、管腔结构结构尚清晰，未见异常回声；四腔探查：右室、右房、左室、左房未见异常回声；脾大，胆囊内充满胆泥；中量腹水。超声心动：右心房可见70mm×23mm的中等回声，附着于右房侧下壁，穿过膈肌于肝内占位连接，远端延伸至右室流出道。腹部CT：右肝巨大占位，侵及肝静脉和下腔静脉。核磁血管成像：门静脉主干有栓塞，下腔静脉栓子延伸至右心房。

5. 手术情况：经术前检查，并由普通外科、心脏外科、麻醉科、放射科、超声诊断科及ICU共同会诊后认为：患者目前诊断为肝癌，肝炎后肝硬化；门静脉、下腔静脉及右心房内癌栓。肝

癌为晚期，无手术切除可能，而右心房栓子随时有可能脱落并引起心搏骤停。行同种异体原位肝移植术，同时经体外循环开胸开心取栓是唯一的治疗手段。

手术经过：首先由心脏外科医生开胸后建立升主动脉和上腔静脉的体外循环（图4-48、4-49），建立经右大隐静脉的下腔静脉体外循环。然后经胸腔阻断肝上下腔静脉（图4-50），打开右心房，取出癌栓约3cm×3cm×4cm，其栓子由下腔静脉腔内延伸突出而来，与心房及下腔静脉壁无粘连附着（图4-51）。为避免取栓过程失血中含有肿瘤细胞，故整个开胸开心手术过程中所失血6500ml未回输。取栓完成后，拔除上腔静脉和升主动脉插管，继续保留右大隐静脉插管，同时将上腔静脉插管转插至左腋静脉，行下腔静脉至上腔静脉的转流，肝上下腔静脉继续阻断。心脏复跳一次成功后，关闭胸部切口。常规进行腹部肝移植手术。术中切开门静脉及腔静脉，内有大量癌栓，予以取尽（图4-52、4-53）。切除的病肝及癌栓见图4-54和图4-55。

整个手术历时15h，共失血11 000ml，输血9200ml，输血浆6800ml。手术中血压平稳，循环稳定，体温维持在30～36.5℃。手术后10h，患者自然苏醒，术后第3天拔除气管插管。整个过程恢复顺利，患者于手术后1个月拆线，夹闭胆管引流管出院。

6. 术后病理：肝细胞肝癌，中分化。送检右心房及下腔静脉栓子均为癌栓。免疫组化显示肿瘤细胞AFP（+）。支持肝细胞肝癌的诊断。慢性胆

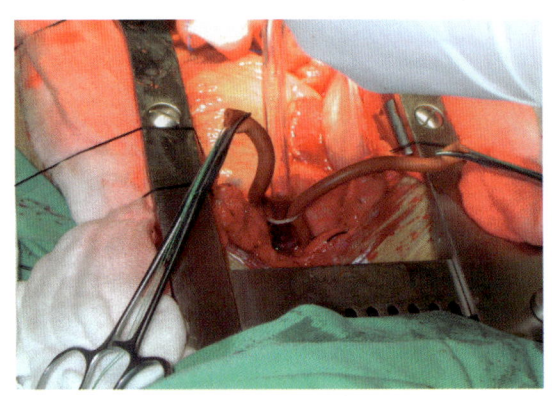

图4-48　升主动脉插管

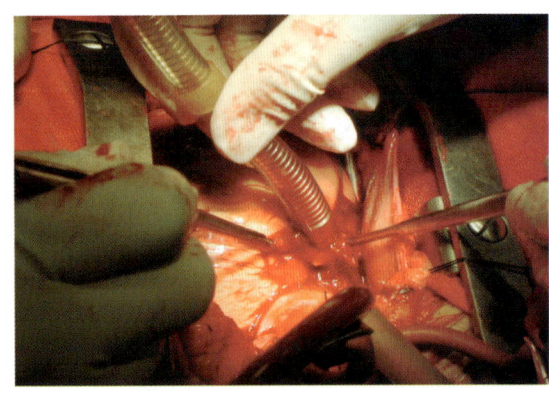

图4-49　上腔静脉插管

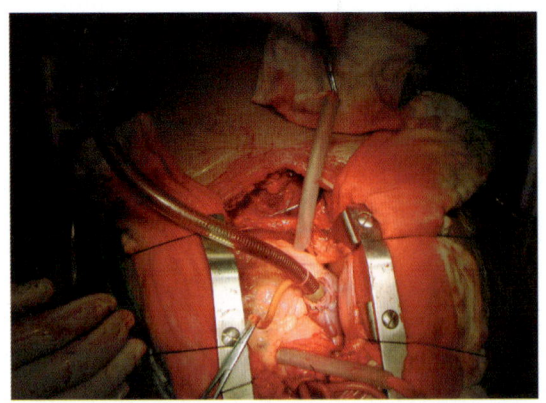

图4-50　阻断肝上下腔静脉

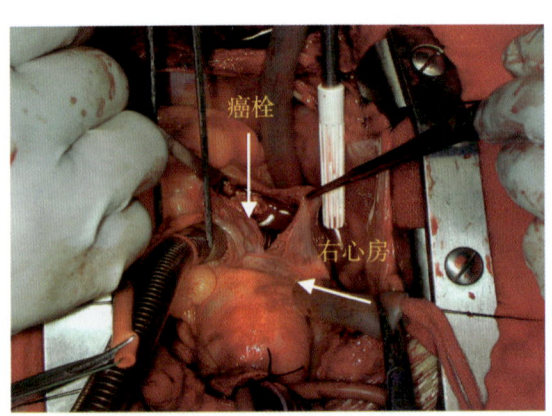

图4-51　右心房内的癌栓

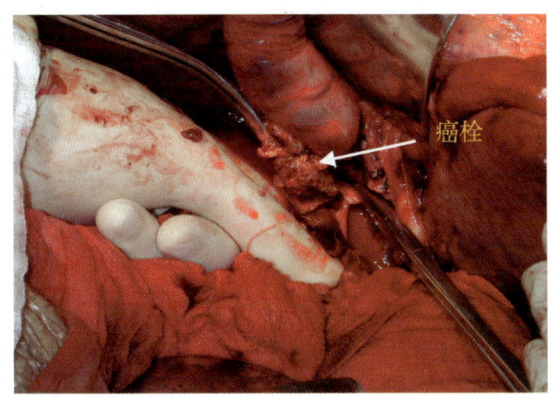

图 4-52 门静脉主干内的癌栓

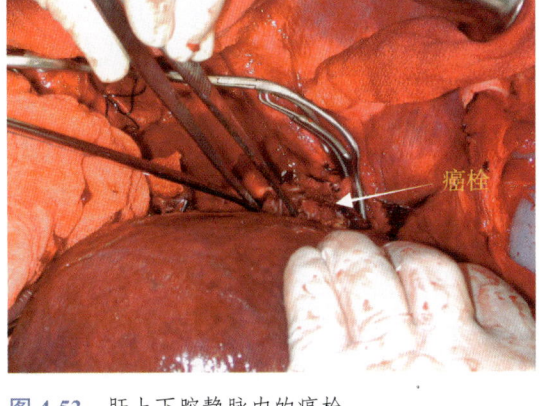

图 4-53 肝上下腔静脉内的癌栓

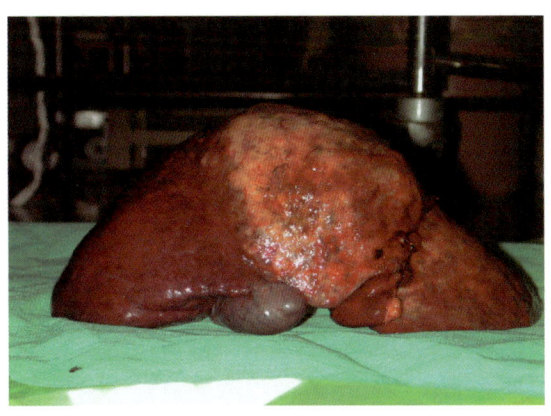

图 4-54 切除的病肝

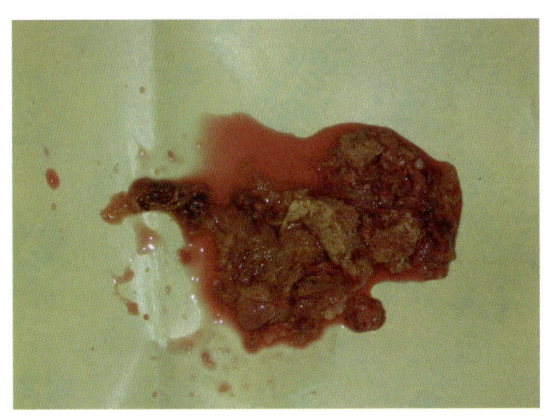

图 4-55 切除的癌栓

囊炎。

7. 随访结果:随访4个月,生活质量良好,未发现肿瘤复发。

【专家点评】

原发性肝癌转移的常见部位依次为肝内、肺、骨、淋巴结、肾上腺以及腹腔。在某些少见的情况下,癌细胞尚可以通过肝静脉侵入下腔静脉形成癌栓并沿着下腔静脉延伸至右心房,属于终末期病变,预后极差,患者常因全身转移或肿瘤栓子的部分或完全脱落导致肺栓塞而死亡。对于这类患者,最有效的治疗方式是肝肿瘤切除同时行下腔静脉及右心房取栓术,以避免因癌栓脱落而造成的猝死。

从20世纪80年代后期开始,部分外科医生开始积极采用手术治疗肝癌的癌栓,但当时的手术治疗完全是姑息性的,仅取出癌栓而不切除肝癌病灶。这种手术方法虽然避免了心力衰竭和肺栓塞的发生,但手术后没有长期生存的病例,多数病例短期内死于肝癌的进展。因此,有些外科医生采用更为扩大的外科手术来治疗合并癌栓的肝癌病例。Tanaka报道了6例采用肝切除和切开取栓手术治疗的病例,但6例患者的平均生存时间仅有220天,因此他们认为合并有癌栓的肝癌患者由于体循环中存在肝癌细胞的播散,短期出现复发及转移的可能性极大,采用手术治疗时需要谨慎考虑。但同时

Ryu 等报道的 6 例患者经手术切除肝肿瘤及癌栓后获得了相对较长的生存时间，有 2 例癌栓未延伸至右心房的患者生存时间超过 2 年，其中 1 例甚至无瘤生存了 3 年 10 个月。因此，他们认为对于能够耐受手术的患者应该采取手术治疗来延长生存时间。肝癌合并癌栓的病例数较少，目前尚没有大宗病例的对照研究来比较手术和非手术治疗的效果。Nonami 将为数不多的手术病例与放化疗病例进行比较，认为对于能够耐受手术的病例，手术治疗能够获得更长的生存时间。国内的肝癌患者大多合并严重的肝硬化，肝功能代偿能力差，往往失去了手术机会，而肝移植的开展为这部分患者带来了希望。

目前国际上公认肝硬化合并小肝癌是肝移植的最佳适应证，而晚期肝癌患者肝移植后有较高的复发率，影响了这些患者的长期存活率。在许多国家，特别是在目前供肝短缺矛盾日益突出的情况下，已经不再将晚期肝癌作为肝移植的合理适应证，而将有限的供者肝用于效果更理想的患者。但是国内大量资料同时也显示，在目前的医疗水平下，肝移植仍然是许多晚期肝癌患者的唯一希望，并且有许多晚期肝癌患者肝移植手术后长期生存的报道。因此，晚期肝癌仍然是我国目前条件下肝移植的适应证之一。本例患者为右肝巨块型肝癌合并门静脉右支癌栓、肝上下腔静脉及右心房癌栓，且有严重的肝硬化及大量腹水，原发病灶无手术切除可能，原位肝移植并右心房切开取栓术是治疗原发病灶及避免癌栓脱落造成肺栓塞猝死及远处转移的唯一治疗方法。患者年轻，心肺功能良好，手术耐受力强，无远处转移，因此具备手术指征。

本例手术复杂，围术期风险较高，需要有经验的肝脏外科医生团队进行手术；同时必须联合心脏外科、麻醉科、ICU 等相关科室和护理人员进行充分的多学科讨论，制订出详细的麻醉、手术、术后监护及围术期处理方案，进行充分的术前风险评估并做好完善的术前准备后方可进行手术。

由于肝细胞肝癌累及肝静脉、下腔静脉及右心房并非罕见，因此对于肝癌患者确定有无肝静脉、下腔静脉及右心房癌栓对于鉴别诊断、术前评估及术式选择均有重要意义。在本病例中，腹部超声检查并没有发现明显腔静脉异常，但 CT 检查时提示下腔静脉可能受侵犯，核磁血管成像明确了下腔静脉内确实存在栓子，但是对其严重程度仍然难以判断。若按常规肝移植手术进行，手术中很容易在阻断肝上下腔静脉时造成腔静脉内栓子脱落，导致患者术中猝死。最后经超声心动图检查明确右心房内存在癌栓转移并可随心脏收缩进入右心室。因此手术前对患者进行详细的影像学检查非常必要，并且可以多种手段结合起来明确栓子的位置，决定下腔静脉阻断平面。

癌栓脱落及肺栓塞是术中最危险的并发症，必须采取预防措施。如癌栓仅累及肝后下腔静脉，在膈下及胸内阻断下腔静脉并切开取栓即可；如癌栓已经延伸侵入右心房，则必须在体外循环情况下切开右心房取栓。在本病例中，首先由心脏外科医生开胸阻断肝上下腔静脉，取出了右心房和胸段下腔静脉内栓子后，腹部手术才正式开始，免除了栓子脱落的危险。同时，由于手术时间难以确定，为安全起见，进行体外循环是必要的，可以借助心脏外科的体外循环机完成。在心脏手术完成后，只需将上腔静脉内转流管拔除，移至腋静脉即可。

上腹部复杂手术后并伴有门静脉血栓形成的肝硬化患者行肝移植术 1 例

病例收集：北京大学第三医院肝移植中心　原春辉
点评专家：北京大学第三医院肝移植中心　修典荣

【病例介绍】

1. 病史：患者，女性，39岁。因"反复乏力、食欲减退、腹痛8年，加重伴黄疸1个月"入院。患者17年前因"急性胆囊炎"行"胆囊切除术"，12年前行"剖宫产术"，6年前因"左乳癌"行"乳腺癌根治术"。1年前因"硬化性胆管炎，肝硬化，门静脉高压，食管胃底静脉曲张，脾大，脾功能亢进，肝内胆管狭窄、结石"行"肠腔静脉侧侧分流，胃小弯曲张静脉断扎，肝左外叶切除，胆总管切开探查，术中胆管镜，T管引流"。术后3个月，由于硬化性胆管炎的进展，胆管压力进一步增高，发生了严重的胆漏，腹腔多处引流口流出大量胆汁。这一系列手术涉及了腹腔内的肝、胆管和肠道等多个器官，手术复杂而且时间长（手术瘢痕如图4-56、4-57）。另外，严重的胆漏对腹腔影响巨大，尤其是造成腹部脏器严重粘连，为后来的手术带来极大的挑战。

2. 辅助检查：CT和血管造影检查还发现门静脉有大量血栓形成（图4-58）。

3. 手术情况：术前的评估在术中得到了证实。术中发现原手术切口下粘连严重，进入游离腹腔十分困难，肝膈间封闭，肝门呈封冻状，肝左外叶缺

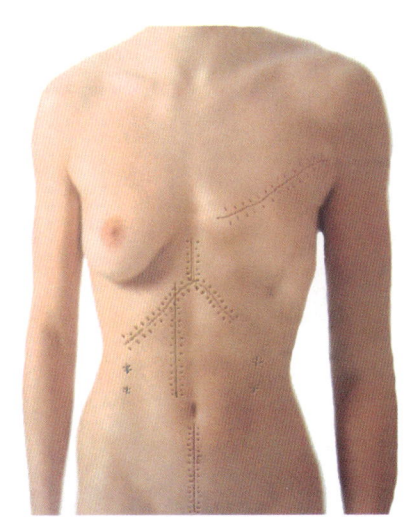

图 4-57　肝移植术前腹部手术瘢痕示意图

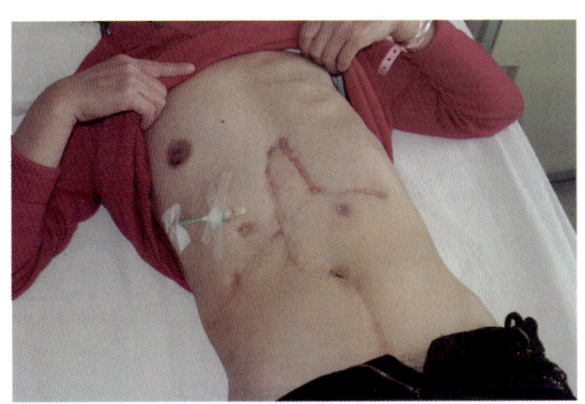

图 4-56　肝移植术前腹部手术瘢痕

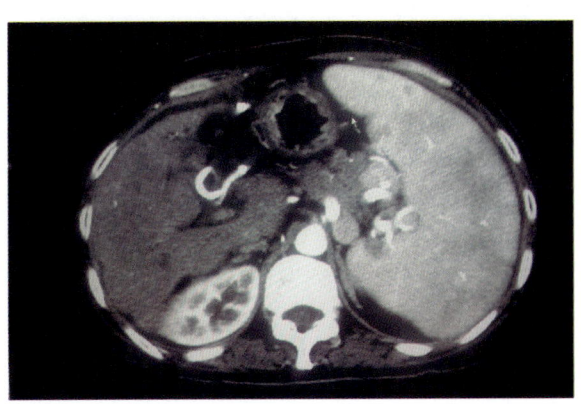

图 4-58　术前腹部 CT 影像

如，局部有致密粘连块，肝十二指肠韧带有明显粘连。门静脉内有血栓形成。在肝移植组成员的共同努力下，成功为患者实施了"腔门静脉半转位背驮式肝移植术"。手术方式示意图如图4-59。

4．术后情况：术后第1天患者清醒，从重症监护病房转回普通病房。拔除胃管，可进水。肝功能恢复中。术后第2天，可进少量流食，肝功能恢复中。术后第3天，可进流食，肝功能恢复中，拔除左膈下引流。术后第4天，可进少量半流食，肝功能恢复中，可离床活动。术后第5天，可进半流食，肝功能恢复正常，拔除右膈下引流。术后第7天，拔除右肝下引流。患者规律服用抗排斥药物。

经过综合治疗，术后3周，经过"肝移植感染关"、"免疫排斥关"、"门静脉半转位肝移植术特有的下肢水肿关"等考验，患者终于康复。术后复查CT如图4-60、4-61。

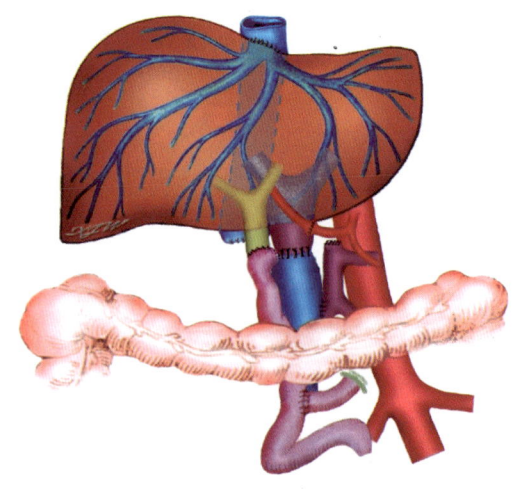

图4-59　肝移植手术方式示意图

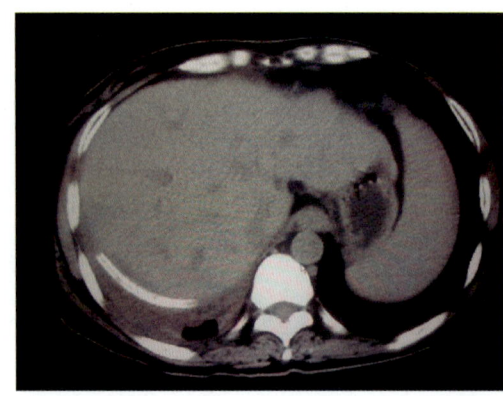

图4-60　术后移植肝CT影像

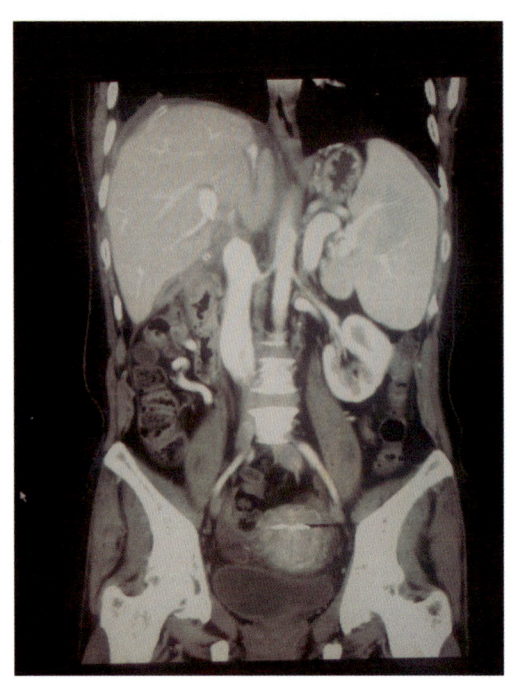

图4-61　术后移植肝CT影像

【专家点评】

"门静脉系统栓塞"曾被认为是肝移植的绝对禁忌证，"上腹部复杂手术史"也曾被认为是肝移植的相对禁忌证。对这两种禁忌证，近来国内外陆续有分别对此两类患者实施肝移植术并获成功的报道，但"两种问题"并存的病例目前尚无报道。我中心成功为该例上腹部复杂手术后并伴有门静脉血栓形成的晚期肝硬化患者实施了腔门静脉半转位肝移植术，使该患者获得重生。门静脉血栓形成曾经被认为是肝移植的绝对禁忌证，许多患者因此失去了手术机会。随着肝移植技术水平的提高，相继提出了解决这一问题的方法。例如血栓切除术、各种类型的血管搭桥术，但这些方法仍无法解决弥漫性门静脉系统血栓这一难题。门腔静脉转位术最初由Child等提出并应用于实验中。后来，Starzl等把这项技术应用于临床，用于治疗糖原累积症，取得了较好的效果。

门静脉系统血栓形成在终末期肝硬化患者中并不少见，尤其是行脾切除术后的患者，门静脉系统血栓的发生率为2.1%～13.8%。根据栓塞程度分为Ⅰ型、Ⅱ型、Ⅲ型和Ⅳ型，前三种类型门静脉系统栓塞大多可以通过门静脉取栓获得充分的血流，直接行门静脉端端吻合，建立供肝门静脉血流，少部分患者也可通过肠系膜上静脉架桥方式重建门静脉血供。但对于Ⅳ型栓塞，门静脉取栓或静脉架桥均效果不佳，也有采用门静脉动脉化处理、肝和小肠联合移植、曲张冠状静脉与门静脉吻合等方法，但均因效果不理想而不被认可，因此在临床实践中往往把门静脉系统广泛栓塞或门静脉系统广泛海绵样变列为肝移植的绝对禁忌证。近几年国外有文献报道采用腔门静脉吻合处理门静脉Ⅳ型栓塞获得理想疗效。1998年Tzakis等首先报道了7例弥漫性门静脉栓塞患者采用腔门静脉半转位肝移植术，其中2例死亡，5例存活，有2例术后出现上消化道出血，分别采用脾切除+断流及脾动脉栓塞等处理，有5例术后出现腹水，于术后3～4个月消失。2002年Azoulay等报道8例腔门静脉半转位肝移植术，3例术后死于颅内出血、心力衰竭和慢性排斥导致肝衰竭等并发症。

腔门静脉吻合半转位肝移植术主要是在经典原位或背驮式肝移植的基础上，腔门静脉吻合采用以下几种方法：①结扎供体肝后下腔静脉，供体门静脉与受体下腔静脉端端吻合或端侧吻合；②缩窄肝后下腔静脉，供体门静脉与受体下腔静脉端侧吻合；③采用供体门静脉与受体左肾静脉吻合。我们认为有以下几个关键步骤：①术前CT血管成像检查，明确门静脉栓塞的程度，做好充分的准备，在获取供肝的过程中即保留好供体的肠系膜上静脉和脾静脉；②术中尽量门静脉取栓，如取栓成功，则可避免采用此种术式；如取栓不理想，也可使门静脉获得部分血流再通，与供体脾静脉吻合，可减轻受体门静脉高压症；③下腔静脉缩窄的程度根据术中门静脉系统测压来决定，约缩窄下腔静脉至2/3的程度，使门静脉压力维持在15～20cmH$_2$O；④术后加强抗凝治疗。

与此种方法可能有关的并发症主要有以下三个方面：①入肝血流量增加，可能导致肝淤血，进而引起移植肝的功能障碍；②此种方法未解决受者已经存在的门静脉高压，术后可能出现消化道出血及腹水等；③因下腔静脉与门静脉吻合，造成下腔静脉压升高，影响肾及下肢的血液回流，进而导致肾功能的异常及下肢水肿。对于第一种情况，在所有文献报道中均未见到。根据我们的临床经验，肝移植行下腔静脉转流时，转流量在1500ml/min左右，而正常门静脉血流量为1200～1300ml/min，两者相差不大，因此门腔静脉半转位术不致引起肝血流量过度增加。第二种并发症的出现概率相对较高，超过半数，但经过治疗均可缓解，未见到与此并发症有关的死亡病例。该病例术后少量呕血即为此并发症的表现。第三种并发症中，较明显的肾功能异常只在相关报道中见到1例，后经治疗，肾功能完全恢复，顺利出院。下肢水肿虽有报道，但给予利尿药物治疗后均可缓解。我们报告的病例并无下肢水肿和肾功能损害。长久以来，人们从大量的实验中得出一个结论：来自腹腔脏器的富含激素及营养成分的血液经门静脉入肝，对肝来说至关重要，没有这些激素和营养成分，肝就会出现萎缩及功能障碍，其中最主要的两种成分为胰岛素及胰高血糖素。门腔静脉半转位术改变了入肝血流的质和量。为什么采用了此种术式的肝移植患者体内的移植肝仍能长时间存活并保持正常功能？首先从量的方面来说，正常门静脉血流量为1200～1300 ml/min，正常下腔静脉血流量约为1500 ml/min，相差不大。门腔静脉半转位术后，机体会通过调节适当地减少肝动脉的血流量，所以门腔静脉半转位术不致造成肝的过度灌注。其次从质的方面说，此类患者的门静脉血栓早已存在，在行肝移植术前，肝已不能直接接受门静脉血液供应，来自胰腺及肠道的血流通过广泛的侧支进入肝及体循环，保证了腹腔内脏血液回流；肝移植术后，通往肝的侧支循环被阻断，来自腹腔内脏的血流便通过已形成的侧支进入体循环，进而通过足量的下腔静脉及肝动脉血流满足新肝对肝营养因子的需要。因为门腔静脉半转位术应用于临床的时间不长，体静脉血流对肝的长期作用结果如何，尚需更多病例的长期随访来评价。

"三次"肝移植1例

病例收集：北京大学第三医院肝移植中心　原春辉
点评专家：北京大学第三医院肝移植中心　修典荣

【病例介绍】

患者，男性，49岁。6年前因为"酒精性肝硬化、肝衰竭"于外院行肝移植治疗，术后早期恢复尚好，肝功能也恢复正常。术后1个月复查时发现合并了"乙型肝炎"，而且病程进展较快，5年前即诊断为"移植肝慢性乙型肝炎、肝硬化、肝衰竭"，需要行二次肝移植。由于手术难度大等原因，由外院转入我院进一步治疗。把原移植肝摘掉，将新肝植入，可喜的是肝很快就进入了"工作状态"，术中金黄色的胆汁就流了出来。经过综合治疗，术后"乙肝"也转阴了。患者很快康复并过上正常生活。1年后（4年前），健康的身体状态似乎让他完全忘记了以前的病痛，抱着侥幸的心理，慢慢地又开始喝酒了，从少到多，从多到酗酒，"酒精性肝硬化和肝衰竭"不可避免地再次"眷顾"了他，只有进行第三次肝移植才能挽救患者的生命。

术前经过缜密地讨论，手术如期进行，术中所见腹腔脏器粘连程度比术前预料得还要严重。腹壁切口下方脏器粘连严重，游离腹腔脏器十分困难（图4-62、4-63），肝门呈封冻状（图4-64）。松解粘连过于靠近肝会造成出血不止，过于靠近腹部肠管、膈肌等将造成正常器官组织的损伤，给新肝植入造成更大的困难（图4-65）。

经过4小时的艰难操作后，终于将病肝顺利切除（图4-66）。新肝的植入同样困难重重，由于正常解剖结构基本消失，各血管的重建更是无法按照常规进行，特别是胆管的重建，由于严重粘连根本无法找到患者自己的胆管，只能在粘连严重的腹

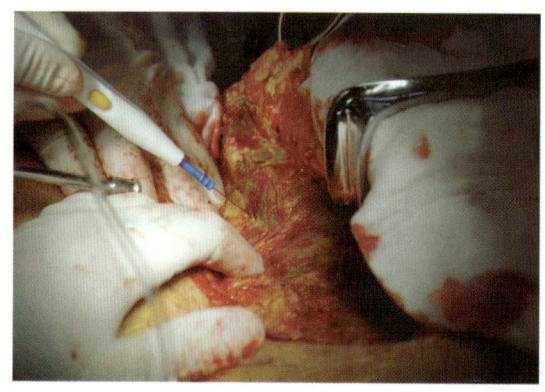

图4-62　术中进入游离腹腔十分困难

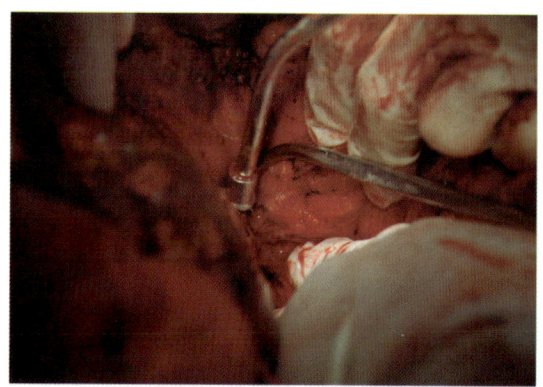

图4-63　肝与周围组织粘连致密

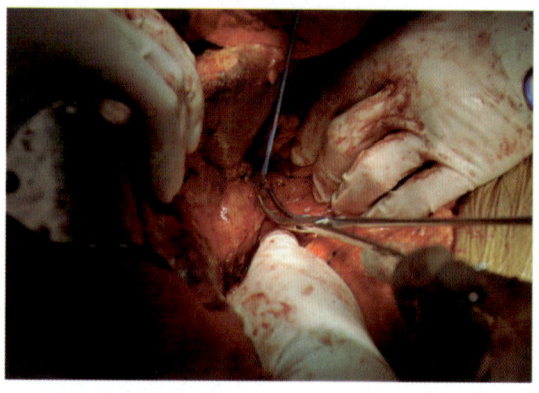

图4-64　肝门呈封冻状

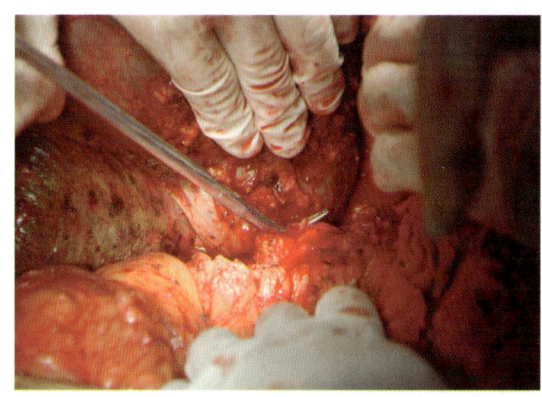

图 4-65 游离组织，容易出血

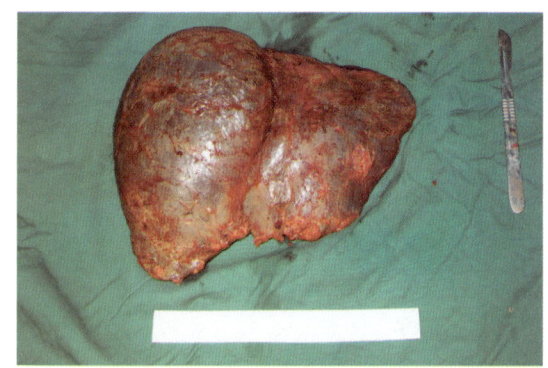

图 4-66 切除之"二次"移植肝

腔中分离出一段空肠进行了胆管空肠 Roux-en-Y 吻合。可喜的是经过共 8h 的手术奋战，手术后患者胆红素由术前的 800mmol/L 逐渐下降到正常，顺利出院。

【专家点评】

随着肝移植技术的日趋成熟和新型强力免疫抑制剂的应用，肝移植已成为一项常规的手术方法，是治疗终末期肝病最有效的手段，术后 5 年生存率可达 70% 以上。接受肝移植的患者人数迅速增加和积累，随之而来由于各种各样的原因造成急性或慢性移植肝失功的人数也相对增加，再次肝移植成为挽救首次移植术后移植肝失功患者生命的唯一有效手段，再次肝移植成为一个越来越令人关注的问题。再次肝移植术后感染、术后出血等并发症的发生率较首次移植高，而且移植肝周围有很多紧密的粘连，从而造成松解困难、出血增多，极大地增加了手术难度。近年来，国内外大的肝移植中心相继在二次肝移植方面积累了一定的经验，但二次肝移植后，移植肝因为胆管、血管、病毒感染等原因可能再次发生肝衰竭，是否能够开展三次肝移植来挽救患者的生命是摆在大家面前的又一个难题。由于三次移植所面临的腹腔粘连、术后感染、术后出血等问题要远远比二次肝移植更加复杂，因此迄今为止国内外鲜有报道，治疗成功的病例较为罕见。随着国内肝移植的迅速发展，多次肝移植患者将会逐步增加，如何提高再次移植成功率，合理利用紧缺的供体资源是关键。

再次肝移植并无固定术式，术前充分评估血管条件、吻合情况，根据组织器官粘连情况、首次移植的术式、血管吻合的情况及患者的全身状况选择恰当的术式，原则是保证新肝有良好血供、畅通的流出道及稳妥的胆汁引流。对于粘连组织应避免盲目分离，辨清组织间隙，锐性分离；由于肝门部吻合较多，组织粘连最为致密，可紧贴肝门进行游离，游离出门静脉供肝侧后，检查原吻合口是否有狭窄，若狭窄则需游离至原吻合口以下，粘连严重不能进行充分游离或门静脉血流差，则需准备血管搭桥，最佳选择为与肠系膜上静脉吻合，根据情况也可选择脾静脉、结肠静脉，甚至是有充足血供的曲张静脉。根据肝后下腔静脉的游离程度及全身情况决定术式，若肝后下腔静脉游离充分，可行经典术式、转流或不转流术式；若下腔静脉后壁粘连严重，则在游离出肝静脉后作肝静脉成形，行背驮式移植。腔静脉吻合时可保留原吻合口，以防静脉断端过短，但在吻合时需跨过原吻合口，可吻合至受者侧血管壁，以避免吻合口破裂出血。肝动脉吻合需切除原吻合口，否则会造成肝动脉栓塞或吻合口破裂，必要时可动脉搭桥与脾动脉、腹腔干或腹主动脉吻合。胆管重建：应切除原移植肝胆管及吻合口，观察受者胆管张力适中，感染、水肿不严重则可行供受者胆管端端吻合；若胆管血运差或吻合有张力，应选择 Roux-en-Y 吻合；若首次移植使用胆肠吻合，再移植时需切除残端及原吻合口，重新吻合。

再次移植的主要死因是围术期的严重感染、脓毒血症及多器官功能衰竭。美国加利福尼亚洛杉矶分校（UCLA）研究资料显示再次肝移植患者死于严重感染的比例（60.7%）要明显高于首次移植（29.0%），而且50%为真菌感染。有研究提示严重感染是再次移植的主要死因（54.2%），原因可能是患者长期肝功能不良及应用免疫抑制剂，机体处于过度免疫抑制状态。本例3次肝移植成功有以下经验体会：①术前积极控制感染，取各种介质（痰、胆管引流液、腹腔引流液及导管尖端等）培养，进行针对性治疗；②术中常规使用抗生素预防感染，合并感染者术中激素用量减半或停用；③加强术后早期的病情监测，预防感染及多器官功能衰竭的发生；④术后常规抗病毒（肝炎病毒、巨细胞病毒）治疗及预防真菌感染；⑤术后密切观测病情变化及行各种介质培养，早期发现细菌或真菌感染并积极防治；⑥术后密切监测免疫抑制剂浓度，及时调整用量；⑦重视术后的定期随访，根据病情变化及时调整治疗策略。

儿童肝移植病例

第五章

儿童劈离式肝移植术后肝静脉流出道梗阻1例

病例收集：天津市第一中心医院肝移植中心　饶　伟
点评专家：天津市第一中心医院肝移植中心　孙丽莹

随着肝移植技术的不断提高，儿童劈离式肝移植术的预后逐渐得到改善。但是，肝静脉流出道梗阻（hepatic venous outflow obstruction，HVOO）仍然是严重影响儿童肝移植术预后的并发症之一。现就2008年10月18日我院收治的1例劈离式肝移植术后并发迟发型HVOO儿童患者的诊疗情况进行介绍，现汇报如下：

【病例介绍】

患儿，男性，2岁1个月。因"先天性胆管闭锁、原发性肝细胞癌（肝癌）"行劈离式左半肝肝移植术，供肝为尸体供肝，术式为背驮式肝移植（肝左静脉与下腔静脉行端侧吻合）。

术后8个月，患儿无明显诱因出现腹胀、食欲减退、双下肢水肿，且症状逐渐加重。腹部B超检查示移植左半肝体积偏大，肝实质回声不均，肝左静脉频谱形态欠规则，下腹腹水深度为10cm。腹部CT增强扫描检查示肝后下腔静脉管腔变窄，肝左静脉显示欠佳，考虑迟发型HVOO（图5-1）。遂经股静脉行下腔静脉及肝静脉造影，示肝段下腔静脉狭窄，左肝静脉于下腔静脉开口处狭窄，肝内静脉扩张（图5-2、5-3）。右心房压力为11cmH$_2$O（10cmH$_2$O=

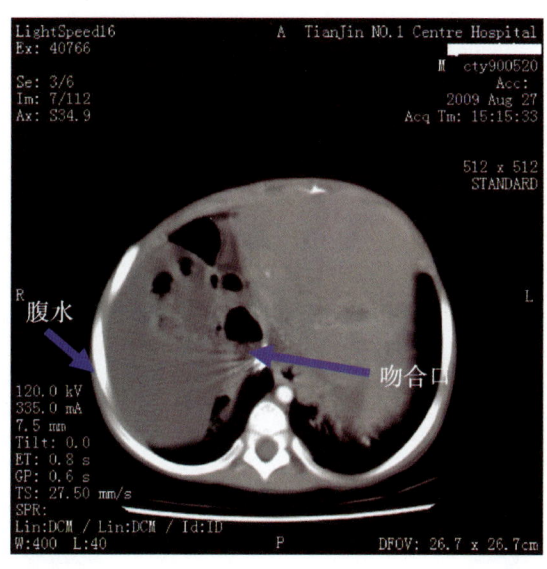

图5-1　首次球囊扩张术前，腹部增强CT扫描显示移植肝静脉与腔静脉吻合口明显狭窄，移植肝明显移位伴有大量腹水

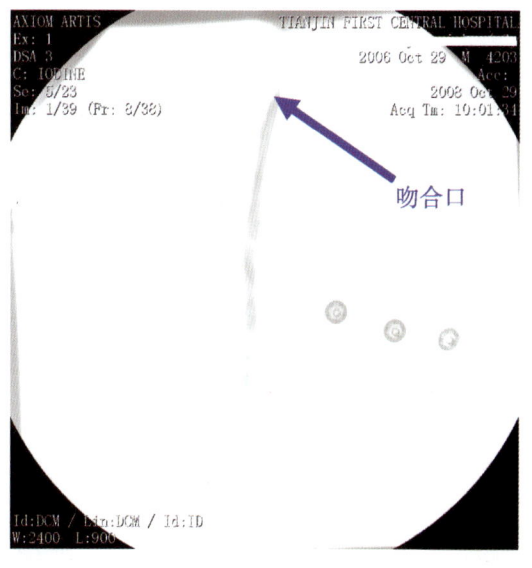

图5-2　首次球囊扩张术前，下腔静脉造影显示下腔静脉与肝静脉吻合口明显狭窄

0.98 kPa），肝下下腔静脉压力为 27cmH$_2$O，肝静脉压力为 46cmH$_2$O。行球囊扩张术。术后即时造影显示狭窄段较前明显改善，肝静脉与右心房压力梯度由 35cmH$_2$O 降至 7cmH$_2$O。

首次球囊扩张术后 2 周，复查腹部 B 超示移植左半肝体积较前缩小，实质回声均匀，下腹腹水深度为 3.5cm。

球囊扩张术后 10 个月及 15 个月，患儿分别再次出现腹胀、食欲减退，经腹部 CT 增强扫描证实为 HVOO 复发，均接受再次球囊扩张术。两次球囊扩张术后即时下腔静脉及肝静脉造影显示肝段下腔静脉及肝左静脉开口处（吻合口）狭窄明显改善（图 5-4），两次的肝静脉与右心房压力梯度分别为 5cmH$_2$O 和 8cmH$_2$O。随访至今患儿存活，未再出现腹胀、食欲减退，肝功能正常。

【专家点评】

儿童肝移植术后肝静脉流出道梗阻（HVOO）的发生率较高，可高达 8.7%。其中，减体积或劈离式肝移植中的发生率较活体肝移植和全肝肝移植要高。

HVOO 可以出现在术后早期（术后 1 个月以内），也可以出现在几个月后。前者往往与手术因素有关，如移植物不匹配、关腹后移植物移位、肝静脉吻合口狭窄、扭曲或成角等。后者多与吻合口内膜增生及纤维化改变、静脉流出道或肝实质受到积液或血肿压迫、移植物生长或移位以及术前存在静脉疾病等因素有关。本例患儿肝移植术后 8 个月方出现临床症状，与患儿年龄较小、处于身体快速发育期、移植物快速生长而导致移植物移位有关。

HVOO 常见的症状为无诱因的腹水、双下肢水肿、胃肠道出血等，实验室检查可发现凝血功能异常、低白蛋白血症、肝酶学增高等。

临床上，HVOO 可通过腹部多普勒超声、CT 增强扫描发现，而下腔静脉及肝静脉造影则是诊断该病的金标准，后者可以明确流出道梗阻的堵塞部位、程度，还可以测定堵塞部位两端的静脉压力梯度。目前临床多以右心房压力与肝静脉压力梯度超过 4cmH$_2$O 作为存在病理性流出道梗阻的标准。

HVOO 的治疗方法主要有手术治疗（分流、重新吻合、再次移植）和介入治疗（球囊扩张、支架置入）。对于在术后 1～2 周发病的患儿，若情况许可，可考虑行手术治疗；对于较晚出现的 HVOO 的治疗主要是依靠介入治疗，因为随着术后时间的

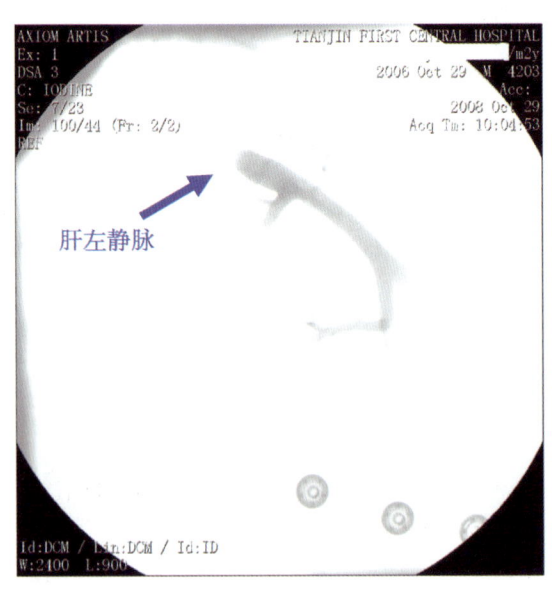

图 5-3 首次球囊扩张术前，肝静脉造影显示肝左静脉明显扩张

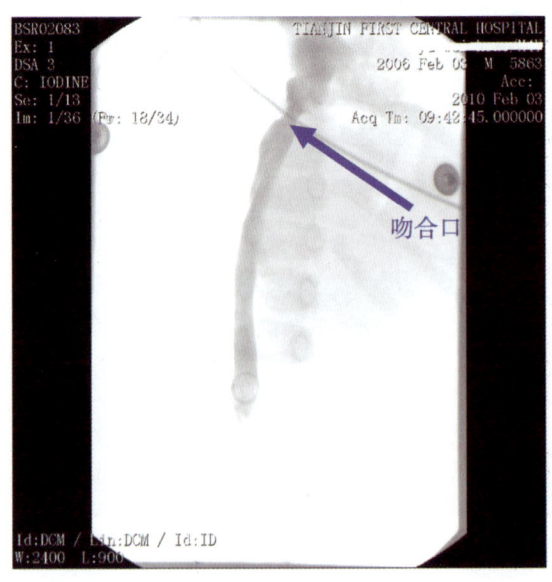

图 5-4 第三次球囊扩张术后，下腔静脉造影显示下腔静脉狭窄处较前明显好转

延长，HVOO 导致肝功能进一步恶化，同时吻合口附近纤维组织增生将增加手术风险；对于年龄很小的患儿，如果能够行球囊扩张，尽量不要放置支架。本例患儿经过三次球囊扩张术后治疗成功。

小儿减体积单段肝移植 1 例

病例收集：天津市第一中心医院肝移植中心　朱志军
点评专家：天津市第一中心医院肝移植中心　朱志军

【病例介绍】

1. 病史：患儿，男性，6 个月。主因"皮肤、巩膜黄染并加重 5 个月，黑便 1 次"入院。患儿 2009 年 5 月 17 日足月产，出生后 1 个月发现患儿皮肤、巩膜黄染，大便颜色浅，尿色变深，就诊于当地医院，实验室检查示血清胆红素升高，考虑为"先天性胆管闭锁"，并于 2009 年 7 月 6 日行 Kasai 手术，术中证实为"先天性胆管闭锁"，术后给予抗感染、利胆、激素等治疗，术后大便颜色仍为陶土色，胆红素逐渐升高，皮肤、巩膜黄染逐渐加重。入院前 3 周无明显诱因出现黑便一次，对症治疗后好转。患儿接受熊去氧胆酸利胆、口服利尿剂利尿、口服泼尼松 2.5mg 减轻胆管炎症等治疗，患儿病情逐渐恶化。

2. 体格检查：体温 37.3℃，脉搏 130 次/分，呼吸 25 次/分，血压 110/49mmHg。体重 5.6kg。发育落后，营养较差，神清，反应可。未见肝掌或蜘蛛痣。皮肤、巩膜重度黄染。双肺呼吸音粗，未闻及干湿性啰音。心率 130 次/分，律齐有力，各瓣膜听诊区未闻及病理性杂音。腹部明显膨隆，腹壁静脉曲张明显，肋缘下可见长约 8cm 手术瘢痕。脐部可见膨出，包块 2cm×2cm，可还纳。肝肋缘下 2.5cm，质韧。脾肋缘下 3cm，质硬。移动性浊音（+），肠鸣音正常。双下肢水肿轻度。

3. 实验室检查：血型：A（+）；血常规：WBC $15.5×10^9$/L，Hb 86g/L，PLT $258×10^9$/L；凝血功能：PT 22.9 s，KPTT 48.9 s，INR2.06；血生化：ALT 78 IU/L，AST 135.1 IU/L，ALP 713.3 IU/L，GGT 223.8 IU/L，TBIL 325.84μmol/L，DBIL 171.78μmol/L，ALB 42.73g/L；血氨 136μmol/L，K 4.55mmol/L，Cr 22.3μmol/L。

4. 辅助检查：腹部 CT：肝硬化，脾大，腹水。胸部 CT：双肺膨胀不全。

5. 手术方式：患儿于入院后半个月接受活体肝移植，移植物为减体积的Ⅲ段肝。供者为患儿母亲，术前评估显示左肝血管（图 5-5、5-6）及胆管无特殊变异。手术过程顺利。

6. 术后情况：术后第 3 天拔除气管插管，常规应用广谱抗生素预防感染，手术当日及术后第 4 天分别给予 1 剂巴利昔单抗预防术后排斥，术后第 1 天加用他克莫司（FK506），肝功能于术后 2 周基本恢复正常，未出现胆漏及血管并发症等外科并发症。术后 1 个月，患儿肝功能除碱性磷酸酶及谷氨

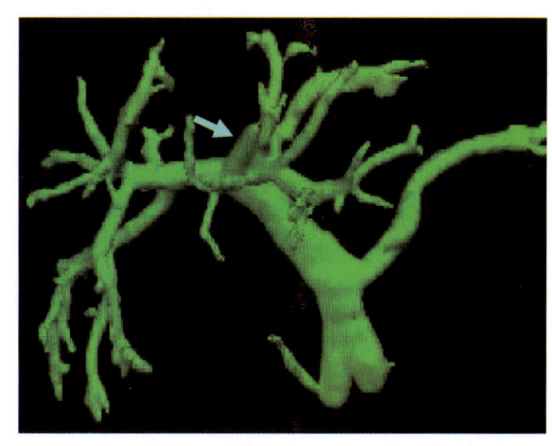

图 5-5　门静脉三维重建（箭头所示为门静脉左支）

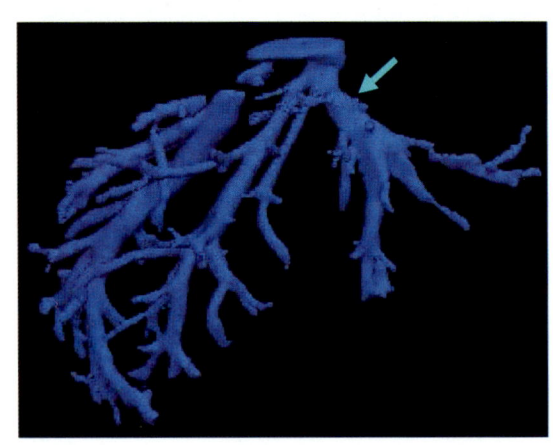

图 5-6　肝静脉三维重建（箭头所示为肝左静脉）

酰转肽酶异常外均恢复正常，顺利出院。供者术后无并发症，2 周顺利出院。

【专家点评】

单段肝移植由于手术技术要求较高，术后并发症多，全球仅少数大型肝移植中心能完成此项手术。2000 年 de Santibanes 等首次报道活体单段肝移植获得成功。至今，这类手术在全世界已实施超过 300 例，主要在日本和美国。目前文献报道单段活体肝移植数量最多的是日本京都大学移植组，术后 1 年存活率为 80% 左右。到目前为止，我国尚未见报道。本病例是我中心于 2009 年年底成功进行的一例减体积肝段移植患者。

小儿肝移植特别是小体重的婴幼儿肝移植的死亡率与小儿体重呈负相关，当小儿体重低于 6kg 时，术后生存率明显下降。与成人活体肝移植不同，对于新生儿和小婴儿活体肝移植来说，当移植肝重量与受体体重比（GRWR）≥ 4% 时，面临更多的是大尺寸移植物（large for size graft）的问题。而这种大尺寸移植物又会引发一系列血流动力学障碍，包括肝流出道梗阻、门静脉血栓形成、由于移植肝灌注不足而导致的移植物功能丧失或无功能、移植肝供氧不足以及由于大移植物带来的关腹困难等。在小儿肝移植中大肝综合征是一种严重的并发症，往往会导致患儿死亡。

总结本病例成功经验，术前充分和精确的评估至关重要。我中心使用 EDDA 公司的 IQQA 肝影像解读分析软件对供者肝体积进行详细评估和术前模拟切割，该病例供者术前测量肝左外叶体积为 351.4cm³（图 5-7），如以左外叶作为移植物，则相应的移植物与受者体重比 GRWR 为 6.28%，发生大肝综合征的风险明显升高。术前使用影像分析系统计算Ⅲ段肝体积为 254.4cm³（图 5-7），相应的 GRWR 降至 4.54%，移植物体积相对受者仍过大。遂行Ⅲ段肝模拟减体积后再次进行评估，减体积后Ⅲ段肝体积为 208.5 cm³（图 5-8），相应的 GRWR 为 3.72%，移植物体积满足了 GRWR ＜ 4% 的要求。因术前经过详细的评估，并针对严重影响手术预后的问题制订了切实可行的治疗方案，术中移植物的切取按照术前计划实施（图 5-9），术中实际移植物为减体积的Ⅲ段肝，重量 188g（图 5-10），实际的

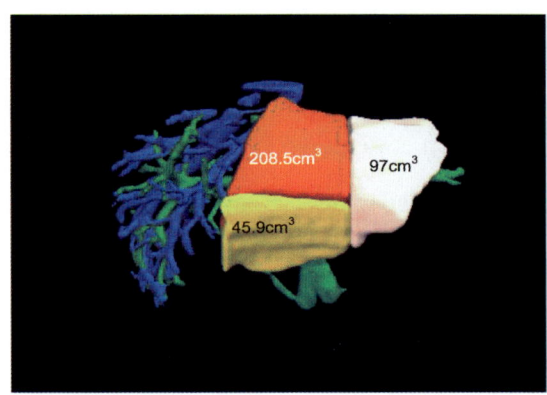

图 5-7　肝左外叶体积

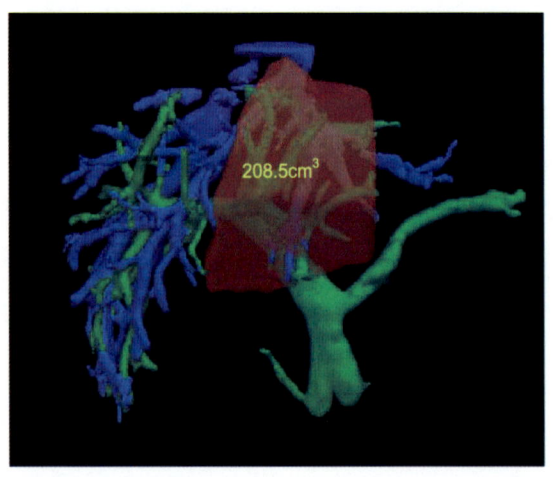

图 5-8　减体积Ⅲ段肝体积

GRWR 为 3.36%，有效避免了"大肝综合征"。移植物血流开放后体积适中，关腹无困难（图 5-11）。另外，术后早期患儿的监护，尤其是呼吸道气管插管的管理及全身水电解质及酸碱平衡的维持亦非常重要，保持患儿呼吸及循环系统的稳定是患儿顺利恢复的保证。

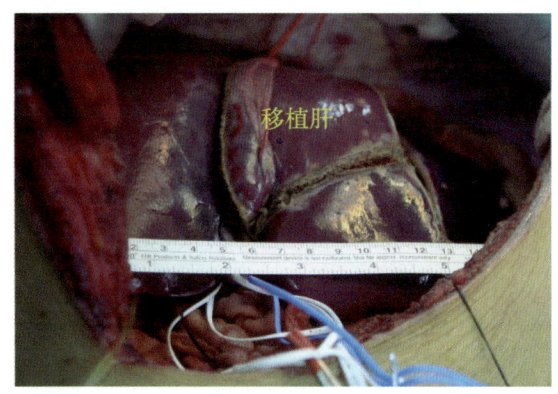

图 5-9　术中移植物的切取

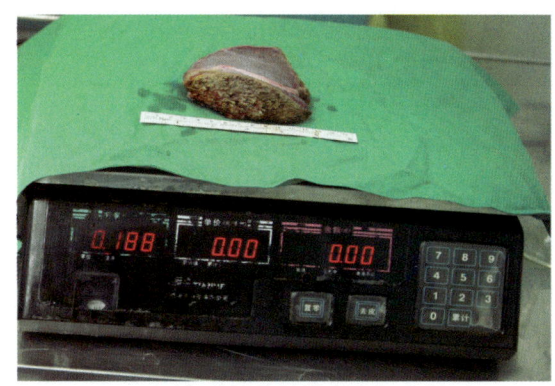

图 5-10　术中测减体积Ⅲ段肝重量

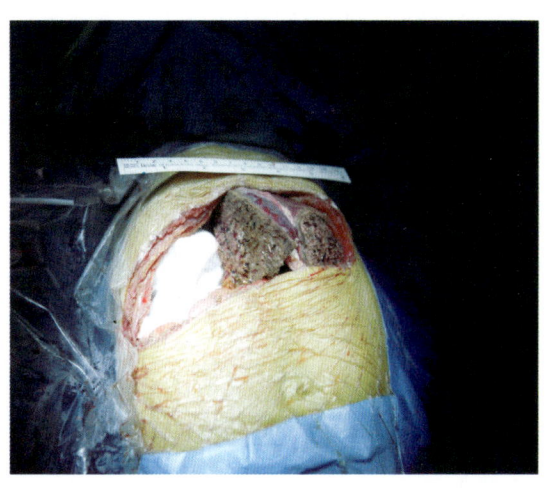

图 5-11　关腹前照片

小儿活体肝移植术救治急性肝衰竭 1 例

病例收集：上海仁济医院肝移植中心　奚志峰
点评专家：上海仁济医院肝移植中心　夏　强

【病例介绍】

1. 病史：患儿，男性，5 个月，体重 8kg。因"肤黄、目黄进行性加重 1 个月"入院，入院前患儿在外院检查有 CMV-DNA 阳性史。

2. 体格检查：患儿神清，皮肤、巩膜重度黄染，心肺未见异常，腹隆软，无压痛，无反跳痛，肝脾肋下未及，肠鸣音 3~4 次/分，移动性浊音（+），双下肢水肿。无肝病病史，无先天性疾病史。

3. 实验室检查：肝功能：Alb 34.3g/L，ALT 226U/L，AST 333U/L，DBIL 298μmol/L，TBIL 773.6μmol/L；血肌酐 14.6μmol/L；血常规：WBC $6.5×10^9$/L，HB 10^{9}g/L，PLT $57×10^9$/L；PT 37.7s，INR 3.78；术前乙肝病毒学指标 HBsAg、HBcAb、HBeAb、HBeAg 阴性，HBsAb 90.7mIU/ml；HCV 阴性；CMV-DNA 阴性。术前小儿终末期肝病模型（MELD）评分 39 分。

4. 入院诊断：婴肝综合征、急性肝衰竭。

根据患儿体表面积计算标准肝体积/左外叶体积（SLV/LLSV）为 277cm³/42cm³。患儿拟行左外叶小儿活体肝移植术。供体系患儿母亲，供体身高160cm，体重45kg，肝SLV/LLSV 1026cm³/154cm³，移植肝重量与受体体重比（GRWR）1.9%，移植肝与标准肝体积比（GV/SLV）55.6%。肝CTA及MRCP等影像学检查提示供体胆管及血管均无异常。

5. 手术情况：供体术中以超声定位肝中静脉位置，并以此界定肝切肝面，切取左外叶供肝，实际肝重约200g，实际GRWR 2.5%。受体术中见肝体积增大、肿胀、橡皮样表现。充分游离病肝，解剖出左右肝动脉、门静脉左右支、胆总管、右肝、肝中静脉、左肝静脉，分别切断，并将右、中、左肝静脉整形为共同开口。将供肝置入受体腹腔，吻合供体左肝静脉于受体肝静脉共同开口，供肝门静脉左支于受体门静脉左、右支共同开口，依次开放肝下、肝上下腔静脉及门静脉，肝充血良好；吻合受体左肝动脉于供肝左肝动脉，彩超显示门静脉、肝动脉、肝静脉血流满意；行空肠-左肝管Rouxen-Y吻合。术中冷缺血时间45min，手术持续12h。术中出血约600ml，输RBC 600ml，血浆200ml，冷沉淀3U。病肝病理学检查提示肝细胞大片变性坏死，伴淤胆。

6. 术后情况：术后给予患儿环孢素（5mg/kg）+ 甲泼尼龙（4mg/kg）抗排斥治疗，甲泼尼龙每日4mg逐日递减至4mg/d，后改为泼尼松2.5mg/d口服，并逐渐减量至1.25mg/d维持，术后3个月停用激素。术后同时更昔洛韦抗巨细胞病毒治疗，同时监测巨细胞病毒指标变化，术后近期血CMV-IgM阳性、CMV-DNA阴性，经抗病毒治疗后CMV-IgM转阴。患儿病情恢复顺利，无急性排斥、血管及胆管并发症等并发症发生，于术后1个月肝功能恢复正常出院。出院后定期门诊随访，随访15个月，一般情况良好，生长发育正常。末次随访肝功能：Alb 38.7g/L, ALT 31U/L, AST 31U/L, DBIL 3μmol/L, TBIL 10.1μmol/L。

【专家点评】

小儿急性肝衰竭病因繁多，最常见的包括新生儿代谢障碍性疾病、急性病毒性肝炎及隐源性肝病等。亚洲多以隐源性肝病或非甲非乙非丙肝性肝炎为主。美国器官资源共享网络（UNOS）指出小儿肝移植术中12%左右为隐源性肝病。在小儿肝移植开展以前，小儿急性肝衰竭死亡率高达80%～100%，肝移植的成功开展使得肝衰竭患儿的存活率上升至70%左右。但是由于尸体肝移植的来源紧缺这一难题日益突出，急性肝衰竭患儿等待尸体肝移植的时间也越来越长，在等待期间患儿的死亡率高达90%，而小儿活体肝移植的开展可以很好地解决供体来源紧缺的难题，使患儿等待肝移植的时间明显缩短，从而增加手术救治的成功率。

小儿活体肝移植术有两大技术难点：大肝综合征及血管并发症的发生。与成人急性肝衰竭行活体肝移植术可能存在小肝综合征的危险不同，小儿活体肝移植术需要考虑的是供体过大所造成的大肝综合征，使肝门静脉血供相对减少、肝细胞坏死影响移植肝功能恢复，因此目前国际上多采用左外叶活体肝移植术，GRWR在1%～4%，肝功能恢复最佳。小儿活体肝移植血管并发症包括门静脉血栓、肝动脉血栓形成及肝静脉狭窄，Ueda等分析600例小儿活体肝移植病例中三者的发生率分别为7.5%、3.3%及3.7%。一旦发生血管并发症应及时采取包括数字减影血管造影（DSA）溶栓、再次手术取栓、行动脉二次吻合术等积极措施，因此术后应密切随访肝B超，注意移植肝血流情况，及早发现、及早处理，尽可能减少对远期肝功能恢复的影响。

婴肝综合征是由病毒感染、遗传性代谢缺陷、肝内胆管及间质发育障碍的一系列疾病所引起的一类综合征，其中以巨细胞病毒感染引起的较多，占40%～80%。婴肝综合征患儿的临床表现主要有黄疸、病理性肝体征和血清谷丙转氨酶升高等。本例患儿外院检查发现CMV-DNA阳性，其余检查结果均阴性，除外药物性乙肝或丙肝性肝衰竭可能，临床考虑巨细胞病毒性肝炎致肝衰竭可能。活体肝移植手术的进行使患儿等待移植前的时间明显缩短，使手术成功率也明显提高。

活体肝移植治疗儿童先天性肝纤维化合并肝硬化 1 例

病例收集：北京大学第一医院普通外科　田孝东　樊　庆　李华彧

【病例介绍】

患儿，女性，12 岁。先天性肝纤维化合并肝硬化。供体肝为患儿母亲的右半肝（Ⅴ、Ⅵ、Ⅶ、Ⅷ段）。移植肝重量为 394g，占供体肝的 68% 以及受者体重的 3.2%。

1. 手术情况

（1）供体手术：供体手术采用全身麻醉。常规切除胆囊。供体术前血管造影检查显示右肝动脉来源于肠系膜上动脉（图 5-12），间接门静脉造影检查显示门静脉右前支和右后支并行汇合于门静脉主干（图 5-13），同时经术中胆管造影检查证实供肝右半肝胆管存在相同变异（图 5-14）。经过仔细解剖后，分别游离右肝动脉、门静脉右支（前、后两支）、右肝管（前、后两支）、右肝静脉。于右肝静脉与肝中静脉间至肝胆囊床内侧连线用超声刀分离左、右叶肝实质。供体术中出血 150ml，术中无输血。术中热缺血时间 30s，冷缺血时间 120min。

（2）受体手术：患儿采用全身麻醉下背驮式原

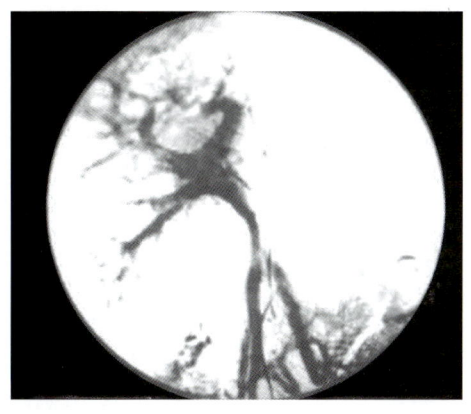

图 5-13　门静脉右前支与右后支并行与左支汇合

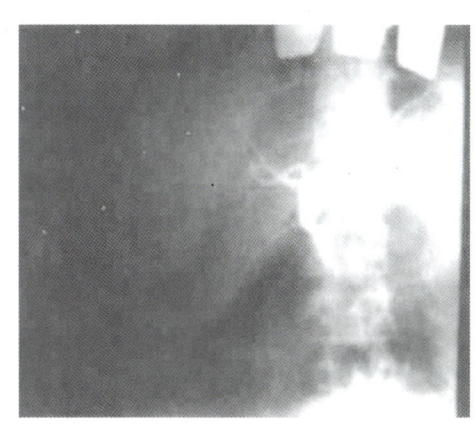

图 5-14　右肝管前支与后支并行与左支汇合

位肝移植术。完整切除病肝后，行肝动脉、门静脉右支（2 支）、右肝静脉端端吻合和胆管端端吻合（2 支）（图 5-14）。未放置 T 形管引流。腹腔内放置引流管。受体术中出血 50ml，术中未输血。

2. 术后抗排斥药物：使用环孢素、硫唑嘌呤和激素三联药物。

3. 术后并发症情况：供体术后 2 周出现低热，

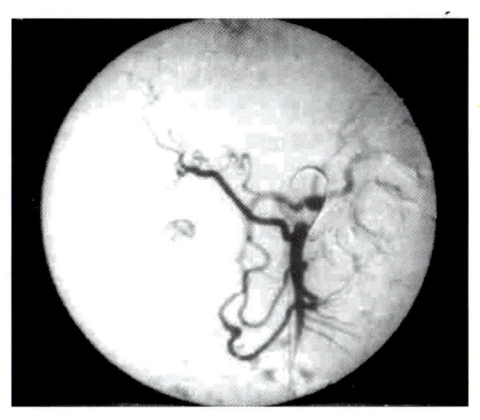

图 5-12　右肝动脉来源于肠系膜上动脉

经腹部 B 超检查为腹腔积液，在 B 超引导下经皮腹腔穿刺引流后缓解。受体术后无并发症出现。

4．术后肝功能指标：供体术后生化指标（血清胆红素和转氨酶指标）显著升高，2 周后恢复正常。受体术后 4 周肝功能恢复正常。

5．生存情况：供体于术后 3 周顺利出院。2 个月后正常生活。患儿现术后 8 年，无明显不适，肝功能正常。

活体肝移植治疗小儿先天性胆管闭锁合并肝硬化 1 例

病例收集：北京大学第一医院普通外科　田孝东　樊　庆　李华彧
点评专家：北京大学第一医院普通外科　万远廉　严仲瑜　杨尹默
　　　　　赵建勋　王维民　吴问汉

【病例介绍】

患儿，女性，2 岁 6 个月。先天性胆管闭锁合并肝硬化。供体肝分别为患儿父亲的左外侧叶肝（Ⅱ、Ⅲ段）。移植肝重量为 300g，占供体肝的 27% 和受者体重的 4.4%。

1．手术情况

（1）供体手术：采用全身麻醉。常规切除胆囊。术前血管造影检查显示左肝动脉来源于右肝动脉前支（图 5-15）。术中见左肝动脉紧贴肝脏面由右肝动脉前支分出后进入肝实质。用超声刀分离部分肝后游离左肝动脉 1cm 后，分别游离门静脉左支、左肝管和左肝静脉，分离左、右肝实质。供体术中出血 70ml，术中无输血。术中热缺血时间 0s，冷缺血时间 180min。

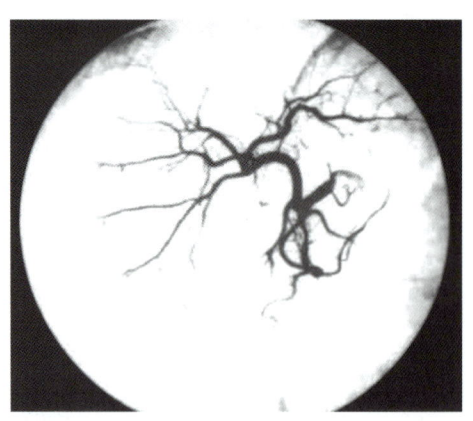

图 5-15　左肝动脉来源于右肝动脉前支

（2）受体手术：行肝动脉、门静脉左支、左肝静脉端端吻合和胆管空肠端侧吻合。未放置 T 形管引流。腹腔内放置引流管。术中出血 100ml，输血 200ml。

2．术后抗排斥药物：使用环孢素、硫唑嘌呤和激素三联药物。

3．术后并发症情况：供体无术后并发症。受体术后 1 周出现急性排斥反应，经激素冲击治疗后缓解。后随访，无并发症出现。

4．术后肝功能指标：供体术后生化指标（血清胆红素和转氨酶指标）显著升高，供体术后 1 周恢复正常。受体术后 4 周肝功能恢复正常。

5．生存情况：供体术后 1 周恢复，顺利出院。1 个月后正常生活。患儿现术后 8 年，无明显不适，肝功能正常。

【专家点评】

原位肝移植是治疗终末期肝病的一种有效的治疗方法，也被证明是治疗儿童终末期肝病的一种有效方法。目前，随着肝切除经验的增加，已经使亲体肝移植手术供体的并发症发生率大为减少。在本组病历中，供体切除左半肝时，无任何并发症发生。供体切除右半肝时，出现了腹腔积液，考虑与切除右半肝手术创伤大、术后肝功能受损严重有关。

在这两组病例中，两个供体均出现复杂的解

剖变异。供体1门静脉右支的两个分支在肝内并行与门静脉左支交汇,右肝胆管的两个分支出现相同变异。这种变异临床罕见,为手术增加了难度。台湾郑汝玢教授在990例门静脉造影检查和3300例ERCP检查发现,此种变异的发生率仅为0.15%。供体2右肝动脉来源于肠系膜上动脉,因此在解剖门静脉右支时,建议不要如常规解剖入路,完全由肝门部沿门静脉主干解剖,这样可能损伤肝内门静脉和胆管分支。而应该在肝实质内用超声刀分开肝后,结合肝门部解剖,显露门静脉右支。据台湾陈肇隆教授小组报告的210例病例中,肝内门静脉与肝内胆管有相似解剖的占83.33%。因此,建议特别注意术中胆管造影的情况,以免在分离肝实质时,损伤胆管。本组术中胆管造影证实供体1胆管存在与门静脉相似的解剖变异,同样通过在肝内解剖的方法避免了胆管损伤。供体2肝左动脉来源于右肝动脉前支,在肝外分出后即进入肝实质。为确保左肝动脉有至少2cm的长度供血管吻合,我们用超声刀向肝左叶内小心分离部分肝,但注意在肝实质内解剖肝动脉时,应该避免过度解剖肝动脉,这将可能导致胆管缺血,而引起胆管狭窄和胆瘘。

我们认为,尽管肝存在着多种解剖变异,但如果手术前能对供体和受体的情况进行仔细分析,术中注意用不同方法解剖肝动脉、门静脉和胆管分支,避免损伤,仍有相当多的机会进行亲体肝移植,以挽救患儿生命。

儿童活体肝移植术后合并肾病1例

病例收集:北京大学第三医院肝移植中心　白　洋
　　　　　北京大学第三医院病理科　陆　敏
点评专家:北京大学第三医院肝移植中心　修典荣

【病例介绍】

患者,男性,13岁。主因肝豆状核变性(Wilson病)于2007年4月28日在我院接受亲体供肝同种异体肝移植术,手术时患者10岁。术前患者血常规、尿常规、肝功能、凝血功能基本正常,血ALB 43g/L、Cr 55μmol/L、GLU 4.4mmol/L,血TORCH-IgM(-)、HBsAg(-)、HBsAb(-)、HBeAg(-)、HBeAb(-)、HBcAb(-)、Anti-HCV(-)。术前影像学检查基本正常,仅脾略大。

术中切除患者母亲左半肝并肝中静脉作为移植物,分别将受体及供体的左肝静脉及肝中静脉成形,将成形后的静脉行对端吻合,再分别行门静脉、肝动脉和胆管的对端吻合,手术顺利。

术后病理提示:病变符合Wilson病伴早期小结节性肝硬化;HbsAg(-)。术后第2天,患者由ICU病房转入普通病房,以他克莫司(FK506)+泼尼松行免疫抑制治疗,血ALT逐渐下降。术后12天,患者血ALT再次升高,考虑为急性排斥反应,调整FK506用量并加用吗替麦考酚酯(MMF)抗排斥治疗,血ALT逐渐降至正常。术后39天出院,出院时各项检查基本正常,免疫抑制治疗方案为:FK506 1.5mg Q12h、泼尼松龙20mg Qd;血FK506浓度为13.3ng/ml。患者于我院门诊定期随访并调整免疫抑制治疗方案至2009年2月,期间检测肝功能基本正常。

2009年3月2日,患者因常规复查B超提示腹腔内中等量积液入院。血ALT 18 U/L、AST 33 U/L、TBIL 27μmol/L、DBIL 20.9μmol/L、ALB 43 g/L、Cr 39μmol/L。B超提示:脾大,脾门区可见迂曲扩张的血管;腹腔内可见中量积液。免疫抑制治疗方案为:FK506 0.5mg Q12h,血FK506浓度4.8ng/ml。

各项检查结果基本正常,结合 B 超结果,考虑存在门静脉高压,腹腔积液及脾体积增大均与门静脉高压有关,行腹部 CT 检查未见肝静脉及肝后下腔静脉存在明显狭窄,未予以处理,随诊。至 2010 年 1 月,患者在我院门诊随访,肝功能基本正常,但是血 ALB 逐渐下降,由 40g/L 降至 31g/L,原因不明,也未予检查及治疗。

2010 年 1 月 27 日,患者因双下肢、眼睑及生殖器水肿入院。入院时患者每日尿量基本正常,尿色发红;血 ALT 11 U/L、AST 34 U/L、TBIL 15.8μmol/L、DBIL 8.8μmol/L、ALB 24 g/L、Cr 46μmol/L、GLU 5.1 mmol/L、IGG 4.61g/L、C3 0.56 g/L、血 HBsAg(-)、HBsAb(-)、HBeAg(-)、HBeAb(-)、HBcAb(-)、Anti-HCV(-);尿潜血(3+)、尿蛋白(3+)、尿糖(-),24h 尿蛋白定量 3656.3 mg/24h;B 超提示:腹腔积液、双肾体积增大、实质增厚,符合实质弥漫性病变;免疫抑制治疗方案为 FK506 0.25mg Q12h,血 FK506 浓度 3.7 ng/ml。患者出现肾病综合征表现(24h 尿蛋白≥3.5 g、血 ALB<30 g/L、水肿),于 2010 年 2 月 9 日行肾穿刺活检,病理提示:肾穿刺组织可见 17 个肾小球,系膜细胞和基质轻度弥漫性增生,局灶节段性中度加重伴内皮细胞增生,上皮下、系膜区嗜复红蛋白沉积。肾小球上皮空泡及颗粒变性,灶状萎缩。肾间质灶状淋巴、单核细胞浸润伴纤维化。小动脉管壁增厚(图 5-16)。免疫荧光:6 个球,IgG(2+)、IgA(3+)、IgM(+)、C3(3+)、FRA(-),沿系膜区及毛细血管壁沉积。电镜:肾小球基底膜弥漫不规则增厚,系膜细胞和基质增生,上皮下和系膜区电子致密物沉积,上皮细胞足突弥漫融合(图 5-17)。符合不典型膜性肾病。诊断为:肝移植术后膜性肾病。调整免疫抑制治疗方案为 FK506 3mg Q12h、泼尼松龙 10mg Qd、MMF 0.5g Q12h。

2010 年 2 月 20 日,患者双下肢及生殖器水肿已完全消退,尿色仍发红,血 ALT 12U/L、AST 22U/L、TBIL 22μmol/L、DBIL 11.9μmol/L、ALB 24g/L、Cr 77μmol/L、IGG 4.87g/L、C3 0.72g/L;尿潜血(3+)、尿蛋白(+)、尿糖(-),24 小时尿蛋白定量 799.7mg/24h;血 FK506 浓度 26.5ng/ml。鉴于患者症状缓解,调整 FK506 用量至 1.5mg Q12h,维持其他治疗。

2010 年 3 月 5 日,血 ALT 6U/L、TBIL 11.5μmol/L、ALB 26g/L、Sm(-)、SSA(-)、SSB(-)、RNP(-)、Jo-1(弱阳性)、SCL-70(-)、rRNP(-)、Ds-DNA(-);尿潜血(3+)、尿蛋白(2+)、尿糖

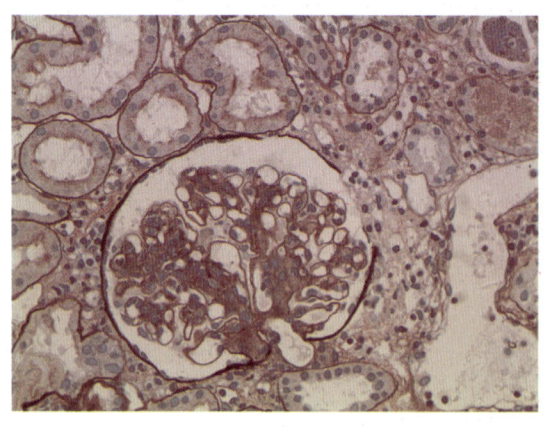

图 5-16 不典型膜性肾病。肾小球系膜细胞和基质轻度弥漫性增生,局灶节段性中度加重伴内皮细胞增生(×200,PASM)

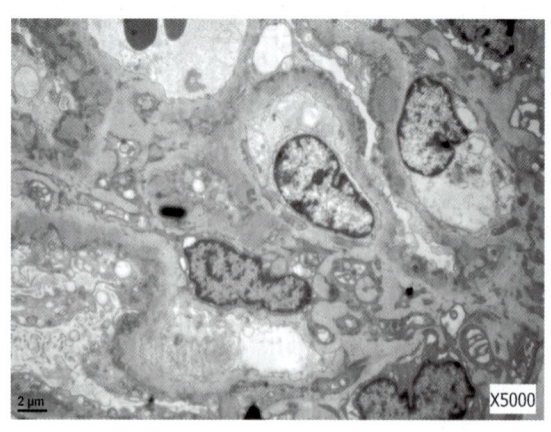

图 5-17 不典型膜性肾病。肾小球基底膜弥漫不规则增厚,系膜细胞和基质增生,上皮下和系膜区电子致密物沉积,上皮细胞足突弥漫融合(×5000,EM)

（-），24h尿蛋白定量3606.4 mg/24h；血FK506浓度15.8 ng/ml。鉴于患者症状反复，免疫抑制治疗方案调整为FK506 1mg Q12h、泼尼松龙10mg Tid，维持其他治疗。

2010年3月12日，血ALT9U/L、AST 15U/L、TBIL 12.6μmol/L、DBIL 6.8μmol/L、ALB 29g/L、Cr 53μmol/L、IGG 6.21g/L、C3 0.64g/L；尿潜血（3+）、尿蛋白（3+）、尿糖（-）、24h尿蛋白定量1565.2mg/24h；血FK506浓度7.9 ng/ml。鉴于患者24h尿蛋白定量呈下降趋势，维持治疗、随访观察。

2010年5月31日，血ALT 15 U/L、AST 21 U/L、TBIL 22.6μmol/L、DBIL 10.6μmol/L、ALB 38g/L、Cr 61μmol/L、GLU 5.1mmol/L、C3 0.81g/L；尿潜血（3+）、尿蛋白（-）、尿糖（-）、24h尿蛋白定量342 mg/24h；血FK506浓度9.1ng/ml。鉴于患者24h尿蛋白定量明显下降，免疫抑制治疗方案调整为FK506 0.5mg Q12h、泼尼松龙30mg Qod、MMF 0.5g Q12h，维持其他治疗。

患者在我院门诊随访至今，调整免疫抑制治疗方案，目前肝、肾功能正常，尿潜血（+）、尿蛋白（-）、24h尿蛋白定量维持在约400mg/24h。现免疫抑制治疗方案为FK506 0.5mg Q12h、泼尼松龙30mg Qod、MMF 0.375g Q12h，血FK506浓度6.4 ng/ml。

【专家点评】

随着肝移植技术的提高和免疫抑制治疗的改进，接受肝移植手术的患者的生存期逐渐延长，一些肝移植术后的长期并发症逐渐被人们认识并重视，肝移植术后慢性肾功能不全即是其中之一。有文献报道肝移植术后早期肾功能不全的发生率高达73%，许多患者存在不同程度的术后慢性肾功能不全。但是，仅有1%～2%的患者发展为肾衰竭。

肝移植术后慢性肾功能不全的危险因素为：环孢素A/FK506的应用、HBV/HCV感染、手术前肝肾综合征的存在以及糖尿病。对这些患者的肾穿刺活检分析可见到肾小球硬化症、肾小球肾炎和药物性（环孢素A）肾损伤等病理类型，膜性肾病亦有报道。

儿童中膜性肾病的发病率较低，根据2008年的统计数据，在美国终末期肾病的患儿中仅有0.6%为膜性肾病。其临床表现主要为肾病综合征或无症状蛋白尿，男女患病比例为3∶1至1∶1。与成人相比，儿童膜性肾病患者的发病多继发于其他疾患，如乙型肝炎、丙型肝炎、系统性红斑狼疮和疟疾等，但其预后相对较好。因为发病率较低，目前没有公认的与此病预后相关的危险因素。

膜性肾病的诊断主要靠肾穿刺活检，其病理特点是肾小球上皮细胞下免疫复合物沉积导致毛细血管基膜弥漫性增厚。随疾病进展出现不同程度的变化，可分为Ⅰ～Ⅳ期：第Ⅰ期光镜下肾小球结构基本正常，偶尔肾小球基膜出现空泡变性。电镜下可见上皮下仅有少数电子致密物沉着，基膜无明显改变。第Ⅱ期光镜下肾小球毛细血管基膜弥漫性增厚，出现多数"钉突"。PASM染色可见基膜向外侧增生，电镜见上皮下有大量的电子致密物沉积，致密物间为钉突状增生的基膜。第Ⅲ期光镜下肾小球毛细血管壁弥漫性增厚，PASM染色增厚的基膜呈中空链环状。毛细血管袢有狭窄或闭塞，系膜基质略增多。电镜下基膜内有大量电子致密物沉积，呈双层梯状结构，上皮下致密物部分溶解。第Ⅳ期肾小球基膜高度增厚，毛细血管袢闭塞，可见小球萎缩或纤维化，系膜基质稍增多。电镜下小球基膜双层融合呈不规则增厚，致密物中有透明区形成，使基膜呈链条状。

膜性肾病的治疗可以分为非免疫抑制治疗和免疫抑制治疗两种方案。对于尿蛋白定量<3.5g/24h，血浆白蛋白正常或轻度降低、肾功能正常者，不主张一开始就给予免疫抑制治疗。多采用控制血压、纠正脂质代谢紊乱和预防静脉血栓形成，以达到减少蛋白尿、延缓肾功能不全的发生和降低心血管并发症的目的。药物首选血管紧张素转换酶抑制剂（ACEI）或血管紧张素Ⅱ受体拮抗剂（ARB）。对于蛋白尿定量>3.5g/24h，尤其是伴有肾功能损伤者，应给予免疫抑制剂治疗，药物首选糖皮质激素、烷化剂（环磷酰胺）、钙调磷酸酶抑制剂（环孢素A、FK506）、利妥昔单抗。

本病例患儿诊断为膜性肾病，未发现明显病因，考虑为原发膜性肾病，此种肝移植术后膜性肾病国际上鲜有报道。因其表现为肾病综合征，故予以免疫抑制剂治疗。现病情缓解，治疗有效，已减少免疫抑制剂用量到肝移植术后需要水平，但仍需长期随访观察。

肝移植术后胆管并发症病例

第六章

肝移植术后胆管狭窄的介入治疗 1 例

病例收集： 中山大学附属第三医院介入血管专科　姜在波　李名安　黄明声　单　鸿

点评专家： 中山大学附属第三医院肝移植中心　陈规划

【病例介绍】

患者，女性，64 岁。因"原发性肝癌"行原位肝移植术，术中胆管重建方式为供受体胆管端端吻合。术后 2 个月患者出现身目黄染，血清总胆红素升高至 255.5μmol/L，直接胆红素为 188.7μmol/L。肝超声提示肝内胆管明显扩张。

患者采用经皮经肝穿刺胆管造影引流术，术前常规行上腹部 CT 增强扫描了解肝形态以及肝内外胆管情况，以指导穿刺入路的选择及引流方案的制订。操作在数字减影血管造影（DSA）机的引导下进行。选择右侧第 8/9 肋间隙腋中线为穿刺点，成功穿刺右叶肝内胆管后行胆管造影示肝内胆管重度扩张，肝门区胆管及胆管吻合口均可见多发狭窄段（图 6-1），在导丝的引导下置入球囊扩张狭窄段后（图 6-2），选用 8.5F 胆管外引流管行胆管引流治疗。引流方式采用胆管外引流，引流期间每隔 1～3 个月更换胆管引流管，引流管直径由小至大逐渐增加至 12F（图 6-3），并同时配合球囊扩张胆管狭窄段。治疗 12 个月后，复查造影示胆管狭窄明显改善，肝功能示血清胆红素恢复正常，给予拔管，症状无复发（图 6-4）。

【专家点评】

胆管狭窄是原位肝移植术（orthotopic liver transplantation，OLT）后最常见的胆管并发症，文

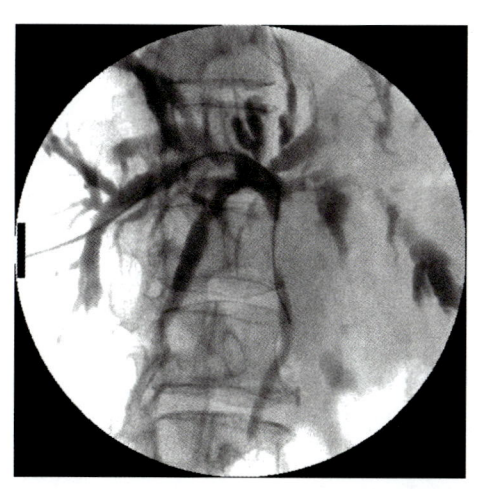

图 6-1　经皮肝穿刺胆管造影示肝内胆管重度扩张，肝门区胆管及胆管吻合口均可见狭窄

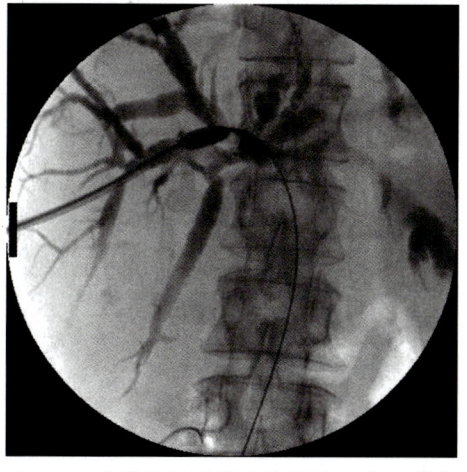

图 6-2　球囊扩张胆管狭窄段后，给予胆管引流治疗

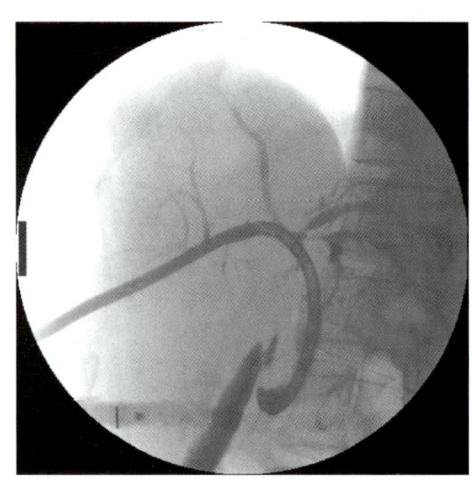

图6-3 引流管直径逐渐增大至12 F

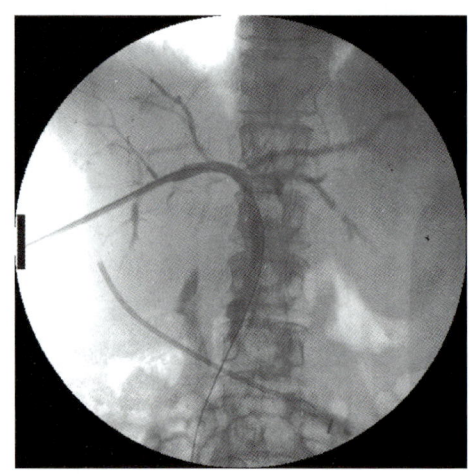

图6-4 治疗12个月后,复查造影示胆管狭窄明显改善,给予拔管,随访至今(23个月)症状无复发

献报道其发生率为5%～23%。肝移植术后胆管狭窄具有发生率高、治疗棘手及预后不良等特点,成为移植界一直关注的焦点。胆管狭窄影响了肝移植术后患者的生活质量和生存率,因此其治疗十分重要。介入治疗因其具有创伤小、安全及可重复性等优点,已成为治疗肝移植术后胆管狭窄的重要手段。

随着经内镜逆行胰胆管造影(ERCP)技术和经皮肝穿刺胆管造影(PTC)技术的不断完善成熟,经皮及经内镜胆管微创治疗已成为治疗肝移植术后胆管狭窄的重要手段。

由于经皮介入治疗通过直接经肝穿刺到达肝内胆管,可以避开可能严重狭窄或扭曲的胆管吻合口,提高了成功率;经皮介入治疗不受胆管重建方式的限制,对胆肠吻合者同样适用;经皮介入治疗对患者的身体状况要求相对较低,可用于绝大部分胆管狭窄患者的介入治疗,尤其对危重患者的胆管介入治疗更显优势。相比经内镜治疗,经皮介入治疗具有更大的优势。因此,在处理肝移植术后胆管狭窄时,我们首选经皮介入治疗。

肝移植术后胆管狭窄的经皮介入治疗方式包括单纯经皮肝穿刺胆管引流术(PTCD)治疗,以及联合球囊扩张及胆管内支架置入术。不同类型的并发症选择的治疗方式有所不同,目前国内外尚没有形成统一、标准的治疗模式,各中心在治疗方式及时机的选择上随意性较大。我院在参考相关文献的基础上,制订了以引流为主的介入治疗方式。对于胆管狭窄患者,可联合使用球囊扩张治疗,球囊扩张术可每隔4～6周重复1次。有研究表明扩张3次后若狭窄仍不能得到满意改善,继续增加球囊扩张次数并不能有效提高治愈率。如果引流超过6个月,胆管形态有改善但不明显,血清胆红素降至正常,可配合植入胆管支架提高患者生存质量。在胆管引流期间,宜定期更换引流管以预防胆管感染的发生。引流管直径由小至大逐渐增加,引流管引流胆汁的同时可对狭窄部位起到支撑、扩张作用。

根据引流管是否进入肠腔,可将胆管引流方式分为外引流及内外引流。因肝移植术后胆管狭窄为良性胆管病变,部分患者需要长时间带管引流,且患者口服免疫抑制剂致体质虚弱,容易发生甚至是无法控制的感染性休克。因此,我们首选胆管外引流,尽量避免引流管头端进入十二指肠,保持十二指肠乳头括约肌的正常功能状态,以减少胆管逆行感染的机会。本病例虽然带管时间长达12个月,但由于我们采取胆管外引流方式以及定期换管处理,患者在引流期间未出现严重的胆管感染症状。经PTCD配合多次球囊扩张治疗后,患者胆管狭窄明显改善,临床症状消失,给予拔管后黄疸症状未复发,达到临床治愈。

肝移植术后患者长期高胆红素血症 1 例

病例收集：北京大学人民医院肝移植中心　黄　磊
点评专家：北京大学人民医院肝移植中心　栗光明　黄　磊

【病例介绍】

患者，男性，51岁。主因肝移植术后4个月，皮肤和巩膜黄染进行性加重1月余入院。患者于2005年8月16日因乙肝后肝硬化失代偿期行经典原位肝移植术，术后恢复可，以他克莫司（FK506）和吗替麦考酚酯（MMF）两联免疫抑制剂抗排斥治疗，门诊定期复查。1个月前出现转氨酶和胆红素异常，ALT 53.7U/L、TBIL 45.5μmol/l，无发热、恶心呕吐等症状。2天前复查发现 ALT 233U/L、TBIL 348μmol/L、DBIL 201μmol/L，为进一步治疗入院。

入院后查 FK506 血药浓度为 9.5ng/ml，行腹部增强 CT 检查提示肝形态正常，肝动脉、门静脉血流通畅，肝内胆管无扩张。行 T 管造影未见明显异常，肝内外胆管无扩张，吻合口无狭窄。鉴于患者无胆管梗阻的表现，且肝血供良好，初步诊断黄疸原因为急性排斥反应引起，遂将 FK506 用量由 2mg Q12h 提高到 3mg Q12h，血药浓度提升到 15ng/ml，同时将 MMF 由 500mg Q12h 加量到 1000mg Q12h。但血药浓度提高后，患者胆红素水平仍然持续上升，最高达 423μmol/L，考虑可能存在其他病因，遂行肝穿刺活检（图6-5），病理回报：部分肝细胞及毛细胆管淤胆，伴点状肝细胞坏死，部分小叶结构紊乱，部分小胆管上皮细胞变性，间质少量单核细胞浸润，免疫组化 CMV、HBsAg、HBcAg、HCV 均（-），符合药物性慢性肝损害表现。外院会诊意见：可见10个以上完整或不完整汇管区，未见肝血管病变，混合炎细胞浸润，部分肝细胞气球样变性，毛细胆管及肝细胞淤胆较重，考虑急性或亚急性药物性肝损伤。

根据病理结果考虑药物性肝损害可能性大，根据患者用药情况，考虑 FK506 为造成高胆红素的主要原因，于是将 FK506 减为 1.5mg，MMF 减为 750mg Q12h，同时加强保肝、利胆等治疗。但减药后效果不明显，患者转氨酶和胆红素仍波动在较高水平，遂给予甲泼尼龙 200mg/d 冲击治疗3天后，患者肝功能明显好转，复查 ALT 降至 96U/L，TBil 降至 252μmol/l，再次将 FK506 减为 1mg Q12h，逐步将甲泼尼龙减量并最终停用，改为口服泼尼松 20mg/d，其余保肝治疗不变。随着 FK506 的血药浓度在减药后逐渐下降并维持在 5～6ng/ml，患者肝功能逐渐好转，ALT 降至 70U/L，TBil 降至 55μmol/L，一般状况良好。再次肝穿刺活检（图6-6），病理回报：与上次肝穿刺比较，肝板排列及结构基本正常。中央及周围少部分毛细胆管扩张，胆栓形成，少数肝细胞内色素颗粒沉积，小叶炎及窦周炎明显减轻，偶见肝细胞脱失，汇管区稍扩大，炎症不明显。肝胆汁淤积恢复期改变。复查 T 管造影示：未见明显异常。维持治疗至肝功能完全恢复正常，患者痊愈出院。

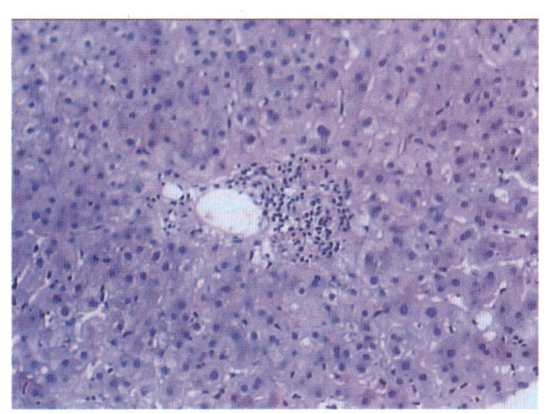

图6-5　肝穿刺活检病理回报：部分肝细胞及毛细胆管淤胆，伴点状肝细胞坏死，部分小叶结构紊乱，部分小胆管上皮细胞变性，间质少量单核细胞浸润

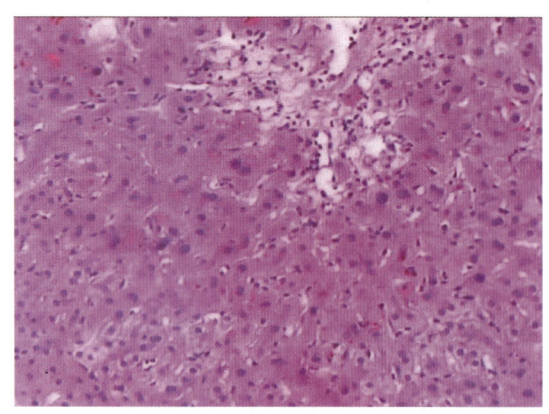

图 6-6　再次肝穿刺活检病理回报：与上次肝穿刺比较，肝板排列及结构基本正常。中央及周围少部分毛细胆管扩张，胆栓形成，少数肝细胞内色素颗粒沉积，小叶炎及窦周炎明显减轻，偶见肝细胞脱失，汇管区稍扩大，炎症不明显。肝胆汁淤积恢复期改变

【专家点评】

肝移植术后中远期黄疸的原因较为复杂，诊断有时会很困难，常见可能原因多为胆管并发症、急性排斥反应、病毒感染、药物性肝损伤、肝动脉栓塞等。文献报道胆管并发症引起的术后中远期黄疸发生率最高，占 7%～30%，2/3 的胆管并发症发生于术后 3 个月内，几乎所有的胆管并发症出现在术后 6 个月内，其中以胆漏、胆管狭窄和胆泥形成最为常见。胆管造影、磁共振胰胆管成像（MRCP）、内镜下逆行胰胆管造影（ERCP）及胆管镜等有助于此类黄疸的诊断和鉴别诊断。此类情况最容易诊断，但治疗起来较为困难。

急性排斥反应是肝移植术后常见的并发症之一，也是导致术后黄疸的主要原因。由于新型免疫抑制剂的应用，近年来急性排斥反应的发生率在 20% 以下，而且较容易诊断和逆转，所以由于排斥反应引起的严重黄疸更为少见，临床上如果提升 FK506 血药浓度后，患者的黄疸水平不降反升要高度警惕药物性肝损伤引起的胆汁淤积的可能。在所有肝移植术后黄疸病因中，药物性肝损害是最难确诊的，而且发生率有升高的趋势。少数患者即使 FK506 的血药浓度在正常范围内，也可能出现胆红素水平异常升高，要引起大家的注意。临床上如能明确损肝药物，应采取减量、换药的方法，如将 FK506 或环孢素换为西罗莫司，同时合用 MMF。在难以鉴别排斥和药物性损伤的情况下，使用激素冲击是权宜之策，因为激素对两种情况均有效，可以缓解症状、争取时间。

对于肝移植术后中远期黄疸的诊断及治疗，尽管几乎所有文献均认为肝穿刺活检是最直接、最可靠的病因鉴别手段，但在临床实践中，一次肝穿刺甚至多次肝穿刺也未必能明确诊断，这主要是因为不同病因所致的黄疸在肝组织学上可有同样的病理变化，而同一种病因可有多种不同表现，尤其在有多种病因共存时更是如此。因此，对肝移植术后黄疸需综合用药史、临床表现、实验室检查结果、影像学检查、肝穿刺病理多方面因素全面考虑，才能作出最终的正确诊断。

肝移植后胆管并发症 1 例

病例收集：中国人民解放军总医院肝移植中心　赵之明
点评专家：中国人民解放军总医院肝移植中心　董家鸿

【病例介绍】

患者，男性，59 岁，汉族，已婚。主诉：肝移植术后 5 年，间断性皮肤、巩膜黄染 4 年。现病史：患者于 2003 年 5 月 26 日因乙肝后肝硬化在外院行肝移植术。2004 年 9 月 30 日患者出现皮肤、巩膜黄染，伴皮肤瘙痒。在当地医院诊断为"胆管狭窄，胆管结石"，并内镜下胆总管内放置金属支

架。2005年1月、2007年11月、2008年6月分别因再次胆管狭窄在沈阳军区总医院放置胆管塑料支架,最后一次放置塑料支架3支。期间患者出现寒战、高热,无腹痛。现为求进一步检查及治疗转入我院。既往史:患乙型肝炎11年,否认高血压、心脏病史,否认食物、药物过敏史,预防接种史不详。个人史及家族史无特殊。

入院查体:体温36.0℃,脉搏80次/分,呼吸18次/分,血压120/62mmHg,身高169cm,体重70kg,体表面积1.80m^2,KPS评分10分。专科情况:全身皮肤、巩膜轻度黄染,腹部平坦,无腹壁静脉曲张,未见胃肠型和蠕动波,上腹部可见倒"T"形手术瘢痕。腹部柔软,无压痛、反跳痛,腹部无包块。肝未触及,脾未触及,Murphy征(−),肾无叩击痛,肝浊音界存在,无移动性浊音,液波震颤(−)。肠鸣音正常,4次/分,未及气过水音及血管杂音。

腹部超声(2008年10月24日,外院):移植肝肝外胆管梗阻,左右肝管肝总管、胆总管泥沙样结石,支架。腹部CT(2008年10月30日,外院):肝内外胆管泥沙样结石,肝内胆管扩张,肝内外胆管支架(图6-7、6-8)。

初步诊断:①同种异体原位肝移植术后;②胆管狭窄;③肝内外胆管结石。

第一次手术日期:2008年12月15日。手术方式:剖腹探查,胆总管切开内支架取出,肝内外胆管取石,胆管镜探查取石,远端胆管闭合,近端胆管"T"管引流术(图6-9)。术中可见肝门部胆管炎症、水肿明显,胆管黏膜受损(图6-10)。

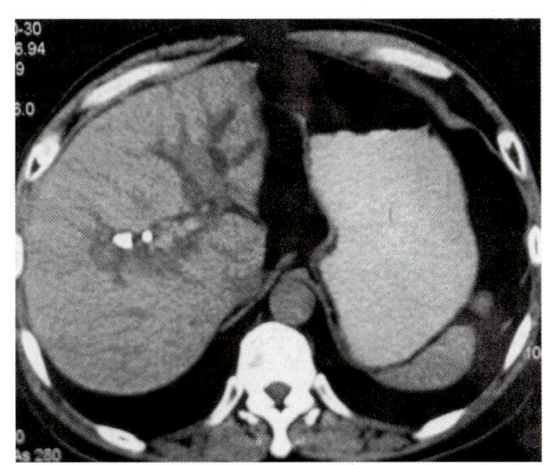

图6-7 CT平扫示肝内胆管扩张及结石,右肝管内可见支架影像

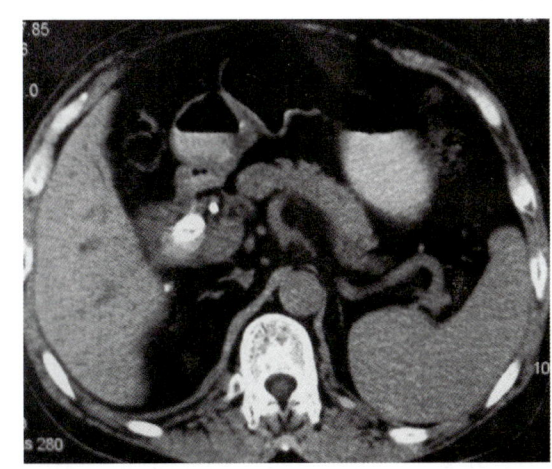

图6-8 CT平扫可见胆总管内金属支架及塑料支架

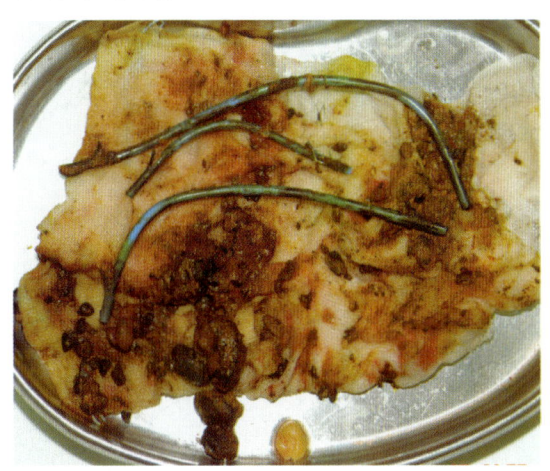

图6-9 手术取出的3根塑料支架及肝内胆管结石

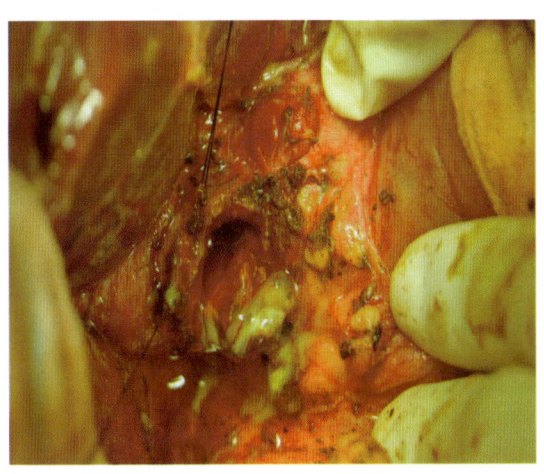

图6-10 肝门部胆管炎症、水肿明显,胆管黏膜受损

第二次手术日期：2009年4月22日。手术方式：胆肠吻合术。

【专家点评】

肝移植术后胆管并发症发生率高，后果严重。据统计其发生率介于10%~40%，其中6%~13%需要再次肝移植，病死率高达19%，是影响患者长期存活及导致移植物丢失的最主要原因之一，被肝移植先驱Roy Calne爵士称为"阿喀琉斯之踵"(Achilles' sheel)。为此，肝移植后胆管并发症的防治已引起全球移植专家的高度重视。

肝移植术后胆管并发症可分为受体胆管并发症、供体胆管并发症、胆管吻合口并发症和引流管相关性并发症。肝移植术后胆管吻合口并发症和供体胆管并发症占胆管并发症的80%以上。从外科技术的角度来讲，应该强调非缺血性的胆管吻合技术和精细的胆管缝合技术。目前，临床上最难处理的是那些并非外科技术因素所导致的以移植物胆管树损害为主要特征的供体胆管并发症。非外科性移植物胆管树损害表现为弥漫性或局灶性的移植物胆管树狭窄、扩张、毁损及管型形成，其发病与多种因素有关，包括缺血性胆管损害(ischemia-type biliary lesions，ITBL)、免疫性胆管损害及感染性胆管损害，目前ITBL被认为是非外科性移植物胆管树损害的主要原因。

肝移植后胆管并发症的处理在原则上应根据发病时间、病变类型、胆管树受累范围和严重程度、肝功能损害程度以及患者全身情况来选择合理的治疗策略和方法。对于移植术后胆漏、管型和早期的胆管狭窄，联合应用保守疗法、内镜治疗和放射介入治疗可获得较好的效果；对于因较大范围的胆管组织坏死、缺损所致的难治性胆漏，后期胆管狭窄和介入治疗失败的胆管狭窄，应手术处理；而对于弥漫性胆管树狭窄或继发于肝动脉血栓形成的移植物胆管树毁损等复杂胆管病变，则应进行再次肝移植。内镜介入治疗是当前肝移植后胆管并发症的一线治疗方法，通过经内镜逆行胰胆管造影（ERCP）和经皮肝穿刺胆管引流（PTCD）行胆管气囊扩张和支架置入对约70%的吻合口狭窄和60%的肝内胆管狭窄有效，但往往需反复多次施行。内镜和介入治疗最主要的并发症为急性胆管炎、急性胰腺炎和胆管支架阻塞，并且后期胆管再狭窄的发生率较高。采用外科手术重建来治疗吻合口狭窄或移植物肝外胆管狭窄的成功率最高。而金属支架应为移植后胆管处理的禁忌，本例患者反复多次支架置入后，因反流性胆管炎导致肝内胆管及肝门部胆管炎症水肿较重、胆管黏膜破坏明显，故第一次仅行"胆总管切开内支架取出，肝内外胆管取石，胆管镜探查取石，远端胆管闭合，近端胆管T管引流术"。4个月后行胆肠内引流手术。术后至今，患者病情明显好转，未再出现胆管感染表现。

肝移植术后罕见的持续黄疸1例

病例收集：南方医科大学南方医院肝胆外科　崔忠林　林建华
点评专家：南方医科大学南方医院肝胆外科　周　杰

【病例介绍】

患者，男性，54岁。因"肝癌切除术后4年余，发现肝占位2个月"于2009年8月7日入院。患者于入院前4年在外院行"肝占位切除术"，病理检查结果提示"肝细胞癌"，术后患者恢复平稳、顺利出院，出院后定期复查，期间未见明显异常。2009年6月8日超声检查提示："肝S7段低回声结节，不排除小肝癌的可能性"，于当日行上腹部MRI检查结果提示："肝S7段及S2段小肝

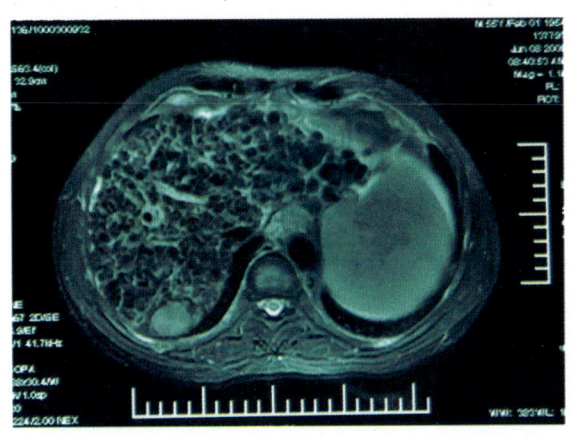 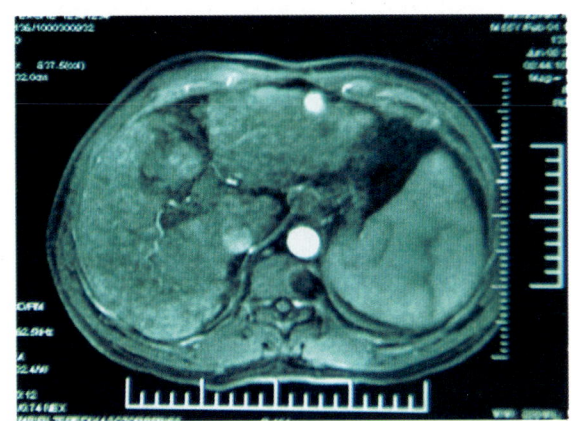

图 6-11　MRI（2009 年 6 月 8 日）示 S7 及 S2 段小肝癌

癌（图 6-11）"。入院检查：TBIL 58μmol/L，DBIL 21.2μmol/L，ALT 31U/L，AST 31U/L，CR 76μmol/L，ALB 36.4g/L；乙肝病毒定量：1.36E5 copies/ml；AFP：29.8μg/ml。既往有乙肝表面抗原阳性病史近10 年，未进行护肝、抗乙肝病毒治疗。

入院初步诊断为：肝癌切除术后复发、肝炎后肝硬化、门静脉高压症。

2009 年 8 月 7 日晚行同种异体原位肝移植术（经典式），术中留置 T 管，手术顺利，术后恢复顺利，8 月 10 日从 SICU 转回普通移植病房。

术后抗排斥方案为三联：他克莫司（FK506）、吗替麦考酚酯（MMF）、激素。术后患者神志、生命体征、凝血等指标均恢复理想，但胆红素持续进行性升高（表 6-1），且术后前 3 天 T 管无胆汁引出，后每天引流量为 10～50ml，转氨酶等其他肝功能指标未见同步升高，患者一般情况好。于术后第 4 天行 T 管造影了解胆管情况，结果提示胆管吻合口通畅，未见狭窄及胆漏，肝内胆管显示清晰，未见扩张，造影剂能顺利流入十二指肠（图 6-12）。考虑为供肝缺血再灌注损伤的毛细胆管淤胆，于 8 月 16 日（术后第 9 天）加用氢化可的松琥珀酸钠 300mg/d，胆汁量有轻微增加，最高达 90ml/d，但胆红素无明显下降。

为排除血管并发症所致的黄疸，8 月 26 日（术后第 19 天）行上腹部 CT 增强扫描，见肝动脉、门静脉、肝静脉显示良好（图 6-13），未见狭窄及中断现象。同时行相关病毒学检查提示：HBsAg(-)，CMV-IgM (-)，EB-IgA (-)。此时患者除了全身皮肤、巩膜明显黄染以外，其他方面均已恢复正常，能正常进食，活动自如，也无发热，一如常人。

为进一步明确黄疸原因，于 9 月 1 日行肝穿刺

表 6-1　术后患者肝功能结果

日期	TBIL (μmol/L)	DBIL (μmol/L)	IBIL (μmol/L)	AST (U/L)	ALT (U/L)
术前	58	21	37	31	31
POD1	91	45	46	883	692
POD3	137	102	34	92	280
POD5	203	135	67	41	116
POD7	245	164	81	62	152
POD14	252	167	86	55	131

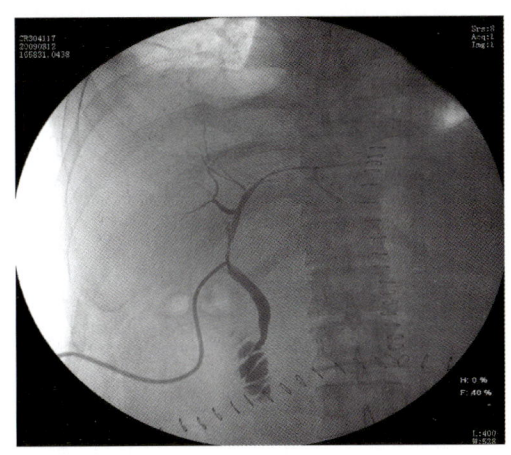

图 6-12　术后第 4 天 T 管造影

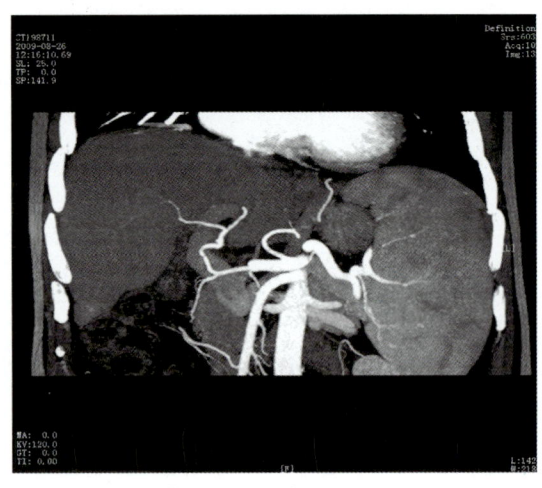
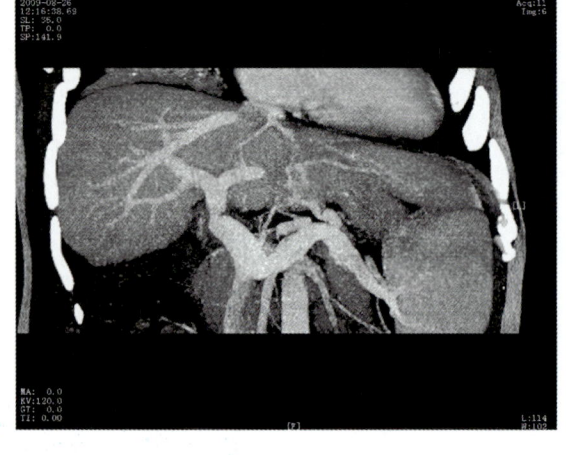

图 6-13　术后第 19 天 CT 扫描

活检，结果提示：送检组织可见汇管区小胆管增生扩张，散在少量淋巴细胞及中性粒细胞浸润，小胆管及毛细胆管内可见大量胆红素结石结晶形成；散在肝细胞内淤胆及灶片状肝细胞水肿；未见明确的血管病变，印象：（肝穿刺组织）考虑胆汁淤积性肝病（图 6-14）。同时将穿刺组织送兄弟单位病理科会诊，意见为：肝小叶结构正常，肝细胞部分水样变性，可见点状坏死，门管区稍扩大，纤维增生，少量淋巴细胞及中性粒细胞浸润，门管区小胆管及干毛细胆管淤胆较明显，小胆管部分有损伤，结论：胆管并发症改变。因两家单位病理诊断意见不一致，故治疗上未作调整。

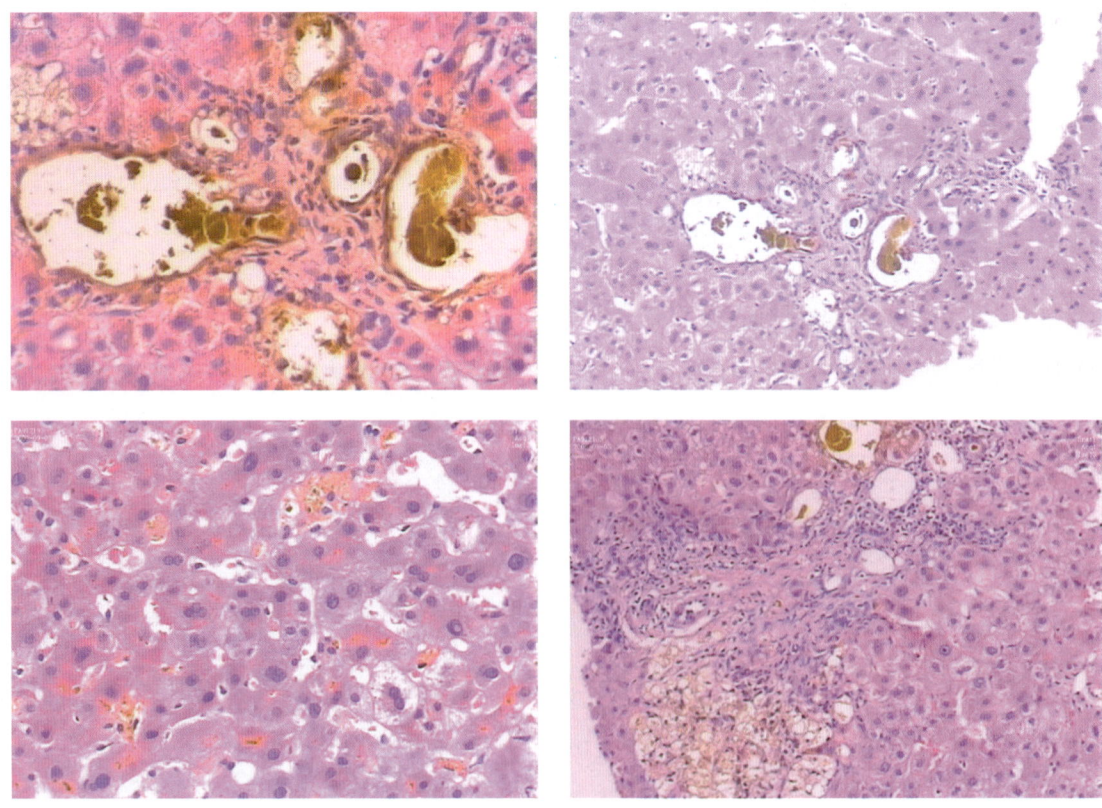

图 6-14　肝穿刺活检病理切片

9月16日（术后40天）尝试用甲泼尼龙1g冲击治疗，胆红素仍无明显下降，T管引流胆汁维持在50～90ml/d，为深黄色较浓胆汁。

至9月21日（术后45天），总胆红素升高达491μmol/L，直接胆红素320.1μmol/L，再次T管造影检查，所见同前比较无明显变化（图6-15）。此时患者主动要求行再次肝移植，经全科讨论，认为黄疸原因为供肝质量不佳所致的可能性最大，可以考虑行再次肝移植。

考虑到黄疸的原因未明，为排除少见乃至罕见的药物所致的淤胆，因而在等待供肝期间，于9月23日将FK506改为环孢素，将麦考酚钠改为MMF，同时加用熊去氧胆酸。此后胆红素开始下降，9月28日实验室检查显示总胆红素降至379.8μmol/L，同时胆汁引流量也逐渐增加，由90ml/d增加到150ml/d、300ml/d、450ml/d，10月9日胆汁量达790ml，同时总胆红素降至285.9μmol/L，此时找到了合适的供肝，考虑到患者病情在好转中，暂未行再次手术，继续原治疗。此后胆红素继续逐渐下降，至2009年11月13日，总胆红素降至113μmol/L，患者一般情况好，于2009年11月14日出院。

出院后复查总胆红素继续下降，出院后1个月为85.3μmol/L，2个月为53μmol/L，3个月降至29.9μmol/L，4个月后完全降至正常。3月30日经T管造影后拔除T管。至今为术后1年零1个月，随访患者情况良好，肝功能各项指标均正常，已恢复正常工作。

【专家点评】

肝移植术后黄疸并不少见，常见的原因一般是供肝的缺血再灌注损伤、胆管并发症等，通常能自行恢复或经相应的处理后恢复。但胆红素升到如此之高，持续时间如此之长，而且除了高胆红素血症以外，患者的一般情况及其他重要脏器功能均为正常，一如常人，的确比较罕见。更加奇怪的是，没有经过特殊的处理，在持续黄疸2个月后胆红素开始"莫名其妙"地下降，最后居然恢复正常。究其原因，仍然不是十分明确。供肝的胆管并发症、血管并发症可以排除，供肝的缺血再灌注损伤也不符合，因为黄疸持续的时间太长，几次激素治疗效果不明显，排斥反应也不像。我们曾经在本地的学术沙龙中讨论过这个个案，有专家认为这是供肝的缺血再灌注损伤，并断定不久肯定会有反复。但至今术后已经1年余，患者一切正常，没有肝功能反复迹象。当然1年时间还不够长，要说肯定不会反复还为时过早。也有人认为关键是加用了熊去氧胆酸，然而也有反对意见，认为区区几片药物不可能有如此大的功效，笔者同意后者的意见。最后导致胆红

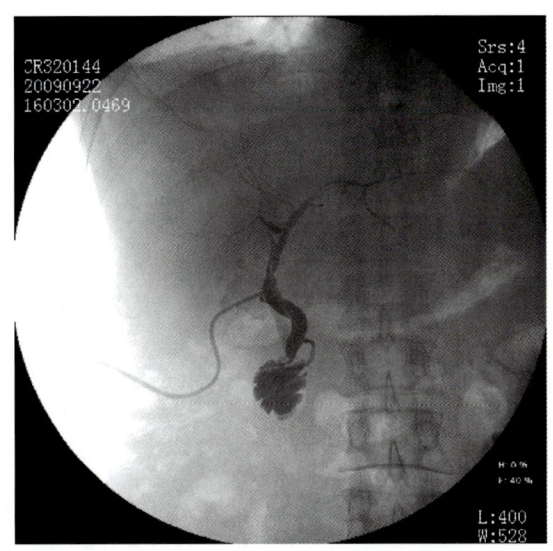

图6-15 术后第46天T管造影

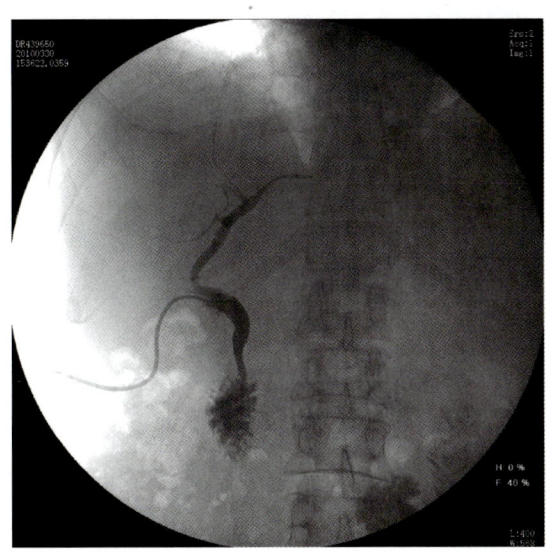

图6-16 术后半年余T管造影

素下降的因素当然是多因素的综合作用，但这其中一定有一个最为关键的因素。个人认为，更换所有用药是这其中的关键因素。在这些药物中间，最有嫌疑的是抗排斥药。从停药到胆红素开始下降，时间上实在太吻合了！除非这是巧合。尽管所有药物说明书上没有这类导致淤胆的副作用，但很多药物问世时间不太长，也许有少见的副作用还没有被发现。我们应在以后的工作中多加观察，对该患者也需要进一步的随访观察。

肝移植术后胆管并发症行胆管 Y 形管置入 1 例

病例收集：北京大学第三医院肝移植中心　李　欣
点评专家：北京大学第三医院肝移植中心　修典荣

【病例介绍】

患者，男性，62 岁。因"肝炎后肝硬化，肝功能失代偿，丙型肝炎"于 2002 年 12 月 26 日行同种异体背驮式肝移植术。术中供体和受体的胆总管行端端吻合，并留置 T 管。术后患者恢复良好，术后半个月夹毕 T 管，并于术后 1 个月出院，出院时患者胆红素降至正常。患者于院外每周开放一次 T 管，引流胆汁，情况良好。但患者于 2003 年 3 月 27 日因开放 T 管后无胆汁流出而再次入院，查肝功能，提示转氨酶及胆红素升高，TBil 49.1μmol/L，行肝穿刺检查，提示：可疑轻度急性排斥反应。予以保肝、增加免疫抑制剂用量等治疗。并于 2003 年 4 月 2 日行 T 管造影，显示 T 管位置异常，T 管位于十二指肠乳头侧，造影后第 2 天患者出现了发热症状，体温 38.8℃。故于 2003 年 4 月 7 日决定更换 T 管，但经多次尝试，直管均无法顺利进入胆总管近端，最后将直管置于胆总管窦口附近引流胆汁。2003 年 4 月 9 日再次于透视下更换直管，欲将直管置于胆总管近端，仍未成功，造影发现胆总管上段吻合口处局限性狭窄（图 6-17）。

而后患者反复出现发热，胆红素持续升高，予以生理盐水冲洗引流管，可以冲出少量浑浊胆泥。胆汁引流通畅后，患者体温有所下降。但因患者反复发热，冲洗胆管效果欠佳，胆红素持续性升高，

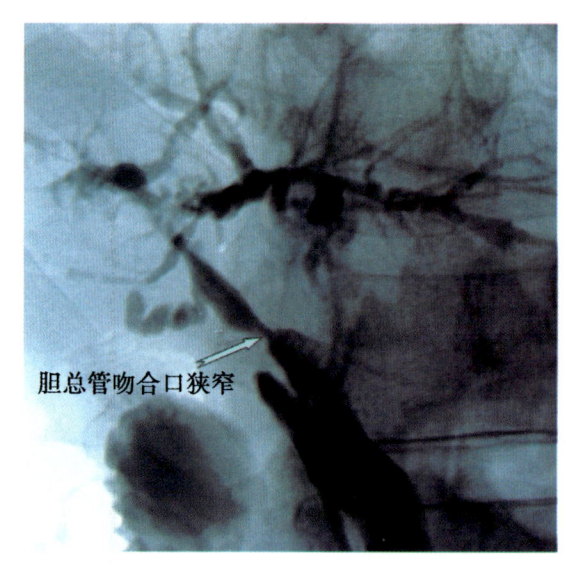

图 6-17　胆总管吻合口狭窄

TBil 达到 128.5μmol/L。故于 2003 年 4 月 22 日，于介入科行经皮肝穿刺胆管引流（PTCD），显示肝内胆管轻度扩张，胆总管及吻合口处多发狭窄，吻合口呈鸭嘴样狭窄，胆总管（自体胆管）轻度扩张，内有引流管显影。而后以 5cm×4cm 球囊胆管扩张狭窄段胆管，置入 PTCD 内外引流管（图 6-18）。

通过 PTCD 造影所示，胆管系统存在多发狭窄，狭窄部位位于胆管吻合口及肝门部胆管。而后患者反复出现高热，最高可达 39.6℃，每次经抗感染、对症处理以及冲洗 PTCD 管后，高热可以解除。经

肝移植专业组查房讨论，考虑患者反复高热因胆管梗阻引起胆管炎所致，亦不能除外 PTCD 引起的反流性胆管炎所致。2003 年 5 月 6 日，介入科调整 PTCD 管，将 PTCD 管远端从十二指肠撤出，自原 T 管窦道引出，故患者胆管引流类似 U 形管，避免了反流引起的胆管炎（图 6-19）。

2003 年 5 月 20 日，原 PTCD 管引流不畅，且引起患者生活不便，故予以拔除，封闭右侧胸瘘口，自腹壁原 T 管窦道重置 14F 胆管引流管至右肝内（图 6-20）。

之后的半个月时间内，患者胆汁引流较少，每日 100～200ml，仍有间断发热，经移植组查房讨论，决定将引流管退入右肝管内，以改善引流效果。

因患者出现了吻合口以外的包括肝门部胆管的多发狭窄，故为了除外肝动脉血栓形成或狭窄所致，于 2003 年 6 月 12 日行肝动脉造影，提示肝动脉相对狭窄，直径 2.5mm，未见血栓形成及闭塞，但目前狭窄程度无需处理（图 6-21）。门静脉显影满意，未见明显异常。胆管造影示：①胆总管远端通畅；②左胆管显影不满意；③右前、右后起始部狭窄，右后支稍有扩张，直径 3mm。引流管置入右后支胆管（图 6-22）。

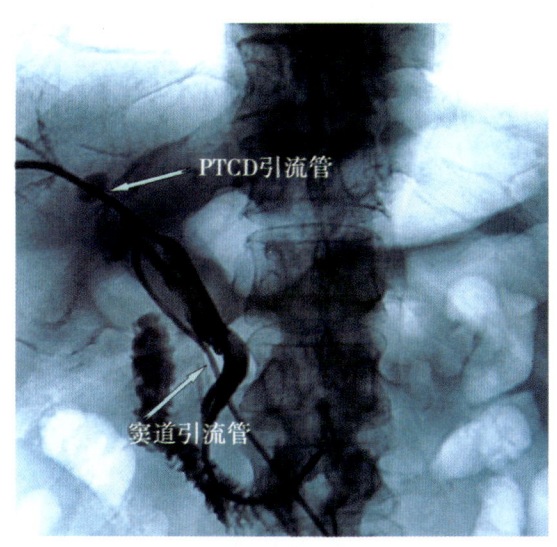

图 6-18　PTCD 行胆管内外引流

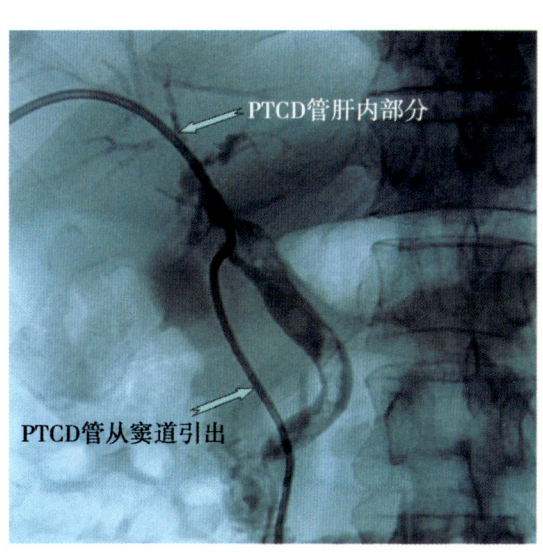

图 6-19　U 形管引流胆管

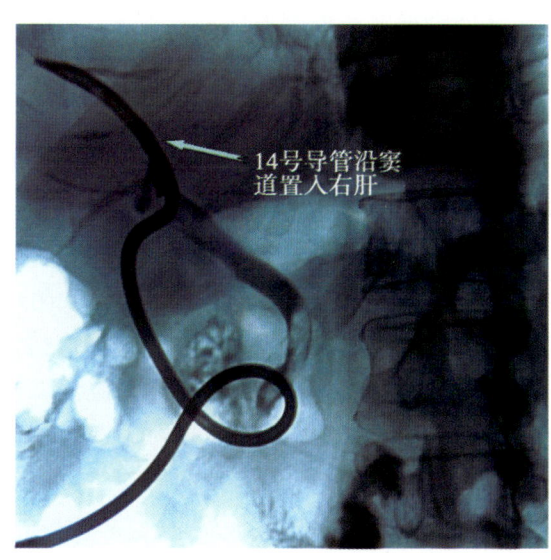

图 6-20　沿原 T 管窦道置入 14F 导管于右肝

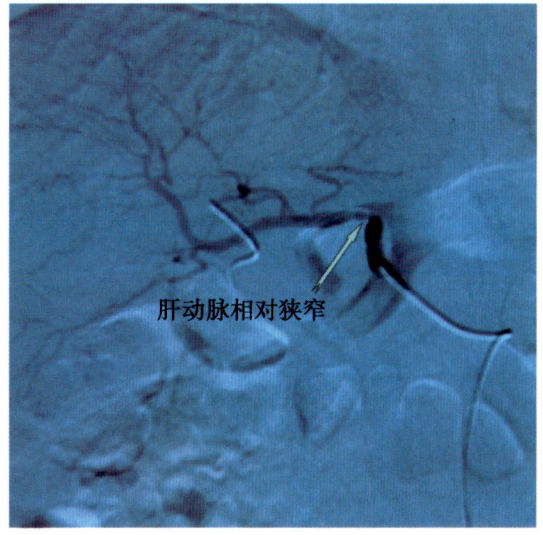

图 6-21　肝动脉相对狭窄

2003年7月8日，于导管室行胆管造影，更换引流管，造影示：肝内胆管树纤细，左侧肝管未见明显扩张，胆总管下端较多不规则充盈缺损，造影剂可顺利流入十二指肠，乳头形态良好（图6-23）。

2003年9月2日行胆管镜：胆总管下段可见一塑形黑色结石，呈"分叉"状，并呈管状，中间空心。受体胆管壁光滑，胆总管末端未见明显异常，肝内胆管无法进入。重置12F导管。

2003年9月12日行右肝管狭窄部球囊扩张，将右肝管内狭窄部分均撑开，并置入金属支架（图6-24）。

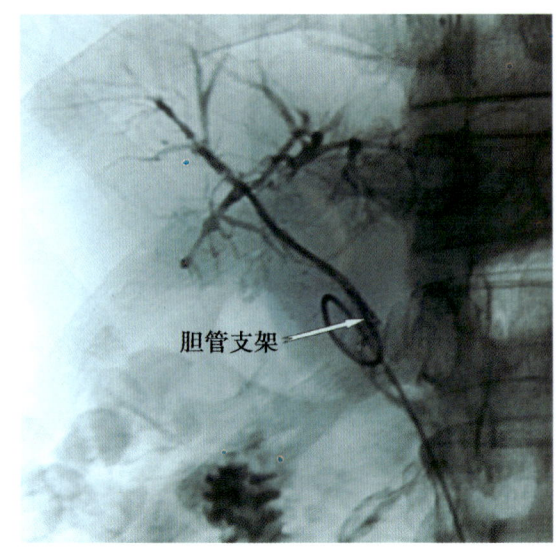

图6-24　胆管支架置入

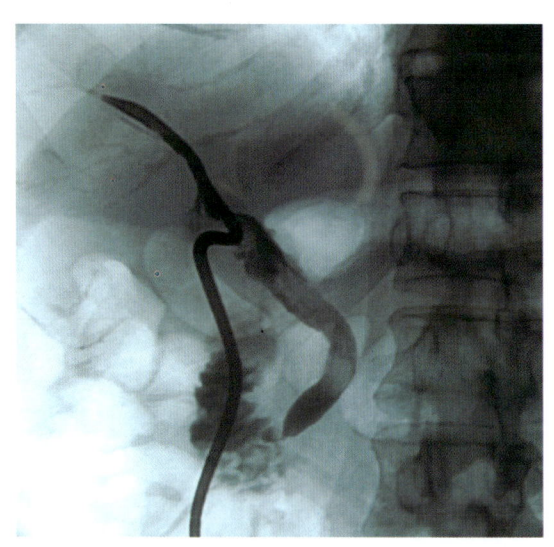

图6-22　引流管置入右后支胆管

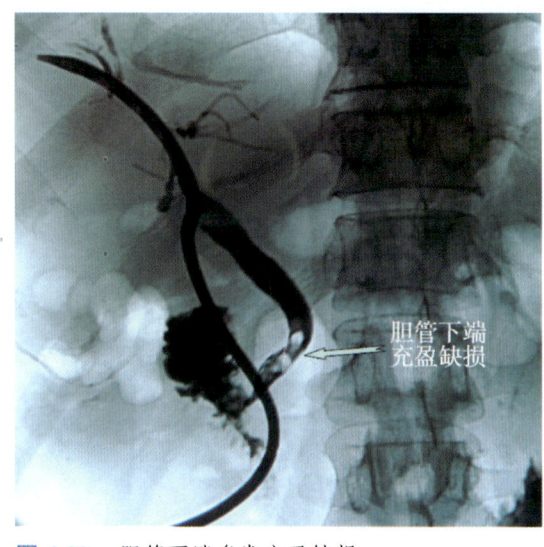

图6-23　胆管下端多发充盈缺损

置入胆管支架后，患者黄疸略有好转，但10天后患者黄疸再次加重，考虑胆管支架梗阻引起，故2003年9月22日于介入科胆管镜下行胆管再通，内置支架术。而后患者胆红素仍然较高，于2003年10月9日达到最高290.9μmol/L。而后患者胆红素逐渐下降，患者发热症状亦趋于好转，至2003年11月14日胆红素降至64.7μmol/L。复查胆管造影，提示胆管通畅，无明显狭窄及梗阻部位。予以夹毕胆管引流管后患者无不适，于2003年11月14日出院。

2004年3月26日入院查血胆红素为27.5μmol/L，造影提示胆管通畅，患者长期夹毕胆管引流管后胆红素无明显升高，无发热等不适症状，故予以拔除胆管引流管。

此后患者恢复良好，定期返院复查，胆红素均无明显升高，患者亦无发热等不适。

至2007年1月25日，患者再次因为黄疸入院，查胆红素169.7μmol/L，考虑为胆管梗阻所致黄疸，于2007年2月1日行经内镜逆行胰胆管造影（ERCP），术中见胆管上段相当于吻合口有一明显狭窄段，狭窄最明显处位于金属支架下缘，长约0.6cm，考虑金属支架下缘明显狭窄系组织增生所致，切开乳头肌后，置入8.5F×15cm塑料支架，透视下见塑料支架上缘已通过胆管狭窄最明显处。

内镜下见造影剂及胆汁引流通畅（图 6-25、6-26）。而后患者胆红素逐渐下降至 48.8μmol/L，予以出院。

2007 年 4 月 18 日行 ERCP，更换塑料支架，造影提示狭窄较上次有所减轻。

2009 年 5 月 20 日行 ERCP，将塑料支架取出。目前患者无黄疸，生活质量良好。

【专家点评】

肝移植是目前治疗终末期肝病的有效治疗方法。随着肝移植手术的大量开展、手术技术的提高、免疫抑制剂应用的成熟以及术后管理的规范，肝移植的术后并发症已经较前明显下降。胆管并发症仍然是肝移植较为高发的并发症之一，被称之为肝移植的"阿喀琉斯之踵"。据统计胆管并发症占到 9%～35%。胆管并发症主要包括胆漏、胆管狭窄以及胆石形成等。

此病例出现了两种肝移植术后胆管并发症。一个是胆管狭窄，另一个是胆石形成。其中胆管狭窄对患者的影响较大，患者反复出现胆管炎，严重影响了其生活质量。在术后第 3 个月出现黄疸，在除外了急性排斥反应后，较早并及时发现了胆管吻合口狭窄，这比较符合胆管吻合口狭窄多发生在术后 4 个月内的临床表现。初期选择了 PTCD 的方法，通过球囊扩张狭窄段胆管，并引流胆汁的方法缓解胆管梗阻，初期有一定的效果。同时，胆管造影发现肝内胆管有狭窄，即非吻合口狭窄（nonanastomotic strictures，NAS），及时通过肝动脉造影，除外了肝动脉血栓形成引起胆管缺血所致。而后，单纯的球囊扩张胆管已经无效，故介入科于右肝内胆管及胆总管吻合口处置入金属支架，效果显著。3 年后，如文献报道，患者再次出现梗阻性黄疸，于金属支架周围出现胆管的明显狭窄，考虑为纤维结缔组织增生所致，故通过 ERCP 置入塑料支架通过胆管狭窄段，同样取得了良好的效果，并最后脱离胆管塑料支架，近 1 年随访尚未再次出现黄疸。此患者胆管吻合口狭窄发病过程比较典型，治疗亦是国内外较为推荐的介入及内镜的方法，取得了满意的效果。

此患者术后胆管造影多次发现胆管下段的充盈缺损，经残留的 T 管窦道，通过胆管镜发现胆总管下段结石，经胆管镜顺利取出结石，效果满意。肝移植术后胆管内胆泥或结石形成在肝移植初期发生率较高，为 26%～42%，但近期报道其发生率已经降到了 5.7% 左右。

胆管狭窄又分为吻合口狭窄及非吻合口狭窄。胆管吻合口狭窄（anastomotic strictures，AS）发生率占到 4%～9%。其原因主要为手术技术缺陷以及吻合口局部缺血等原因，其他因素包括胆漏，亦认为是日后发展为吻合口狭窄的因素。有文献报道，

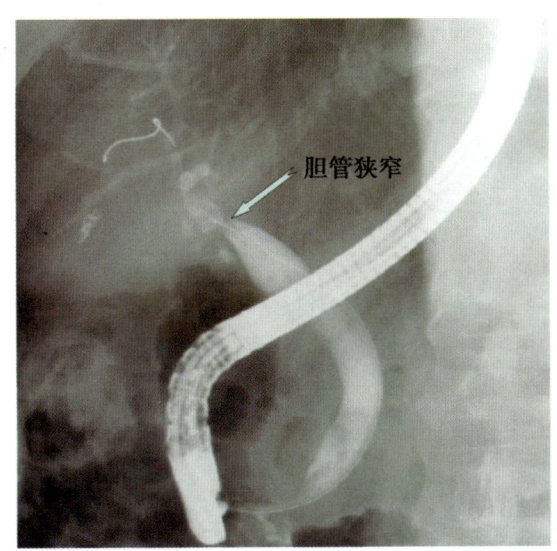

图 6-25　胆总管局限狭窄

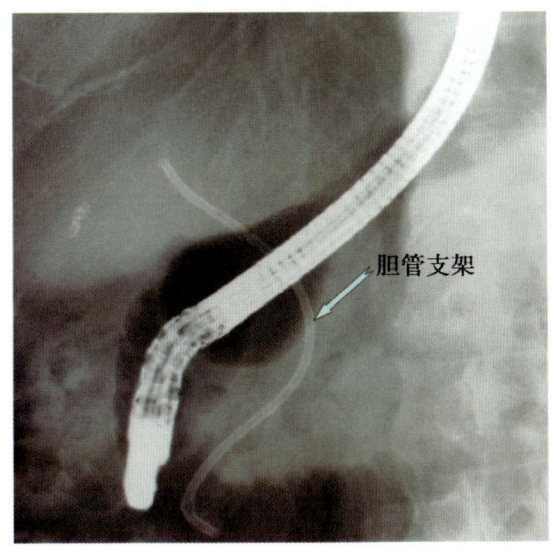

图 6-26　胆管塑料支架

胆管端端吻合、胆肠吻合、是否放置 T 管以及连续还是间断缝合胆管的胆管狭窄的发生率没有差别。此类患者多没有继发肝内胆管扩张，故 B 超、CT、MRCP 均较难发现吻合口狭窄，胆管造影较为敏感。治疗上多数学者建议介入治疗为首选方法。初期可行球囊扩张治疗，对于难治性的、反复的胆管吻合口狭窄，可选择金属支架置入支撑狭窄吻合口。但是有资料表明，金属支架对于胆管黏膜有一定的潜在危险，即金属支架周围的胆管黏膜增生可以导致胆管的再度梗阻。

肝移植术后胆管狭窄还有一种类型为非吻合口狭窄，或称肝内胆管狭窄，是肝移植术后较为严重的一类并发症，部分患者因为此原因导致移植失败，需要二次移植。据报道，非吻合口胆管狭窄的发生率为 5%～15%，狭窄可以发生在胆管的任何部位，并可以导致 46% 的患者在 2 年后移植物无功能，而且治疗效果通常不佳。多数观点认为非吻合口狭窄与肝动脉血栓形成或缺血型胆管损伤（ischemic-type biliary lesions, ITBL）有关，但是其因素可能是多方面的，比如免疫因素、移植后疏水性胆盐的分泌，还有反复感染均可能导致非吻合口的胆管狭窄。治疗上可以通过内镜或 PTCD 的方法解除胆管狭窄，同吻合口狭窄的治疗方法相同，但是要注意的是其狭窄是多节段的，多数患者短期内是有改善的，但是长期治疗效果仍然较差，部分患者需要再次移植。

活体右半肝肝移植术后胆管狭窄及其处理 1 例

病例收集：浙江大学医学院附属第一医院肝移植中心　林国领
　　　　　刘原兴　俞　军
点评专家：浙江大学医学院附属第一医院肝移植中心　郑树森

【病例介绍】

1. 病史：患者，男性，27 岁，汉族。因发现 HBsAg 阳性 20 年，恶心、呕吐 15 天，意识不清 2 天入院。患者 20 年前体检发现 HBsAg 阳性，无不适症状，未就医。15 天前劳累后出现恶心，伴呕吐，呕吐物为胃内容物，量不多。无畏寒、发热，无呕血、黑便，无腹痛、腹胀，无皮肤黄染。于当地医院就诊服用"胃药"等治疗后未见好转，肝功能提示胆红素、转氨酶升高，遂予护肝等治疗。治疗期间胆红素迅速升高至 200μmol/L。后出现意识不清，呈浅睡状态，但呼之能应，能回答问题。其父亲及姐姐均为乙肝病毒携带者。

2. 体格检查：T：37.5℃；R：22 次／分；P：87 次／分；BP：122/78mmHg，患者意识不清，呈谵妄状态，呼之不应，皮肤、巩膜黄染明显，心肺无殊，腹部略膨隆，腹肌无抵抗，未及包块及明显压痛，移动浊音（±），肝脾肋下未及，肠鸣音无亢进。

3. 入院诊断：重症肝炎，肝性脑病Ⅲ期。

4. 手术情况：患者于 2006 年 11 月 4 日因"慢性重型肝炎、肝性脑病（Ⅲ期）、肾功能不全"在全麻下行"亲体成人 - 成人活体肝移植术"，术中见肝体积缩小，表面呈黄色，质地偏硬。顺利切除病肝，活体右半肝（不含肝中静脉）供肝植入顺利。

5. 术后情况：患者术后肝功能恢复顺利，于 2007 年 1 月 23 日肝功能正常后出院。患者术后 3 个月复查提示肝功能轻度异常，磁共振胰胆管成像（MRCP）提示为胆管吻合口狭窄伴肝内胆管扩张、肝内胆管结石。经过护肝等治疗后，肝功能恢复正常。患者于 2007 年 5 月 8 日在局麻下行经内镜逆行胰胆管造影术（ERCP）（图 6-27）、内镜下乳头括约肌切开术（EST）、胆管狭窄处球囊扩张术

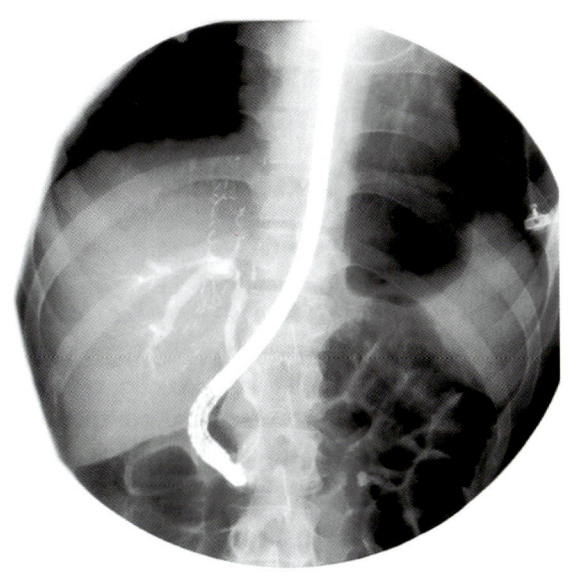

图 6-27 2007年5月9日ERCP提示，肝移植术后吻合口狭窄，导丝通过困难。右肝内胆管局限性点状充盈缺损改变

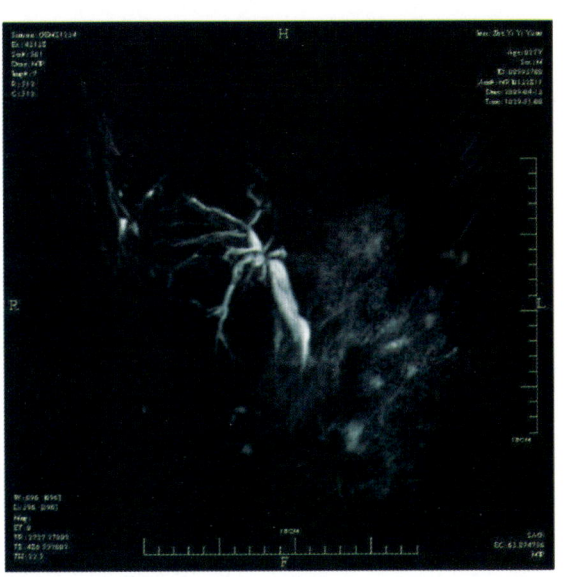

图 6-28 MRCP提示，供体胆树结构显示良好，肝内胆管轻度扩张，右肝内胆管后侧分支内可见点状短T2信号灶。与受体胆管吻合口管腔狭窄，肝门部以下的胆管内可见引流管信号，胆总管直径约为1.1cm，胰管显示良好，管径粗细均匀

和鼻胆管引流术，扩张肝外胆管吻合狭窄处较顺利，通过取石球囊取出结石2枚。MRCP检查提示"原位肝移植术后，移植肝肝内胆管扩张，肝门部肝总管及胆总管结石可能（供体右肝胆树结构显示良好，可见肝内胆管扩张，近肝门部扩张胆管内信号不均匀，并出现分层现象，胆总管上段偏后，信号降低，边界欠清）"。

2007年7月17日再次行ERCP、胆管狭窄处球囊扩张术和鼻胆管引流术。

2007年8月30日第3次行ERCP术，予"ERCP+探条球囊扩张+双支架置入术"。术后患者胆红素下降不明显，遂于B超引导下行经皮肝穿刺胆管引流（PTCD），胆管造影见"肝内胆管扩张，胆管吻合口狭窄，导丝导管反复试插未能通过吻合口"。

2008年1月9日再次经PTCD管造影，见移植肝肝内部分胆管扩张、胆管吻合口阻塞，置入导丝至右肝管，用导丝导管试插，未能通过吻合口，予更换PTCD管，术程顺利，术后出现寒战、高热，予头孢哌酮钠舒巴坦钠（舒普深）抗感染治疗后好

转，PTCD管引流出胆汁每日200ml左右，复查血常规、肝功能正常。

2009年4月13日MRCP示：供体胆树结构显示良好，肝内胆管轻度扩张，右肝内胆管后侧分支内可见点状短T2信号灶。与受体胆管吻合口管腔狭窄，肝门部以下的胆管内可见引流管信号，胆总管直径约为1.1cm，胰管显示良好，管径粗细均匀（图6-28）。科室查房讨论认为患者肝移植术后胆管吻合口狭窄，肝内胆管扩张，存在胆肠内引流术指征。

2009年8月19日患者在全麻下手术，术中见：腹腔内粘连，肝周明显。分离粘连，见肝质地可，胆管吻合口狭窄明显，从前壁切开狭窄环，予胆管整形，拔除3根胆管支架，并予胆管冲洗。见吻合口上方之供体右肝管扩张，受体胆总管亦较宽，直径约1.5cm，遂行胆管端端吻合术。手术顺利，术中、术后患者生命体征平稳。术后诊断：活体右半肝移植术后，胆管吻合口狭窄。术后肝功能正常后，患者出院。术后1个月MRCP复查结果（图6-29）：

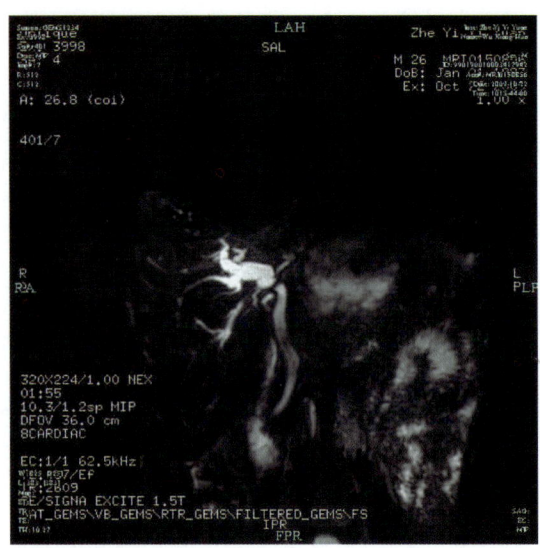

图 6-29　2009 年 10 月 22 日术后 MRCP 提示，移植半肝肝内胆管扩张，管壁尚光整，腔内信号均匀。吻合口狭窄，局部信号缺失。受体胆总管显示尚可，未见明显扩张，腔内信号浅淡。胰管显示良好，管径粗细均匀

活体肝移植术后及胆管重建术后 MRCP，供体胆树结构显示良好，肝内胆管扩张，内未见异常充盈缺损。与受体吻合口显示不清，胆总管略饱满，未见明显异常信号，胰管显示良好，管径粗细均匀。复查结论：①活体肝移植术后改变。②肝内胆管扩张，提示肝门部梗阻。

【专家点评】

胆管并发症是肝移植术后的常见并发症，在活体肝移植术后，胆管并发症更为常见。胆管并发症主要包括胆漏、胆管狭窄、胆管结石、十二指肠乳头括约肌功能失调等。活体肝移植术后，晚期胆管吻合口狭窄的发生率为 20%～30%。导致吻合口狭窄的影响因素较多，主要包括胆管缺血、冷缺血或热缺血时间过长、长时间低血压、肝动脉并发症、组织损伤或供受体胆管开口不匹配等。移植术后胆管狭窄多发生于胆管吻合口处，其原因可能有以下几点：胆管重建时，为防止吻合口张力过高，一般保留的胆管长度均稍长，胆管吻合后可能会形成弯曲，从而导致不同程度的胆管狭窄；术中胆管吻合时，过度损伤胆管血供，术后可导致胆管缺血性损伤，引起胆管狭窄；供受体胆管内径不匹配或某一方胆管过细，导致缝合后吻合口狭窄等。

肝移植术后胆管并发症是一个世界性的难题。一旦发生胆管狭窄，我中心主张尽早处理，根据患者发生胆管狭窄的类型来选择合适的治疗方案。ERCP 及球囊扩张或支架置入是处理胆管端端吻合后发生胆管狭窄并发症的首选方案。PTCD 也是处理胆管狭窄并有明显肝内胆管扩张时的治疗方法。如胆管狭窄处难以扩张或导丝不能通过时，我们主张早期再次剖腹手术行胆管-空肠吻合术。再次手术时对于肝门处的解剖应特别小心，勿损伤肝动脉。在此例患者中，因术中见胆管狭窄段为一纤维狭窄环，切除狭窄环后胆管两端无明显张力，故仍行胆管端端吻合。术后肝功能提示胆红素、谷丙转氨酶等指标正常，说明手术治疗后胆管引流效果较佳。

活体肝移植术后胆管并发症的处置1例

病例收集：浙江大学医学院附属第一医院肝移植中心　汤晓峰
　　　　　钱轶罡　李启勇
点评专家：浙江大学医学院附属第一医院肝移植中心　郑树森

【病例介绍】

1．病史：患者，男性，47岁。于2009年10月12日因"反复腹胀、尿黄20年，加重伴皮肤、巩膜发黄1周"收住入我院传染病科。患者20年前无明显诱因出现腹胀伴尿黄，略感乏力，无腹痛、腹泻，无恶心、呕吐，当地医院诊断为"早期肝硬化"，予对症治疗后好转。17年前患者因脾功能亢进至当地医院行"脾切除术"。10余年来上述症状反复发作。3周前患者腹胀明显加重，进食后感恶心，伴面黄、巩膜黄染，乏力明显，尿色深黄，呈浓茶色，伴头晕，无视物模糊，无头痛、发热，无腹痛、腹泻，当地医院查乙肝三系提示HBsAg、抗-HBc、抗-HBe(+)，HBV-DNA 3.15×10^8IU/ml，戊肝抗体IgG阳性，血生化示总胆红素258.50μmol/L，直接胆红素124.00μmol/L，间接胆红素134.50μmol/L，谷丙转氨酶752U/L，谷草转氨酶1179U/L，诊断为"病毒性肝炎（乙型）肝硬化重叠戊型肝炎"，予"复方甘草酸制剂、还原型谷胱甘肽、多烯磷脂酰胆碱"去黄治疗，患者症状无明显好转，遂来我院传染内科住院治疗。

2．入院后治疗情况：予抗病毒、护肝、降酶、退黄治疗，以及利尿、补充白蛋白、抗感染等对症治疗，期间行2次人工肝支持治疗。患者病情进行性加重，黄疸持续上升，维持在400～500μmol/L，凝血酶原时间38.8s，国际标准化比值3.37，并出现肝性脑病症状。肝移植科会诊后认为有肝移植指征，遂积极完善移植前各项准备。

3．手术情况：患者于2009年10月27日在全麻下行活体右半肝肝移植。术中见：病肝萎缩，黄染明显，表面布满大小不等硬化结节。切除病肝及胆囊，植入右半肝移植物，行胆管端端吻合。

4．术后情况：术后予他克莫司（FK506）和吗替麦考酚酯（MMF）抗排斥治疗，予拉米夫定联合乙肝免疫球蛋白抗病毒治疗。术后患者恢复顺利，术后1个月肝功能恢复正常（总蛋白63.2g/L，白蛋白35.4g/L，谷丙转氨酶44U/L，谷草转氨酶28U/L，碱性磷酸酶185U/L，总胆红素22.0μmol/L，直接胆红素9μmol/L，间接胆红素13μmol/L，谷氨酰转肽酶359 U/L），故予出院。

术后1个半月患者复查发现肝功能异常，入院后查肝功能示：白蛋白34.7g/L，谷丙转氨酶177U/L，谷草转氨酶161U/L，碱性磷酸酶308U/L，胆碱酯酶3942U/L，总胆红素49.0μmol/L，直接胆红素38μmol/L，谷氨酰转酞酶427U/L；FK506浓度11.65ng/ml；巨细胞病毒阴性；于B超定位下行肝穿刺活检，病理报告：轻至中度排斥反应，予甲泼尼龙针500mg冲击治疗。经甲泼尼龙冲击治疗后谷丙转氨酶略有下降，最低下降至91U/L后转氨酶再次反跳。3周后复查肝功能示：白蛋白37.1g/L，谷丙转氨酶371U/L，谷草转氨酶254U/L，碱性磷酸酶499U/L，胆碱酯酶2765U/L，总胆红素70.2μmol/L，直接胆红素50μmol/L，谷氨酰转酞酶568U/L；FK506浓度12.36ng/ml；遂再次肝穿刺活检，病理学检查提示肝内小胆管炎伴肝细胞坏死。予抗感染治疗，但患者胆红素继续上升，1周后查肝功能示：白蛋白38.5g/L，谷丙转氨酶325U/L，谷草转氨酶296U/L，碱性磷酸酶859U/L，胆碱酯酶3287U/L，总胆红素172.0μmol/L，直接胆红素140μmol/L，谷氨酰转酞酶833U/L；超敏C反应蛋白测定75.80mg。磁共振胰胆管造影（MRCP）提示胆管吻合口狭窄（图6-30）。结合肝穿刺结果考虑胆管狭窄导致胆管感染，遂行经内镜逆行胰胆管造影（ERCP），术中造影见胆管吻合口狭窄（图6-31），遂行球囊扩张和鼻胆管引流。每天引流出胆汁400～500ml，胆汁呈金黄色，患者黄疸降至正常范围。然而鼻胆管引流1个月拔出鼻胆管后，胆红素再次上升至100.0μmol/L，故予行ERCP下胆管支架植入术。但是患者仍然有反复胆管感染，经敏感抗生素（头孢哌酮钠舒巴坦钠）治疗后能控制。经科室讨论认为有手术指征，家属亦手术态度坚决，故于2010年5月19日行"Roux-en-Y胆肠内引流术"，探查见腹腔内粘连明显，肝质地可，胆管吻合口处狭窄明显，范围较长，无法再次行胆管-胆管端端吻合。遂用超声刀分离肝门部局部肝组织，切除狭窄肝总管及周围瘢痕组织，5-0 Prolene缝线缝闭下段肝总管，行Roux-en-Y胆管空肠内引流术。术后恢复顺利。术后随访2个月无胆管感染，生活质量良好。

【专家点评】

胆管并发症是肝移植术后的常见问题，总发生率一般在7%～34%。近年来由于外科技术的进步、器官保存和免疫抑制剂的发展，使得大多数移植中心的供肝存活率超过90%，然而胆管并发症仍然是肝移植术后重要的死亡原因。活体肝移植的胆管重建技术主要有胆肠吻合和胆管-胆管端端吻合两种方式。胆肠吻合方式一度是活体肝移植早期开展的标准胆管重建方式，但由于其改变了正常解剖结构和有增加并发症的潜在可能，近年来已逐渐被胆管-胆管端端吻合方式所取代。后者具有明显缩短手术时间、避免肠道内容物污染胆管、术后胃肠功能恢复快以及便于内镜介入处理胆管并发症等优势，已成为胆管重建的主流方式。Hwang等分析了259例活体肝移植，其中60%以上采用胆管-胆管端端吻合方式重建胆管，发现胆管口径<4mm是胆管-胆管端端吻合术后吻合口狭窄的危险因素。

近年来，我中心采用后壁连续前壁间断的胆管吻合方式，肝动脉和门静脉同时开放血流，有效减少了肝移植术后胆管并发症，据统计发生率<10%。胆管并发症一旦发生，正确及时地选择治疗方法非常重要。内镜和放射介入技术已成为治疗肝移植术后胆管并发症的首选治疗手段，但是对于反复ERCP或胆管支架植入而无法解决的胆管吻合口狭窄，我们认为及时地手术介入再次胆管重建不失为一个合理有效的治疗措施。

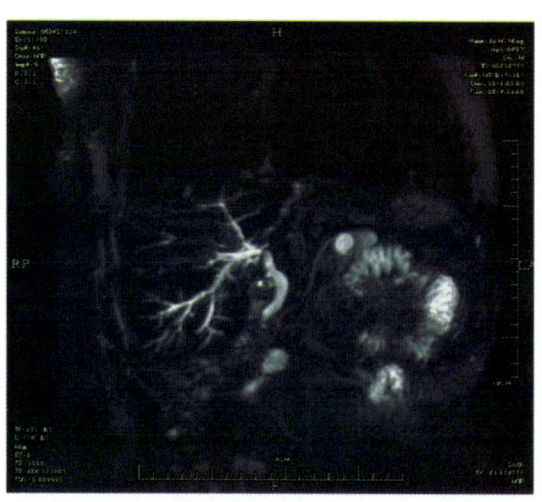

图6-30 MRCP提示胆管吻合口狭窄

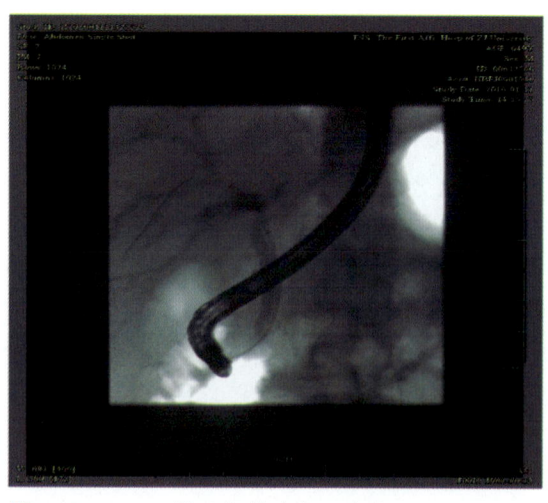

图6-31 ERCP提示胆管吻合口狭窄

第七章 肝移植术后感染并发症病例

肝移植术后重症间质性肺炎1例

病例收集：天津市第一中心医院肝移植中心　孙晓叶　饶　伟
点评专家：天津市第一中心医院肝移植中心　孙丽莹

肝移植患者肺部感染多呈隐匿性发病，病情发展迅速，同时又缺乏特征性临床表现，虽然胸部X线片及断层扫描在肺部感染的临床诊断中最为重要，但对其改变并无特异性，而且对病原菌的诊断没有明显指导意义。其中间质性肺炎的诊断难度更大，易误诊，耽误救治时机。下面就我中心接诊的1例肝移植术后重症间质性肺炎患者的救治经验与大家分享。

【病例介绍】

患者，男性，40岁。因"乙肝后肝硬化，慢性重型肝炎，肝性脑病，2型糖尿病"于2008年4月30日在我院接受亲体原位肝移植手术，供肝为亲属右半肝，手术过程顺利，患者安返ICU，并接受抗排斥、预防感染、抑酸、预防乙肝病毒复发及保肝、利胆等对症处理。术后2周，患者行T管造影未见明显充盈缺损及胆瘘，故予以关闭T管。术后18天，复查肝功能明显异常，行肝穿刺证实移植肝轻度急性排斥反应，遂予以提高FK506剂量，静脉输注保肝药物等治疗后，肝功能恢复正常。术后常规予以更昔洛韦预防巨细胞病毒感染，痊愈出院。术后患者口服他克莫司（FK506）+甲泼尼龙（8mg Qd）及吗替麦考酚酯（MMF）（750mg Q12h）预防排斥反应至术后3个月，FK506血药浓度波动于7.6～19.9ng/ml。

术后3个月，患者为拔除T管入院复查。入院前2天，无明显诱因出现低热，最高37.4℃，偶有咳嗽及咳痰，痰为白色，量不多，于外院查胸片未见明显异常，未予特殊处理。入院后第3天，患者体温升高，最高达38.8℃，偶有憋气，痰少，查体：咽部不红，扁桃体不大，无脓苔，右下肺可闻及少量湿性啰音，左肺未闻及。同时留取各种痰液及血液标本检查，查血气分析示 SaO_2 92.9%，PO_2 57.3mmHg，胸部CT示双侧中下肺炎症（图7-1），予以吸氧、抗感染治疗（头孢吡肟、氟康唑及复方磺胺甲基异噁唑），患者体温有所下降，但憋气症状进行性加重。入院后第4天复查血气分析：PO_2 45.2mmHg，SaO_2 73.1%；胸部CT示：双肺炎症较前进展，双肺下叶局限性不张，双侧胸膜增厚（图7-2）；痰涂片未见真菌菌丝，痰培养示甲型溶血性链球菌和黄色奈瑟菌。

患者起病急，发热伴有憋气症状，动脉血气提示低氧血症，且进行性加重，胸部CT显示肺部炎症，而胸部听诊未闻及明显啰音，故诊断考虑为间质性肺炎，且病情进展迅速。在吸氧等对症处理的同时，为减少肺部渗出及炎症，缓解缺氧症状，予静脉输注甲泼尼龙（240mg）冲击治疗，同时给予抗细菌、抗病毒（复方磺胺甲基异噁唑、米卡芬净钠及更昔洛韦、头孢吡肟）及预防应激性溃疡等治疗，激素冲击治疗2天后（入院后第5天），患者症状明显好转，复查血气分析：PO_2 63mmHg，SaO_2 94.3%，继续予以甲泼尼龙240mg冲击治疗。冲击治疗3天后，PO_2 81.8mmHg，SaO_2 96.6%，复查胸部CT示炎症较前明显好转（图7-3），停用静脉甲泼尼龙，改为口服甲泼尼龙（8mg Qd）继续治疗，其他治疗方案不变。

停用激素冲击后第 2 天（入院后第 8 天），患者再次出现发热，体温最高达 39.2℃，伴有寒战，复查血常规：WBC $5×10^9$/L，血气分析：PO_2 50mmHg，SaO_2 88%，血培养为阴性，CMV-pp65 阴性，胸部 CT 示：肺部炎症较前加重（图 7-4）。考虑患者间质性肺炎经激素冲击治疗后好转，但停用激素后肺部渗出再次加重，故予以暂时停用免疫抑制剂（FK506），再次激素冲击及序贯治疗（240mg +240mg +160mg +80mg +40mg +30mg +20mg），同时密切监测血气分析。期间行支气管镜检查及灌洗液相关化验，结果回报：灌洗液涂片未见真菌及菌丝，培养示甲型溶血性链球菌；EBV-DNA、单疱病毒 -DNA、风疹病毒 -DNA、柯萨奇病毒 -RNA、微小病毒 B-19、结核 DNA 及支原体相关化验均为阴性。再次激素冲击治疗后 5 天复查胸部 CT 示：双肺炎症较前好转（图 7-5）。再次激素冲击治疗后第 8 天，停用静脉激素，而序贯为口服激素（16mg Qd），同时重新加用 FK506 1mg Q12h 预防排斥反应。再次冲击治疗后 2 周化验显示：WBC $6.7×10^9$/L，血气分析：pH 7.392，PCO_2 42.5mmHg，PO_2 102.2mmHg，SaO_2 97.7%；胸部 CT 回报：左肺炎症较前好转（图 7-6），继续予以口服激素减少肺间质渗出，静脉点滴阿奇霉素及口服磺胺抗感染。再次冲击治疗后第 3 周复查化验示：WBC $5.9×10^9$/L，肝功能水平正常，FK506 6.0ng/ml，血气分析：pH 7.462，PCO_2 36.4mmHg，PO_2 107mmHg，SaO_2 98.4%，胸部 CT 示：左肺斑片影密度较前减低，炎症较前好转（图 7-7），继续口服激素，并减量至 12mg Qd，并予以口服阿奇霉素（500mg Qd）+ 复方磺胺甲基异噁唑（960mg Bid）抗感染治疗。住院治疗 1 个月后，患者症状缓解，血气结果正常，予以出院，继续口服激素治疗 2 个月。阿奇霉素（500mg Qd）+ 复方磺胺甲基异噁唑（960mg Bid）抗感染治疗 1 个月后，出院 4 个月后复查胸部 CT 未见明显炎症表现（图 7-8）。

【专家点评】

接受器官移植的患者由于抗排斥反应的需要，术中及术后需使用大剂量的免疫抑制剂，致使患者的免疫水平处于低下状态，抵御感染的能力很差，尤其是在移植术后的早期。其感染的病原菌包括细菌、病毒、真菌等，尤其是一些特殊病原菌的感染，包括巨细胞病毒（CMV）感染、卡氏肺孢子菌的感染等。而肺部往往是最主要的感染部位之一。除

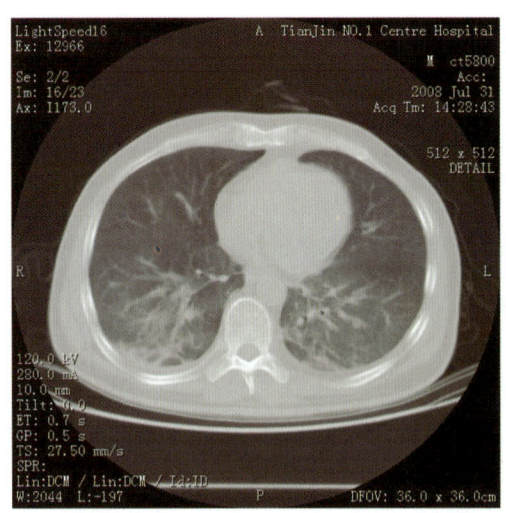

图 7-1　2008 年 7 月 31 日胸部 CT 示双侧中下肺炎症

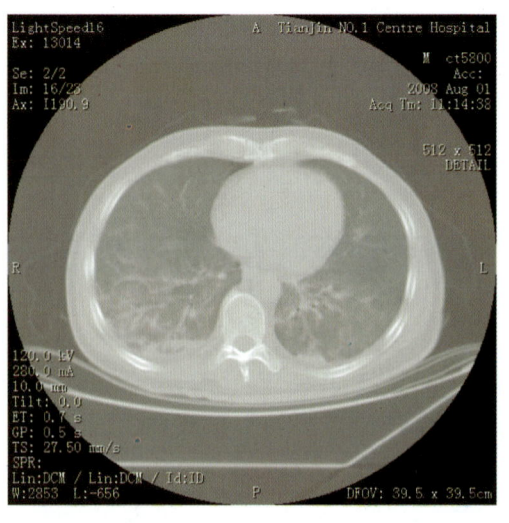

图 7-2　2008 年 8 月 1 日胸部 CT 示双肺炎症，双肺下叶局限性不张，双侧胸膜增厚

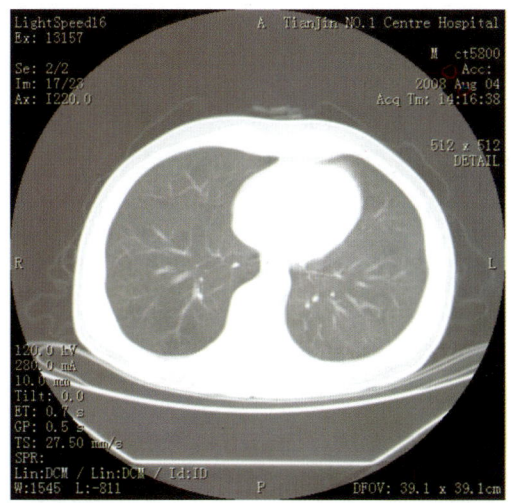

图 7-3 2008 年 8 月 4 日胸部 CT 示炎症较前明显好转

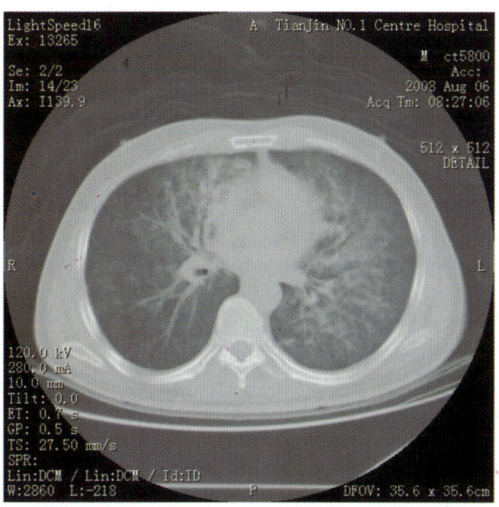

图 7-4 2008 年 8 月 6 日胸部 CT 示炎症较前加重

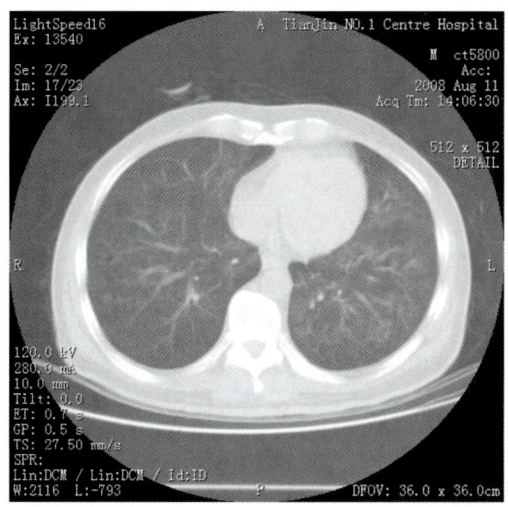

图 7-5 2008 年 8 月 11 日胸部 CT 示双肺炎症较前好转

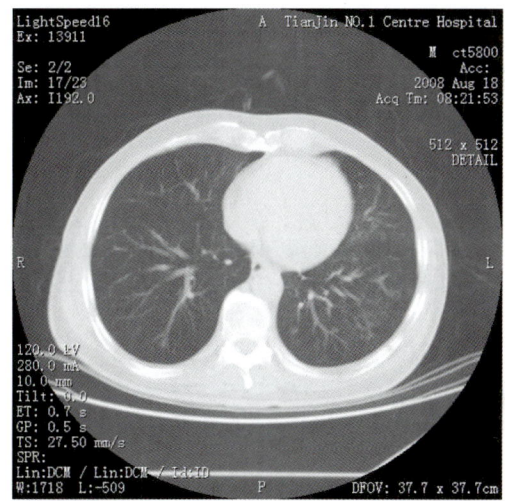

图 7-6 2008 年 8 月 18 日胸部 CT 示左肺炎症较前好转

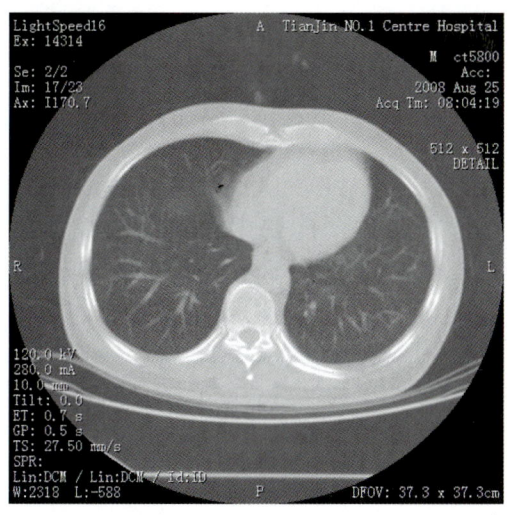

图 7-7 2008 年 8 月 25 日胸部 CT 示左肺斑片影密度较前略减低，炎症较前好转

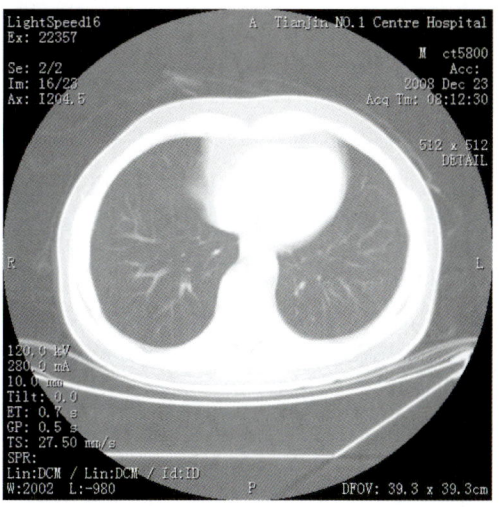

图 7-8 2008 年 12 月 23 日胸部 CT 示未见明显炎症表现

此之外，在临床上还应注意一些特殊的肺部疾患，本病例为1例肝移植术后急性重症间质性肺炎病例。

急性间质性肺炎（acute interstitial pneumonia，AIP）的特点为起病急骤、病情危重、肺部弥漫性浸润并迅速发展为呼吸衰竭，其病因和发病机制尚不十分清楚，临床、影像和病理表现无特征性，早期诊断困难，预后很差，容易被误诊为普通的肺部感染及急性呼吸窘迫综合征（ARDS）。AIP是有潜在逆转可能的急性肺损伤性疾病，若能早期诊断，在抗感染的同时给予足量的糖皮质激素则可以抑制炎症反应、防止纤维化的发生，使肺部病变迅速吸收、缓解病情、逆转预后。对存在严重呼吸困难的低氧血症患者可辅以机械通气纠正低氧血症、帮助渡过急性期。

此患者出现肺部炎症的时间为肝移植术后3个月，发病初期没有明显的症状和体征，X线检查未见异常，之后病情迅速进展，胸部CT出现双肺弥散性点片状及斑片状影，并出现模糊的毛玻璃样改变，临床诊断考虑急性间质性肺炎。

在进行各种病原学检查的同时，治疗上主要采取以下措施：①糖皮质激素冲击治疗；②抗感染治疗（包括抗细菌、抗真菌、抗CMV）；③减少免疫抑制剂的使用。在第一次糖皮质激素冲击治疗后，由于担心并发严重的机会感染，将激素迅速减量，病情出现反复，再次治疗后缓解，最终痊愈。

在我们中心还有几例类似的患者经以上治疗后痊愈，因此我们的经验是：对移植术后患者出现急性间质性肺炎应早期发现、早期诊断，一旦临床诊断，应尽早应用激素冲击治疗之后逐渐减量，同时加强抗感染治疗，严密监测患者的免疫状态，必要时暂时停用其他免疫抑制剂以达到治疗目的。

肝移植术后泛耐药鲍曼不动杆菌感染1例

病例收集：上海第二军医大学长征医院肝移植中心　李瑞东
点评专家：上海第二军医大学长征医院肝移植中心　王正昕

【病例介绍】

患者，男性，52岁。因"间断呕血9个月"入院。患者于2009年10月饮酒后出现呕血，色鲜红，量约200ml，至当地医院就诊，确诊为"乙肝肝硬化、脾大、食管胃底静脉曲张"，肝功能基本正常，血常规示白细胞、血小板明显降低，对症支持治疗后出血停止。2010年1月餐后呕血约300ml，肝功能轻度异常，给予止血等对症支持治疗，并予阿德福韦酯抗病毒治疗，病情稳定出院。2010年4月自行停用阿德福韦酯。2010年6月再次餐后呕血约1000ml，当地医院予对症处理后并再次给予阿德福韦酯治疗。2010年7月5日转入我院。

入院时肝功能Child-Pugh B级；HBV-DNA 7.6×10^6拷贝/毫升；血常规示WBC 0.9×10^9/L，Hb 74g/L，Plt 30×10^9/L。7月9日再次呕血约1000ml，给予制酸、降低门静脉压力、输血及营养支持治疗，病情逐渐稳定。2010年7月14日T淋巴细胞亚群$CD4^+T$细胞40个/微升，2010年7月19日血常规示WBC 1.1×10^9/L，Hb 74g/L，Plt 29×10^9/L。

2010年7月22日患者在全麻下行经典原位肝移植术。术中给予巴利昔单抗20mg和甲泼尼龙500mg，术后给予他克莫司2mg口服2次/日。给予头孢哌酮钠他唑巴坦钠和替考拉宁抗感染治疗，并进行微生物学监测。

术后体温逐渐升高，最高39℃，因考虑患者存在感染，未给予第2剂巴利昔单抗。2010年7月28日$CD4^+T$细胞33个/微升，停用他克莫司，胸片示双肺野透光度减低，片状模糊影，患者出现呼吸窘迫，给予气管插管和机械通气。2010年7月30日行气管切开，多次痰培养结果回报均提示泛耐药鲍曼不动杆菌（PDR-Ab），2010年7月31日给予头孢哌酮钠舒巴坦钠和磷霉素联合抗感染治疗，考虑患者免疫功能低下，给予伏立康唑防治真菌感染，并给予胸腺肽增强免疫。2010年8月2日体温高峰逐渐下移，2010年8月10日体温完全正常，2010年8月12日间断脱离呼吸机，2010年8月14日完全脱机，2010年8月17日拔除气管插管，停用抗生素。患者免疫功能逐渐恢复，$CD4^+T$细胞计数缓慢升高：37个/微升（2010年8月2日）；44个/微升（2010年8月5日）；57个/微升（2010年8月13日）；71个/微升（2010年8月16日）；89个/微升（2010年8月20）；180个/微升（2010年8月30日）。2010年8月19日开始小剂量口服他克莫司，他克莫司血浓度逐渐从0.9ng/ml（2010年8月20日）逐渐升至3.20 ng/ml（2010年8月30日），随着免疫功能的恢复，逐渐增加他克莫司用量。患者肝功能稳定，无急性排斥反应发生，2010年9月7日康复出院。

【专家点评】

PDR-Ab的出现已成为一个世界性难题，在特定人群中常引起暴发流行，死亡率可高达75%。该菌的多重耐药性是导致病死率较高的原因之一。免疫功能受损及抗生素选择压力是PDR-Ab感染最重要的危险因素，PDR-Ab感染的严重程度取决于患者的免疫状态。肝移植受者术前终末期肝病导致免疫功能受损，术中及术后免疫抑制剂的使用使免疫功能进一步降低，术后常规使用抗生素预防感染，一旦发生院内细菌感染，大部分均为耐药菌，是PDR-Ab感染的高危人群。

PDR-Ab的抗生素选择十分困难，目前还没有最优化的治疗方案，首选大剂量含舒巴坦复合制剂，联合磷霉素可以破坏PDR-Ab细胞壁，利于头孢哌酮/舒巴坦进入其体内靶位及增加进入细菌的浓度，能对抗PDR-Ab之因外膜通透性降低的多重耐药机制而达到较好的抗菌效果。肝移植受者PDR-Ab感染的控制关键在于纠正患者免疫功能低下及个体化免疫抑制方案的应用。$CD4^+T$细胞是机体免疫应答的启动细胞，没有它的活化，机体会处于免疫无能状态，其绝对计数的下降直接影响受体的功能。肝移植后$CD4^+T$细胞低于50个/微升，感染的风险极高，根据临床表现应减量或停用免疫抑制剂，并动态观察$CD4^+T$细胞计数的变化，及时调整免疫抑制剂的用量。

肝移植术后肝功能反复异常、发热1例

病例收集：山东省立医院肝移植中心　公　伟　杨凤辉　刘　军
点评专家：山东省立医院肝移植中心　刘　军

【病例介绍】

患者，女性，57岁。因右上腹疼痛不适2月余入院。患者2个月前无明显诱因出现右上腹疼痛不适，为持续性钝痛，并向右肩背部放射，伴有食欲减退、乏力，无恶心、呕吐，无发热、寒战。曾在济南市传染病医院就诊，诊断为"肝癌、肝硬化、门静脉高压症"，入院后给予抗病毒、保肝、利尿及营养支持治疗，症状加重，遂来我院。患者自发病以来，饮食、睡眠差，大小便正常，体重减轻约5kg。既往有乙肝病史20余年。查体：T:36.6℃，P:80次/分，R:20次/分，BP:111/86mmHg。神志清，精神可,肝病面容,全身皮肤、黏膜及巩膜轻度黄染,腹平坦,未见腹壁静脉曲张,未见胃肠型及蠕动波,腹肌软,无压痛、反跳痛,肝脾肋下未触及,肝区叩击痛(−),移动性浊音(+),肠鸣音正常。肝功能检查示 AST 106 U/L,ALT 346 U/L,GGT 73 U/L,ALP 195 U/L,TBIL 38.4μmol/L,TBIL 15.3μmol/L。MR 示肝右叶富血供多发结节伴门静脉癌栓形成,肝硬化,脾大,中等量腹水。

患者于2010年5月10日在全麻下行同种异体原位肝移植术。术中见腹腔内有淡黄色腹水约2000ml,肝体积缩小,呈重度结节状硬化改变,肝右叶有一约 6cm×5cm 大小肿块,质硬。手术顺利,术后应用他克莫司(FK506)+吗替麦考酚酯(MMF)+泼尼松龙三联免疫抑制剂。

术后12天复查肝功能示 AST 99U/L,ALT 177U/L,较前明显升高,胆红素 46.4 μmol/L,较前变化不大,患者精神可,无厌食、乏力及腹胀等不适,FK506血药浓度 5.2mmol/L,遂将 FK506 由4mg/d 加至 5mg/d。复查肝功能示转氨酶继续升高,胆红素仍无变化,行肝穿刺活检不排除排斥反应,连用甲泼尼龙 500mg 冲击 3 天,转氨酶仍持续升高。同时复查乙肝及丙肝排除肝炎复发,查 CMV IgG 阳性,EBV-CA IgG 阳性,EBNA-1 IgG 阳性,加用更昔洛韦 0.5mg/d 静脉滴注抗病毒治疗,调整保肝药,将异甘草酸镁(天晴甘美)、门冬氨酸鸟氨酸(瑞甘)换为还原型谷胱甘肽钠(古拉定)、苦参碱及复方甘草酸苷。

术后18天肝功能检查示 AST 371U/L,ALT 885U/L,TBIL 83μmol/L,复查 FK506 血药浓度 3.8mmol/L,将 FK506 由 5mg/d 加至 6mg/d,并再用甲泼尼龙冲击治疗,转氨酶逐渐下降。

术后24天复查肝功能示 AST 75U/L,ALT 246U/L,胆红素 157.1μmol/L,胆红素较前升高,停用甲泼尼龙,并停用更昔洛韦、缬沙坦及盐酸氨溴索,以减少药物导致的肝毒性。同时行 MRCP 检查示肝内胆管无明显扩张,胆总管上段局部管腔变细,约 0.4cm,以远处宽约 0.9cm(图7-9)。ERCP 检查示胆总管吻合口下方胆管宽约 1.0cm,

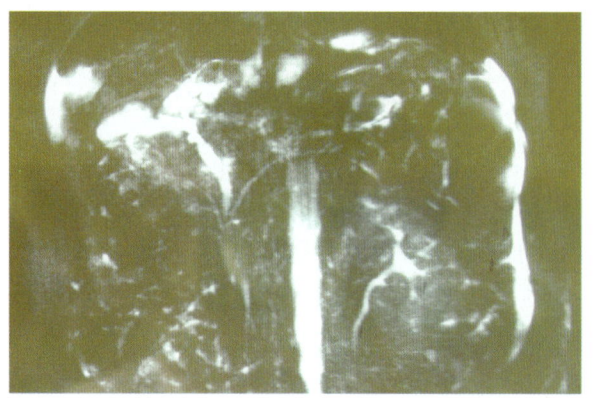

图 7-9　MRCP 示肝内胆管无扩张,胆总管无狭窄

上方胆总管宽约 0.5cm,肝内胆管显影欠佳,显影胆管较细,吻合口未见明显狭窄,排除胆管并发症(图7-10)。

术后32天复查肝功能示 AST 50U/L,ALT 158U/L,TBIL 308.4μmol/L,考虑胆红素升高与药物导致的肝损害有关,加用少量激素,FK506 减量至 4mg/d,加用头孢哌酮钠舒巴坦钠抗感染治疗,另应用银杏达莫(杏丁)、前列地尔(凯时)活血化淤,改善微循环治疗。患者胆红素逐渐下降,术后47天复查肝功能示 AST 35U/L,ALT 71U/L,TBIL 67.3μmol/L,停用抗生素治疗。

患者术后 52 天出现发热,体温最高至 38.6℃,无头痛、流涕,无咳嗽、咳痰,自诉憋闷,血气分析示 PaO_2 62mmHg,血常规示 WBC $4.22×10^9$/L,

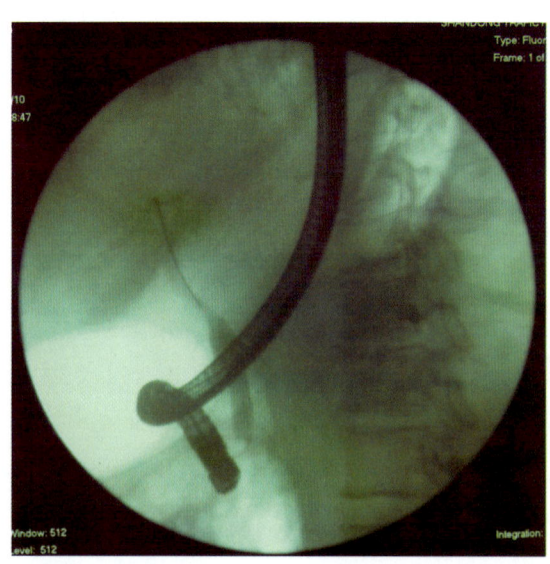

图 7-10　ERCP 示吻合口未见狭窄

N 74.2%，L 12.1%，考虑可能为细菌感染所致，不排除病毒感染，加用头孢吡肟及更昔洛韦治疗。B超检查示右膈下见 4cm×3cm 大小局限性积液区，内透声差，穿刺为陈旧性积血，右胸腔少量积液，穿刺为淡黄色液体，左胸腔无积液，排除胸腹腔脓肿导致发热。

患者发热时有反复，但最高体温较前下降，术后 59 天患者体温最高达 37.3℃，复查血常规 WBC $3.55×10^9$/L，N 75.9%，考虑患者发热不排除药物所致，停用抗生素、抗病毒及保肝药物，给予对症处理。CT 检查示左肺下叶后基底段及右肺下叶基底段间斑片状高密度灶，部分成片状实变，边界不清（图 7-11）。呼吸科会诊考虑肺孢子菌肺炎，患者拒绝纤维支气管镜、支气管肺泡灌洗液等查找卡氏肺孢子菌病原学的检查，征得患者同意后加用复方磺胺甲基异噁唑试验性治疗，同时加用卡泊芬净，为预防支原体肺炎加用阿奇霉素，连续 2 天未再发热。

术后 68 天又出现发热、畏寒，体温最高达 38.8℃，查血常规示 WBC $6.74×10^9$/L，N 85.8%，行血培养检查未见异常，查尿常规未见异常，ESR 44 mm/h，PCT 0.174 ng/ml，真菌 D-葡聚糖定量 44.57pg/ml。考虑患者肺孢子菌肺炎感染合并细菌感染，加用盐酸万古霉素（稳可信）抗菌治疗，并应用血浆、白蛋白支持治疗。

术后 70 天体温正常，查血常规 WBC $7.32×10^9$/L，N 78.6%，肝功能检查示 AST 26 U/L，ALT 47 U/L，TBIL 18.2μmol/L，DBIL 6.6μmol/L。CT 示双肺渗出性改变较前减轻（图 7-12）。停用卡泊芬净、阿奇霉素及盐酸万古霉素（稳可信），患者康复出院。

【专家点评】

该患者术后肝功能异常非单一因素造成，早期转氨酶升高，考虑排斥反应，激素冲击治疗有效。同时合并 EB 病毒及巨细胞病毒感染，应用更昔洛韦抗病毒治疗。MRCP 及 ERCP 检查排除胆管并发症，考虑胆红素升高为药物性肝损害所致，调整免疫抑制剂及保肝药，肝功能逐渐好转。对于药物导致的肝损害，小剂量激素的应用对于肝细胞的修复及肝功能的恢复是十分有效的。

肺孢子菌肺炎（PCP）是一种多发于免疫功能缺陷或长期接受免疫抑制剂治疗者的机会性感染。对肝移植术后患者，如出现原发疾病无法解释的发热、进行性呼吸困难而肺部 X 线或 CT 检查符合间质性肺炎改变时，应高度怀疑本病。PCP 的诊断主要靠病原学检查来确诊，通常以肺组织或下呼吸道分泌物标本发现肺孢子菌的包囊和滋养体为金标准。复方磺胺甲基异噁唑是治疗 PCP 的首选药物，疗程 21 天，如果合并明显的低氧血症（呼吸空气时氧分压 <70mmHg），需静脉用药，同时加用糖皮质激素。如磺胺药物过敏可行脱敏治疗或选用克林霉素 + 伯氨喹，棘白菌素类抗真菌药物如卡泊芬净也有一定的疗效。

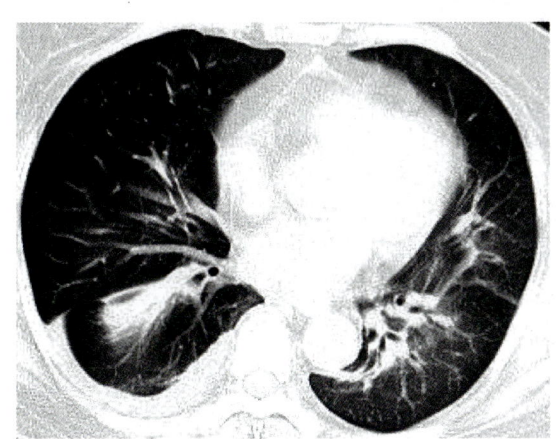

图 7-11　CT 示双肺渗出性改变

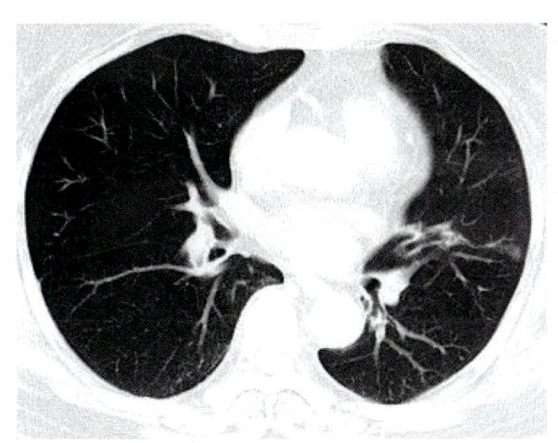

图 7-12　CT 示双肺渗出性改变明显减轻

肝移植术后停用免疫抑制剂治疗重症感染1例

病例收集：解放军南京军区福州总医院肝胆病中心　蔡秋程
点评专家：解放军南京军区福州总医院肝胆病中心　江　艺

【病例介绍】

1. 病史：患者，男性，52岁。以"全身水肿、尿黄、乏力半年，腹痛1个月"于2007年3月入院。

2. 体格检查：皮肤、黏膜中度黄染。腹部膨隆，腹肌紧张，全腹轻压痛，无反跳痛。腹部移动性浊音（+）。

3. 实验室检查及辅助检查：Alb 35g/L，ALT 63U/L，AST 132U/L，TBIL 109.3μmol/L，胆碱酯酶1802U/L。HBsAg阳性。MRI示：肝硬化，脾大伴腹水。

4. 入院诊断：①乙型肝炎肝硬化（失代偿期）；②自发性腹膜炎。

住院期间，患者反复出现肝性脑病、上消化道出血、电解质紊乱，腹水培养查见白色念珠菌感染，给予对症治疗。

5. 手术情况：患者于2007年8月13日行经典原位肝移植术，术中见腹腔脓性腹水3000ml，患者血压和体温均较低，血压维持在80～90/50～60mmHg，体温32℃左右。

6. 术后情况：术后患者血压仍在90/60mmHg上下波动，体温35℃左右。考虑患者术前已经处于严重感染状态，有感染性休克的可能，故暂时不用免疫抑制剂。术后第4天，胸片示：右中下肺炎症。痰培养查见真菌。予以抗感染和纤维支气管镜吸痰后，因患者肺部感染重、排痰困难于术后第7天行气管切开。经治疗后于术后第30天查胸片示：两肺未见明显实质性病变影，考虑炎症已吸收。患者术后第1天的肝功能：ALT 554U/L，AST 661U/L，IBIL 32.4μmol/L，TBIL 80.6μmol/L。于术后第12天AST恢复正常值。TBIL波动在20～40μmol/L，于术后第13天恢复正常。术后24天行肝穿刺，病理回报：Banff排斥活动指数评分为0，肝组织未见明确排斥反应。患者于术后49天出现肝功能异常，ALT 61U/L，AST 56U/L，TBIL正常。第51天复查肝功能示：ALT 132U/L，AST 119U/L，TBIL 21.8μmol/L，当时考虑巨细胞病毒感染，予抗病毒治疗。于术后第58天查肝功能：ALT 120U/L，AST 92U/L，TBIL 40.5μmol/L，同时行肝穿刺，病理回报：Banff评分为6分，轻至中度急性细胞性排斥反应，汇管区型为主，伴轻微小叶中央型急性排斥。于术后第59天即10月12号开始予以他克莫司（FK506）口服抗排斥反应。8天后（10月20日）肝功能恢复正常，痊愈出院。

【专家点评】

肝移植术后一般常规应用免疫抑制剂抗排斥反应，但是随着肝移植术后治疗的不断成熟，免疫抑制剂的应用方案也越来越趋向个体化，尤其是在患者术前或术后出现严重感染的情况下，术后免疫抑制剂的应用方案是患者抢救成功的关键。本例患者肝移植术前已处于严重感染状态，术后一直未用免疫抑制剂，肝功能于14天后恢复正常，延续达35天，于第59天才开始服用FK506。患者未出现严重的排斥反应，在国内外都罕见报道。Mazariegos等的研究表明，一些肝移植的患者甚至可以停用免疫抑制剂，其原因是可能存在自发的免疫耐受。目前研究表明，暂时停用免疫抑制剂有助于控制肝移植术后严重感染，发生急性排斥反应后绝大部分患者均可以通过恢复使用免疫抑制剂逆转。结合本例，患者术前已处于严重感染状态、免疫功能低下，以至于自身免疫系统无法识别新植入的肝导致了自发免疫耐受的形成。患者经过积极的抗感染治疗，全身感染控制后，免疫系统功能逐渐恢复，以至于出现排斥反应，但应用免疫抑制剂后，排斥反应很快就得到控制。

肝移植术后不同情况下免疫抑制剂应该如何使用才合理，一直没有一个统一的标准。一般情况下是根据患者的肝功能和血免疫抑制剂的浓度来调整给药剂量。目前免疫抑制剂的使用越来越倾向个体化。采用个体化免疫抑制方案较常规免疫抑制方案有更高的安全性，可以提高高危受者的肝移植成功率，所以不应拘泥于常规思维，免疫抑制剂能减量则减量，可以暂时停用的就停用，尤其在患者处于严重感染状态下时，更应该果断调整治疗方案。

肝移植术后相继并发化脓性心包炎、化脓性胫骨骨髓炎和脑脓肿 1 例

病例收集：解放军南京军区福州总医院肝胆病中心　蔡秋程
点评专家：解放军南京军区福州总医院肝胆病中心　江　艺

【病例介绍】

患者，男性，24岁。因患"慢性重型乙型肝炎、肝衰竭、肝性脑病Ⅲ期"于 2005 年 11 月 9 日入院。入院时有低热、重度黄疸、浅昏迷状态。实验室检查：总胆红素 660μmol/L，直接胆红素 331μmol/L，白蛋白 27g/L，肌酐 122μmol/L；凝血酶原时间 28s；白细胞 12.6×10^9/L，中性粒细胞 84%。心电图提示：窦性心动过速，广泛导联 T 波改变，由于患者处于昏迷状态而未行心脏彩超检查。

2005 年 11 月 11 日患者在全麻下行同种异体全肝肝移植术，术中麻醉监护发现患者中心静脉压一直偏高，无肝期结束后患者中心静脉压一度高达 30cmH₂O，当时考虑患者心力衰竭，给予强心、利尿处理后好转。

患者术后给予改善微循环、保肝等治疗。考虑患者术前有低热、白细胞计数升高，给予亚胺培南+西司他丁钠（泰能）1g/d 静脉滴注抗感染。患者术后 5h 清醒，仍有发热，最高达 38.5℃，白细胞计数升高达 19×10^9/L。11 月 13 日加用盐酸万古霉素 1 克 / 次，2 次 / 日抗感染。

11 月 14 日床边胸片提示：心影重度增大（图 7-13），心内科医师会诊并查体：心浊界扩大，心尖搏动弥散，心音减低。考虑为心力衰竭，给予强心、利尿、控制出入量等处理，患者生命体征稳定，肝功能恢复良好，白细胞计数下降至 13.5×10^9/L。11 月 16 日停用亚胺培南＋西司他丁钠（泰能）。

11 月 19 日患者出现呼吸急促，呼吸频率达 41 次 / 分，心率 151 次 / 分；有创动脉测压显示血压：86/60mmHg，氧饱和度（SpO_2）100%，白细胞计

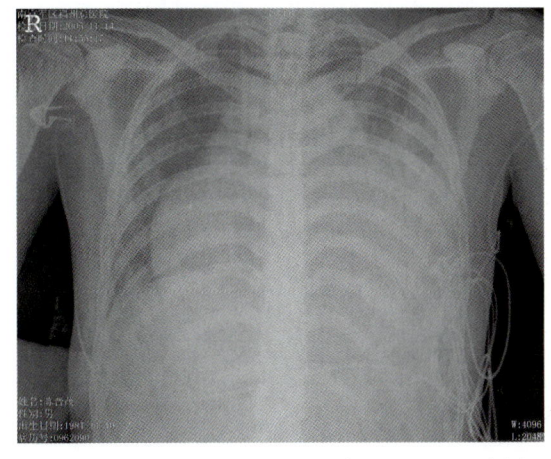

图 7-13　2005 年 11 月 14 日胸片提示心影重度增大

数升高达 18×10^9/L。给予毛花苷 C（西地兰）400μg 加入 5% 葡萄糖液 20ml 中缓慢静脉推注，多巴胺针 20μg/（min·kg）微量泵注入，血压得以维持，患者仍主诉心前区疼痛，不能呼吸，有恐惧感。行床边心脏彩超示心包大量积液。用中心静脉导管在彩超引导下行心包穿刺置管术，抽出暗褐色浑浊心包积液 360ml，患者生命体征逐渐恢复，多巴胺剂量逐渐减量，2h 后再次抽出心包积液 180ml。立即停用激素，他克莫司（FK506）从 4mg/d 减量至 0.5mg/d，再次加用亚胺培南＋西司他丁钠（泰能）抗感染，每日抽液 3～4 次，抽液后用生理盐水冲洗心包腔。心包积液细菌培养出吉高菲肠杆菌，亚胺培南＋西司他丁钠（泰能）敏感，继续给予亚胺培南＋西司他丁钠（泰能）抗感染，停用盐酸万古霉素。每日抽出心包积液量从 300ml/d 逐渐减少至 10ml/d，颜色转为土黄色至淡黄色，患者体温恢复正常。12 月 6 日胸部 CT 示心包积液明显减少（图 7-14、7-15），拔除心包置管。12 月 8 日停所有抗生素。

12 月 13 日患者再次出现低热，右侧膝关节肿胀，白细胞：10.4×10^9/L，第 2 天给予双膝拍片和 CT 提示：双膝关节骨质破坏伴关节囊积液，考虑炎症性病变（图 7-16、7-17）。行关节腔穿刺抽出 10ml 淡黄色积液，行细菌培养及结核分枝杆菌培养结果均为阴性，给予抗感染对症处理后患者症状

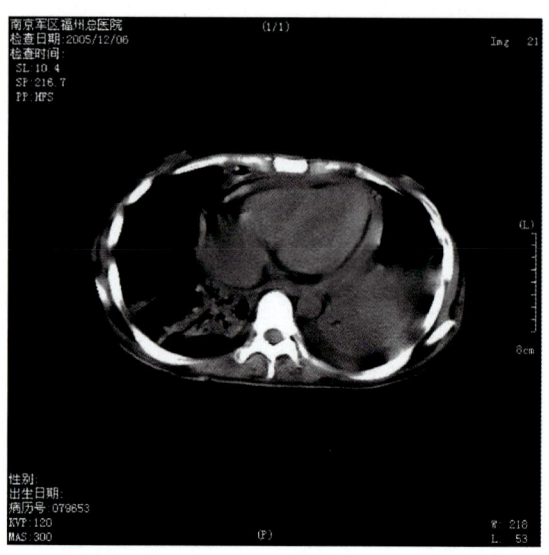

图 7-15　2005 年 12 月 6 月 CT 示心包内少量积液

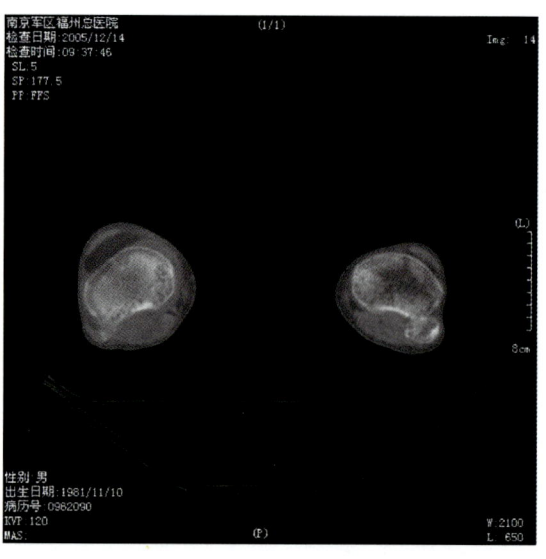

图 7-16　2005 年 12 月 14 日双膝关节 CT 示右膝关节囊内可见液性低密度影，胫腓骨近端骨质虫蚀样破坏

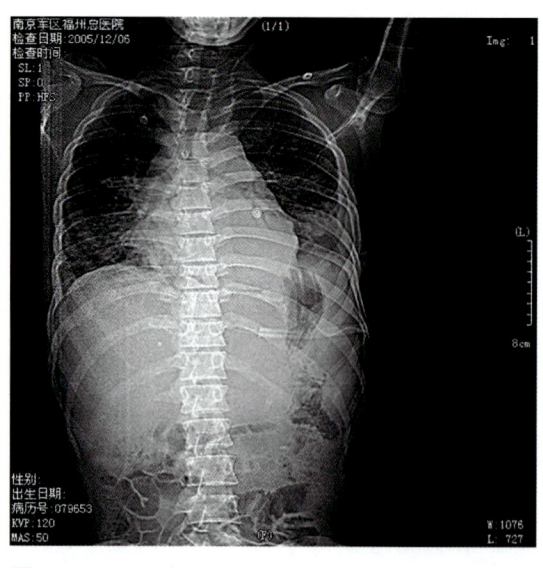

图 7-14　2005 年 12 月 6 日 CT 示心影较前明显缩小

部分缓解，但右膝关节肿胀未见消退，仍低热，不超过 38.0℃。2006 年 1 月 4 日双膝关节拍片提示：右侧胫骨上段急性骨髓炎改变（图 7-18）。行膝关节穿刺抽出脓性液体，确诊为化脓性胫骨骨髓炎，急诊硬膜外麻醉下行右胫骨骨髓炎清创引流术及右侧下肢石膏托固定，细菌培养结果阴性，右侧膝关节持续冲洗 7 天后拔管。于 2006 年 2 月 6 日再次行右胫骨平台缺损骨水泥人工骨成形术，术后恢复

第七章 肝移植术后感染并发症病例

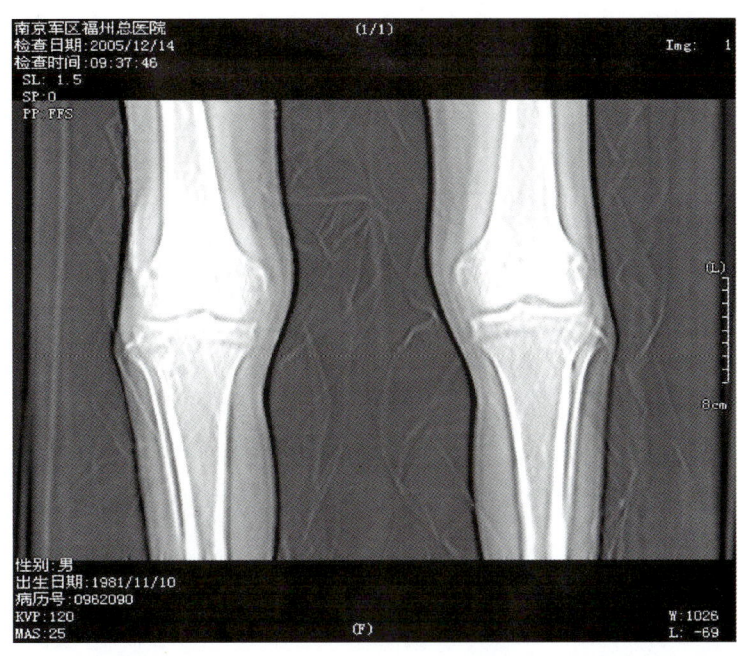

图 7-17 2005 年 12 月 14 日双膝关节平片

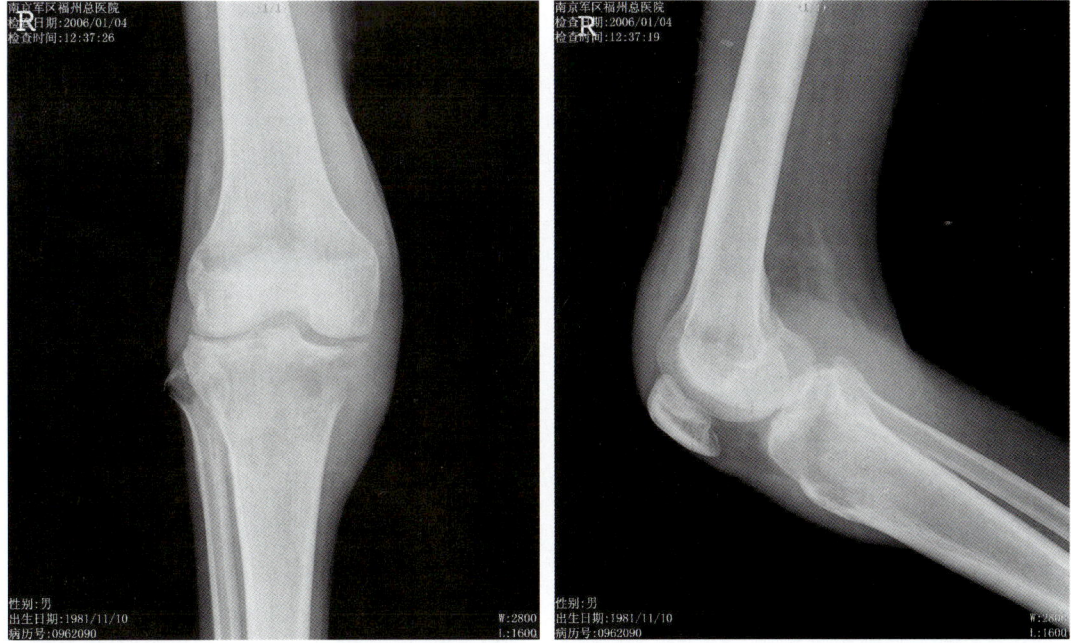

图 7-18 2006 年 1 月 4 日右侧膝关节侧位片示：右侧胫骨上段可见斑片状低密度影，边界不清，未见明显骨膜反应，软组织肿胀明显，关节面尚光滑，关节面欠清晰

良好。3 月 2 日出院。

3 月 15 日开始患者间断出现四肢抽搐、口吐白沫、双眼上翻，伴意识不清，每次持续约 10 分钟后自行缓解。患者无发热症状，白细胞：$7.5 \times 10^9/L$，中性粒细胞百分比 72%。4 月 11 日行脑电图检查示：右半球（额、中央、顶）局灶性异常波形，可疑癫痫样放电。行头颅 MRI 检查示：右侧顶叶占位性异常信号（图 7-19）。收入我院神经外科，4 月 18 日在气管内插管联合静脉复合麻醉状态下行神经导航下右顶叶脑脓肿切除术。术后标本病理学检查

示:脑多灶性坏死,坏死周围炎性肉芽肿形成,局部可见脓肿,细菌培养结果阴性。术后患者恢复良好,4月27日复查头颅MRI检查示:右侧顶叶脑脓肿术后改变(图7-20),4月29日出院。

随访至今,患者右侧膝关节活动正常,未再发心包炎、骨髓炎、癫痫及感染性疾病。生活质量良好。

【专家点评】

该例患者在慢性重症肝炎和肝衰竭基础上实施肝移植,再加上术后免疫抑制剂的应用,可能导致患者并发了全身化脓性感染,在此基础上,相继发生了化脓性心包炎、骨髓炎和脑脓肿。虽然患者最终得以康复出院,但是我们在该患者的诊断和治疗过程中也获得了一些教训和经验。

该例患者的诊断有相当长时间的延迟,化脓性心包炎在术后7天出现症状,术后第8天明确诊断;化脓性胫骨骨髓炎在术后第32天出现症状,第54天明确诊断;而脑脓肿在术后第133天出现癫痫症

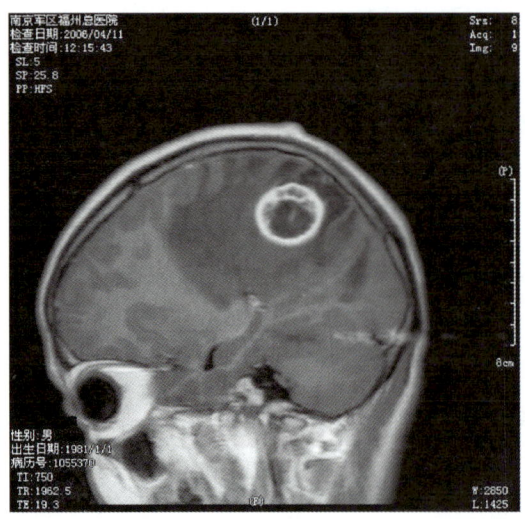 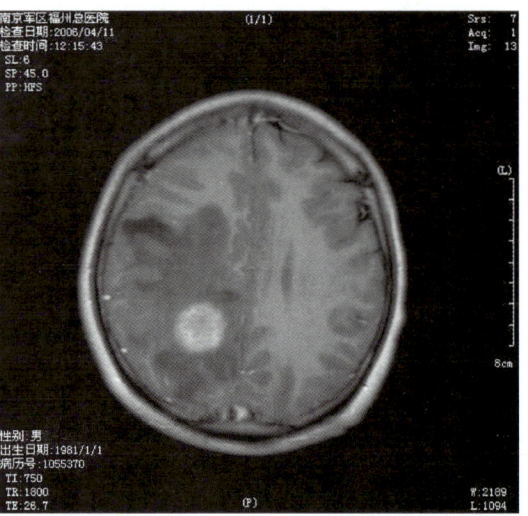

图7-19 2006年4月11日头颅MRI示:右顶叶一个类圆形低密度影,边缘可见强化,呈花环状,大小约2.7cm×2.8cm,CT值27HU;右侧大脑半球白质区大片水肿影,同侧侧脑室受压变形,中线结构向左偏移

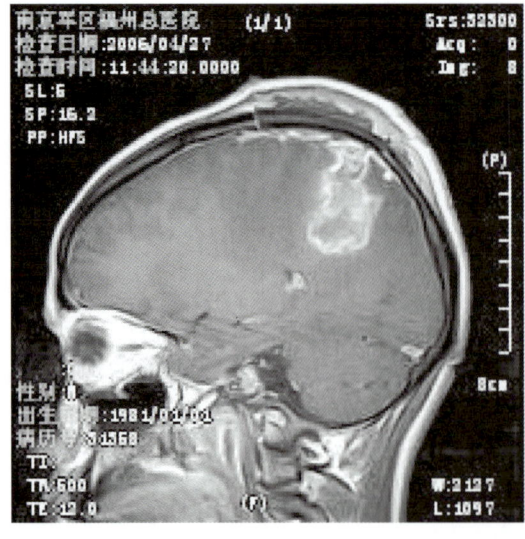 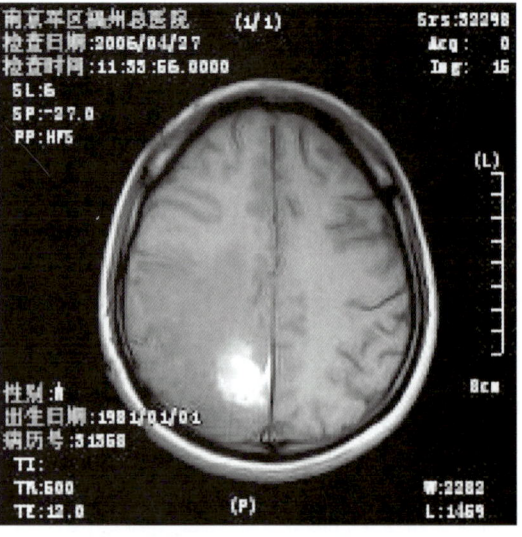

图7-20 术后11天(2006年4月27日)头颅MRI复查示:右侧大脑白质区水肿减轻

状，第158天明确诊断。我们认为有以下经验值得总结：①肝移植后感染的部位可以是多样化的，而不仅仅是常见的腹腔、手术切口和肺部等常见部位，也可能在胸腔、心包、关节腔、骨髓、脑部等。②危重症肝移植受者并发感染的局部和全身症状常常并不典型。③回顾病史我们发现：胸片显示心影增大，就应当及时行床边心脏彩超检查，可以提前发现患者心包积液。膝关节肿痛是该患者胫骨骨髓炎的早期表现，膝关节穿刺抽液的细菌培养结果阴性不能排除化脓性感染。肝移植术后感染的病原菌证据有时难以获得，可能与大剂量高档抗生素的应用有关。癫痫是该患者脑脓肿的主要症状。

治疗上我们的体会是：①针对这类严重感染的患者，及时大胆减少免疫抑制剂用量非常关键，我们在确诊患者化脓性心包炎后，立即停用激素，FK506减量至0.5mg/d，患者未出现排斥反应，肝功能恢复良好，对患者感染的控制起到了重要作用。②化脓性心包积液在心脏彩超的引导下，穿刺留置深静脉导管进行引流和冲洗是可行的，而且微创。为了防止心包积液产生分隔导致引流不畅，我们没有采取持续引流，而是每日间断冲洗2至3次，每次先抽出心包内的积液并计量，反复冲洗完毕后，在心包内留置生理盐水，量为原积液量的2/3。这样可以减少纤维渗出引起的分隔形成。③针对肝移植术后感染的患者在未获得病原菌证据前，应用广谱的经验性抗生素是有实用价值的。该例患者肝移植术前有低热、白细胞计数升高，提示可能已有感染存在，术后我们在没有病原菌证据的情况下，应用了亚胺培南+西司他丁钠（泰能）和盐酸万古霉素联合抗感染，对于控制患者的感染、使其局限化起到了重要作用，避免了严重败血症甚至感染性休克的发生。

肝移植术后发热诊治1例

病例收集：河南省郑州市人民医院肝脏外科　汤高枫
点评专家：河南省郑州市人民医院肝脏外科　陈国勇

【病例介绍】

1. 病史：患者，男性，47岁。主因"体检发现肝硬化3年余，间断便血近2年"入院。3年前体检发现"肝硬化、脾功能亢进、食管胃底静脉曲张"，遂行"门奇静脉断流+脾切除术"，术后恢复可。2年前无明显诱因出现便血，为暗红色血水，不凝固，约500ml，在当地医院予以止血、补液等治疗，便血停止。后多次出现便血、呕血，均予以内科止血治疗，为进一步治疗收入我科。患病来神清、精神可，食欲、食量可，大小便正常，体重未见明显改变。既往体健，否认"糖尿病"、"冠心病"、"高血压病"、"结核"等病史，发现"乙肝"6年余，曾多次输血，血型为"A"型。个人史和家族史无特殊。

2. 体格检查：T 36.4℃，P 80次/分，R 20次/分，BP 120/80mmHg。皮肤、巩膜无黄染，全身浅表淋巴结无肿大。咽不红，扁桃体不大，甲状腺不大。颈部对称，双侧颈动脉搏动一致，未见静脉怒张。双侧胸廓对称、无畸形，双肺呼吸音清，未闻及干湿性啰音。心界无扩大，心音有力，心律整齐，心率80次/分。左腹部可见长约12cm陈旧性手术瘢痕，腹软，无压痛，无反跳痛，肝肋缘下未触及。四肢关节无红肿、畸形。

3. 入院诊断：慢性乙型肝炎后肝硬化；肝硬化失代偿期，Child-Pugh B；门奇静脉断流+脾切除术后。

4. 诊治经过：患者入院后积极完善各项检查，并予以保肝、降门静脉压、抗病毒等治疗。患者在等待肝移植过程中出现一次消化道出血，予以积极止血治疗，患者消化道出血逐渐停止。

患者入院后第 50 天行"同种异体肝移植术"，术中发现门静脉血栓，行取栓术。

术后应用他克莫司（FK506）+吗替麦考酚酯（MMF）+泼尼松（Pred）三联免疫抑制治疗，术后 6 天患者 WBC 波动在（20～30）×10^9/L，但体温正常，予以头孢地嗪+替考拉宁抗感染治疗。

术后第 7 天出现体温升高，无畏寒、寒战，最高达 39.0℃，并伴胸闷、气短、呼吸困难，行痰培养+药敏，提示金黄色葡萄球菌感染并对大部分药物耐药，行肺部 CT 提示右下肺炎性改变，继续目前抗感染方案，效果不佳，遂调整抗感染方案为亚胺培南西司他丁钠+替考拉宁+米卡芬净钠，同时停用免疫抑制剂，患者体温未见控制，仍波动于 37.5～39.5℃，体温升高后出现胸闷、气短症状，应用地塞米松退热后症状缓解，多次影像学检查提示感染与患者症状、体征不符，于是将抗感染方案调整为头孢哌酮舒巴坦+阿奇霉素+利奈唑胺+氟康唑，并加用静脉用丙种球蛋白，0.5ml/d，连续应用 5 天。

术后 20 余天，患者背部出现斑丘疹，考虑为药物疹，并予以对症治疗，同时考虑患者体温升高与肺部症状、体征不符，不能排除药物热的可能，遂将所有抗感染药物停用，患者在停药后 3 天体温逐渐正常，并逐渐加用免疫抑制剂，目前患者体温正常，肝功能正常。

【专家点评】

本例主要为肝移植术后发热的诊断及治疗。发热包括感染性发热和非感染性发热。患者由于曾行"门奇静脉断流+脾切除术"，手术难度大，手术时间长，术中失血量较多，术后出现金黄色葡萄球菌感染，应用强力抗生素，效果一般，考虑与患者术后免疫力低下有关，因此，在移植术后患者发生感染时，要果断停用免疫抑制剂，必要时予以静脉用丙种球蛋白。但随着感染的控制，体温却没得到很好的控制，要注意药物热的可能。药物热是临床上较常见的药物不良反应，且易误诊为其他原因的发热，据统计表明发生率约 40%。随着不合理用药和各种新药的不断问世，其发生率逐渐增多。典型的药物热常出现在用药后第 7～10 天，若以前接触过该药，则可在用药后数小时内即出现发热，个别病例可短至 1h 或长达 25 天。因此，原发病已好转，而体温仍高或体温一度下降后再度升高。临床上对找不到引起发热或发热加重确切原因的情况，均要考虑药物热的可能。

肝移植术后并发肺部蠊缨滴虫感染 1 例

病例收集：解放军第八一医院肝移植中心　张荣生　王　轩　　陆　雷　张冬华　刘云霞
点评专家：解放军第八一医院肝移植中心　王　轩

【病例介绍】

1. 病史：患者，男性，41 岁。因反复乏力、腹胀 5 年，咳嗽、胸闷 5 个月，加重 1 周入院。

2. 体格检查：极度消瘦，慢性肝病面容，贫血貌，可见肝掌。皮肤轻度黄染，双侧胸廓呼吸运动不对称，左侧稍强；右中下肺部及左下肺部叩诊呈浊音；右侧肩胛线第 5 肋间以下、左侧肩胛线第 8 肋间以下听诊未闻及呼吸音。全腹高度膨隆，腹壁静脉明显曲张，腹壁较紧、发亮，腹部无压痛及反跳痛，腹部移动性浊音（+）。双下肢高度可凹性水肿。

3．实验室检查及辅助检查：B超示：肝硬化、腹腔大量积液、两侧胸腔大量积液；血生化：TBIL 59.4μmol/L，DBIL 41.1μmol/L，ALT 45U/L，AST 83 U/L，白蛋白 27 g/L，肌酐 169μmol/L，尿素氮 12.26 mmol/L；PT 25s；血常规：Hb 67 g/L，WBC 2.2×10^9/L，PLT 26×10^9/L。

4．入院诊断：乙型肝炎后肝硬化失代偿期、肝肾综合征、腹腔大量积液、胸腔积液。

术前胸片提示右侧中下肺致密影，胸腔彩超提示胸腔积液。术前 1 天胸腔穿刺引流出约 800ml 淡黄色胸腔积液，培养未发现细菌生长，血清结核菌抗体、风疹病毒抗体、巨细胞病毒抗体、弓形虫抗体、单纯疱疹病毒抗体均阴性。

5．手术情况：于 2010 年 4 月 16 日在我院行改良腔静脉成形肝移植术，手术顺利，用时 6h，出血 2000ml。

6．术后情况：术后给予甲泼尼龙、他克莫司（FK506）、吗替麦考酚酯（MMF）三联抗排斥治疗，甲泼尼龙使用 1 周后小剂量维持，术后第 2 天开始服用 FK506，起始剂量 1.5mg Q12h；（血药浓度波动在 6.3~10.8ng/ml），术后第 3 天开始服用 MMF，起始剂量 0.75mg Q12h；术后常规给予氟康唑、头孢哌酮钠/他唑巴坦钠及替硝唑抗感染治疗，术后第 8 天停用停用替硝唑。

患者于术后第 3 天突发牙关紧闭、四肢抽搐、呼之不应，头颅 CT 检查提示左侧半卵圆中心条片状略低密度影。给予地西泮镇静、活血化瘀、脱水等治疗，于术后第 5 天神志复清，不再抽搐。复查头颅磁共振提示左侧半卵圆中心大片状异常信号，梗死可能性大。

术后第 6 天夜间，患者持续发热、咳嗽、咳白色黏痰，痰量较多，伴有气喘，胸片提示右下肺淡片影，加用利奈唑胺及亚胺培南抗感染，疗效不佳。术后第 8 天痰培养提示大肠埃希菌感染；第 10 天痰培养提示白色念珠菌感染，肺炎支原体及衣原体 IgM 均阴性。

术后 11 天加用卡泊芬净，疗效依然不佳，最高体温 39.8℃。

术后第 12 天患者持续高热、呼吸急促，血气分析提示代谢性碱中毒，给予精氨酸及维生素 C 纠碱治疗，同时行气管切开，加强气管护理。CT 检查提示右肺及左下肺小片影；痰涂片检查发现涂片中有活动的病原体，根据革兰染色后的形态学特点，鉴定为蠊缨滴虫（图 7-21）。当日给予甲硝唑 0.5g 静脉滴注，每 8h 一次，并给予甲硝唑及盐酸氨溴索雾化吸入治疗，暂停使用免疫抑制剂。

术后半月痰涂片检查未见蠊缨滴虫虫体，替硝唑抗感染治疗 1 周后体温波动在 37.5~38.5℃，伴有轻度皮肤、巩膜黄染，总胆红素 186.4μmol/l、直接胆红素 143.3μmol/l，转氨酶轻度升高。肝活检病理提示轻度急性排斥反应，给予甲泼尼龙冲击治疗，FK506 0.5mg Q12h。

患者术后第 27 天体温下降至正常，术后 40 天恢复正常出院。

【专家点评】

肝移植术后并发感染，尤其肺部感染，常是影响肝移植术后患者生存的重要原因之一。肝移植术后肺部感染的病原体多样，许多机会致病体如人类巨细胞病毒、卡氏肺孢子菌等在肝移植患者具有较高的发病率。原虫是具有独特结构和生物学特征的微生物，在自然界广泛寄生。人体内常见的致病原虫以疟原虫、利什曼原虫、阴道毛滴虫等为主，其中利什曼原虫常见于人类肺部感染。蠊缨滴虫属于超鞭毛目、缨滴虫亚目、缨滴虫属，主要寄生于白蚁和蟑螂肠道的一种单细胞原虫，属于非人畜共患的动物寄生虫。既往很少有感染人类的报道，其传播途径尚不清楚，推测可能为蟑螂分泌物污染食物或粉尘中吸入气道致病。1993 年国内报道首例人呼吸道蠊缨滴虫感染，2006 年南京报道 4 例肾移植后合并呼吸道蠊缨滴虫感染病例，而肝移植术后合并蠊缨滴虫感染，文献尚未见相关报道，应引起临床重视。

与肾移植相关的蠊缨滴虫感染多发生在术后 2

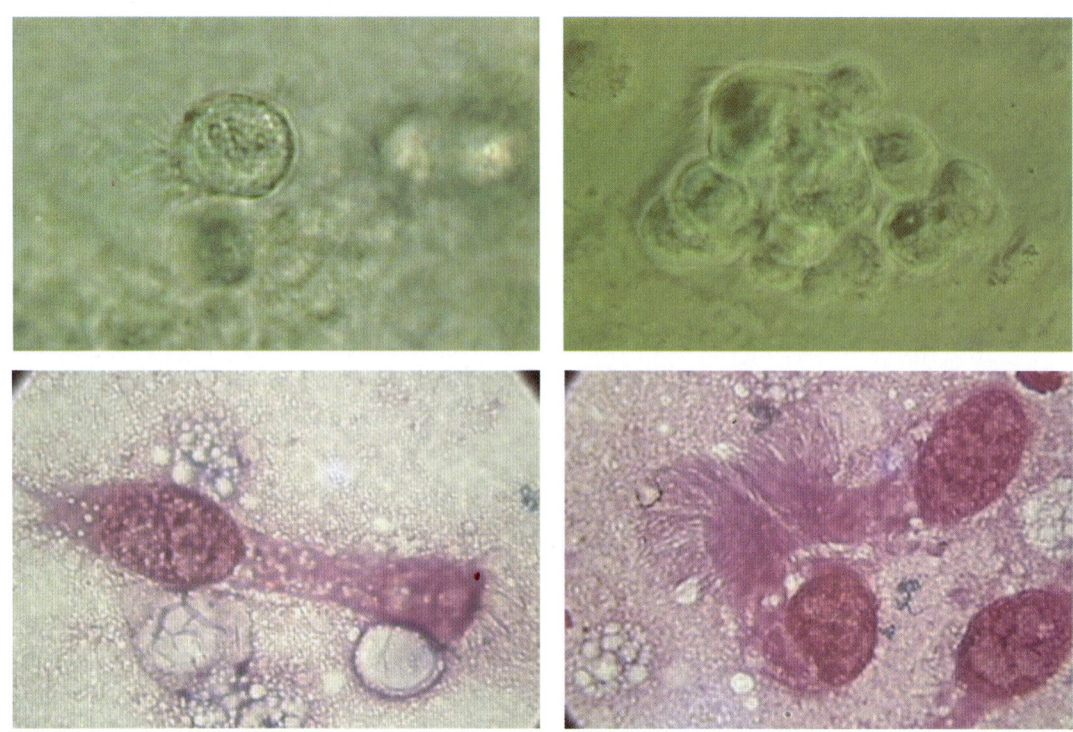

图 7-21 痰涂片检查发现涂片中有活动的病原体，根据革兰染色后的形态学特点，鉴定为蠊缨滴虫

至 3 个月不同，本例发生于术后 1 周左右，确属罕见。由于截至本例报道前，国内外均未见肝移植后合并呼吸道蠊缨滴虫感染的相关报道，因此本例很可能也是世界上首次发现的肝移植后合并呼吸道蠊缨滴虫感染者。

回顾该患者临床特点，主要以咳嗽、咳大量白黏痰液、高热不退为主，胸片及血常规均无特殊表现。诊断主要靠痰涂片镜检出蠊缨滴虫活虫体，光镜下可见蠊缨滴虫有圆形衣壳和核状内容物，并可见摆动的鞭毛。其并发呼吸道蠊缨滴虫感染可能与以下因素有关：①术前长期肝硬化失代偿、脾功能亢进、贫血、自发性腹膜炎等疾病，体质极差；②术后并发肺部细菌和真菌感染，加之肝移植术后曾出现大片脑梗死；③患者术后应用免疫抑制剂。

甲硝唑治疗同时针对感染的病原体进行处理后，肺部蠊缨滴虫感染症状缓解快、疗效确切且耐受性好。撤减免疫抑制剂、增强患者自身免疫力有助于抗感染治疗，但需同时检测肝功能，预防排斥反应的发生。本例患者诊断明确后，甲硝唑治疗同时停用免疫抑制剂，肺部感染症状好转，但出现胆红素明显升高及转氨酶轻度异常，肝穿刺活检病理诊断为轻度急性排斥反应，激素冲击治疗及免疫抑制剂减量使用后，肝功能及体温逐渐恢复正常。提示对此类感染，免疫抑制剂可以考虑减量使用。停用免疫抑制剂需慎重，治疗过程中应严密检测肝功能变化，预防排斥反应发生。

肝移植患者免疫力低下，极易受到各种病原微生物的侵袭，从而罹患多种罕见病原体感染。肝移植术后肺部蠊缨滴虫感染的临床表现与普通细菌感染并无明显差异，但其致病性较强，及时发现并予以甲硝唑治疗后能很快得到控制。本例报道提示对病原学诊断明确、有类似临床症状而使用抗生素效果不佳的肝移植术后肺部感染患者，有必要考虑蠊缨滴虫感染的可能性，痰涂片检查有时可以明确诊断，早期发现并给予甲硝唑治疗可消除原虫，达到治疗目的。

肝移植术后合并特殊感染 1 例

病例收集：北京大学第三医院肝移植中心　张　春
点评专家：北京大学第三医院肝移植中心　修典荣

【病例介绍】

患者，男性，62 岁。因肝移植术后 2 个月，全身多发肿块 10 天入院。患者 2 个月前于我院因"肝硬化、肝癌"行"同种异体原位肝移植术"，手术顺利，术后恢复良好出院。继续口服他克莫司（FK506）（2mg Bid）、泼尼松片（20mg Qd）、氟康唑片（100mg Qd）、拉米夫定（100mg Qd）。既往有 2 型糖尿病、十二指肠溃疡、肝囊肿等疾病。10 天前患者发现左侧胸壁、臀部、左下肢多发肿块，大小不等，疼痛明显，无破溃，伴发热（具体不详），无寒战、黄疸，无胸痛、心悸，无咳嗽、咳痰，无尿频、尿急，无腹泻、腹痛。10 天未行相关治疗。

入院查体：体温 38.5℃，全身皮肤、黏膜未见黄染，未见皮下出血点，未见红肿、破溃。左侧胸壁约 4cm×5cm 肿物，质硬，界限尚清，活动度差，压痛阳性，局部无红肿，皮温未升高。臀部、左下肢多发肿块，大小不等，性质同前。

入院后检查 WBC 9500～6700/mm^3，血糖 10.2～19.7mmol/L，对患者先后给予复方磺胺甲基异噁唑口服，环丙沙星静脉输液，减少泼尼松为 15mg Qd，抗感染治疗。B 超提示各肿物为液性囊肿，予以穿刺抽吸，患者体温逐渐得到控制。穿刺液经化验证实为脓液，将肿物行切开引流并每日换药治疗，痊愈出院。

【专家点评】

肝移植是治疗终末期肝病的有效手段，肝移植术后排斥和感染一直是术后管理的关键。据大宗肝移植病例调查分析，总死亡率的 20.0% 因感染所致。

1．流行病学特征：移植术后感染包括细菌、病毒、真菌及其他病原体感染。

国内文献报道，我国肝移植术后早期医院感染率为 25.0%～50.0%，病死率为 10.0%～20.0%，感染微生物种类依次为细菌、真菌、病毒。细菌是肝移植术后最常见的感染微生物。术后早期发生医院感染可显著降低受者的生存率。该患者的脓液细菌培养效果欠佳。

2．肝移植感染部位：肝移植术后主要的感染部位为呼吸道、腹腔、切口、血液、胆管、泌尿系统等。术后时间＜2 周以呼吸道感染为主，术后时间＞2 周以腹腔感染和胆管感染为主。但该患者的感染发生在皮下组织间，形成皮下脓肿，虽有发热、疼痛，但没有红肿、破溃，也没有其他感染灶，实属罕见。

3．临床特点：肝移植术后感染具有热型不典型、病灶不明确、机会感染、多种病原微生物混合感染、二重感染、多部位感染、多药耐药、治疗困难等特点。感染早期往往缺乏典型的临床表现，有时病情隐匿，医院感染的发病时间大部分在术后 2 周以内，且起病隐匿、进展快、病情重、死亡率高，这与多因素引起的机体免疫系统功能受到抑制有关。该患者起病隐匿，发现时全身已经有多处感染灶，距离手术时间约 2 月余，很难解释清楚其中的原因。

4．感染菌株：主要为肠道及体表的正常菌群，常存在多药耐药。国外文献报道，肝移植术后约 69.0% 的细菌感染由多药耐药菌引起，约 31.0% 的肝移植患者术后至少发生 1 次由多药耐药菌引起的感染。肝移植术后感染的菌种以革兰阴性杆菌和革兰阳性球菌为主，其中革兰阴性杆菌占主导地位。病毒感染以巨细胞病毒（CMV）和 HBV 再感染最为常见。蔡常洁等发现肝移植术后细菌感染患者分离出的革兰阴性杆菌中铜绿假单胞菌菌株数最多，在分离出的革兰阳性球菌中粪肠球菌菌株数最多，呼吸道是菌株检出率最高的器官，其中革兰阳性球菌居多，所占比例为 52.8%，在全部菌种中以耐甲氧西林金黄色葡萄球菌（MRSA）所占比例最高；腹腔和胆管是仅次于呼吸道，位于第 2 位和第 3 位的易感器官，均以革兰阴性杆菌居多，所占比例均 > 60.0%。Desai 等通过回顾性研究显示，术前携带 MRSA 者术后易发展为脓毒症，应视为肝移植高危人群，是死亡的危险因素。

该患者的细菌学检查进行了多次，没有得到结果时需要考虑特殊感染存在的可能性，比如结核。

5. 病原菌耐药情况：马钧等在肝移植术后病原菌微生物分布及药物敏感性分析中得出细菌的药物敏感性为：亚胺培南和美罗培南对革兰阴性菌敏感性最好，达到 95.7% ~ 96.8%；头孢吡肟和环丙沙星在本组革兰阴性菌感染中敏感性普遍较好；头孢哌酮/舒巴坦和哌拉西林/他唑巴坦的总体敏感性较好，但其中敏比率较高，占敏感性的 40.0%；头孢他啶对不产超广谱β-内酰胺酶（ESBLs）菌的敏感性较好，近 80.0%；共 53 株产 ESBLs 菌株对药物的敏感性分别为：亚胺培南 100%、美罗培南 98.0%、头孢吡肟 94.0%、哌拉西林/他唑巴坦 90.0%、环丙沙星 90.0%、头孢哌酮/舒巴坦 84.0%、阿米卡星 30.0%、头孢他啶 30.%。革兰阳性菌对万古霉素和替考拉宁 100% 敏感；14 株 MRSA 对磷霉素亦 100% 敏感，对利福平和阿米卡星敏感性其次；表皮葡萄球菌对利福平、磷霉素和阿米卡星的敏感性 > 60.0%。

肝移植术后真菌感染以白色假丝酵母菌为主，但曲霉菌属和耐药假丝酵母菌株感染逐渐增多：曲霉菌属、新隐球酵母菌、克柔假丝酵母菌、近平滑假丝酵母菌、热带假丝酵母菌、季也蒙假丝酵母菌均有阳性培养，其中曲霉菌属、新隐球酵母菌、克柔假丝酵母菌对氟康唑耐药，而近平滑假丝酵母菌、热带假丝酵母菌、季也蒙假丝酵母菌也不同程度耐药。有调查得出感染的细菌菌株数从高到低依次为（前 4 位）肺炎克雷伯菌、铜绿假单胞菌、粪肠球菌、鲍氏/溶血不动杆菌等；真菌依次为似假丝酵母样菌、黄曲霉菌、热带假丝酵母菌、白色假丝酵母菌。肝移植患者感染的革兰阳性细菌对亚胺培南的耐药率达 87.3%，对头孢三代抗菌药物和喹诺酮类等也表现出较高的耐药率。对利福平较敏感，耐药率为 9.5%；对万古霉素全部敏感。革兰阴性细菌对亚胺培南耐药率为 5.2%，对阿米卡星耐药率为 22.5%；对其他大部分抗菌药物（包括三代头孢类）耐药率较高。国内报道肠球菌属中耐万古霉素肠球菌（VRE）的检出率达 5.0% ~ 6.0%。

6. 肝移植术后感染的危险因素：包括手术时间、呼吸机带机时间和营养支持时间。较长的手术时间意味着手术难度及术中失血量的增加，从而加重对患者的打击，延缓患者术后恢复；呼吸机支持与肺部感染密切相关；长期静脉营养支持除使导管败血症发生率明显提高外，还由于肠道屏障功能的降低易导致菌群易位引发败血症。

研究发现，胆管感染者胆肠内引流及胆漏比例较高，推测胆漏及胆肠内引流是胆管感染的高危因素，而胆管造影及长时间留置 T 形管可增加胆管感染的机会。另据统计分析发现，手术时间延长、出现胆管狭窄以及伴随糖尿病的移植患者更容易发生不同部位的细菌感染。手术时间长，患者腹腔感染概率升高；移植术后胆管狭窄可以造成胆汁引流不畅，成为胆管感染最主要的诱因；伴随糖尿病的患者易患泌尿系统感染。此外，资料还显示患者术前病情危重及术中大量输血、输液对术后细菌感染的发生率有一定的影响。

Hashikura 等研究发现，感染主要与术前状况、手术因素及免疫反应等多种因素有关。有学者对危险因素进行综述发现，肝移植术后细菌感染取决于器官缺血时间及是否透析、机械通气；真菌感染取决于外科手术时间、移植前血浆白蛋白浓度；侵袭性真菌感染取决于输血数量、移植前血浆白蛋白浓度及是否为再次移植；多元分析表明，透析、静脉营养时间、外科手术时间 > 5h 及出现排斥反应是感染的危险因素。肝移植术后肺部感染的危险因素经多因素分析后有术后呼吸机带机时间（＞2天）、长时间手术、纤维支气管镜检查或治疗、术前大量腹水、气管切开、术后肾功能异常、术后肺水肿、术后胃管留置时间和术中长时间低血压。

该患者二次住院前，围术期治疗顺利，也没有出现明显感染的表现，术后2个月出现感染灶，而且是多发感染灶，很难用常规的观点理解。这提醒我们，对于肝移植术后、免疫低下的患者，感染是个很复杂的课题。

7. 肝移植术后感染的防治：研究认为肝移植术后感染的治疗首先要重视标本留取；同时要根据病房的细菌流行情况、细菌的耐药情况选择抗菌药物；对于真正感染、发热的患者，认可降阶梯治疗方法：即先选择疗效强且不耐药的广谱抗菌药物，在此经验性用药的基础上根据血液和体液培养结果及药敏结果进一步选用抗菌药物。对MRSA阳性患者选用万古霉素，也可以考虑替考拉宁（他格适），对于耐万古霉素肠球菌（VRE）主要考虑替考拉宁。

在使用抗菌药物治疗耐药菌株方面，强调策略性换药：通过建立细菌耐药定期监测体系；根据细菌耐药监测的结果进行干预以及对干预结果进行评估这3个策略来提高治疗肝移植术后感染的疗效。研究表明，经验性哌拉西林单一疗法是治疗移植后细菌感染的有效药物。在获得药敏结果之前，经验性应用的抗菌药物为：对于革兰阴性菌，可选择头孢哌酮/舒巴坦、头孢吡肟、碳青霉烯类；对于革兰阳性球菌，选用糖肽类抗菌药物；怀疑混合感染时需考虑联合用药。肝移植术后细菌感染的治疗主要是依照药敏结果换用敏感抗菌药物；对暂时不能得到培养和药敏结果的感染病例，可以暂时应用亚胺培南/西司他丁和万古霉素，再换用敏感抗菌药物；而短期治疗无效时亦要及时考虑到耐亚胺培南/西司他丁的铜绿假单胞菌、对亚胺培南/西司他丁天然耐药的嗜麦芽寡养单胞菌和VRE感染的可能，需加用其他敏感药物。

在肝移植术后细菌感染的治疗中，最重要的是应注意全身治疗和局部治疗相结合。肝移植术后常见肺部和腹腔感染，因此湿化气道、胸腔穿刺减少胸腔积液量、恢复肺膨胀；腹腔积液区穿刺、通畅引流，以及尽早活动、促进胃肠功能恢复的重要性不亚于全身应用抗菌药物。

早期诊断和及时使用有效的抗真菌药物是治疗肝移植术后真菌感染的关键，对于严重的真菌感染（如真菌败血症）来说，应及时给予两性霉素B或其脂质体治疗。研究表明，氟康唑预防移植后假丝酵母菌属感染安全、有效。

调查认为胆管冲洗是治疗胆管感染的有效手段，对肝移植术后反复发作胆管感染且带有T形管的患者，在积极使用有效抗菌药物未达到理想效果时，应考虑细菌在T形管中形成生物膜的可能，必要时拔除T形管才能有效地根治胆管感染。

有学者对肝移植术后不同营养方式对肠道细菌易位发生的比较进行综述后得出，营养支持能够明显改善肝移植患者的预后，由于接受全胃肠外营养（TPN）的患者较之于肠内营养（EN）的患者感染发生率要高，因此对无肠道功能的患者才使用TPN。而早期肠内营养不仅满足机体对营养的需求，而且能维持肠道的完整性、保护肠道黏膜、促进肠功能的恢复，从而能够预防肠道菌群易位，减少肠源性感染的机会。因而早期EN比肠外营养（PN）具有明显的优越性。研究显示，对于术前合并中、重度营养不良的患者，肝移植术后早期应用EN加PN，再逐步向完全EN过渡的方法，可以明显降低肝移植术后细菌和真菌感染率。

针对临床感染以需氧的革兰阴性杆菌和假丝酵母菌属为主要病原菌的特点，提出了选择性肠道去污染（SDD）的方法，即通过口服不被吸收的肠道抗菌药物，选择性地清除肠道中可能致病的需氧的革兰阴性细菌及假丝酵母菌属，同时保留肠道中厌氧菌的定植抵抗力，以达到预防感染的目的。有学者对应用SDD的研究结果综述得出，SDD的应用能起到清除肠道及咽喉部需氧的革兰阴性菌的作用，使需氧革兰阴性菌菌血症及感染显著减少，尤其是重要部位如腹腔、肺部、切口及尿道感染明显减少；真菌感染尤其是假丝酵母菌属感染减少；总的感染率也下降。动物实验还发现 SDD 通过清除需氧的肠道杆菌，从而减少了术中再灌注后门静脉血中的内毒素浓度，减轻了术后早期肝损伤。

该患者曾使用的抗生素包括喹诺酮类、β-内酰胺类、大环内酯类，但效果都没有切开引流和穿刺引流好。该患者的实践证明，对感染灶的引流很重要。

肝移植术后播散性结核 1 例

病例收集：北京大学第三医院肝移植中心　蒋　斌
点评专家：北京大学第三医院肝移植中心　修典荣

【病例介绍】

患者，男性，33 岁。主因"乏力 9 个月，腹胀、食欲减退 6 个月"于 2004 年 11 月 9 日入院。术前诊断"肝硬化，小肝癌"。胸片未见异常。2004 年 12 月 1 日行经典原位肝移植术。术后抗排斥治疗：他克莫司（FK506）+ 泼尼松，术后 2 周因急性排斥反应予激素冲击治疗（2000 mg）。术后恢复顺利，4 周出院。出院免疫抑制方案：环孢素 A（CSA）+ 泼尼松 + 吗替麦考酚酯（MMF）。

术后 6 个月，常规肝穿刺提示"肝结核"（图 7-22），当时无低热、盗汗等结核中毒症状，PPD（−）。予抗结核治疗：异烟肼 + 利福平 + 乙胺丁醇。2 周后出现黄疸并迅速加重而入院，查血：TBIL 571.3μmol/L，ALT 248 IU/L，ALT 363 IU/L。停止抗结核药物，并再次行肝穿刺，病理示：急性排斥反应，药物性肝损害，未见结核病灶（图 7-23）。予以激素冲击治疗（2000 mg），并将 CSA 改为 FK506，对症保肝、退黄治疗。但患者肝功能持续恶化，术后 10 个月因"肝衰竭"再次入院，化验肝功能：TBIL 659.9μmol/L，ALT 266 IU/L，ALP 799 IU/L，Cr 248μmol/L。凝血 A 49%，INR 1.59。

患者于 2005 年 9 月 17 日行二次肝移植。术后肝病理学检查示（图 7-24、7-25）：汇管区较大动脉肝泡沫细胞性动脉病，致血管管腔狭窄，大于 50%

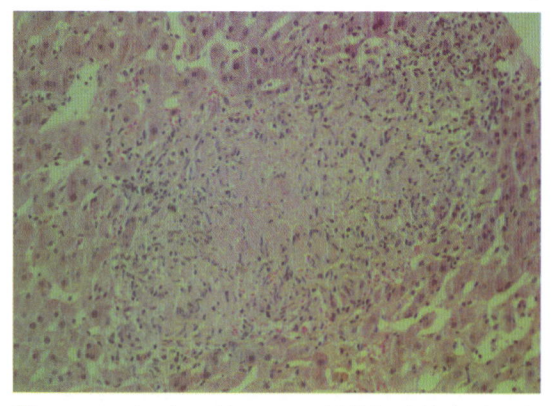

图 7-22　2005 年 5 月 18 日，原位肝移植术后 5 个半月，肝穿刺示干酪性增殖性结核结节

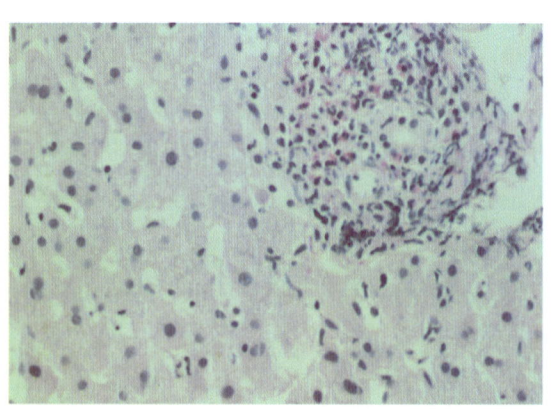

图 7-23　2005 年 6 月 15 日，原位肝移植术后 6 个半月，抗结核药应用 1 个月，肝穿刺示急性轻度排斥反应（RAI3 分）和药物性肝损害

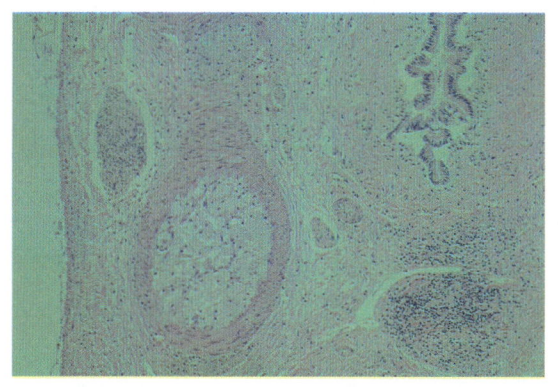

图7-24 2005年9月21日，原位肝移植术后10个月，切除移植肝，显示慢性移植排斥反应（泡沫细胞阻塞性动脉内膜炎），未见明显结核病变

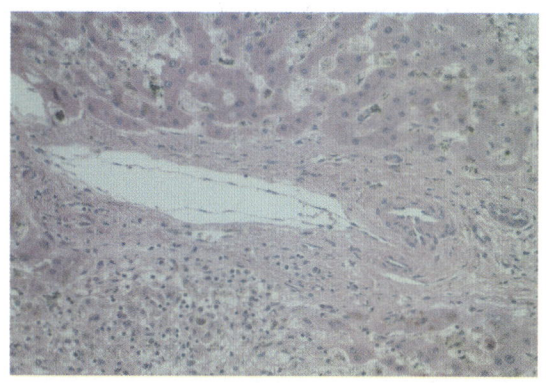

图7-25 泡沫细胞阻塞性动脉内膜炎所致的肝小叶中央区亚大片坏死、桥接坏死和大于50%汇管区小叶间胆管消失

的小汇管区胆管消失，汇管区散在慢性炎细胞浸润，未见明确静脉内皮下炎症。肝小叶中心性肝细胞出血坏死，伴散在灶状泡沫细胞聚集，肝细胞重度淤胆，以上病变符合慢性移植排斥反应，未见结核病变。

术后患者肝肾功能恢复可，但长期发热，体温波动于37.0～38.0℃。胸片示：右下肺阴影。多次痰培养示：耐甲氧西林金黄色葡萄球菌、大肠埃希菌、铜绿假单胞菌等，多次抗酸染色未见结核杆菌和分枝杆菌，PPD（-），结核抗体（-），故仍予以对症抗菌支持治疗，降低免疫抑制剂用量。术后20天肺部CT示：两肺病变，考虑真菌感染或结核可能。术后40天CT示：右肺下叶3.5cm厚壁空洞，肺脓肿可能。患者逐步恢复，于术后2个月出院。免疫抑制方案：FK506+泼尼松。

术后3个月，患者发现颈部淋巴结肿大并逐步增大，此时仍无明显低热、盗汗等症状。术后5个月，返院行颈部淋巴结活检，病理示：左颈部干酪性增殖性结核。胸部X线未见异常。予抗结核治疗：链霉素0.75g im Qd，乙胺丁醇0.75g Qd，左氧氟沙星0.5g PO. Qd。并减少FK506用量。肝功能良好。术后9个月，因颈淋巴结破溃，入院行"左颈淋巴结切除+右颈淋巴结结核窦道刮除"。抗结核方案改为：异烟肼+链霉素+乙胺丁醇+左氧氟沙星，患者肝功能无异常。术后20个月，发现咽部脓肿（图7-26），考虑结核脓肿，患者拒绝穿刺。因尿常规潜血阳性，停止链霉素肌内注射。此后一直维持抗结核治疗，方案为：异烟肼+乙胺丁醇。一直到术后48个月，患者肝肾功能良好，咽部脓肿较前明显缩小，遂停止抗结核药物。目前术后60个月，无结核复发征象。

【专家点评】

对该患者诊治的经验教训有：①患者首次肝移植术后肝穿刺发现肝结核时，抗结核用量较大，因患者在外地，对药物浓度和肝功能监测不及时；②二次移植术后，虽临床有结核的可能，但因无明确的证据（包括术后肝病理的否定），且担心抗结核药物的副作用，未能及时应用抗结核药物；③此后应用的抗结核多联方案中避免肝毒性大的药物，减少免疫抑制剂的用量，并坚持长期使用，取得了很好的结局。

实质性器官移植术后结核病的发病率在0.9%～11.8%，主要与当地结核病的流行有关，但均远远高于普通人群。文献报道术后结核的发生以肾移植患者为主，肝移植术后结核相对少见，但近期的报道有所增加。最近的报道显示，肝移植术后活动性结核的发病率为1.3%，平均发病时间为术后8.5个月，一般术前存在结核高危因素（结核皮试阳性，X线异常，临床病史）。肺外结核很常见（67%），有多器官累及（27%）。35%的病例因

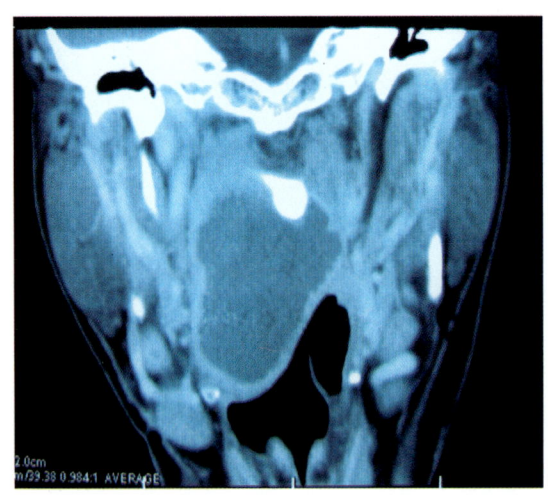

图 7-26 二次移植术后 20 个月（2007 年 5 月），头颈部 CT 示咽部脓肿

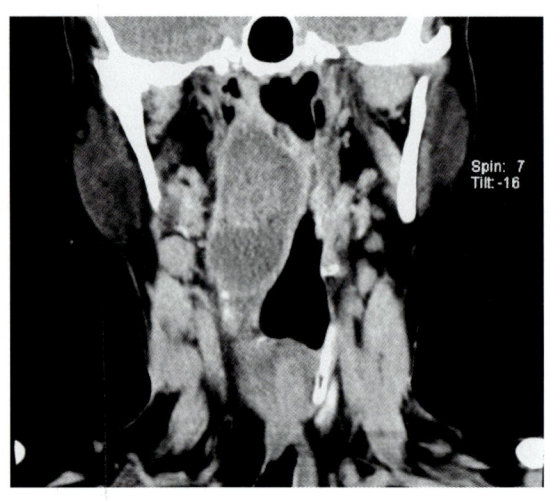

图 7-27 二次移植术后 35 个月，头颈部 CT 示咽部脓肿较前缩小

肝毒性需停止或转换抗结核治疗药物。短期死亡率31%，与正常人群相比，肝移植受体活动性结核发病率增加18倍，死亡率增加4倍。死亡率和发病时间明显相关，以5个月为界，之前发病死亡率36%，之后17%。

肝移植术后结核治疗的主要问题是药物的选择困难。常规的一线抗结核药物的肝毒性和与免疫抑制药物的相互作用，限制了其在肝移植术后患者中的应用。异烟肼有明显的肝毒性，在普通人群的发生率为10%~20%，其中暴发性肝衰竭的发生率为0.7%~17.4%。利福平增加了异烟肼毒性代谢物。吡嗪酰胺可导致暴发性肝衰竭。联合用药的毒性明显高于单一用药。对于肝移植患者，由于移植肝对抗结核药物毒性的敏感性更高，上述问题也就更加突出。Meyers等报道，在接受异烟肼、利福平治疗的肝移植术后结核患者中，药物性肝炎的发生率为83%，与此相关的急性排斥反应的发生率为50%。Aguado等报道100%接受抗结核治疗的肝移植患者表现出药物的肝毒性，其中60%的患者情况比较严重，14%的患者需要完全终止抗结核治疗，移植物丧失率为30%。

异烟肼和利福平可活化肝微粒体酶，增加激素的分解代谢。利福平也可能包括异烟肼，可活化肝P450酶，增加环孢素的分解代谢，易导致排斥反应。

而在临床上，药物性肝炎很难和急性排斥反应相鉴别，往往只能依靠肝穿刺活检。如果必须使用利福平，环孢素的剂量应增加3~5倍，激素的剂量应增加1倍，同时应每日监测环孢素浓度直至达到稳定水平。必要时可以考虑采用他克莫司（FK506）代替环孢素A。

乙胺丁醇和氧氟沙星是二线抗结核药物。乙胺丁醇为抑菌剂。氧氟沙星在标准剂量即有杀菌效力。两者均无肝毒性，和免疫抑制药物无相互作用。因此在肝移植术后的抗结核治疗中具有重要作用。

对氨基水杨酸异烟肼为异烟肼与对氨基水杨酸的合成药，其肝毒性较异烟肼明显减小，胃肠道刺激性也较对氨基水杨酸小，患者耐受性良好。

肝移植术后结核的诊断较困难，报道的发病到确诊的时间在7~90天。因应用免疫抑制药物，结核菌素皮试的阳性率低，活动性结核病例仅37%阳性（>5mm）。其他诊断方法如结核抗体、相关标本的抗酸染色、QFT-G试验、结核菌培养等的阳性率也较低，相当比例的病例依靠穿刺活检确诊。部分病例应用试验性抗结核治疗有效而得以诊断。因此，对于术前存在结核高危因素（结核皮试阳性，X线异常，临床病史），如术后有活动性结核的可能，应及早进行抗结核治疗。

对于肝移植术后活动性结核的治疗，Meyers

等建议的化疗方案为：开始采用传统的三联或四联用药方案，持续时间约为 2 个月，2 个月后改为乙胺丁醇＋氧氟沙星，依据患者的疗效决定具体疗程，一般为 9 个月。陈虹等采用的肝移植术后方案为：方案 1：对氨基水杨酸异烟肼（力克菲蒺）＋乙胺丁醇＋左氧氟沙星；方案 2：异烟肼＋利福平＋吡嗪酰胺；方案 3：链霉素＋利福平；方案 4：异烟肼＋利福喷汀＋链霉素＋乙胺丁醇＋莫西沙星。总疗程 9～18 个月，其中三联或四联药服用 2 个月，后将乙胺丁醇和左氧氟沙星继续服用 7～10 个月。

肝移植术后结核病的预防是一个有争议的问题。是否应用异烟肼作为预防性用药争议颇大，由于其潜在的肝毒性，多数人认为即使是在结核病高发的国家和地区也应避免使用异烟肼作为预防性用药。Jon_Erik 等认为异烟肼可减少高危患者活动性结核的发病率。Meyers 等认为对满足下列条件之一的患者，肝移植术前可以考虑给予预防性用药：①＜35 岁或胸片提示陈旧性结核灶的术前结核菌素试验阳性者。②结核菌素试验新近转阳者。③非活动性但未治愈的结核患者。

肝移植术后乙肝复发的救治 1 例

病例收集：浙江大学医学院附属第一医院肝移植中心　屠振华　邓俊芳　吴　健
点评专家：浙江大学医学院附属第一医院肝移植中心　郑树森

【病例介绍】

患者，男性，21 岁。因"乙肝肝硬化，肝功能失代偿"于 2003 年 7 月在我院行尸体肝移植术。术前未曾给予有效的抗病毒治疗，乙肝病毒 DNA $6.12×10E6$ 拷贝/毫升。术中给予大剂量乙肝免疫球蛋白 8000U 肌内注射，术后拉米夫定 100mg Qd 联合小剂量乙肝免疫球蛋白定期注射，维持乙肝表面抗体在 100IU/ml 以上。术后 2 年复查发现"乙肝复发伴 YMDD 变异"，加用阿德福韦酯 5 个月后乙肝转阴，并换回拉米夫定单药口服。

术后 4 年半行肝穿刺，报告"肝硬化倾向"。术后 5 年因呕血入院，急诊胃镜下止血，术中发现食管中段一处曲张静脉喷射状出血，予硬化剂注射后出血基本停止。2 个月后再次呕血，急诊胃镜下套扎止血。术后 5 年半因黄疸升高至 148μmol/L，行肝穿刺，报告"肝纤维化伴汇管区大量淋巴细胞浸润"。术后 6 年再次出现呕血 1000ml，住院治疗，予三腔二囊管压迫止血，并于 1 个月内先后行"胃镜下曲张静脉套扎术"2 次。目前肝功能平稳，定期胃镜下复查并套扎曲张静脉。

乙肝相关性肝病患者行肝移植术后乙肝复发，相当程度上与移植术中新肝期血流开放后，移植物对病毒的暴露有关。因为病肝切除后，虽然有大剂量的乙肝免疫球蛋白中和血液中的乙肝病毒，但是对于患者尤其是一部分术前乙肝病毒 DNA 载量高的患者而言，仍然会有微量残留在血中或肝外组织中的病毒颗粒。这些残留的病毒颗粒会侵入移植肝的肝细胞，逃避乙肝免疫球蛋白的中和效应，并形成稳定的共价闭合环状 DNA（cccDNA），使病毒能在肝细胞内长期潜伏，伺机复发。文献表明，无论是单一用药还是联合方案预防，许多肝移植术后患者的体内仍有低水平的乙肝病毒 DNA 复制。因此，运用 PCR 技术对肝移植术后患者血清中的乙肝病毒 DNA 进行定量监测变得至关重要。

乙肝相关性肝病行肝移植术后的患者，如一旦发生乙肝复发，对于可以监测到的乙肝病毒 DNA，应积极查找耐药基因的突变情况，通常 YMDD 位点发生突变的概率较高。临床医生应及时予以发现和诊断，并及时切换核苷类似物治疗方案以应对突变，如联用阿德福韦酯或换用恩替卡韦。对于确诊复发的患者，如反复注射乙肝免疫球蛋白仍不能实现 HBsAg 的血清学转换，可停用乙肝免疫球蛋白。

由于移植肝处于免疫抑制状态，其发生乙肝感染后的受损速度快于原肝。几年之内即可发生移植肝纤维化甚至肝硬化，造成门静脉高压、上消化道出血等一系列相关并发症。此时应及时评估患者的移植肝功能，如肝功能允许，可适时行胃镜下套扎止血等干预措施；如患者肝功能确已衰竭，如发生高胆红素血症、肝性脑病等并发症，或上消化道出血难以内科保守治疗控制，危及患者生命，则可考虑行再次移植。

【专家点评】

作为各种终末期肝病的挽救措施，肝移植是目前国内治疗乙肝相关性肝衰竭、肝癌的"终极武器"。近 10 余年来，随着手术技术、器官保存方法的不断改进以及移植免疫的创新性进展，肝移植术后并发症发生率已大大下降。但因乙肝所致的晚期肝病患者肝移植术后，仍有约 13% 的患者会发生乙肝病毒再感染，显著影响了移植术后乙肝复发患者的存活率。乙肝相关性肝病患者行肝移植术后，乙肝复发以及移植肝硬化是移植物慢性失功的一个重要原因。部分受者因此重新走上终末期肝病的道路，不得不求助于再次肝移植，造成了医疗资源和社会资源的极大浪费。因此，积极预防肝移植术后乙肝复发和有效控制复发患者的病毒复制，已成为国内肝移植医生手术后面临的重大问题。

目前临床上使用预防肝移植术后乙肝复发的方案主要可分为被动免疫（乙肝免疫球蛋白）、抗病毒治疗（干扰素、核苷类似物抗病毒药物等）、主动免疫（乙肝疫苗）和联合措施治疗。我中心采取术前核苷类似物抗病毒治疗，术中大剂量乙肝免疫球蛋白冲击，术后核苷类似物长期使用联合小剂量乙肝免疫球蛋白定期注射的预防方案，也就是目前国内主流的预防方案。该方案在大大减低费用、减轻经济负担的同时，显著提高了肝移植受者的生存率，使 1 年乙肝复发率从近 30% 降至 10% 左右。

为了避免乙肝复发和移植肝硬化，我们制订了"早期预防、早期诊断、早期治疗"的三级诊疗体系。在术后对受者进行包括乙肝三系定量等密切随访，当采用联合预防方案的受者乙肝表面抗体滴度异常下降至弱阳性时，应及时检查乙肝 DNA 和乙肝 P 基因区耐药测序，发现早期的乙肝复发迹象。如早期检查能及时地诊断乙肝复发，则应该根据具体情况，加用阿德福韦酯或换用恩替卡韦，以期控制乙肝 DNA 的复制。新型的核苷类似物如替诺福韦酯等也正在被临床逐渐使用。

由于种种原因，亦有少数受者不能幸免于乙肝复发。移植肝硬化的时间比常人的肝更短，通常数年的时间足以使移植物失功能。通过 B 超乃至移植肝穿刺的手段可以明确移植肝硬化的诊断。受者不得不再次面对上消化道出血、低蛋白血症、高胆红素血症等一系列并发症的来临。

对于该例受者，由于依从性的原因未能很好地接受联合预防方案，在发生乙肝复发后未予以充分的重视。虽然数年后通过增强核苷类似物的策略成功地使乙肝病毒发生血清学转换，但是移植肝穿刺结果报告"移植肝硬化"，不能不让我们感到惋惜。通过该例患者，我中心认为肝移植术后对于乙肝复发的监测及预防性治疗是非常必要的。

肝移植术后乙肝复发1例

病例收集：北京大学第三医院肝移植中心　李智飞
点评专家：北京大学第三医院肝移植中心　修典荣

【病例介绍】

患者，女性，35岁。因原发性肝癌、乙型肝炎后肝硬化、门静脉高压、脾功能亢进于2000年8月22日在我院行同种异体原位肝移植术。患者术前转氨酶、胆红素轻度升高，AFP 1615ng/ml，乙肝五项中乙型肝炎表面抗原、乙型肝炎e抗原及核心总抗体均为阳性，即乙型肝炎"大三阳"。

手术过程顺利，术后第1天发现动脉吻合口血栓形成，给予溶栓治疗后血管复通。

术后1周出现急性排斥反应，给予激素冲击治疗，症状缓解，此后一直恢复顺利。

术后1个月复查AFP 3.83 ng/ml，此后一直在正常范围之内，复查乙肝五项中乙型肝炎表面抗原、乙型肝炎e抗原转阴，仅乙型肝炎e抗体及核心总抗体阳性，HBV-DNA阴性。术后一直服用拉米夫定100mg Qd，此后一直规律复查。

术后16个月发现乙型肝炎表面抗原转阳，HBV-DNA为2×10^7 copies/ml。行肝穿刺活检，病理亦提示为移植肝病毒性肝炎复发，HBV-DNA多聚酶基因为野生型YMDD，无突变。以服用拉米夫定及间断保肝治疗为主。

患者于2003年10月出现肝功能损害表现，血ALT 277U/L、AST 393U/L、TBIL 48.5μmol/L，乙肝"小三阳"，HBV-DNA阴性。肝穿刺后病理提示：慢性病毒性肝炎伴早期肝硬化。给予保肝治疗，仍予拉米夫定100mg Qd抗病毒治疗，肝功能逐渐恢复正常，但乙型肝炎表面抗原一直为阳性。

直至2004年5月乙型肝炎表面抗原转为弱阳性，到2004年9月因胆总管结石入院手术时查乙肝肝炎表面抗原转阴，HBV-DNA亦为阴性。

2005年9月开始为患者注射乙肝疫苗，方案为40mg 0、1、3、6个月时分别注射，注射前乙型肝炎表面抗体为25.36，注射结束后抗体最高达200。

至今患者抗体仍大于100，乙肝表面抗原一直为阴性，身体各项指标均正常。

【专家点评】

乙肝病毒感染后的终末期肝病是目前我国肝移植的主要适应证，但此类患者面临肝移植术后HBV再感染和复发的风险，尤其在开展肝移植的早期，由于缺乏对术后乙肝复发防治的手段，复发率高达58%～100%。研究表明，肝移植术后乙肝复发与以下因素有关：①术后大量免疫抑制剂的应用；②循环系统和（或）肝外组织的HBV病毒颗粒感染移植肝；③供肝本身携带HBV；④围术期大量输血；⑤HBV的基因型。该患者为我们早期移植的病例，术后由于排斥反应而使用大剂量激素冲击，此后服用糖皮质激素而使患者有满月脸等一系列副作用，这使得机体的免疫功能尤其是细胞免疫功能下降，容易导致术后乙肝复发并加快病毒复制进程。而患者术前HBsAg阳性且伴有HBeAg阳性，为高复发风险患者，其残存于血液中的病毒负荷水平高，易导致术后乙肝的复发。这使患者在术后16个月出现HBsAg及HBV-DNA阳性，加之后来出现的肝功能损害及肝组织的病理学表现，肝移植术后乙肝复发的诊断是十分明确的。

对肝移植术后乙肝复发的预防，目前主要的方案是：单用乙肝免疫球蛋白（HBIG）、单用拉米夫定、拉米夫定和HBIG联用。单用HBIG可能由于病毒负荷过重或选择压力下病毒突变而预防失败，它的另一大缺点是费用昂贵，多数患者难以承受。拉米夫定对乙肝复发的预防作用已被充分肯定,但拉米夫定长期应用可导致HBV-DNA多聚酶基因的YMDD亚结构域产生突变而致预防失败。相比于上述两种单一用药方案,拉米夫定联合小剂量HBIG预防肝移植术后乙肝复发的方案,目前在临床上被广泛接受并取得了相当好的结果。此患者由于经济原因,没有采用HBIG,而只是用拉米夫定预防乙肝复发,由于上述原因致乙肝复发。但组织病理上HBV-DNA多聚酶基因为野生型YMDD,无突变,故继续用拉米夫定抗病毒治疗,于2年后HBsAg转阴。为避免使用HBIG所产生的昂贵费用,我们采用了主动免疫的方式,给患者注射乙肝疫苗,产生了很好的免疫效果。通过给肝移植术后乙肝复发患者服用拉米夫定,达到乙肝病毒的临床清除,提供了接种疫苗的安全期。接种乙肝疫苗后产生主动免疫,达到预防乙肝复发的目的,使患者目前仍健康存活。但是在肝移植后免疫抑制的情况下主动免疫的效果受限,接种乙肝疫苗后受体产生主动免疫,还有许多免疫学问题尚待澄清。重组HBV疫苗所包含成分的不同和使用方法可能会造成研究结果的差异。

肝移植术后乙肝复发是影响移植肝存活和患者生存的重要因素,目前尚没有一种"完美"的方式能有效防治乙肝复发,更为经济有效的防治策略有待研发。

肝移植术后黑曲霉菌感染1例

病例收集:中山大学第三医院肝移植中心　陈颖华
点评专家:中山大学第三医院肝移植中心　陆敏强

【病例介绍】

1. 病史:患者,男性,40岁。因"发现HBsAg阳性7年余,腹胀、尿黄2周"于2009年2月1日入院,1年前外院行CT检查示"肝硬化",患者入院时发热,伴咳嗽、咳白色痰,诉持续性腹胀、尿黄并身目黄染,双下肢水肿。

2. 体格检查:T:36.5℃,R:20次/分,P:87次/分,BP:124/75mmHg,神清,面色晦暗,皮肤、巩膜轻度黄染;心肺未查见异常;腹部膨隆,腹围89cm,腹壁静脉可见显露,脐窝正常,腹肌软,全腹压痛、反跳痛(+),移动性浊音(+),肠鸣音正常。双下肢重度凹陷性水肿,扑翼样震颤(-)。

3. 实验室检查:血常规:WBC:$7.05×10^9$/L,PLT:$57×10^9$/L,ALT:59U/L,ALB:28.39g/L,TBIL:161.80μmol/L,PT-sec:29.6s;乙肝两对半:HBsAg(+),HBeAg(+),HBVDNA定量:$2.41×10^6$copies/ml。

4. 辅助检查:胸片示:双下肺炎症。B超示:右肝缩小,门静脉高压,脐静脉重开,慢性肝胆管感染征象,慢性胆囊炎,脾大,大量腹水。

5. 入院诊断:乙肝肝硬化失代偿期并自发性腹膜炎,肺部感染,尿路感染,肝吸虫感染。

6. 入院后治疗:入院后给予美罗培南抗感染,恩替卡韦抗病毒治疗,并予护肝、利胆、补充白蛋白、利尿及对症支持治疗,患者病情改善不明显,出现大量腹水难以控制,尿少,对大剂量呋塞米、螺内酯、氢氯噻嗪等利尿剂无反应。患者于2009年2月17日急诊全麻下行同种异体原位肝移植术。

7. 术后情况:术后应用他克莫司(FK506)、甲泼尼龙两联免疫抑制方案,美罗培南+万古霉素+氟康唑+更昔洛韦联合抗感染方案。术后早期患者恢复较好,顺利脱离呼吸机并拔除气管插管,腹腔引流液逐渐减少,肝功能:ALT 326U/L → 119U/L,TBIL 144.31μmol/L → 137.5μmol/L,于肝移植术后第4天转出ICU。

患者肝功能从术后第8天再次开始转差：ALT 78U/L→85U/L→136U/L，TBIL 136.7μmol/L→169μmol/L→313.2μmol/L，腹腔引流液量重新增多、持续低钠及低蛋白血症等，期间除痰培养发现白色念珠菌（+）外，无发热、切口红肿等感染迹象。行肝穿刺活检排除急性排斥反应。

术后第13天发现"人"字形手术切口右支皮缘呈黑色并有黄褐色渗液流出，予拆开缝线3针，敞开切口约4cm，见切口内组织全部呈黑色坏死组织，从皮肤直至腹直肌后鞘，予清创换药处理。第2天再次换药时发现切口附近组织仍呈灰黑色，局部生长不良。局部取样进行细菌、真菌培养未有阳性结果。予积极换药处理1周后切口情况进一步恶化，切口渗液较多，多层敷料被浸湿，打开敷料见切口从皮下组织至腹直肌后鞘均大量黑色坏死组织，并出现多处白色绒毛样附着物，予换药并清除坏死组织，再次局部切取坏死组织送病理检查发现坏死组织中大量曲霉菌菌丝，真菌培养证实为黑曲霉菌（Aspergillus niger V.Tiegh）感染（图7-28、7-29）。考虑黑曲霉菌常见于深部真菌感染，行胸部及全腹部CT及脊柱MR检查，发现肝右叶、右肾包膜下、肝内缘腹腔内及左侧肾上腺区可见多个片状低密度影，边界清楚，最大者位于肝右叶包膜下，约57mm×38mm×100mm，腹腔内者约16mm×14mm，左侧肾上腺区者约21mm×15mm，CT值约18Hu，增强扫描无强化。肝内胆管稍扩张。肝门部及腹膜后可见多个淋巴结影，最大者约14mm×11mm。前腹壁局部缺如，缺口边缘软组织肿胀，增强扫描中度强化。T12-L1椎间盘形态失常，可见虫蚀样破坏，部分狭窄，邻近椎体边缘T2序列信号增高。T2WI序列可见L4/5椎间盘信号稍降低并轻度后突，硬膜囊前缘可见弧形压迹，相应双侧椎间孔轻度变窄。腰椎棘突韧带及椎旁软组织肿胀，分界欠清。结合培养结果，考虑为肝右叶、右肾包膜下、肝内缘腹腔内及左侧肾上腺区多发低密度病灶，T12/L1椎体及椎间盘病变，腰椎棘突旁软组织信号异常，考虑为真菌感染所致，并肝门部及腹膜后多发淋巴结肿大；前腹壁局部缺如，即侵袭性曲霉菌同时侵犯皮肤、皮下、腹壁结构、腹腔内及椎间隙组织。药敏结果提示氟康唑耐药，5-Fc耐药，伊曲康唑中敏，两性霉素B敏感，伏立康唑敏感。肝功能继续变差，TBIL最高升至810.7μmol/L，遂根据药敏结果使用伏立康唑+两性霉素B脂质体联合抗真菌治疗，使用方法：伏立康唑首日400mg iv drip Q12h，后改为200mg iv drip Q12h，两性霉素B脂质体从25mg/d逐渐加量至150mg/d，两周后肌酐升高至136μmol/L，遂停用两性霉素B脂质体，继续使用伏立康唑，同时在严密监测肝功能和急性排斥反应相关性证据的同时，撤除糖皮质激素的使用，减少免疫抑制剂FK506剂量、下调FK506药物浓度，伤口局部换药处理。

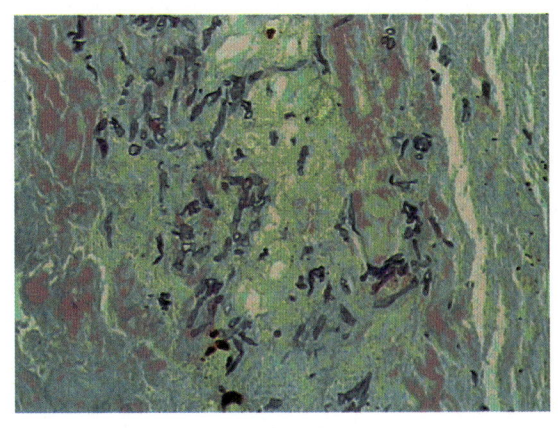

图7-28　真菌（黑曲霉菌）菌丝

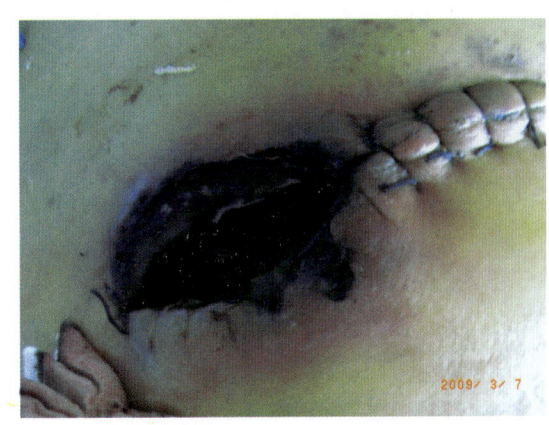

图7-29　黑曲霉菌感染的伤口

经过3个月伏立康唑抗真菌治疗,患者移植肝功能基本恢复正常,ALT:87U/L,ALB:43.51g/L,TBIL:57.23μmol/L,切口逐渐愈合,CT、MR影像学检查发现,肝右叶、右肾包膜下、肝前间隙病灶较前稍缩小;左侧肾上腺区病灶较前无明显变化;双侧盆腔病变与前变化不大,肝门部及腹膜淋巴结肿大较前变化不大;T12/L1椎体及椎间盘病变,腰椎棘突旁软组织信号异常,仍考虑真菌感染可能性大,椎旁病灶范围较前缩小。提示目前采用伏立康唑针剂治疗深部真菌感染的治疗方案有效,继续伏立康唑针剂单药抗真菌治疗。

半年后再次复查CT及MR发现,右肾包膜下、肝右叶及肝前间隙感染灶较前缩小;左侧肾上腺区病灶基本吸收;肝门部及腹膜淋巴结肿大较前缩小,盆腹腔少量积液。T12/L1椎体及椎间盘病变,病变区炎性水肿较前缓解。进一步提示病情好转。

1年后CT及MR发现,肝前间隙感染灶已基本吸收;肝肾间隙病灶较前缩小,肝右后叶、右肾、右膈及肝周腹膜受侵;肝门部及腹膜后淋巴结肿大,同前;盆腹腔少量积液已吸收。T12/L1椎体及椎间盘病变,病变区炎性水肿较前进一步缓解。提示继续好转(图7-30、7-31)。目前患者仍持续使用伏立康唑针剂治疗,移植肝功能正常,已恢复生活自理及正常工作能力。

【专家点评】

肝移植是治疗终末期肝病最为有效的方法,但由于术前原发疾病病程长、病情重、手术创伤大以及术后应激状态、免疫抑制剂的大量使用造成患者免疫力低下,加之超广谱抗生素的应用等因素,真菌感染成为影响患者术后早期生存的重要因素。有文献报道肝移植术后真菌感染的发生率高达6%~38%,已成为肝移植术后患者死亡的重要原因之一。在肝移植术后真菌感染的病例中,曲霉菌感染有增多的趋势,免疫抑制患者曲霉菌感染的病死率可高达90%。及时、准确而恰当的针对性治疗可最大限度地降低曲霉菌感染的死亡率。有关确诊侵袭性曲霉菌病同时侵犯皮肤、皮下、腹壁结构及腹腔内组织的病例报道极少,本例为本院收治的1例病原学证据证实的肝移植术后侵蚀性黑曲霉菌

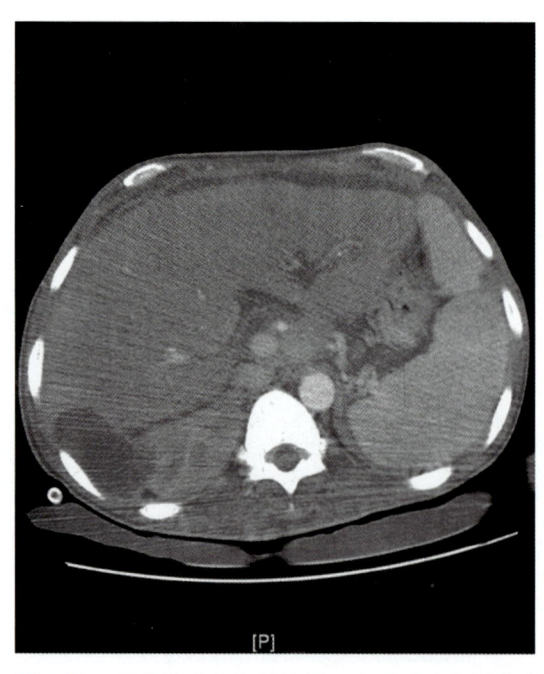 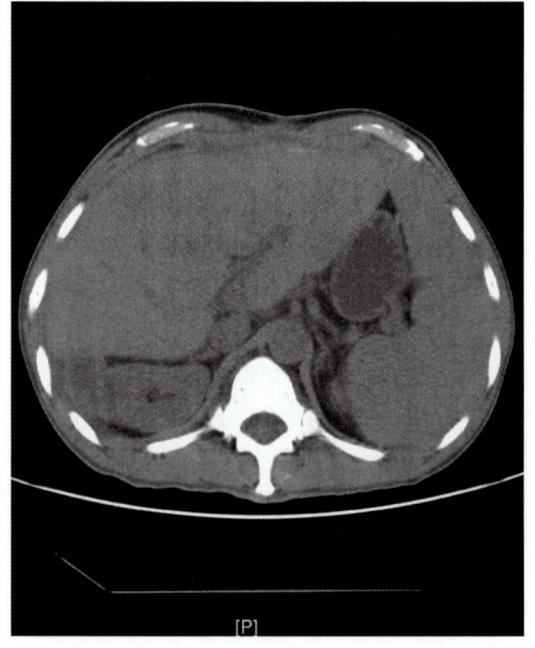

图7-30　治疗前(左)及治疗1年后(右)腹腔真菌病灶

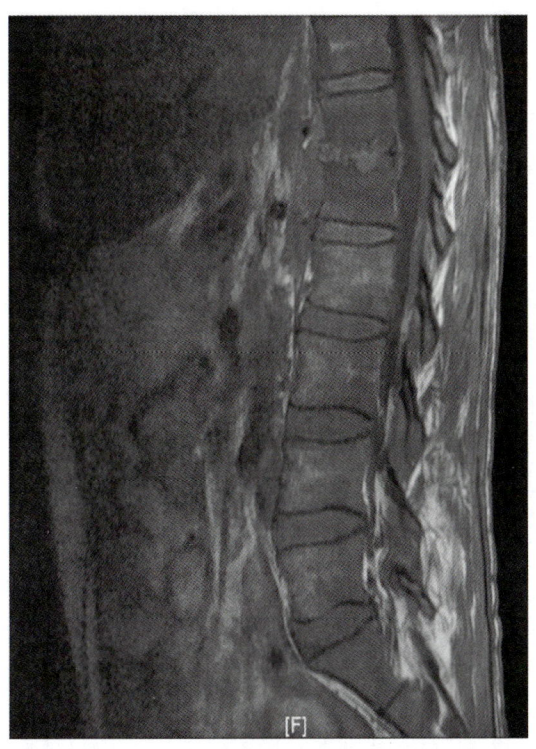 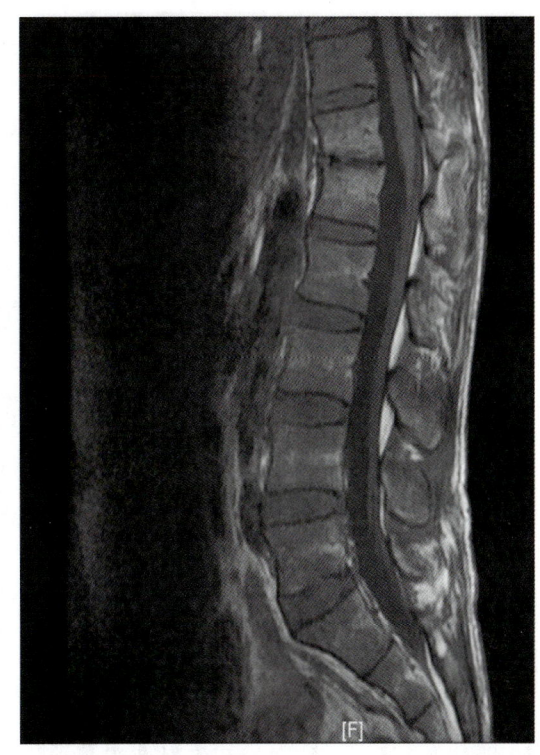

图 7-31 治疗前（左）及治疗 1 年后（右）椎体真菌病灶

感染病例。本例患者的成功救治可以总结以下几点经验：

1. 应尽早明确诊断。肝移植术后真菌感染的治疗已成为影响受体存活的重要因素。及时、准确而恰当的针对性治疗对提高重症患者的生存率具有重要意义。肝移植患者真菌感染早期缺乏特征性症状而较为隐匿，临床诊断仍依赖组织病理活检、真菌的涂片和培养等病原学证据。有意义的涂片结果包括机体内部无菌标本如组织、血液、胸腹腔引流液等。单次的病灶培养或涂片检查阳性并不能排除真菌感染的存在，由于局部组织培养敏感性较低，对高度可疑的侵袭性真菌感染病例，应先经验性抗真菌治疗，并多次、连续培养以提高真菌感染证据的检出率，以尽快进行针对性的、及时有效的治疗。这对提高治疗的有效率、减少并发症与死亡的发生有重要意义。目前真菌感染的流行病学发生了改变，非白色念珠菌和曲霉菌发生率逐年增高，而单纯的胸部 X 线检查很难发现曲霉菌感染病灶，CT 或 MR 等影像学改变结合病原学检查有助于早期诊断

系统性曲霉菌感染并进行针对性治疗。另外，通过 CT 及 MR 监测感染的病灶部位及范围的变化，有助于全面了解治疗方案的有效性，进而作出相应的调整。

2. 抗真菌药物的应用要准确、足量，对于严重感染，必要时早期可考虑联合用药。肝移植患者免疫功能低下，当真菌尤其是曲霉菌感染时往往来势凶猛，如不及时治疗会造成患者的死亡，因此对于肝移植术后侵袭性真菌感染的治疗，及时选择敏感的抗真菌药物至关重要。本病例中因患者确诊为侵袭性曲霉菌病时，病灶遍布身体多个部位，因此早期采取了伏立康唑 + 两性霉素 B 脂质体联合用药的方法，以达到尽早控制曲霉菌扩散的目的。此外，曲霉菌感染有病灶清除难、容易扩散的特点，因此，足够疗程的抗真菌治疗显得更为关键。

3. 处理好排斥与感染的关系。肝移植术后侵袭性真菌感染的治疗有其移植后治疗的特殊性。除考虑何种真菌感染部位的药物敏感性问题外，还

必须处理好减少免疫下调以提高机体非特异性免疫力与免疫抑制剂抑制急性排斥反应发生的问题。免疫抑制剂的使用是实体器官移植成功的基础，但其不可避免地会增加机会性感染的发生，这是肝移植术后深部侵袭性真菌感染发生的最为重要的因素之一。因此，对于肝移植术后真菌感染的治疗，及时有针对性地对免疫抑制方案进行调整显得极为重要。

肝移植术后肺部真菌感染 1 例

病例收集：郑州大学附属第一医院肝移植中心　张水军
点评专家：郑州大学附属第一医院肝移植中心　张水军

【病例介绍】

1. 病史：患者，男性，35 岁。以"间断腹胀、乏力 3 年，加重半年"为主诉入院，既往有肝性脑病病史，无结核、高血压、糖尿病等病史。

2. 体格检查：双上肢可见多发散在蜘蛛痣，有肝掌。巩膜轻度黄染，双侧胸廓对称，右下肺听诊呈浊音，听诊呼吸音消失。腹膨隆，肝脾触诊不理想，移动性浊音（+）。余无异常。

3. 实验室检查：血常规：WBC 12.17×10^9/L，N 71%，Plt 77×10^9/L。肝功能：ALT 93U/L，AST 102U/L，Alb 29.9g/L，TBIL 94.3μmol/L，DBIL 42.9μmol/L，IBIL 51.0μmol/L。电解质：Na^+ 127.7mmol/L。PT 全套：凝血酶原时间 20.1s，凝血酶原时间活动度 48%，国际标准化比率 1.75INR，纤维蛋白原 21.8g/L，活化部分凝血酶时间 48.4s。

4. 辅助检查：心电图：①典型预激综合征（A 型）；②下壁心肌呈梗死样改变，不排除陈旧性心肌梗死。腹部彩超：①肝弥漫性回声改变（肝硬化）；②胆囊炎性变；③脾大；④脾静脉、肠系膜上静脉增宽；⑤腹水。胸腹部 SCT：①肝硬化、脾大、腹水；②食管下端静脉曲张；③右侧胸腔积液。

5. 手术情况：给予营养、保肝、抗病毒、利尿消肿以及抽放胸腹水等对症支持治疗，后于 2006 年 8 月 24 日在我院行"同种异体改良背驮式肝移植"，手术顺利。

6. 术后情况：术后 2h 之内出血量约 500ml，行剖腹探查止血。为防止真菌感染，术后当天开始预防性使用氟康唑片每天一次，每次 150mg，鼻饲。

术后第 2 天出现呼吸费力，咳黏稠痰，不易咳出。查体：腹式呼吸，右下肺呼吸音低，左上肺呼吸音粗，左下肺呼吸音低，可闻及呼气性干啰音。连续多次胸片（图 7-32）示：左心室大，双肺团片状渗出影。考虑为心功能不全，不排除呼吸系统感染。经呼吸科会诊不排除真菌性肺炎。

术后第 5 天开始给予氟康唑每 12h 一次，每次 100mg，静脉滴注。连续 5 天痰培养及药敏均回示：曲霉菌生长。尿中查到霉菌孢子。

术后第 7 天停用氟康唑，改为伏立康唑每 8h 一次，每次 200mg，静脉滴注，并减少甲泼尼龙及他克莫司（FK506）用量。停用头孢哌酮钠舒巴坦钠及奥硝唑氯化钠，改为左氧氟沙星，继续无创呼吸辅助呼吸。

术后第 8 天胸片示：右侧渗出较前明显好转，左侧仍见大量团块状阴影，考虑右侧为肺水肿所致，左侧为曲霉菌感染。为防止金葡菌感染，给予万古霉素每天 3 次，每次 0.5g，静脉滴注。

因感染严重，术后第 9 日停用伏立康唑，改为抗曲霉菌作用更强的伊曲康唑每天一次，每次 250mg，静脉滴注。为优先控制真菌感染。

术后第 10 天停用免疫抑制剂 FK506 1 天。术

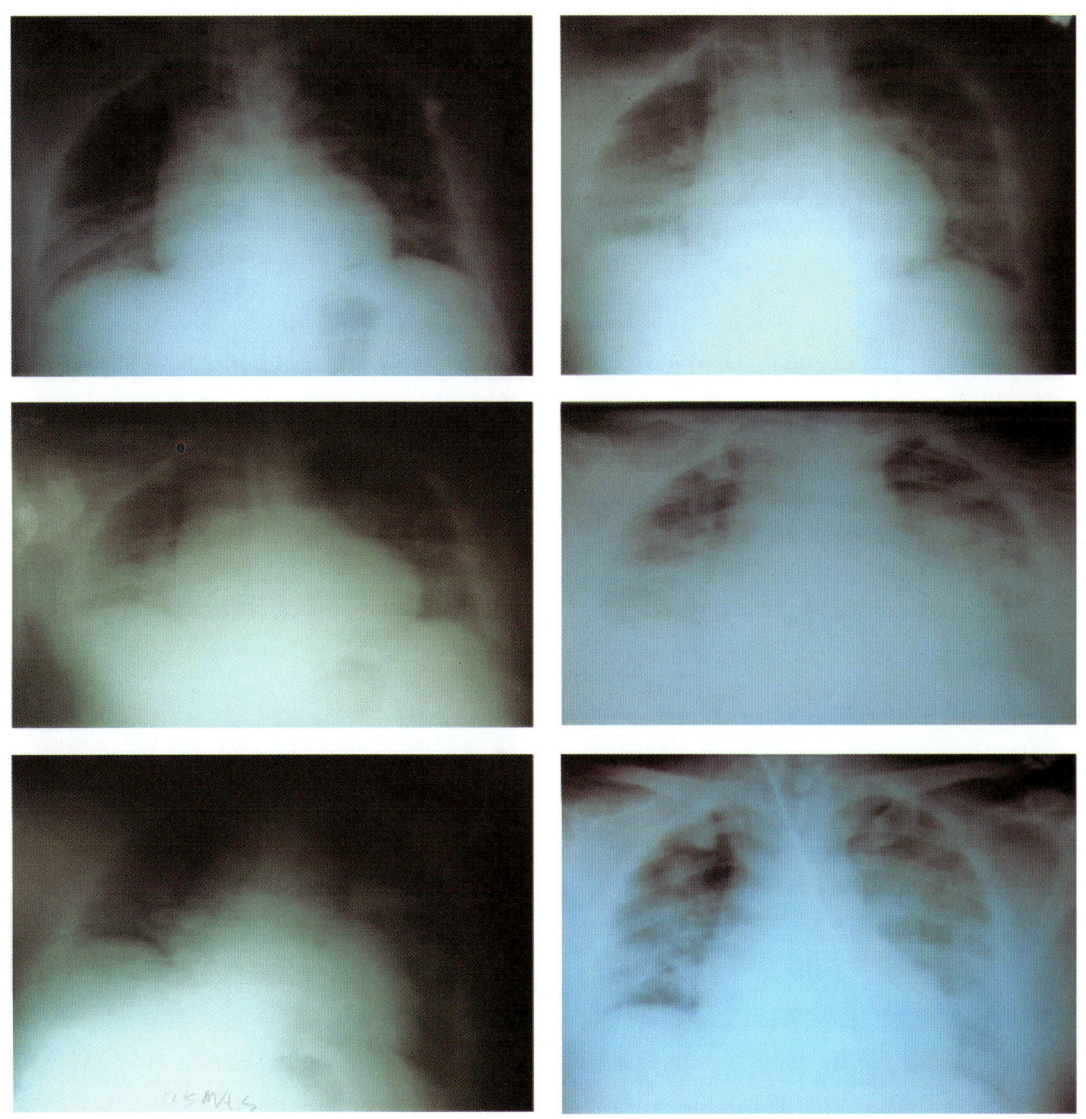

图 7-32 连续多次胸片示左心室大，双肺团片状渗出影

后第 11 天恢复 FK506 每 12h 一次，每次 1.5mg，口服，继续抗感染、抗真菌治疗。

术后第 16 天，停用万古霉素。术后第 33 日，感染有所控制，故停用伊曲康唑静脉滴注，改为伊曲康唑口服液每天 2 次，每次 20ml。FK506 血药浓度从术后第 15 日开始稳定在 9.7～13.4ng/ml。

术后第 40 天临床症状、体征消失，连续 3 次痰涂片培养阴性，临床治愈出院。出院后 1 周复查胸片（图 7-33）示：肺部渗出已完全吸收，肺纹理清晰，走形自然。

【专家点评】

肝移植术前肝衰竭，胸腔积液，术后机械通气，各种导管包括血管留置导管、导尿管、胸腹腔引流管等，以及免疫抑制剂、广谱抗生素、糖皮质激素的大量应用，使肝移植术后真菌感染问题日益增多，而与患者的性别、年龄无关。肺部真菌感染位居所有深部真菌感染之首位，也是患者死亡的重要原因之一。肝移植术后肺部真菌感染中，曲霉菌已成为仅次于白色念珠菌的重要致病真菌，并已成为首要

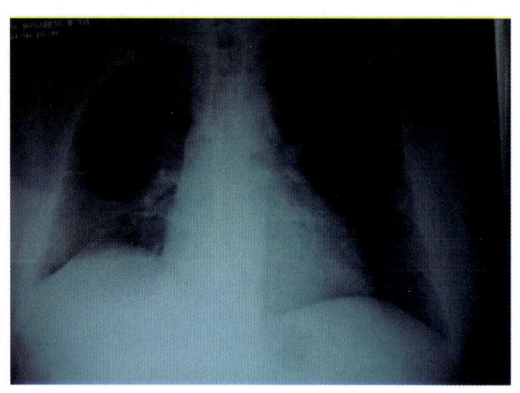 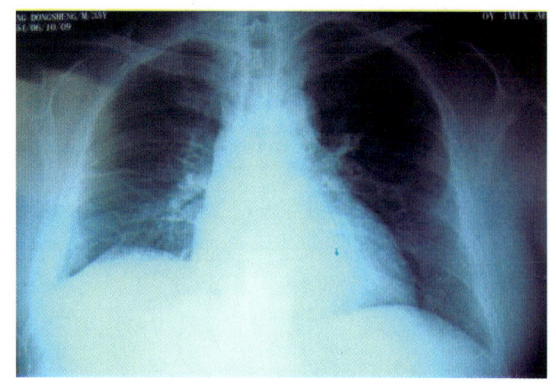

图 7-33　出院后 1 周复查胸片示肺部渗出已完全吸收，肺纹理清晰，走形自然

致死性真菌感染。

肺部感染源的确定主要仍是靠痰标本，深部真菌感染的诊断不能以 1 次痰涂片及培养的阳性结果作出诊断，必须结合宿主危险因素、临床表现、影像学改变和实验室检查反复进行涂片和培养，多次阳性且为同一菌株时方可确诊。国内目前一般采用深部连续至少 3 次痰培养出同一菌株作为肺部真菌感染的诊断标准。肝移植术前和术后常规对患者的痰、咽拭子、胆汁、引流液、创面、尿、粪等体液进行细菌培养和药敏试验，对肝移植术后肺部真菌感染的诊断很有意义。早期诊断和及时使用有效的抗真菌药物是治愈的关键。该患者肝移植术后且术后第 1 天又行剖腹探查止血，是肺部真菌感染的高危宿主，结合其临床表现、体征以及连续多次胸部 X 线和痰培养结果诊断为肺部曲霉菌感染。

肺部曲霉菌感染首选一线抗真菌药物氟康唑，每天一次，每次 200～400mg，静脉滴注，并对可疑的感染部位进行体液培养以调整用药，若临床症状逐步缓解，体温及白细胞逐渐降至正常，可继续用药 2～3 周，体液及影像学检查无真菌感染征象后停药。如果一线药物无效，可根据影像学和病原学检查结果选用伊曲康唑等药物，同时减少或停用免疫抑制剂，并给予积极的对症治疗。目前治疗严重深部真菌感染的最新药物是伏立康唑。

预防肝移植术后的真菌感染，应及时去除真菌感染的危险因素：①加强呼吸道、口腔、尿道及创口护理，术前口服肠道去污剂和清洁灌肠；②对于术前存在胸腹腔积液者，应酌情行积液抽除术，一方面可以减少感染源，另一方面可以有利于防止肺部受压，更好地恢复肺顺应性，对于术后恢复至关重要；③术后视病情变化及早拔除各种插管；④术后加强肝移植患者所在的环境监测和消毒，对患者应行保护性隔离，以免交叉感染；⑤对肝移植术后患者行早期肠内营养可减少肠道菌群易位，减少真菌机会性感染；⑥积极控制血糖，尤其将糖尿病患者的血糖控制在 7mmol/L 以下。在有真菌感染高危因素的患者中，可以预防性应用抗真菌药物。临床医师应尽量避免给予患者大剂量免疫抑制剂，减少长时间使用广谱抗生素，严格掌握各种侵袭性操作的适应证，从而减少肝移植术后真菌感染的发生。

原位肝移植术后原发性肺隐球菌病 1 例

病例收集：武警总医院肝移植研究所　姜英丽
点评专家：武警总医院移植科研究所　陈　虹

【病例介绍】

1. 病史：患者，男性，60 岁。因"肝移植术后 13 个月，发现肺部阴影 2 天"入院。患者于 2005 年 1 月 11 日因"原发性肝癌、乙肝后肝硬化"在我科行原位肝移植术，术后采用他克莫司（FK506）+ 吗替麦考酚酯（MMF）+ 甲泼尼龙三联免疫抑制方案，抗乙肝病毒方案为口服拉米夫定片，100mg/d。术后恢复良好。于术后 13 个月（2006 年 2 月 22 日）常规复查胸片示"右中肺圆形阴影"，进一步行肺部 CT 示"右肺中叶可见一高密度影"。病程中体重无减轻。1 周后查体无阳性体征。予抗感染治疗 2 周后，复查胸部 CT 示病灶无明显变化。

2. 实验室检查：血常规示：WBC 11.67×10^9/L，N 73.1%。肝肾功能和电解质均正常。FK506 浓度和抗 HBS 滴度均在有效范围内。HIV 抗体和抗结核抗体及结核菌素试验均阴性，血和痰培养均未见细菌和真菌生长，病毒学检查均阴性，AFP、CEA、CA19-9 及肺部肿瘤标志物均为阴性，细胞免疫功能测定正常。

3. 辅助检查：腹部 B 超未见异常。肺部 CT 示"右肺中叶外侧带可见一密度均匀的高密度影，边界不清，淋巴结无肿大，无胸腔积液"（图 7-34）。本例患者因无颅内高压症状，未行脑脊液检查。

4. 病理检查：B 超引导下行经皮肺穿刺活检术。活检组织行常规 HE 染色和 PAS 染色。病理证实为肉芽肿样改变，肺组织内可见多量单核细胞和多核巨细胞聚集，间质纤维组织增生。HE 染色于多核巨细胞内外见大量圆形或卵圆形透亮小体。PAS 染色可见新型隐球菌（crypto-coccus neoformans，CN）菌体胞壁被染成红色。病灶周围肺组织呈非特异性炎症反应（图 7-35 ~ 7-39）。

5. 治疗和随访检查指标：确诊后每日静脉滴注氟康唑注射液 200mg，治疗 2 周后出院，以后口服氟康唑片 300mg/d。监测血常规、肝肾功能、乙型肝炎病毒标志物及全血 FK506 血药浓度。定期复查胸片和胸部 CT，可见肺部阴影逐渐缩小直至条索状改变（图 7-40 ~ 7-44）。各项化验结果均在正常范围。患者肝移植术后已 5 年余，无肺部病变复发及其他异常。

【专家点评】

原发性肺隐球菌病（primary pulmonary cryptococcosis，PPC）是由新型隐球菌（CN）感染引起的一种非常少见的亚急性或慢性肺部真菌病。CN 仅侵犯肺或首先累及肺称之为 PPC，国内仅有少量报道。肝移植术后并发 PPC 者在国内未见报道。本例为国内首次报道。CN 可引起隐球菌肺炎、脑膜炎，目前已成为艾滋病患者的首位死因。隐球菌病在实体器官移植受者是一种明确的机会性感染，多在移植术后远期发生，其发病率为 1% ~ 5%，死亡率高达 20% ~ 40%。PPC 可有临床表现也可无任何临床症状；其影像学上无特异性，可表现为片状高密度影及占位，需要与普通肺部细菌感染和肺肿瘤鉴别。本例就是一例没有任何临床症状，仅在常规复查肺部 CT 时发现的病例。由于是多发团块状阴影，故曾被多家医院误诊为肝癌肺转移，最后经肺穿刺活检才得以确诊。本文通过报道该例行原位肝移植术后并发肺隐球菌病的病例，并结合相关文献进行复习，以期探讨其临床发病特点，提高临床上对该病的诊治水平。

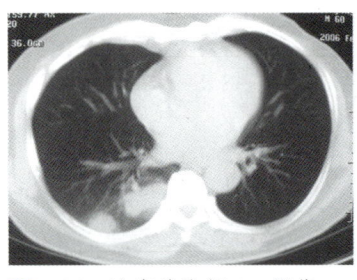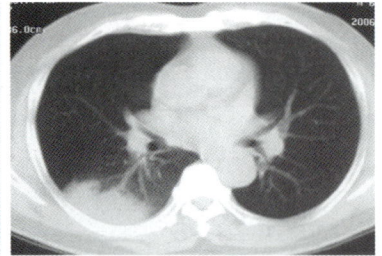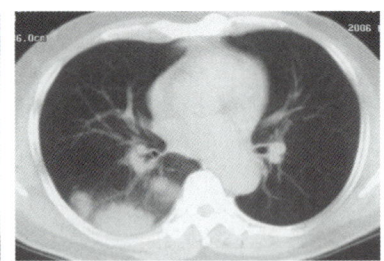

图 7-34　治疗前胸部 CT 影像

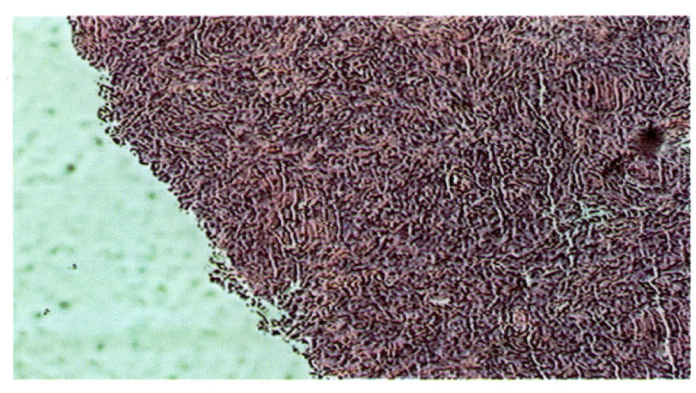

图 7-35　肺穿刺活检病理（隐球菌感染后形成肉芽肿）

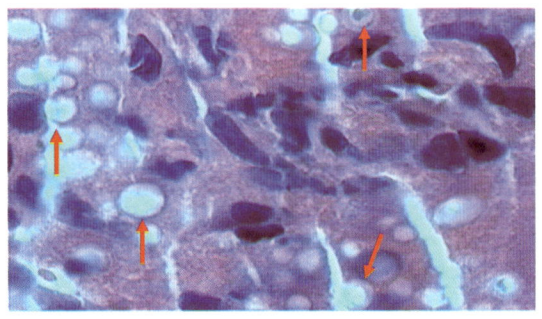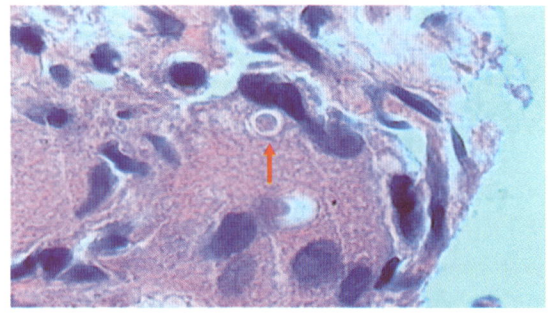

图 7-36　可见圆形及椭圆形厚壁包囊　　　　图 7-37　可见圆形厚壁包囊

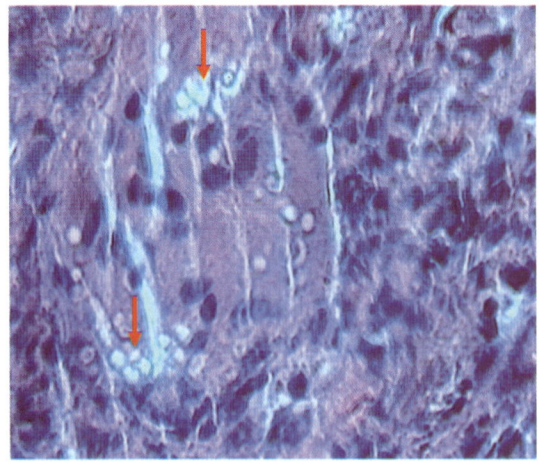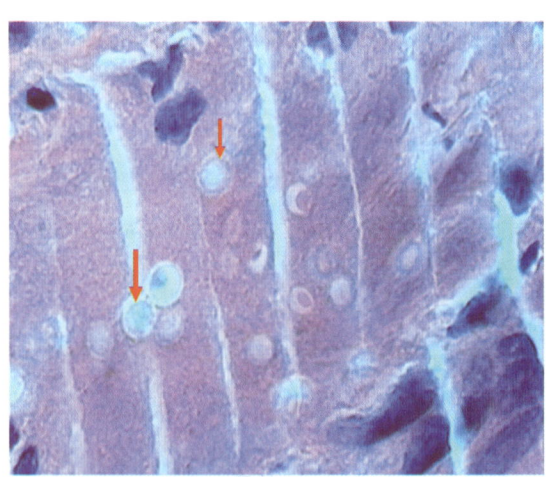

图 7-38　可见簇集厚壁包囊　　　　图 7-39　可见圆形及椭圆形厚壁包囊

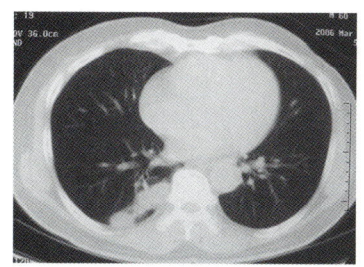 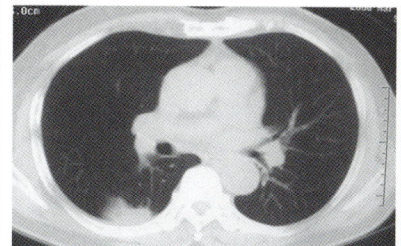 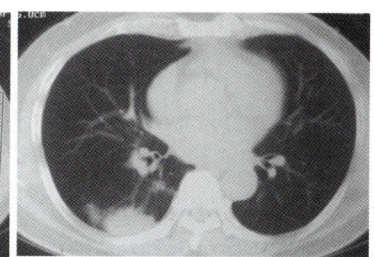

图 7-40　治疗 23 天后胸部 CT 影像

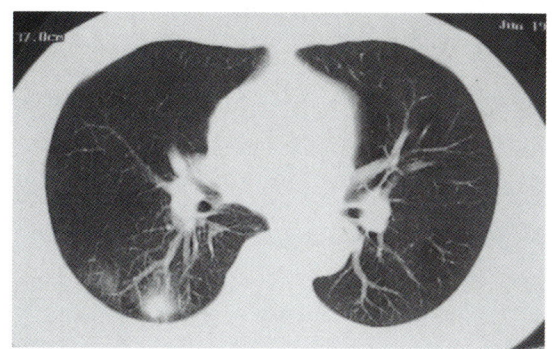

图 7-41　治疗 100 天后胸部 CT 影像

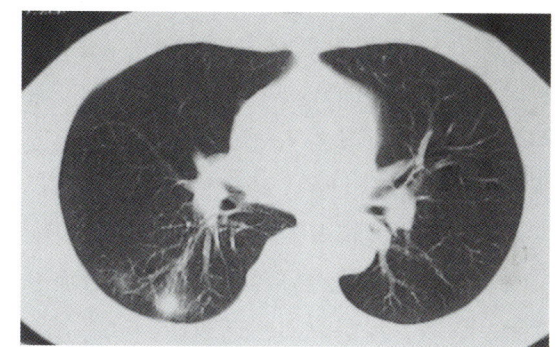

图 7-42　治疗 157 天后胸部 CT 影像

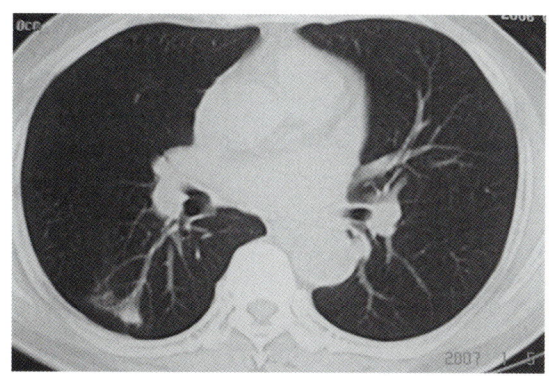

图 7-43　治疗 195 天后胸部 CT 影像

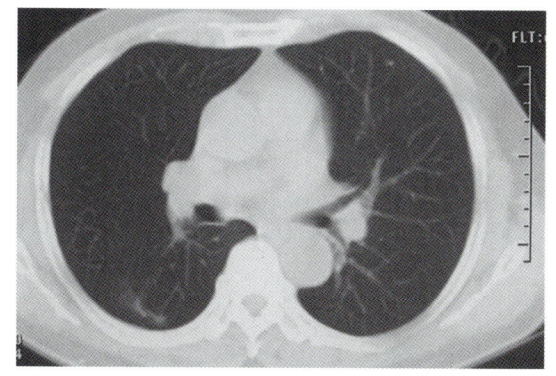

图 7-44　治疗 227 天后胸部 CT 影像

PPC 由 Shappe 于 1924 年首先报道，国内于 1981 年首次报道。过去 PPC 相当少见，但近年来有增多的趋势。发病机制不明确，可能与鸟类粪便接触有关，本病例无明确的接触史。我国已将 PPC 列为乙类传染病。PPC 患者无职业、性别或年龄倾向，免疫功能受损或接受免疫抑制剂疗法者多见。若患者 T 细胞功能低下，则可引起脑膜炎。PPC 的发病危险因素包括：糖尿病、晚期肿瘤、白血病、结节病、器官移植受者和接受免疫抑制剂治疗者。

临床上，约 1/3 的 PPC 患者仅有影像学异常而无症状，易误诊为肺癌。首发症状以咳嗽、咳痰、发热最常见，咯血、盗汗少见，少数有急性肺炎表现，偶有胸痛或肺实变和胸腔积液。查体多为肺实变体征，并发脑脊髓膜炎时有中度发热，可出现脑膜刺激征。Paterson 等报道 155 例肝移植受者中有 11（7.1%）例出现肺部结节，其中 2 例为 PPC。肝移植术后 3～24 个月内患者可感染 CN、结核等。本例在肝移植术后 10 个月发现 PPC，与之相符。本例肝移植受者虽长期服用免疫抑制剂，但各项免疫指标均在正常范围，这可能是病变局限在肺部而未向全身尤其是中枢神经系统扩散的原因。

PPC 影像学特征性表现为：孤立性肿块影、单发或多发结节影、单发或多发性斑片影、弥漫性粟粒影和间质性肺炎型，后两型常见于免疫功能低下者。PPC 多位于肺外带和胸膜下区，一般无胸膜凹陷征和胸腔积液；纤维化、钙化及淋巴结肿大少见。本病例 CT 表现符合上述特点。PPC 需与肺癌、肺结核等相鉴别。血清学检查 CN 敏感性低，可用乳胶凝集试验、补体结合试验、对流免疫电泳或酶标法等检查痰液中 CN 荚膜多糖抗原，检查抗体有凝集反应、间接荧光抗体检查、补体结合试验及血凝试验等方法。若痰反复检查为阴性而血清抗体为阳性表明病情好转。

PPC 的病理类型与患者免疫状态有关：免疫功能正常者常形成非干酪性肉芽肿性病变，在多核巨细胞和巨噬细胞胞浆内含有被吞噬的隐球菌；而免疫功能低下者病灶内有较多黏液样物质而缺乏炎性细胞浸润。CN 经过特殊染色后易识别：PAS 染色隐球菌胞壁呈红色，Grocott 六胺银染色呈银黑色，黏液卡红染色（MC）隐球菌荚膜呈胭脂红色，阿尔辛蓝染色胞壁呈浅蓝色。但在慢性肉芽肿病灶中的隐球菌（所谓干性隐球菌）的荚膜消失，MC 不易着色，但黑色素染色可使之着黑色。PAS 和 MC 染色最具特异性。HE 染色则不易识别。PPC 的病理诊断必须在病变组织中查见 CN 才能确定。透射电镜有辅助诊断价值。须与组织胞浆菌、念珠菌和球孢子菌等鉴别。

由于 PPC 临床症状轻且缺乏特异性，易误诊，诊断主要结合临床表现、肺部 CT、实验室检查（培养、染色及抗原滴度），确诊主要靠病理。本例就是通过肺部活检后确诊。痰液培养阳性结果对诊断帮助不大。因病变多位于胸膜下，支气管镜检查 PPC 的检出率约为 10%。

治疗上，关于免疫功能正常的 PPC 患者是否需要治疗，目前仍有争议。2000 年美国感染病学会的隐球菌治疗指南认为：免疫功能正常的 PPC 如无症状，可不用药，密切观察即可；免疫功能异常的严重 PPC 才推荐采用治疗隐球菌脑膜炎的方法。Nadrous 等回顾性分析 26 年来 36 例免疫功能正常的 PPC 患者和 17 例未接受治疗的患者（包括 12 例有症状的患者），接受随访者均自行缓解。他们认为免疫功能正常的 PPC 不需要接受治疗，但是通过治疗可迅速缓解临床症状和体征、预防严重并发症。氟康唑被认为有良好的抗 CN 活性、安全性好，是治疗免疫功能正常 PPC 患者的合适选择，但目前对氟康唑治疗剂量和周期尚无一致意见。指南认为症状轻到中度的 PPC 患者，可予氟康唑 200～400mg/d，疗程 6～12 个月。本例 PPC 给予氟康唑治疗，随访示临床症状消失，肺部病灶逐渐吸收。对肝移植后并发 PPC 的患者治疗期间要密切观察肝肾功能和 FK506 血药浓度，本例在治疗中，多次复查肝肾功能均在正常范围。氟康唑可明显提高 FK506 浓度，应根据药物浓度适当降低剂量。治疗 2～6 个月后 PPC 病灶多可较快缩小，剩余病灶则吸收慢，如不继续治疗极易反复甚至转移至颅内引起死亡。只有治疗到病灶消失或是纤维机化改变时，才可停止治疗。文献报道的 PPC 死亡病例多为合并隐球菌脑膜炎者。肺原发病灶经内科治疗无效，不能控制症状者，可予手术切除。

本例提示：对于任何一个实体器官移植术后患者，若发现肺部阴影，不管有无临床症状，均应考虑到真菌感染，应行乳胶凝集试验、G 试验、GM 试验及肺穿刺，以尽早明确诊断。对于肝移植术后 PPC 的治疗，有人认为若无临床症状，可暂不予以治疗，仅作观察即可；但更多的专家认为应积极治疗。唑类抗真菌药物均有效，疗程以影像学上的病灶完全吸收为准。治疗过程中，由于唑类抗真菌药物有大幅度提高免疫抑制剂浓度的作用，故要特别注意免疫抑制剂的调整；同时注意肝肾功能的损害。

肝移植术后肺内真菌感染 1 例

病例收集：大连医科大学附属第二医院器官移植中心　高振明
点评专家：大连医科大学附属第二医院器官移植中心　王立明

【病例介绍】

患者，男性，50 岁。确诊为慢性乙型肝炎、肝炎后肝硬化、小肝癌。14 天前于全麻下行同种异体肝移植术，手术历时 4h 25min，出血约 2000ml，输血 1800ml，术中经过顺利。

术后予头孢哌酮舒巴坦抗感染治疗（2.0g，每 8h 一次，静脉滴注），并予他克莫司 6mg/d、吗替麦考酚酯 1.0g/d、甲泼尼龙由 500mg/d 静脉滴注逐渐减量过渡到 8mg/d 口服联合抗排斥治疗。

术后 7 天体温平稳，血白细胞正常，无咳嗽，无腹痛，无尿急、尿痛等症状，肝功能亦逐渐好转，遂停用抗生素。

术后 14 天，患者突然出现高热，体温达 39℃ 左右，偶有咳嗽，无痰，无肝区胀痛不适，急查血常规提示血白细胞 12.24×10^9/L，中性粒细胞 N 78.6%，发热原因不明，结合咳嗽、白细胞高的特点，考虑细菌性肺炎可能性大，再次予头孢哌酮舒巴坦抗感染治疗（2.0g，每 8h 一次，静脉滴注）。

第 2 天（术后 15 天）仍有高热，查看口腔出现颊黏膜白斑，前胸散在片状红疹，急查肺部 CT 提示双肺可见斑片状渗出性病变，以中肺为重，诊断上考虑为肝移植术后白色念珠菌性肺炎，立即停用抗生素，氟康唑 200mg/d 静脉滴注，首剂加倍，同时将他克莫司减为 4mg/d 口服。

用药后第 1 天（术后 16 天），患者口腔黏膜白斑及前胸红疹消退，体温呈下降趋势。

用药后第 3 天（术后 18 天），患者体温降至正常。

7 天后（术后 22 天）复查肺部 CT 提示双肺病灶基本吸收，遂停用氟康唑。期间行口腔黏膜白斑细菌涂片提示可见白色念珠菌，痰培养未见真菌及细菌生长，血培养为阴性。但停药后第 2 天，患者体温再次升高，达 38.5℃，再次应用氟康唑 200mg/d 静脉滴注，连用 7 天后，改为氟康唑片 100mg/d 口服达 1 个月，复查肺部 CT 见肺内渗出性病变完全吸收后停用。

【专家点评】

在实体器官移植中，肝移植术后最易并发真菌感染，这是因为肝移植患者多数为肝病晚期，抗病能力差，部分患者伴有脾功能亢进、白细胞减少，加之大量免疫抑制剂、激素和广谱抗生素的应用，以及术中侵袭性操作较多等因素，使其术后的真菌感染发生率明显增高。肺部是最常见的真菌感染部位。发生真菌感染的种类主要以念珠菌为主，另外隐球菌感染及侵袭性曲霉菌的感染呈增多趋势。

肝移植术后的真菌感染往往缺乏典型的真菌感染临床表现，可伴有发热和白细胞升高，部分患者可出现前胸片状红斑或有口腔黏膜白斑形成，但受累器官的症状往往不明显，肺部感染也不例外。本例患者即使在出现高热后仍未出现典型的咳嗽、咳痰、胸痛或呼吸困难等典型临床表现，即是很好的例证。因而术后密切的临床观察和定期的培养有助于真菌的筛查和早期诊断，特别是合并有高危因素的患者应反复检查。除患者的体液外，拔除的导管也常常成为病原学检查的标本。对可能污染的标本如痰液、尿液等，其培养结果要结合临床才能诊断。如果患者出现全身或局部感染症状（发热、白细胞升高），经广谱抗生素和抗病毒治疗无效，要想到真菌感染的可能，应结合真菌培养的结果、胸腹部 CT 影像学检查进行综合判断。对于真菌性肺炎，CT 表现包括肺内多发的、散在的斑片状渗出，局部可形成空洞等。

由于缺乏典型的临床表现，培养的阳性率低，等到真正的阳性结果出来之后再进行治疗为时已晚。因此对于真菌感染的高危患者，出现下列情况，应该立刻开始经验性抗真菌治疗：①新出现的发热（体温正常或下降后再次升高）或持续性发热伴白细胞升高；②患者存在肺部、实质脏器、尿路、切口等细菌感染；③更换抗生素后疗效不佳；④患者引流液、胆汁、痰液及尿液中发现真菌和菌丝；⑤存在高危因素的患者同时在两个部位找到真菌 2 次以上。对于抗真菌治疗药物，在没有明确的培养结果和药敏之前，应该根据肝移植术后发生真菌感染最常见的菌群种类和药物的敏感率来进行选择。我们知道，导致肺内真菌感染的常见菌种是念珠菌，尤其是白色念珠菌，因此我们应该选择对其保持较高敏感率的药物如氟康唑、伊曲康唑、伏立康唑、米卡芬净等。本例患者我们选择了氟康唑作为经验性用药，原因是氟康唑对于绝大多数的念珠菌种保持着 90% 以上的敏感率，事实也证明其效果十分明显。而对于使用氟康唑无效的患者，应警惕曲霉菌感染的可能，可及时应用伏立康唑进行治疗。本例患者在治疗过程中过早地停用氟康唑导致病情反复，这使我们认识到，对于真菌感染的治疗还要强调足量、足疗程的观念。我国卫生部关于临床真菌感染的治疗原则建议，深部真菌感染的治疗应该达到 6～12 周或者更长。

肝移植术后黄曲霉菌性肌炎 1 例

病例收集：北京大学第三医院肝移植中心　马朝来
点评专家：北京大学第三医院肝移植中心　修典荣

【病例介绍】

1．病史：患者，男性，43 岁。于 2003 年 12 月 15 日入院。患者 18 年前体检发现血转氨酶升高，无明显不适，给予中医治疗。17 年前体检诊断为"乙型肝炎，肝炎后肝硬化"。1 年前出现腹胀，外院诊断为"腹水"，1 年内 2 次因意识障碍就诊于外院，诊断为"肝性脑病"。既往糖尿病史 6 年，三餐前分别皮下注射普通胰岛素 16U、14U、14U，控制空腹血糖于 14.6～15.1mmol/L，餐后 2 小时血糖 17.1～23.9mmol/L。

2．体格检查：肝病面容，皮肤、巩膜无黄染，结膜无苍白，可见肝掌，浅表淋巴结未触及。心肺未见异常。腹平坦，无腹壁静脉曲张，肝脾肋下未及，移动性浊音（-）。

3．实验室检查：血常规：WBC 3.36×10^9/L，Hgb 94.9g/L，PLT 3.63×10^{12}/L；血生化：ALT 30U/L，AST 37 U/L，TBIL 59.3μmol/L，DBIL 28.6μmol/L，TP 54g/L，ALB 28g/L，GLU21.6mmol/L，血氨 48.0μmol/L；凝血功能：PTA 55%，INR 1.48，Fib 206mg/dl，APTT 49.8s，R 1.54；血 CMV DNA（+）。

4．辅助检查：腹部 CT：肝裂增宽，体积减小，肝轻度反时针旋转，肝右后叶局灶性小低密度区，脾大，脾静脉明显迂曲扩张，胆囊增大，内见高密度结石。增强后肝脾密度均匀，肝右叶小低密度区，无强化。诊断"肝硬化，脾静脉曲张，胆囊结石，肝右叶小囊肿"。超声检查：肝实质弥漫性病变，符合肝硬化表现；门静脉流速低，脾大，脾静脉增宽，符合门静脉高压表现；胆囊多发结石。

5．入院诊断：乙肝后肝硬化，肝功能失代偿期；胆囊结石；糖尿病 2 型。

6．手术情况：入院后控制饮食并增加胰岛素用量，但血糖水平仍不稳定，尿糖（3＋）。患者于 2003 年 12 月 19 日行改良背驮式同种异体原位全肝移植术。术中未行静脉转流，出血 6000ml，输血 4600ml。

7．术后病理：小结节性肝硬化伴慢性中度活动性肝炎，其中一个较大静脉内可见血栓形成伴部分机化。慢性胆囊炎。切除标本见图 7-45。

8．术后情况：术后入 SICU。常规予他克莫司（FK506）2mg Q12h 及糖皮质激素二联免疫抑制治疗，并予口服氟康唑 100mg Qd 预防真菌感染，静脉输注更昔洛韦预防巨细胞病毒感染。

术后第 1 天拔除气管插管。第 2 天返回普通病房。第 3 天测血 FK506 浓度为 5.2ng/ml，加量至 4mg Q12h。5 天后进糖尿病饮食，胰岛素由静脉持续泵入改为皮下注射。但血糖控制不佳，波动较大，空腹 8~13mmol/L，餐后 2 小时 5.9~17mmol/L。

术后 1 周内肝功能各项指标逐渐下降，术后 7 天血 ALT 88U/L、TBIL l82.1μmol/L，测血 FK506 浓度 9.4ng/ml；但 1 周后肝功能指标又逐渐上升，至术后 10 天 ALT 高达 246 U/L，TBIL 达 120μmo/L，DBIL 89.5μmo/L，考虑急性排斥反应，行肝穿刺活检，病理回报"RAI 指数 4~5，汇管区小胆管病变，轻至中度排斥反应"，测 FK506 血浓度 10.4ng/ml。FK506 加量至 5mg Q12h，并加用吗替麦考酚酯（MMF）500mg Q12h。胆汁颜色和量转正常。

术后 21 天肝功能指标降至 ALT 89 U/L，TBIL 37μmol/L。测 FK506 浓度 10.2ng/ml。T 管夹闭。

术后 25 天测 FK506 浓度 14.4ng/ml，血糖 8~10mmol/L，出院。出院时免疫抑制方案为 FK506 5mg Q12h，MMF 500mg Q12h，泼尼松 20mg Qd。

出院后 1 周出现左小腿麻木、疼痛。2 周后即 2004 年 2 月 19 日再次入院。查体：左小腿后侧肌群深压痛，肌力可。查肝功能各项指标基本正常，血 FK506 浓度 13.3 ng/ml，当时口服免疫抑制剂 FK506 6mg Q12h。考虑患者对 FK506 吸收差，遂停用 FK506 并改用环孢素 A。

入院后行下肢血管超声无异常，左小腿超声示："左腓肠肌内 12cm×2cm 不均匀低回声区，长轴与肌肉走行方向一致，边界欠清，周边血流丰富。请除外横纹肌融解或肌肉出血机化"。3 月 2 日行左小腿肿物超声引导下穿刺，3 天后病理回报："肌纤维局灶性坏死，中性粒细胞浸润及霉菌存在"（图 7-46、7-47）。测环孢素 A 血浓度 1124ng/ml，将环孢素 A 减量为 150mg Q12h，泼尼松逐渐减量，积极控制血糖。查血、尿、便、胆汁霉菌均阴性。加用抗真菌治疗，氟康唑及伊曲康唑口服。继续减少免疫抑制剂用量，控制血糖。但左小腿疼痛缓解不明显，活动困难。再次行左小腿肿物穿刺送真菌培养，结果报黄曲霉菌感染，药敏试验提示该菌株对特比萘芬（MIC 测定 0.03μg/ml）敏感，改用特比

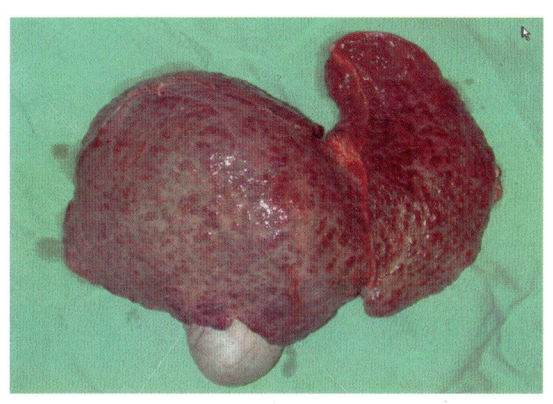

图 7-45　切除的病肝标本

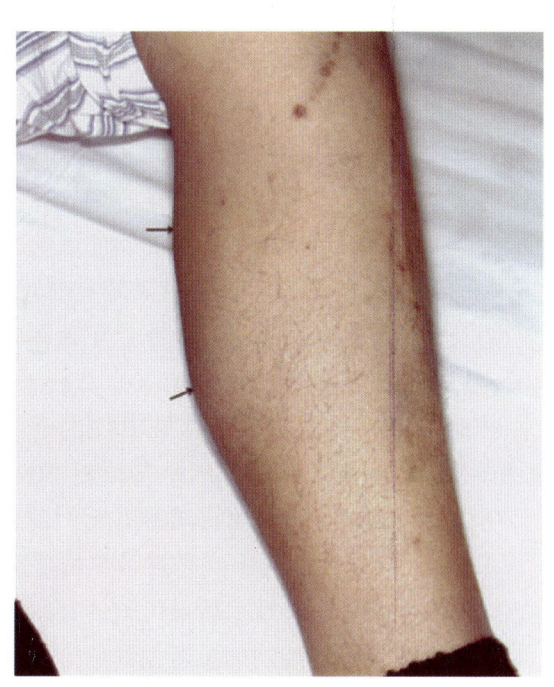

图 7-46　左小腿可见约 2cm×2cm 结节突出

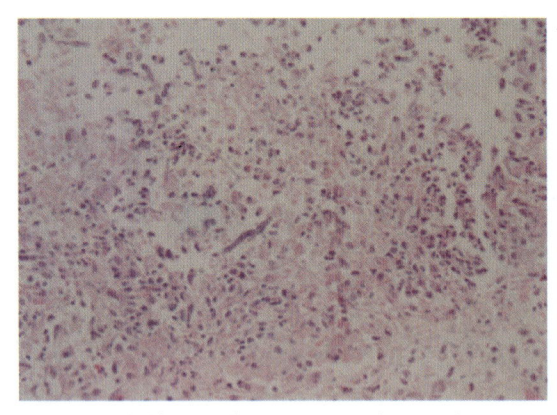

图 7-47 穿刺组织学检查见肌肉坏死和炎细胞浸润，肌细胞间可见菌丝和孢子（HE 和高碘酸希夫染色，×400）

萘芬口服 0.25g Qd，3 天后疼痛开始减轻，逐渐将环孢素 A 减为 75mg Q12h 口服。1 个月后左小腿症状完全缓解，肝功能正常，出院继续服用特比萘芬 2 个月，完全治愈。

【专家点评】

真菌感染是移植术后最严重的并发症之一，常常由于环境暴露、技术和解剖因素以及免疫抑制等在内的多种因素造成。肝移植术后侵袭性真菌感染发生率为 5%～40%，真菌感染相关的受体致死率高达 25%～67%。术前术后肾衰竭、再移植、术中血细胞制品输注、胆肠吻合、白色念珠菌定殖、巨细胞病毒血症或疾病以及移植术后二次开腹探查等是目前公认的移植术后侵袭性真菌感染的高危因素。术后早期口服氟康唑预防方案的确使以前最常见（60%～80%）的白色念珠菌感染率有所降低，但耐药率及非白色念珠菌感染发生率近年来逐渐升高，国内外文献报道一致。

曲霉菌感染率目前在真菌感染中仅次于白色念珠菌，为 1%～8%，但病死率却高达 60%～90%。在再次肝移植受体，曲霉菌感染死亡率高达 63%～100%。侵袭性曲霉菌病是最常见的侵袭性真菌感染性疾病，也是移植术后最可怕的并发症之一，对应用大剂量免疫抑制剂患者尤其危险。黄曲霉菌感染居曲霉菌感染的第二位，黄曲霉菌在自然界普遍存在，可导致多种真菌病，如中枢神经系统感染、人肺部感染、心内膜炎、侵袭性鼻窦炎、角膜炎和巩膜炎等，但总体发生率低，文献报道极少。尽管文献中可见黄曲霉菌全身性感染的报道，但肌肉内感染鲜有报道。大多数真菌性肌炎由念珠菌、隐球菌等所致，文献报道为数不多的曲霉菌肌炎几乎都发生在严重的免疫抑制患者，所有病例最终均未能存活。本例患者所患的黄曲霉菌性肌炎是国内外文献中的首次报道。

本例患者虽手术及术后早期经过顺利，但术前即合并较严重的糖尿病，术前、术后血糖控制均较困难；术前血 CMV DNA 阳性；术后早期发生急性排斥反应；虽然提高了免疫抑制剂的剂量使其肝功能指标逐渐恢复，但总体免疫抑制强度大，三联用药，并且 FK506 单药用量达到了 6mg Q12h。这些因素均使该患者处于真菌感染的危险之下。虽然术后常规给予口服氟康唑预防真菌感染，但并未能预防所有类型的真菌感染，最终仍然发展为黄曲霉菌性肌炎。目前国内外移植中心对移植术后是否常规预防真菌感染、预防菌种及用药种类、持续时间等仍存有争议。近期国外文献认为流行病学上人群感染率高的地区应该预防用药，对极高危人群特别是需要透析的肾衰竭或再移植患者建议预防性用药。而术后普遍性预防用药会增加耐药率及非白色念珠菌感染，而后者风险更高，治疗更为困难，所以并不推荐。

真菌感染的起病多数较为隐匿，本例患者术后 1 个月时发生下肢局部肌肉疼痛，逐渐加重并出现肿块。在超声检查提示局部异常后进行了穿刺活检，镜下在深部组织中见到了真菌得以明确诊断，但全身其他体液及影像学检查均未再发现任何真菌感染的证据。临床上肝移植患者真菌感染早期常常没有特殊症状，临床诊断困难，确诊仍然依赖真菌的涂片和培养。另外血清学试验中，真菌抗体滴度升高（1∶8）提示活动性感染。本例患者经培养证实所感染菌株为黄曲霉菌，并进一步作了抗真菌药物敏感性实验。

临床上分离到的多数黄曲霉菌对两性霉素 B 及

伊曲康唑敏感。在结果出来之前，本例患者首先采取了抗曲霉菌的经验治疗，但经伊曲康唑 0.2g/d 治疗 1 周症状无任何改善，而改用特比萘芬后很快症状就有所减轻并最终治愈。MIC 测定提示该菌株对特比萘芬（0.03μg/ml）比对伊曲康唑（0.5μg/ml）敏感得多，而且本例感染菌株对其他抗真菌药如两性霉素 B（＞64μg/ml）等均耐药。抗真菌药物敏感性实验对该患者的治疗起到了重要的指导作用，避免了盲目用药、药物剂量不足导致治疗无效和耐药以及错误用药的严重不良反应。体外实验与体内药物反应在该例患者体现出良好的相关性，值得将来进一步探索和总结。

此外，该例患者分离到的菌株还进行了基因测序，提示该菌株系医院内获得性感染，这也为我们敲响了警钟。随着肝移植的普及和发展，如何有效预防和治疗术后真菌感染将更为迫切。在器官移植后，对真菌感染的早期诊断、对抗真菌药物的敏感性监测、足量的抗真菌药物治疗对提高患者的生存率至关重要。

肝癌合并重症肝炎、真菌感染成功行肝移植治疗 1 例

病例收集：北京大学第三医院肝移植中心　彭　颖
点评专家：北京大学第三医院肝移植中心　修典荣

【病例介绍】

1. 病史：患者，男性，37 岁。主因发现乙型肝炎 14 年，发热伴食欲减退、乏力 2 个月入院。现病史：患者 14 年前查体时发现患有乙型肝炎。8 年前，患者因肝硬化伴脾功能亢进行脾切除术。8 年来，患者病情稳定。2 个月前，患者进食海鲜后出现发热、伴全身皮肤、巩膜黄染。于外院诊断为慢性乙型肝炎、戊性肝炎、肝炎后肝硬化、右肝内占位性病变。2 个月来，患者间断出现发热、食欲减退、乏力，无黑便及呕血，于外院予抗感染和保肝等治疗。为行肝移植转入我院。既往史：20 年前曾患肺结核，已痊愈。

2. 体格检查：T 37.2℃，P 80 次/分，R 14 次/分，BP 120/80mmHg，神志清楚，肝病面容。全身皮肤重度黄染，可见肝掌及蜘蛛痣。腹部轻度膨隆，左侧腹可见手术瘢痕。未见腹壁静脉曲张。全腹软，未及包块，全腹无压痛。肝肋下未触及。肠鸣音正常。移动性浊音（+）。

3. 实验室检查：血常规：WBC 14.52×10^9/L，Hb 92g/L，PLT 134×10^9/L。凝血功能：PT 18.1s，A 45%，INR 1.56，APTT 53.4s。肝功能：ALT 71U/L，AST 149U/L，TBIL 468μmol/L、DBIL 435μmol/L，TP 62g/L，ALB 31g/L。乙肝五项：三抗体阳性；Anti-HEV：阳性。肿瘤标志物：AFP 14.67ng/ml，CA19-9 363.4U/ml，CA125 78U/ml。TORCH IgM：均阴性（弓形虫抗体、风疹病毒抗体、巨细胞病毒抗体、单纯疱疹 IgM）。

4. 辅助检查：胸片：左侧胸腔积液（左侧肋膈角消失，双肺野清晰）。B 超：肝实质弥漫性病变——肝硬化；肝右前叶实性占位性病变伴周围胆管扩张——癌可能，占位直径约 5.5cm；门静脉血流未见异常；腹腔积液，最大液深 6.5cm。肝 CT：肝 S8 段异常强化伴局限性胆管扩张，肝癌可能性大，肝门区及胃底多发肿大淋巴结。

5. 入院诊断：慢性重症肝炎，右肝占位性病变：原发性肝癌？肝炎后肝硬化（乙型），门静脉高压症，腹水，脾切除术后，戊型肝炎，左侧胸腔积液。

6. 手术情况：患者入院后积极完善术前准备，无手术禁忌证，于全麻下行改良背驮式同种

异体原位肝移植术。手术时间约12h，术中失血约4900ml。病理结果：右叶肝内胆管细胞癌，周围肝呈肝硬化伴明显淤胆，静脉内可见癌栓，右肝前叶胆管内可见癌栓。

7. 术后情况：患者术后第1天转出ICU。患者术前有低热，体温最高37.6℃，术前血WBC及中性粒细胞升高，予头孢哌酮钠舒巴坦钠抗感染治疗。考虑到患者为慢性重症肝炎，术前住院治疗2个月，而且术前住院治疗期间间断发热，长期应用抗生素治疗，术中和术后应用亚胺培南西司他丁钠预防细菌感染，术后第1天开始应用伏立康唑（威凡）预防真菌感染；应用阿昔洛韦预防病毒感染，应用拉米夫定100mg PO Qd预防乙肝复发；应用FK506 2mg Q12h预防排斥反应。考虑到患者有多项感染危险因素，术后短期未加用甲泼尼龙。术后第3天患者体温降至正常范围，予停用亚胺培南酮他丁钠。术后第9天加用泼尼松10mg Qd，联合FK506预防排斥反应。

术后第12天至术后第15天：术后第12日，患者开始出现发热、咳嗽及咳痰，体温最高达38℃；血WBC 13.13×10⁹/L、中性粒细胞百分率77%。随后体温逐渐升高，最高达39.7℃。停用泼尼松及FK506。用亚胺培南西司他丁钠、盐酸万古霉素、奥硝唑氯化钠抗细菌治疗；用伏立康唑（威凡）抗真菌治疗。

术后第16天至术后第20天：患者发热无改善，间断发热，体温最高达39.9℃，不伴寒战。予停用亚胺培南西司他丁钠、盐酸万古霉素、奥硝唑氯化钠及伏立康唑，联合应用特比萘芬和伊曲康唑（斯皮仁诺）抗真菌治疗。停用阿昔洛韦，换用更昔洛韦抗病毒治疗。

术后第21天至术后第40天：患者持续间断高热，体温最高达39.2℃。有一次痰真菌培养示有丝状真菌和酵母样真菌生长，考虑肺部真菌感染可能性大。停用特比萘芬和伊曲康唑，换用醋酸卡泊芬净（科塞斯）抗真菌治疗，加用硫酸异帕米星（依克沙）抗细菌治疗，加用阿奇霉素抗支原体治疗。

期间患者ALT、ALP升高，考虑存在急性排斥反应，予加用吗替麦考酚酯（MMF）及FK506。待肝功能恢复正常后，予停用MMF。血真菌1,3-B-D葡聚糖检测（G实验）、曲霉半乳甘露糖抗原检测（GM实验）：阴性。多次血、痰、尿和大便真菌和细菌培养均阴性。降钙素原检查阴性，结核抗体阴性。PPD试验阴性。胸片和胸部CT：右侧胸腔积液、右下肺炎症。右胸腔穿刺液为漏出液，穿刺液细菌培养和真菌培养均阴性。支气管镜检查提示右下肺炎症，对右下叶内基底段进行灌洗。支气管肺泡灌洗液真菌培养阴性。术后TORCH-IgM阴性、CMV-DNA < 10³拷贝、EBV-IgM阴性。术后复查CA19-9正常。

术后第41天开始使用米卡芬净抗真菌治疗。应用2天后，患者体温恢复正常。咳嗽、咳痰明显减轻直至消失。胸片示右下肺炎症明显好转。患者于术后第50天出院。

【专家点评】

肝移植患者由于术前原发疾病病程长、病情重，术后应用免疫抑制剂，手术时间长和各种创伤性操作，术后容易发生真菌感染。肝移植患者真菌感染发病率为20%~50%。近几年来，由于外科技术的进步和抗排斥药物用量的减少，肝移植术后真菌感染的发病率逐渐减少，特别是在预防性应用抗真菌药物的患者中，其发病率可低至4%。临床上真菌感染有"两高两低一快"的特点，感染率和病死率高，临床诊断和实验室诊断率低，病情恶化快。

本例患者为慢性重症肝炎、术前住院时间长、术前因发热应用较多抗生素治疗，入院后仍然有发热；且手术时间长、术中失血较多，这些均是感染的高危因素。因此，我们对该患者早期进行了积极的预防感染治疗。术后立即开始应用亚胺培南西司他丁钠、盐酸万古霉素和奥硝唑氯化钠等全面预防细菌感染；应用伏立康唑（威凡）预防真菌感染；应用阿昔洛韦预防病毒感染，应用拉米夫定预防乙肝复发。同时，术后短期内未加用甲泼尼龙抑制排斥反应。

经过对该患者早期积极的预防感染治疗，患者体温于术后第3天降到了正常范围。术后第12天，患者再次出现发热、咳嗽及咳痰。随后的1个月中，患者连续发热，为不规则的间歇热，体温最高达39.9℃。

患者术后体温正常后再次出现发热，应该考虑如下鉴别诊断：①病毒感染，患者术后常规抗病毒治疗，发热后查TORCH-IgM和EBV-IgM阴性、CMV-DNA正常，故考虑此诊断可能性小。②细菌感染，患者体温正常后再次发热，多种抗生素治疗无效，血WBC及中性粒细胞已恢复正常，多次血和痰细菌培养阴性，无相关的感染灶，考虑细菌感染可能性小。③支原体感染，患者临床和影像学表现与支原体感染不符合，而且应用阿奇霉素治疗无明显疗效，故支原体感染可能性小。④真菌感染，肝移植术后真菌感染的诊断可以分为三个级别，即确诊、临床诊断和拟诊。同时具备真菌感染的危险因素、临床特征（含影像学）、微生物学及组织病理学检测阳性四项条件者为确诊；具备前三项者为临床诊断；具备前两项者为拟诊。该患者有多种真菌感染的高危因素，体温恢复正常后再次出现发热，有咳嗽、咳痰，抗生素治疗无明显疗效，但是多次真菌培养结果均阴性，故可以拟诊为真菌感染。⑤移植物抗宿主病（GVHD）及排斥反应，患者术后肝功能大致正常，临床表现不支持这两种情况。

与真菌感染的诊断级别相对应，肝移植术后真菌感染的治疗包括预防性治疗、经验性治疗、抢先治疗和目标治疗。预防性治疗应用于存在两种或两种以上高危因素的肝移植患者，可以明显降低真菌感染率；对拟诊的患者采取经验性治疗；对临床诊断的患者采取抢先治疗；对确诊的患者采取目标治疗。抗真菌治疗中，特别强调经验性治疗，因为真菌感染确诊困难，延迟治疗病死率明显增加，早期经验性治疗可以大大降低病死率。

经验性治疗应该综合考虑广谱、有效、安全和效价比等因素选择抗真菌药物。该患者先后应用伏立康唑（威凡）、特比萘芬、伊曲康唑（斯皮仁诺）、醋酸卡泊芬净（科塞斯）和米卡芬净抗真菌治疗。在应用米卡芬净2天后，患者体温恢复正常，同时咳嗽、咳痰也明显减轻直至消失。故考虑米卡芬净在该患者的治疗中起到了决定性的作用。患者体温恢复正常，同时结合患者咳嗽、咳痰症状明显改善直到消失，胸部X线片检查示肺部炎症情况明显好转，也支持患者肺部真菌感染的诊断。

血真菌1,3-B-D葡聚糖检测（G实验）可早期诊断除隐球菌外的深部真菌感染。曲霉半乳甘露糖抗原检测（GM实验）可以早期诊断曲霉菌感染，有较高的敏感性和特异性。本例患者术后再次发热后各进行了一次G实验和GM实验，结果为阴性。遗憾的是，没有在患者再次发热的早期进行检测，也没有进行连续监测，未能获得早期实验室真菌感染的证据，从而未能达到临床诊断。

肝移植术后合并侵袭性曲霉菌感染1例

病例收集：北京大学第三医院肝移植中心　孙　涛
点评专家：北京大学第三医院肝移植中心　修典荣

【病例介绍】

1. 病史：患者，男性，28岁。14年前体检发现乙肝表面抗原阳性，肝功能正常，无自觉症状，此后每2～3年复查肝功能，未发现明显异常。2008年5月患者出现乏力、双下肢肿胀、腹胀等症状，外院诊断为"病毒性肝炎乙型慢性重型，自发性细菌性腹膜炎，上呼吸道感染"，予以抗病毒、保肝、利尿等治疗，症状稍好转。之后患者肝功能继续恶化，为行肝移植术转入我院。

2．体格检查：生命体征平稳，心肺检查未见明显异常。皮肤、巩膜黄染，结膜无苍白，双下肢轻度水肿。腹膨隆，全腹软，无压痛及反跳痛，腹部未及包块，肝区叩痛（–），移动性浊音（–），肠鸣音正常。

3．实验室检查：乙肝五项：表面抗原、e抗原及核心抗体（+）。肝功能：ALB 31g/L，TBIL 158μmol/L，ALT 18U/L，AST 57U/L；凝血Ⅱ号（2008年10月14日）：A 36.0%，APTT 62.9s，INR 1.78。

4．入院诊断：慢性重症肝炎，肝衰竭，肝炎后肝硬化，慢性乙型肝炎，酒精性肝硬化。

5．手术情况：患者于2008年10月22日施行同种异体原位肝移植术（改良背驮术式）。手术时间13h，术中出血量19 000ml，输血量16 800 ml，术中尿量820ml。

6．术后情况：术后给予他克莫司+泼尼松抗排斥治疗，给予氟康唑预防性抗真菌治疗。术后恢复过程中主要有以下问题：①肝功能恢复不良，ALT最高达2719U/L，凝血状态不佳；②腹腔活动性出血，术后前3天腹腔血性引流量分别为2020ml、1100ml和675ml；③肾功能不全，尿少，血肌酐持续升高。针对上述情况，给予以下处理：加强保肝支持治疗，输血，输注血浆等凝血物质，持续血液滤过。术后多次复查胸片，提示：两肺纹理增多，双下肺片状模糊影。经积极治疗后，患者全身情况一度好转，曾于术后第5天尝试脱机，术后第6天停止血液滤过。但患者病情在术后第7天急转直下，从气管插管中吸出粉红色泡沫样痰，出现高热及严重的酸中毒，肝肾功能及凝血功能持续恶化，于2008年10月30日死亡。术后病肝病理：坏死后肝硬化。

7．尸检报告诊断：①曲霉菌性脓毒败血症：全身多脏器（肺、心、肾、脾、甲状腺、脑和骨髓）多发性曲霉菌性栓塞性微脓肿形成（图7-48）。②气管多灶状溃疡伴曲霉感染（图7-49）。③全身各脏器（心、肝、脾、肾、肾上腺、胰和脑等）重度淤血、水肿。

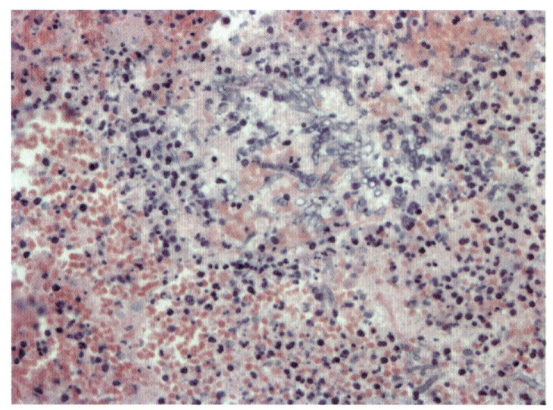

图7-48 双肺各叶多个微脓肿形成，微脓肿由中等量变性、坏死的中性粒细胞聚集形成，并可见少量曲霉菌菌丝和孢子，伴灶状出血和肺组织坏死，部分微脓肿的中央可见脓栓性小动脉炎，伴血管壁破坏。微脓肿周围的肺泡腔充满红细胞（HE×20）

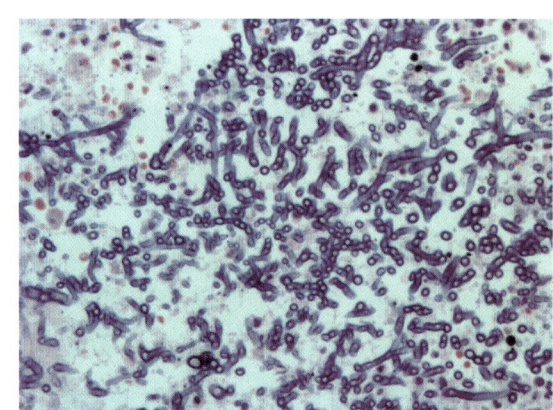

图7-49 气管黏膜溃疡形成，气管壁内大量变性、坏死的中性粒细胞弥漫浸润，并可见多量曲霉菌菌丝和孢子。气管壁组织片状出血、坏死（HE×20）

【专家点评】

曲霉菌是一种条件致病菌，通过空气传播，在机体抵抗力下降或菌群失调时感染人体，曲霉菌感染是影响肝移植患者术后生存率的重要因素之一。文献报道曲霉菌感染在肝移植术后的发生率为5%～20%，平均死亡率高达50%～90%。肝移植患者术前身体状况差，手术创伤和术后免疫抑制治疗使机体抵抗力下降，术后卧床和胸腔积液限制了肺活动，致使肺部成为曲霉菌感染的最常见部位，其次为腹腔和切口。已有研究证实，移植前感染、暴发性肝衰竭、术前透析、机械通气时间和再次移植是术前和术后早期的危险因素，而术后透析、术后肌酐显著升高、巨细胞病毒感染是术后曲霉菌感染的高危因素。肝移植术后曲霉菌感染患者可同时伴有细菌的多重感染，故其早期的临床表现呈现多样性。肺部感染者胸片可具有典型的"曲菌球"结节影，但大多数表现为与普通细菌感染相类似的斑片状渗出阴影。因此，曲霉菌感染的早期诊断非常困难，通常需要根据临床表现和反复多次真菌培养才能确诊。高度怀疑曲霉菌感染后，首先迅速减少免疫抑制剂的用量，停用肾上腺皮质激素而仅使用他克莫司或环孢素A，保持其血药浓度于正常时的1/2。一旦确诊曲霉菌感染，停用全部免疫抑制剂，同时根据药敏选择敏感抗真菌药物。目前临床上常用的抗真菌药物有氟康唑、伊曲康唑和两性霉素B，只有两性霉素B对曲霉菌感染相对有效。但两性霉素B的毒副作用限制了其在肝移植术后的预防性应用。近些年来，临床先后上市了几种新的抗真菌药物如伏立康唑和卡泊芬净，不良反应小，其中伏立康唑对曲霉菌感染的疗效优于两性霉素B。

此例患者术前存在肝衰竭，术中失血量大，术后给予常规免疫抑制治疗，术后机械通气时间长，持续血液滤过，肝肾功能恢复差，均为肝移植术后真菌感染的危险因素。术后胸片提示存在肺部感染，当时考虑为普通细菌感染，且已给予氟康唑预防真菌感染，故未考虑真菌感染的可能性，未进行各类标本的真菌检查及培养，失去了早期诊断的机会。直到患者死亡前，临床表现及各项影像学检查结果均未见典型的曲霉菌感染的征象，故治疗中未选用对曲霉菌效果更好的两性霉素B。曲霉菌感染多发生于单个器官，少数病例可累及2～3个器官，但未见类似于此病例的曲霉菌性脓毒败血症的相关报道。结合尸检报告，我们考虑患者死亡的主要原因是曲霉菌感染导致的全身多器官功能衰竭，气管存在多发溃疡伴曲霉菌感染，可能是原发病灶。但气管溃疡是术前已经存在的隐性感染灶还是术后新发感染灶，目前无从确认。因患者病情重，迅速发展为脓毒败血症，给临床诊断及抗真菌药物的选择造成了很大的困难，从而丧失了治疗的最佳时机。对于存在真菌感染高危因素的患者，如果无真菌感染的证据，是否预防性应用高级别抗真菌药物，目前尚无定论。但就此患者而言，如果术后预防性应用两性霉素B或伏立康唑，可能不会出现如此严重的曲霉菌性脓毒败血症。

总之，肝移植患者术前常合并较严重的内科疾患、手术创伤大、术后给予抗排斥治疗，存在真菌感染的危险因素，对此类患者应根据具体情况选择合适的抗真菌药物，必要时可预防性应用高级别抗真菌药物。

肝移植术后血管并发症病例

第八章

介入治疗成人活体肝移植术后肝静脉狭窄 1 例

病例收集：中山大学附属第三医院介入血管专科　姜在波　李名安　黄明声　单　鸿

点评专家：中山大学附属第三医院肝移植中心　陈规划

【病例介绍】

患者，男性，42岁。因乙肝、肝硬化终末期于2008年7月接受活体右半肝移植，术中将供肝的肝右静脉和Ⅴ段、Ⅷ段肝静脉（肝中静脉属支）整形成共同开口后与受体腔静脉吻合。术后24天内血清总胆红素持续升高至540.5μmol/L。超声提示肝Ⅴ、Ⅷ段引流静脉血流速度减慢，肝静脉汇入下腔静脉处可见湍流。CT示肝Ⅴ、Ⅷ段肝实质呈不均匀低密度，相应肝静脉无对比剂充盈，考虑肝中静脉狭窄（图8-1）。为明确诊断及给予相应治疗，急诊行肝静脉造影及肝静脉成形术。

选用经皮经肝穿刺手术入路，选择右侧第8/9肋间隙腋中线偏腹侧为穿刺点，在DSA机的引导下成功穿刺肝静脉后造影示：Ⅴ、Ⅷ段肝静脉出口狭窄，血流减慢（图8-2），测肝静脉压力为18mmHg，下腔静脉压力为6mmHg，压力差12mmHg。在导丝的引导下以直径6mm球囊预扩张狭窄段并同时植入直径8mm、长4cm金属裸支架一枚，再次测肝静脉压力降为6mmHg，压力差

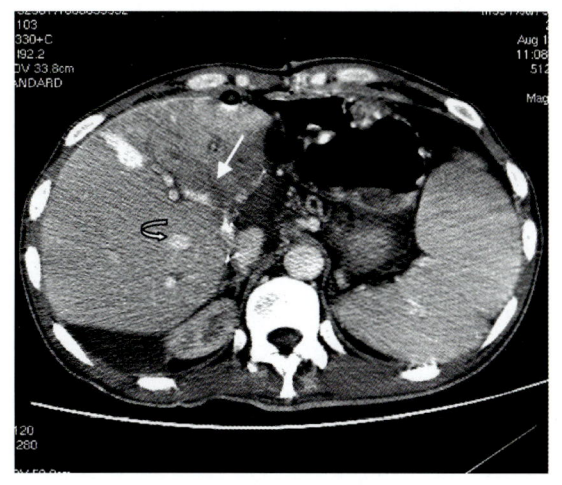

图 8-1　上腹部增强CT示移植肝前叶（Ⅴ、Ⅷ段）实质密度不均匀，见多发缺血梗死、出血灶；Ⅴ、Ⅷ段肝静脉内无对比剂（直箭头）；肝右静脉对比剂充盈（弯箭头）

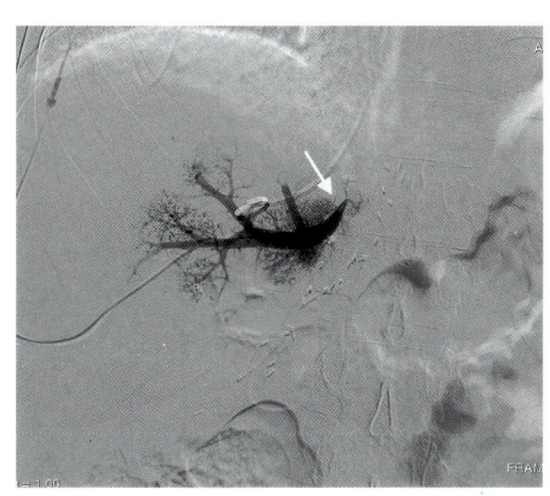

图 8-2　肝静脉造影示肝静脉出口狭窄（箭头），血流减慢

为 0，血流速度明显加快（图 8-3）。术程顺利，术中及术后未出现严重手术相关并发症。支架植入后 58 天，血清总胆红素恢复正常；复查彩超，肝Ⅷ段引流静脉内可见支架回声，血流通畅；增强 CT 示肝Ⅴ、Ⅷ段强化与肝Ⅵ、Ⅶ段一致，肝淤血解除，肝中静脉显影良好，支架内充盈对比剂（图 8-4）。

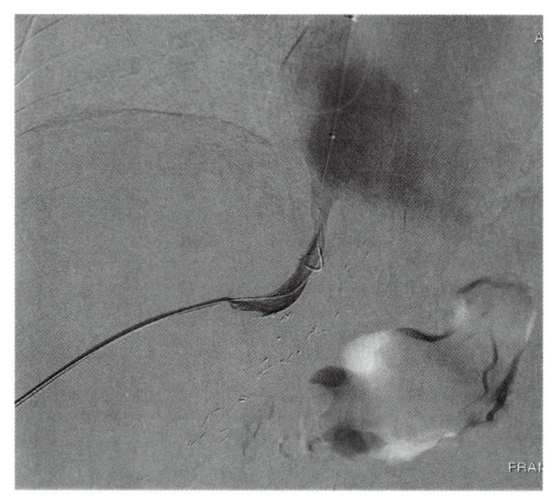

图 8-3 给予球囊扩张及植入直径 8mm、长 4cm 金属支架后造影，肝静脉回流通畅，血流速度明显增快

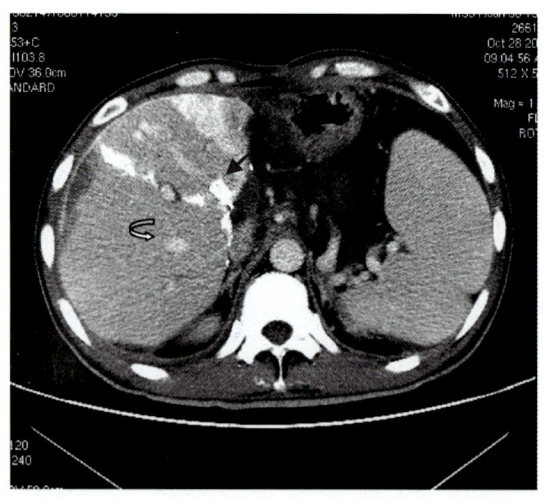

图 8-4 术后 58 天复查上腹部 CT，肝中静脉内见金属支架影（直箭头），支架远端肝中静脉分支及肝右静脉（弯箭头）对比剂充盈，肝淤血解除（原出血灶已钙化）

【专家点评】

在改良背驮式全肝移植中，由于通常不需直接手术吻合肝静脉，故肝静脉流出道狭窄很少见，发生率小于 1%；但在劈裂式肝移植和活体肝移植（living donor liver transplantation, LDLT）中，必须吻合肝静脉，因肝静脉吻合口相对细小以及移植肝增生压迫而易发生肝静脉流出道狭窄，发生率约 10%。肝静脉狭窄一旦发生在术后早期，可导致移植肝淤血、坏死，甚至危及生命，需积极治疗。

LDLT 后肝静脉狭窄分为早期（急性期）和晚期（慢性期）。早期肝静脉狭窄的主要原因首先是技术性因素，如缝线过紧，供 - 受体体积不匹配，肝静脉过长、扭结，移植肝较大挤压腔静脉等；其次可能由于局部血肿的压迫导致吻合口狭窄，晚期肝静脉狭窄多由于吻合口周围纤维化、血管内膜增生或移植肝增生压迫所致。

LDLT 一般采用供体的右半肝以获取足够的移植肝量。采用包括部分肝中静脉的右半肝 LDLT，发生肝静脉狭窄最多的是供肝的 Ⅴ、Ⅷ 段肝静脉（即肝中静脉属支），造成右前叶区域的静脉回流受阻。超声检查显示流出道不通畅的肝静脉为单相波谱，CT、MRI 主要表现为 Ⅴ、Ⅷ 段肝组织呈淤血表现，密度不均匀，肝静脉无对比剂充盈或显影延迟。经皮肝静脉造影能直接显示肝静脉狭窄的部位及程度，可以通过测量狭窄段两端的压力差以决定是否需要进行处理及选择治疗方案。一般认为如果狭窄的肝静脉直径超过 5mm、压力梯度超过 3mmHg，应行经皮肝静脉成形术或再吻合术。

介入治疗已成为处理肝移植术后肝静脉狭窄的首选方法。手术入路主要有经皮经肝穿刺入路及经颈静脉入路。与经颈静脉入路相比，经肝穿刺入路进行肝静脉成形术具有操作简便、手术路径直接且较短等优点。另外，本例发生流出道狭窄的肝中静脉为搭桥重建的静脉，经颈静脉入路导丝进入狭窄的肝中静脉难度较大，故本例采用经皮经肝穿刺入路。并且，随着介入器械的改进，肝静脉成形术中导管鞘的直径越来越小，肝穿刺道出血的风险也随之大大降低。本例患者采用 6F 导管鞘，术后采用单纯压迫法止血而未发生出血并发症（穿刺道出血及包膜下出血）。CT 或 MRI 能为经皮穿刺肝静脉提供导向。经皮穿刺阻塞的肝静脉时，要充分依据 CT 或 MRI 所显示的肝形态、肝静脉走向来选择皮肤穿刺点及进针角度。由于采用右半肝移植，其 V、Ⅷ段肝静脉多偏于腹侧，一般经腋中线偏腹侧为进针点，穿刺操作较顺利。早期肝静脉狭窄发病急，需要及时治疗，支架成形术能快速解除狭窄。应根据阻塞的肝静脉直径选择支架，过大易发生内膜增生，过小仍将回流不畅。术后应根据患者凝血功能适当行抗凝治疗。本例患者 LDLT 后发生早期肝静脉狭窄，经及时的球囊、支架成形术而治愈，取得了满意的效果，随访 2 年余未再出现肝静脉狭窄。

改良经颈静脉肝内门体分流术（TIPS）治疗肝移植术后门静脉闭塞合并消化道出血 1 例

病例收集：中山大学附属第三医院介入血管专科　姜在波　李名安　黄明声　单　鸿

点评专家：中山大学附属第三医院肝移植中心　陈规划

【病例介绍】

患者，女性，57 岁。5 年前行改良背驮式肝移植术，术后因门静脉吻合口、肝右静脉流出道及下腔静脉吻合口狭窄曾行门静脉、肝右静脉及下腔静脉支架植入术。近 1 年患者反复出现上消化道出血，每次出血量为 200～800ml。上腹部 CT 增强扫描提示门静脉支架堵塞，门静脉主干及门静脉右支闭塞，食管胃底静脉重度曲张。多次套扎术不能控制出血，拟行肝内门体分流术。术前肝功能为 Child-Pugh B 级，PT 时间 19.1s。

采用改良式 TIPS- 经皮经肝穿刺肝内门体分流术。手术过程如下：①经脾穿刺行脾静脉造影显示门静脉主干闭塞，无对比剂进入肝内（图 8-5）。造影导管在导丝的配合下沿支架与门静脉壁之间的间隙进入门静脉右支起始部，采用不同直径球囊扩张门静脉主干及右支后，经导管引入捕捉器于门静脉右支备用。②经右侧颈内静脉入路肝右静脉造影显示肝右静脉支架狭窄，程度约为 70%，静脉回流中度受阻。经导管引入捕捉器于肝右静脉备用。③选右侧腋中线以 22G Chiba 针穿刺门静脉右支，并以 0.018inch、300cm 导丝由捕捉器经脾静脉拉出体外。④经同一穿刺道穿刺肝右静脉，交换 0.035inch、145cm 泥鳅导丝并由捕捉器引出右侧颈内静脉（图 8-6）。⑤经右侧颈内静脉交换导管、导丝，并将 0.018inch、300cm 导丝引入肝内由右侧颈内静脉拉出，建立右侧颈内静脉 - 肝右静脉 - 门静脉右支 - 门静脉主干 - 脾静脉 - 体外的工作通道（图 8-7）。⑥将 0.018inch 导丝交换为 0.035inch、260cm 导丝，以不同直径球囊扩张分流道，并分别在肝右静脉、肝内分流道及门静脉主干内植入不同型号支架，分别为 10mm×8cm 裸支架、10mm×10cm 覆膜支架及 10mm×6cm 裸支架。造影显示分流道血流通畅（图 8-8）。术前脾静脉 - 下腔静脉压力差为 32mmHg，术后降低至 17mmHg。随访 2 个月，分流道通畅，未再发生消化道出血，行再次肝移植。

【专家点评】

肝移植术后一旦发生门静脉狭窄或闭塞，最终将导致门静脉高压，引起严重并发症，需要积

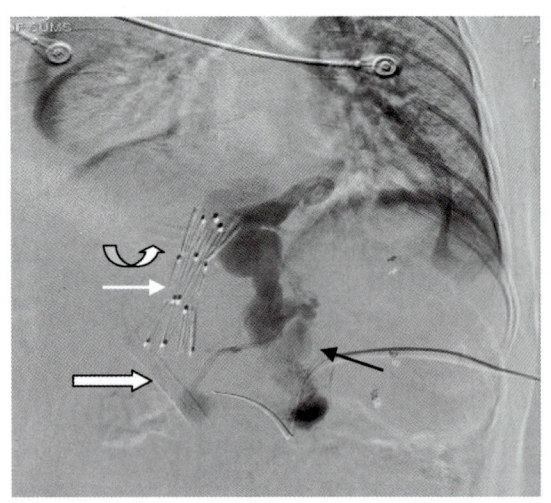

图 8-5 经脾穿刺行脾静脉造影显示门静脉主干闭塞，无对比剂进入肝内，胃短静脉（黑箭头）及胃冠状静脉扩张迂曲。门静脉（空箭头）、下腔静脉（白箭头）及肝右静脉（弯箭头）内见不同型号金属支架影

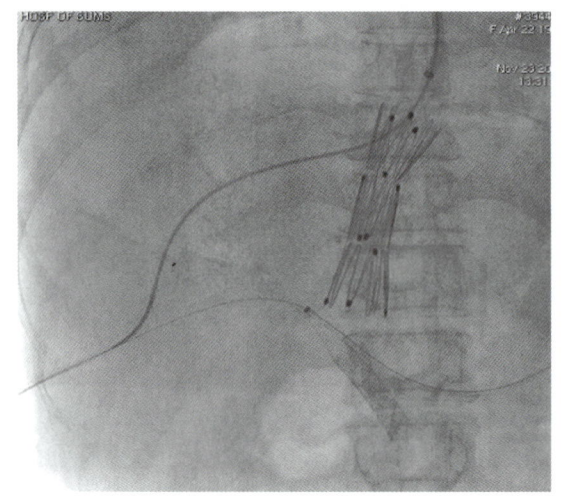

图 8-6 经皮经肝穿刺门静脉及肝静脉，同一穿刺道内有2根导丝，一根经皮经肝-门静脉-脾静脉-体外，另一根由经皮经肝-肝静脉右支-腔静脉-右侧颈内静脉-体外

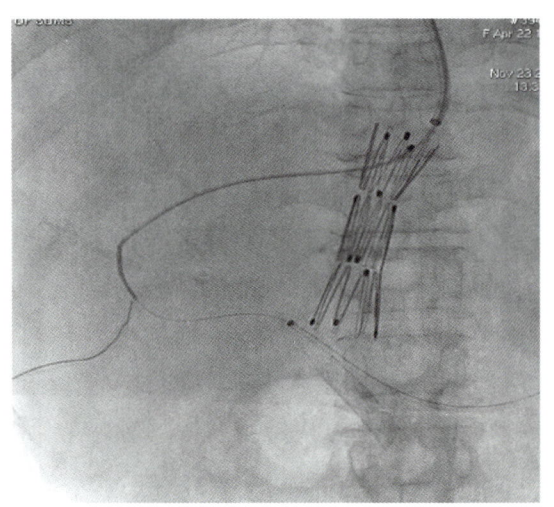

图 8-7 建立右侧颈内静脉-肝右静脉-门静脉右支-门静脉主干-脾静脉-体外的工作通道

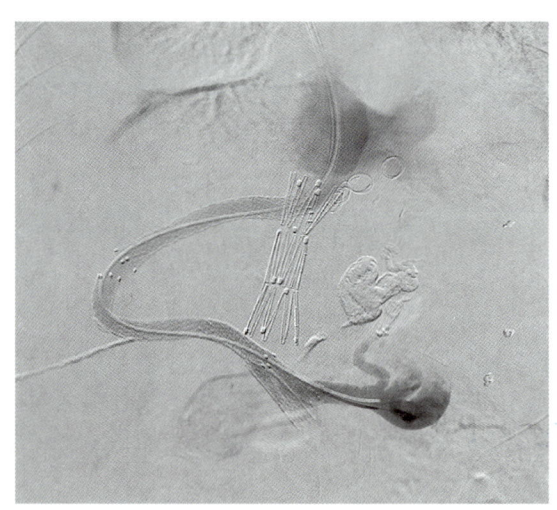

图 8-8 在分流道内植入10mm×8cm裸支架、10mm×10cm覆膜支架及10mm×6cm裸支架各1枚后，造影显示分流道血流通畅（采用NBCA胶栓塞胃短及胃冠状静脉）

极治疗。经颈内静脉肝内门体分流术（transjugular intrahepatic portosystemic shunt，TIPS）作为治疗门静脉高压症的重要方法已在临床广泛应用，并且疗效确切。然而，在一些特殊情况下，常规TIPS难以甚至无法完成，对此类患者建立肝内门体分流道需要对常规TIPS术式进行改良。

对常规TIPS无法或难以完成的情况，目前尚没有标准的手术方式建立门体分流道。根据患者不同情况，国内外学者发明了不同方式的改良TIPS，主要有将分流道建立于门静脉与肝段下腔静脉之间的直接肝内门体分流术（DIPS）、经股静脉途径肝内门体分流术及经皮经肝途径肝内门体分流术。DIPS 技术已相当成熟，被广泛应用于临床。经股静脉途径肝内门体分流术主要应用于肝右静脉闭塞或变异的患者，经位于门静脉后下方的副肝右静脉穿刺。经皮经肝途径建立门体分流道逐渐受到国内外学者的重视，甚至有学者认为其可代替常规 TIPS。

本例患者具有其特殊性：①患者为肝右静脉内已植入金属支架，肝静脉正常穿刺点被支架覆盖，且门静脉主干及门静脉右支闭塞，使常规 TIPS 难以完成；②门静脉主干及肝段下腔静脉内已植入金属支架，DIPS 亦无法完成。鉴于此，本例采用经皮经肝穿刺肝内门体分流术。

本技术的关键点在于经同一穿刺点分别穿刺门静脉与肝静脉，成功后建立肝静脉与门静脉之间分流道，此方法有别于文献报道的 CT/ 超声定位下经皮经肝单针连续穿刺门静脉及肝静脉（下腔静脉）技术。本技术优点在于：①常规 TIPS 无法完成的特殊患者可依据本方法的技术思想制订个体化的穿刺方案。②穿刺过程均在肝实质内完成，手术所致腹腔出血风险明显减低。本例患者术前 PT 时间延长，但术中、术后均未发生出血。③手术全过程在 DSA 下完成，无需额外采用超声或 CT 定位，简化了手术程序。

本技术的局限性在于门静脉、肝静脉穿刺点比较偏向末梢，所建立的分流道相对长而迂曲，一定程度上会影响分流的效果；而且血液在经过分流道时血流动力学发生较大变化，血流冲击局部血管壁及支架内壁，易产生涡流，形成血栓，不利于支架壁内形成均匀的新生内膜。为解决分流量不足的问题，我们加大分流道支架的直径。本例患者采用直径 10mm 以上的支架，患者术后门静脉 - 下腔静脉压力梯度均降到了理想的范围。为了避免支架内血栓形成导致分流道狭窄或再堵塞，术中及术后需要给予积极、规范的抗凝治疗。我们的方案为术中给予 4000 U 肝素钠全身肝素化，术后前 3 天给予低分子肝素（速碧林，4000 U/12h）皮下注射，后改为长期服用华法林，药物剂量根据凝血功能结果调整，控制 PT 时间为正常值的 1.5 ~ 2 倍，PT-INR 值 2.0 ~ 3.0。随访过程中患者肝内分流道未出现狭窄或闭塞，临床症状明显改善，达到了预期目的。

脾动脉栓塞治疗亲体肝移植术后脾动脉及门静脉高灌注所致移植物功能不全 1 例

病例收集：首都医科大学附属北京佑安医院肝移植中心　李传云
点评专家：首都医科大学附属北京佑安医院肝移植中心　卢实春

【病例介绍】

1. 病史：患儿，男性，9 岁。因"乏力、食欲减退、尿黄 1 周"于 2009 年 8 月 21 日收入我院肝病一科。患儿于 2009 年 8 月 14 日无明显诱因出现乏力、食欲不振、尿黄，色如浓茶，伴腹胀，精神差，睡眠差，3 天后出现发热，自服布洛芬后体温正常，4 天后尿黄加深，在当地医院就诊，化验肝功能、凝血等项目，结果示：ALT 37.9U/L，AST 171.4U/L，TBIL 644μmol/L，DBIL 387μmol/L，Alb 27.0g/L，PTA 32%。超声提示肝实质回声弥漫改变，胆囊炎，脾大，腹腔积液，诊断为急性肝衰竭，予以促肝细胞生长素、谷胱甘肽、头孢他啶、呋塞米等保肝、利尿、抗感染治疗，症状无缓解，患儿腹胀、尿黄逐渐加重，遂于 2009 年 8 月 21 日来我院就诊。

2．入院诊断：急性肝衰竭、药物性肝损害、脾大、腹水、腹腔感染、肝肾综合征、贫血、胆囊炎。

3．入院后治疗情况：予以促肝细胞再生、保肝、利尿、抗感染、输血、纠正低蛋白血症及其他对症支持治疗，症状无缓解，患儿腹胀、尿黄加重，终末期肝病模型（MELD）评分 24.01，遂于 2009 年 8 月 22 日转入我院外科 ICU。

4．手术情况：在积极对症支持治疗的同时进行充分的术前准备，于 2009 年 9 月 5 日 14：00 至 2009 年 6 月 6 日 1：40 在全麻下行亲体肝移植术，术中见肝呈结节性硬化改变，大小约 27cm×18cm×8cm，脾淤血肿大，供肝（左半肝）重约 350g，移植物重量与受者体重之比（GWRW）为 0.97%，供肝体积与受者标准肝体积之比（GV/ESLV）为 41.07%，手术操作较顺利，术中失血 1700ml，输红细胞 900ml、自体血 100ml、血浆 600ml、血小板 2U。

5．术后情况：术后予以泼尼松、他克莫司抗排斥，硫普罗宁、多烯磷脂酰胆碱（易善复）、谷胱甘肽、茴三硫保肝利胆，华法林抗凝及其他对症支持治疗。术后 1 周内每日行超声多普勒检查，检测门静脉及肝动脉血流，每日检测肝功能、凝血等项目。

术后第 2 天始腹水引流量逐渐增加，超声检查提示门静脉（左支矢状部）平均流速 59.6cm/s，流量 3688ml/min；每百克肝组织门静脉灌流量高达 1053.71ml/min；肝动脉最大流速 36.3cm/s，流量 202ml/min；脾动脉内径 7mm，最大流速 112cm/s，流量 1759ml/min；肝静脉血流通畅。术后 1 周内转氨酶下降缓慢，虽每日输注 20g 人血白蛋白，但 Alb 水平持续偏低，血小板进行性下降。

术后第 7 天始转氨酶大幅上升。

术后第 10 天行腹腔干动脉造影显示肝动脉较细，血流缓慢，肝内分支显影稀疏、纤细，脾动脉增粗迂曲，实质期脾增大、增厚（图 8-9A），考虑为脾动脉及门静脉高灌注所致移植物功能不全。遂在脾动脉主干合适位置放置金属弹簧圈一枚（5cm×8mm），造影见脾动脉血流明显减少并可见造影剂逆流入肝动脉，脾实质染色变淡，肝动脉造影可见较栓塞前明显增粗，血流速度增快，肝内分支显影清晰（图 8-9B）。超声检查提示门静脉（左支矢状部）内径 9mm，平均流速 38.3cm/s，流量 1183ml/min；每百克肝组织门静脉灌流量下降至 338ml/min；肝动脉最大流速 60cm/s，流量 237ml/min。行脾动脉栓塞之后腹水逐渐减少，转氨酶迅速下降，血小板、Alb 上升。

术后第 4 周复查腹部超声未探及腹水，转氨酶、Alb 及血小板恢复正常，患儿康复出院。

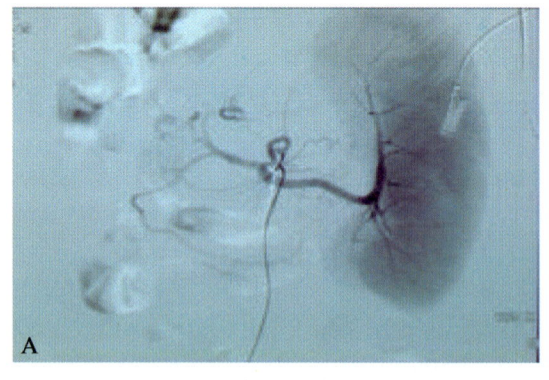 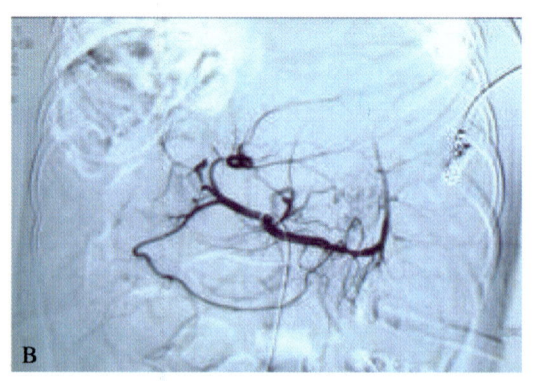

图 8-9　A. 患儿术后第 10 天动脉造影显示肝动脉较细，血流缓慢，肝内分支显影稀疏、纤细，脾动脉增粗迂曲，实质期脾增大、增厚；B. 在脾动脉主干放置金属弹簧圈一枚，造影见脾动脉血流明显减少并可见造影剂逆流入肝动脉，脾实质染色变淡，肝动脉造影可见较栓塞前明显增粗，血流速度增快，肝内分支显影清晰。

【专家点评】

脾动脉及门静脉高灌注所致移植物功能不全是肝移植术后患者肝功能异常及发生胆管并发症的较为少见的原因，既往被认为是"脾动脉窃血（SASS）"的后果，即粗大的脾动脉与肝动脉"争夺"腹腔干动脉血流，导致肝动脉灌流不足，移植物功能受损。而脾动脉及门静脉高灌注所致移植物功能不全的真正原因是由于脾动脉高灌注使脾静脉血流增加，致肝内门静脉过度灌注，肝血窦压力增高，肝动脉阻力指数增加，致肝动脉灌流不足，肝细胞缺氧，最终导致肝细胞及胆管上皮损害，轻者表现为肝功能指标恢复不良，重者则表现为移植物功能不全，即转氨酶持续异常、进行性黄疸升高、顽固性低蛋白血症、凝血病、腹水、脾功能亢进。因此，脾动脉及门静脉高灌注所致移植物功能不全并非普通意义上的小肝综合征（small-for-size syndrome）。小肝综合征常指由于供肝重量不足而导致门静脉灌注容量大于 250ml/100g 肝组织，致移植物高动力灌注性损伤。虽然活体肝移植的供肝大小尚无完全统一的标准，但目前一致认为移植物重量与受者体重之比（GRWR）为 0.8%～1.0%、供肝体积与受者标准肝体积之比（GV/ESLV）为 30%～40% 可基本满足受体需要。本例患儿 GRWR 为 0.97%，GV/ESLV 为 41.07%。

虽然脾动脉及门静脉高灌注所致移植物功能不全亦可发生在尸体供肝肝移植术后，但在减体积肝移植和亲体肝移植术后较为多见，尤其是术前并发有门静脉高压、脾大者，内脏高血流状态及肝体积的相对不足导致门静脉过度灌注性损伤是其发病的病理基础。术后早期常规超声多普勒检查是发现脾动脉及门静脉高灌注所致移植物功能不全的重要手段，本例患儿术后早期提示门静脉高灌注及其肝动脉灌流不足，脾动脉血流明显大于肝动脉，进一步行腹腔动脉造影证实为脾动脉及门静脉高灌注所致移植物功能不全。血管造影是诊断脾动脉及门静脉高灌注所致移植物功能不全的重要手段，其典型表现为肝动脉通畅但血流缓慢，肝内细小动脉充盈延迟，脾动脉扩张，直径>4mm 或是肝动脉的 1.5 倍，动脉血流快速通过脾动脉使脾实质充盈提前，脾静脉和门静脉同时甚至先于肝动脉显影。本例患儿动脉造影均提示有明显的脾动脉增粗迂曲，而肝动脉纤细、血流缓慢。

脾动脉及门静脉高灌注所致移植物功能不全的治疗手段主要有脾切除、脾动脉结扎、脾动脉栓塞以及肝动脉-腹主动脉搭桥，而经脾动脉置入金属弹簧圈的脾动脉主干栓塞是治疗此种移植物功能不全较为理想的手段。此方法通过减少门静脉血流量，降低肝血窦压力，从而使肝动脉阻力指数下降，既可增加肝动脉血供，又不至于造成脾梗死，且操作简便，对患者创伤较小，可免于再次手术。本例患儿采用介入技术经皮行脾动脉栓塞治疗后，肝功能迅速恢复正常，脾动脉及门静脉高灌注所致移植物功能不全得以治愈。

球囊扩张术治疗活体肝移植术后流出道狭窄 1 例

病例收集：山东省立医院肝移植中心　许世峰　刘　军
点评专家：山东省立医院肝移植中心　刘　军

【病例介绍】

1. 病史：患者，女性，12 岁。因"四肢共济失调、乏力、食欲减退、头痛 4 月余"于 2007 年 8 月 5 日收治入我院。4 月余前无明显原因出现四肢共济失调、不能握笔，伴乏力、食欲减退、右侧头痛、发热，头痛为持续性钝痛，影响睡眠，无腹痛，无恶心呕吐，先后至当地县、地级医院及安徽省中医院附院就诊，行抗感染、促消化、抗抑郁等治疗，效果不佳，症状进行性加重，出现进食困难、言语不清、走路不稳、肝功能恶化，查颅脑MRI示肝豆状核变性，铜蓝蛋白5.69mg/dl，血清铜0.39mg/L，诊断为肝豆状核变性。自发病来，神清，精神不佳，睡眠差，饮食差，大小便正常，体重较前减轻约6kg。

2. 体格检查：患者为少年女性，发育正常，营养中等，自主体位，查体合作，言词不清，站立不稳，蹒跚步态。双足内翻。双侧腹壁反射、肱二头肌反射、肱三头肌反射、膝反射及跟腱反射正常，Babinski征（±）。心、肺、腹部检查无异常。

3. 实验室检查及辅助检查：2007年7月17日颅脑MRI示：肝豆状核变性（图8-10）；2007年7月27日血清铜0.39mg/L，血清CER 5.69mg/dl。眼科裂隙灯检查提示角膜色素环（K-F环）（图8-11）。

4. 术前供体评估：患者拟行肝移植术，供肝取自其父亲左半肝。父女血型相配；供体无肝炎、无脂肪肝，肝功能检查正常；影像学检查供体肝提示无异常，供体肝动脉、门静脉、肝静脉无变异，初步核算供体左半肝重量大于受体体重的1%。

5. 手术情况：患者于2007年8月19日行活体肝移植手术。

术中切取供体左半肝：B超了解肝静脉的解剖结构和确定切割平面。CUSA切取左半肝。称重。肝断面上的主要肝静脉有左肝静脉、肝中静脉。

供肝及供肝静脉修整：切取的左半肝迅速放入0～4℃的UW液中，用UW液灌洗门静脉，用无菌生理盐水灌洗动脉和胆管。左肝移植物存在左肝静脉和肝中静脉共干，扩大其共干口，准备与下腔静脉吻合。

植入手术：左肝移植，扩大的左肝静脉与肝中静脉共干与下腔静脉吻合；肝动脉与门静脉对端吻合，胆管吻合后放置T管，以便术后观察胆汁质量与数量。

6. 术后检测及治疗：术后供体迅速恢复正常并于8天后出院。术后检测受体肝功能（胆红素的变化见图8-12），观察并记录胆汁的质量和数量，

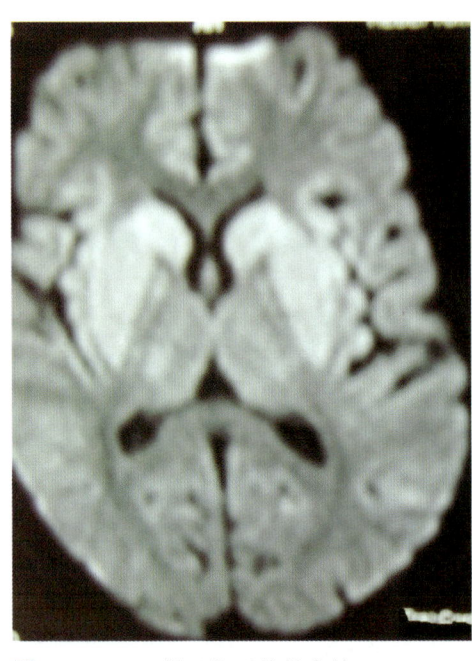

图8-10　MRI提示肝豆状核变性

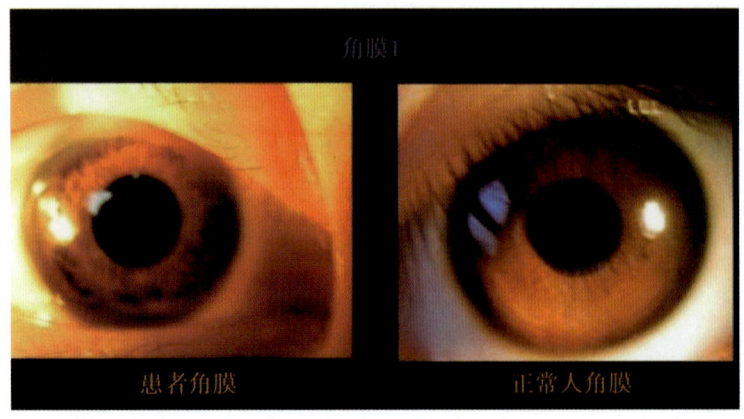

图8-11　K-F环

多普勒超声检测移植肝的血流情况。术后铜蓝蛋白变化情况如图 8-13。

术后受体即出现胆红素升高，并于第 7 天达到高峰后缓慢下降，提示 "7 天综合征"。术后第 11 天，患者胆红素再次升高，考虑移植肝出现急性排斥反应，给予甲泼尼龙冲击治疗，但效果不佳，胆红素持续升高，于术后 16 天达 254.8 μmol/L，并伴有腹水明显增多，此过程谷丙转氨酶、谷草转氨酶并无明显异常。多普勒超声提示门静脉血流速度异常升高 (86.2cm/s)（图 8-14）、肝静脉狭窄，考虑

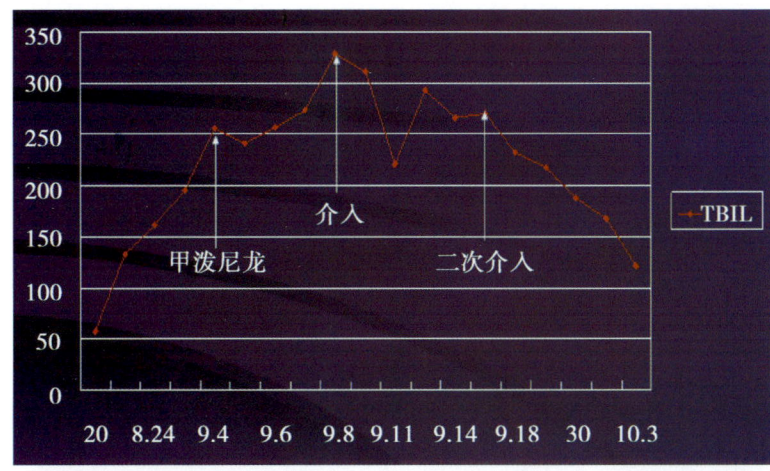

图 8-12　移植术后总胆红素变化及治疗方式

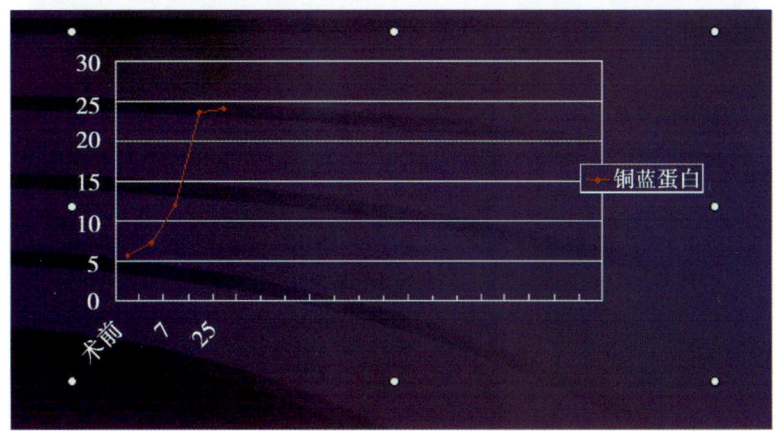

图 8-13　移植术后铜蓝蛋白变化

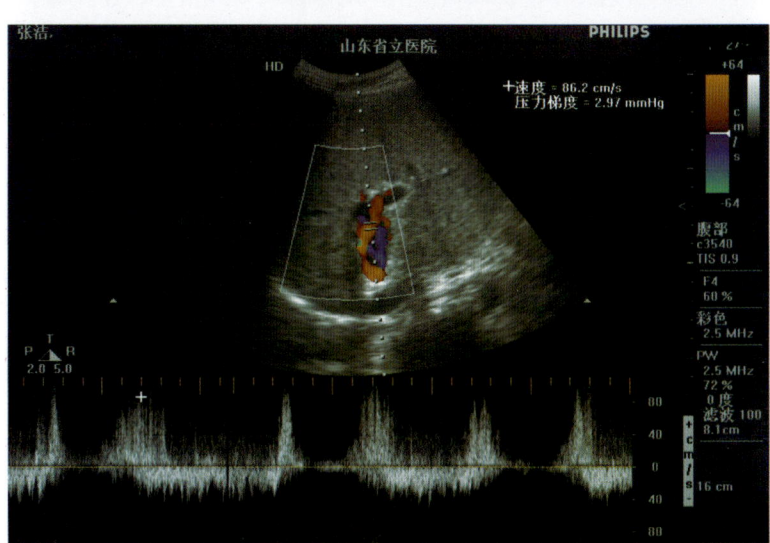

图 8-14　门静脉血流速度

小肝综合征引起的胆汁淤积,给予丁二磺酸腺苷蛋氨酸(思美泰)等保肝药物及小剂量激素治疗,胆红素仍持续升高,于术后20天达328.3μmol/L,决定行下腔静脉造影明确肝静脉狭窄程度。造影提示肝静脉吻合口狭窄伴部分扭转,经球囊扩张吻合口、解除吻合口狭窄后(图8-15),胆红素迅速下降,门静脉血流速度降低,腹水减少。10天后出现反复,再次行球囊扩张,胆红素缓慢下降。3个月后肝功能恢复正常。

7. 长期预后:术后患者血清铜、血清铜蓝蛋白恢复正常。患者于3个月后进食恢复正常。于半年后四肢共济失调得到明显缓解,并于8个月后能握笔写字。

【专家点评】

活体肝移植术后流出道狭窄常见,目前尚无特效治疗,球囊扩张治疗的报道不多。球囊扩张的时机十分重要,扩张太早易导致吻合口撕裂;扩张太晚可导致肝功能的不可逆损害。结合该病例,我们认为术后20天左右,吻合口狭窄行球囊扩张是安全有效的。吻合口狭窄一次球囊扩张后,由于吻合口的弹性回缩及瘢痕粘连等因素,可造成吻合口再次狭窄,此时行再次扩张及反复扩张仍是安全有效的。

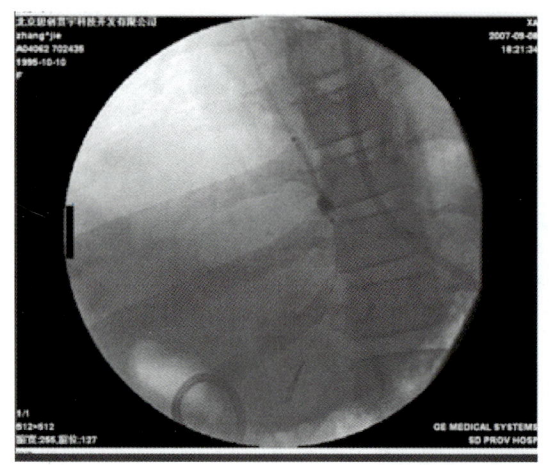 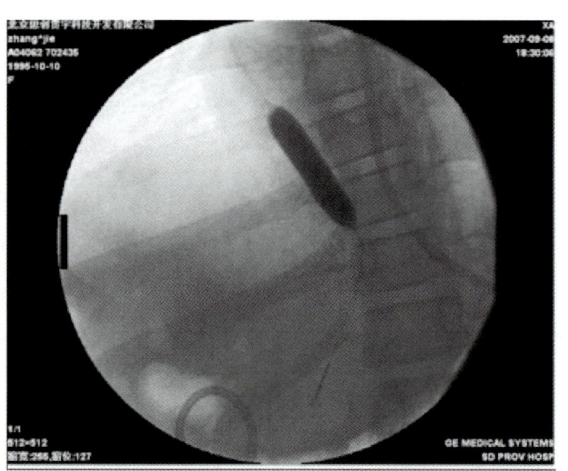

图8-15 球囊扩张前(左图)、后(右图)

动脉球囊暂时阻断脾动脉治疗肝移植术后脾动脉盗血综合征1例

病例收集:中国人民解放军第309医院肝移植中心 郑德华
点评专家:中国人民解放军第309医院肝移植中心 杜国盛

【病例介绍】

1. 病史:患者,男性,52岁。主因"反复乏力、食欲减退3年"入院。

2. 体格检查:生命体征平稳,全身皮肤、黏膜无黄染,无肝掌,颈前可见数枚"蜘蛛痣",腹部略膨隆，未见肠型及蠕动波，未见腹壁静脉曲张。腹软，无压痛、反跳痛及肌紧张，Morphy征（–），肝脾肋下未触及，双肾区无叩击痛，移动性浊音（+），肠鸣音正常，双下肢无水肿。

3. 实验室检查：肝功能检查显示：谷丙转氨酶（ALT）27 IU/L，谷草转氨酶（AST）30 IU/L，总胆红素（TBIL）18.8 μmol/L，直接胆红素（DBIL）8.2μmol/L，总蛋白（TP）61.2 g/L，白蛋白（ALB）29.6g/L，肌酐（Cre）69.1μmol/L，尿素氮（BUN）4.76 mmol/L，碱性磷酸酶（ALP）92 IU/L，r-谷氨酰基转移酶（GGT）35 IU/L。凝血四项检查显示：凝血酶原时间（PT）16.1 s，凝血酶原活动度（PA）57%，国际标准化比值（INR）1.32，活化部分凝血活酶时间（APTT）42 s，纤维蛋白原含量（FIB）1.474 g/L。

4. 辅助检查：腹腔CT报告显示：肝硬化、肝内占位性病变，考虑为肝癌，大量腹水。

5. 入院诊断：肝恶性肿瘤（单发、直径1.5cm）、肝炎后肝硬化、乙型病毒性肝炎。

6. 术前评估：术前均通过腹部CT血管成像、多普勒超声对肝动脉、门静脉和腔静脉进行评估。

7. 手术方式：术式采用经典式，供、受者肝固有动脉作端端吻合，受者胃十二指肠动脉进行结扎。

8. 术后情况：肝移植术后免疫抑制方案采取以他克莫司为基础的三联免疫抑制方案，即他克莫司（FK506）+吗替麦考酚酯（MMF）+皮质激素（Pred）。他克莫司浓度术后前3个月维持在8～12ng/ml，3个月后维持在5～8ng/ml。术中应用甲泼尼龙500mg，术后1个月内逐渐停用激素。移植术后1周内常规每日行B超检查肝血流，术后1个月和3个月行B超检查。

术后第2天移植肝B超检查提示：门静脉及下腔静脉血流通畅，肝动脉血流信号基本消失（图8-16）。遂急诊行腹腔动脉血管造影检查见：肝内动脉显影不清，脾动脉迅速显影，脾动脉明显较粗，直径约10mm，血流通畅，造影剂排空迅速，脾动脉盗血综合征诊断明确（图8-17）。脾动脉盗血综合征诊断明确后，沿肝动脉导管注入罂粟碱扩张肝动脉，肝动脉血流状态无明显改善，随即经股动脉球囊阻塞脾动脉起始部，注射造影剂打开球囊，同时经右侧桡动脉再置入导管于腹腔动脉处造影显示：脾动脉显影基本消失，肝动脉显影明显好转（图8-18）。拔除桡动脉导管，将脾动脉球囊导管固定于右侧腹股沟体表。术后持续应用抗生素，观察生命体征，复查肝生化，拔除球囊导管前每日复查B超1次。肝功能指标异常明显改善，术后复查B超提示：肝动脉显示清晰，收缩期振幅和舒张期血流明显改善。脾动脉显示不清，脾静脉血流存在（图8-19）。置入球囊导管后第5天吸瘪球囊，复查

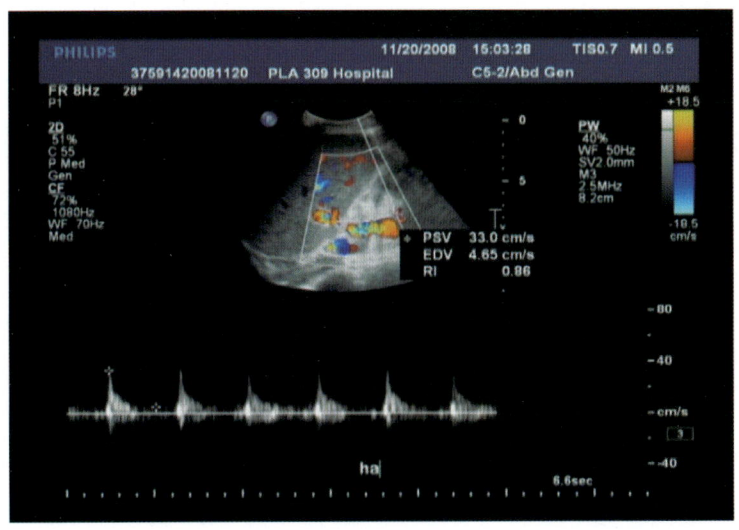

图8-16　术后第2天B超示：肝动脉血流基本消失

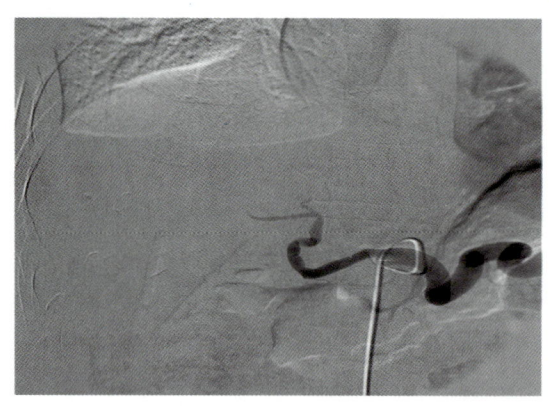

图 8-17 术后第 2 天 DSA 肝动脉造影示：肝动脉血流基本消失，脾动脉盗血明显

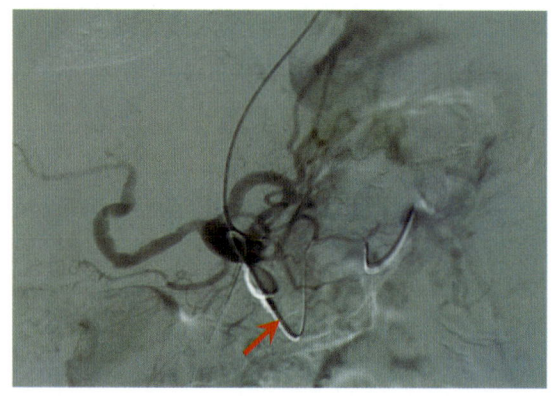

图 8-18 术后第 2 天球囊阻断脾动脉后，肝动脉血流明显恢复。红色箭头所示为球囊阻断脾动脉起始部

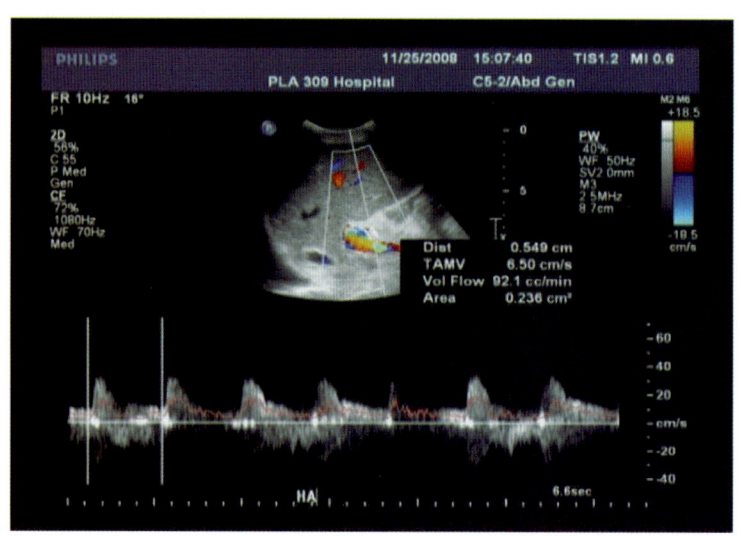

图 8-19 术后第 7 天 B 超示：肝动脉血流基本正常

B 超肝动脉搏动良好，脾动脉血流恢复；置管后第 7 天查 B 超示肝动脉搏动良好，收缩期振幅和舒张期血流明显改善，第 8 天拔除球囊导管，同时再次行肝动脉造影显示：肝动脉血流完全恢复正常（图 8-20）。患者肝功能指标恢复顺利。

【专家点评】

肝移植术后动脉盗血综合征是肝移植术后较为罕见的并发症之一，以移植物动脉供血不足为特征，由腹腔干血流分流入共干的其他动脉引起。患者通常表现为酶系升高、移植物功能损伤、胆汁淤积或

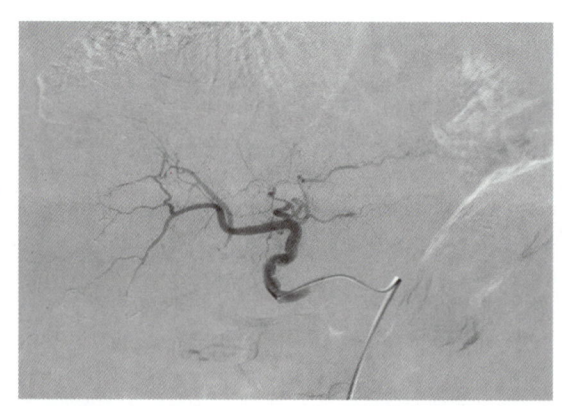

图 8-20 术后第 8 天拔除动脉球囊后 DSA 肝动脉造影显示：肝动脉血流完全恢复正常

移植术后肝动脉血栓生成。盗血病因尚未完全被证实，初步推断与下列因素有关：大部分肝移植患者术前存在不同程度的门静脉高压、脾大、脾功能亢进，脾动脉血流丰富，管径增粗；肝缺血/再灌注损伤后，早期肝动脉血流阻力指数较高；血流竞争性分流到公共的其他动脉，竞争性分流使肝动脉血流减慢、血流量减少即导致脾动脉盗血综合征的发生。脾动脉盗血综合征的临床表现各异，较肝动脉血栓形成相对温和，但呈持续性损害，早期表现为肝细胞、胆管上皮损害后的轻重度肝酶谱和胆红素升高。多普勒监测肝动脉并发症的敏感性为91%，特异性可达99%。移植肝B超可见肝动脉血流信号消失或声谱改变等结果异常，例如阻力指数增高（收缩期振幅下降而舒张期频谱消失）所致的血流高阻力和流速下降，肝动脉血管造影可明确诊断。后期可表现为胆系缺血性改变（结扎胃十二指肠动脉不会引起受体胆管缺血狭窄），其危害是显而易见的，严重者肝动脉血栓形成、管腔闭塞、移植物失功能，甚至受体死亡。故肝移植须尽量避免脾动脉盗血的发生，一旦发生后必须及早发现，早期予以纠正。

多家单位报道脾动脉栓塞治疗该并发症，但目前尚无通过暂时性阻断脾动脉血流治疗脾动脉盗血综合征的报道，据我们所知，本治疗方案尚属首次报道。我们认为，发生脾动脉盗血的患者脾动脉往往明显增粗，直径甚至超过10mm，血流速度快，钢圈往往仅能栓塞脾动脉近脾端，造成脾缺血、脾部分区域发生坏死，引起术后感染并发症，甚至败血症。本例患者采取暂时性阻塞脾动脉同样可以纠正脾动脉竞争性分流，增加肝动脉压力，助其渡过缺血/再灌注后肝肿胀的高阻力阶段，避免肝动脉血栓生成，同时仅减少脾动脉主干血流，对脾的血液供应不会造成不可逆的影响，取出脾动脉球囊后尚可恢复脾动脉血流，避免了脾栓塞后的脾坏死、严重感染等并发症。

肝移植术后门静脉狭窄、肠系膜上静脉血栓形成1例

病例收集：武警总医院移植研究所　姜英丽
点评专家：武警总医院移植研究所　陈　虹

【病例介绍】

1．病史：患者，男性，51岁。主因"肝移植术后1年半，间断性腹痛、腹泻4天"于2009年12月26日入院。4天前，患者进食冷食后出现腹痛、腹泻，间断性隐痛伴腹胀，脐周为著，进食后加重；解糊状或水样便，2～4次/日，未见脓血；无发热，无恶心、呕吐等症状。患者既往有乙肝、戊肝病史。2000年因"肝硬化失代偿、脾功能亢进"行脾切除。2008年因"肝硬化失代偿"行原位肝移植术，术后38天因"胆管吻合口狭窄"行手术解除狭窄。

2．体格检查：T 36.7℃，P 80次/分，R 19次/分，BP 120/80mmHg。皮肤、巩膜无黄染，腹软，脐周围轻度压痛，无反跳痛及肌紧张，未扪及包块，移动性浊音（-），肠鸣音稍亢进。

3．实验室检查及辅助检查：血常规（-），便常规+潜血试验（-），血淀粉酶：36U/L。腹部B超示：门静脉直径1.11cm，为入肝血流，血流速度21～113cm/s，吻合口直径0.67cm，门静脉吻合口上下流速差异稍大。

4．入院后治疗情况：给予对症治疗，症状未见明显改善。2009年12月29日腹痛加重，以脐周

为著,伴腹胀,大便3次/日,为黄色糊状便,无脓血。同时出现发热症状,体温波动在37.8~38.4℃。急查血常规:WBC 20.79×10⁹/L,NEUT 16.71×10⁹,NEUT% 80.4%,LYMPH 1.56×10⁹,LYMPH% 7.5%,MONO 2.43×10⁹,MONO% 11.7%,PLT 301×10⁹,RBC 4.9×10¹²,HGB 145g/L。便常规:未见WBC及RBC,潜血试验:(++)。腹平片未见异常。CT平扫+增强扫描显示:①肝移植术后门静脉狭窄、肠系膜上静脉血栓形成,腹腔内及食管周围静脉曲张,门静脉高压;②末段回肠与盲肠管壁增厚、水肿,周围脂肪间隙模糊,考虑阑尾周围炎症(图8-21);③慢性胰腺炎。结肠镜检查示:①回盲部处见黏膜充血水肿、溃烂,病变质脆,触之易出血。②全结肠散在静脉血管曲张。病理诊断:大肠黏膜炎症伴坏死溃疡形成,部分腺体腺瘤性增生及黏膜下血管畸形(图8-22)。考虑为结肠炎伴肠系膜上静脉血栓形成(superior mesenteric venous thrombosis,SMVT)。

5.治疗及转归:抗凝:阿司匹林肠溶片,0.1克/次,1次/日。溶栓:尿激酶50万单位/次,1次/日,疗程9天;低分子肝素钠60毫克/次,1次/日,疗程14天。祛聚:硫酸氢氯吡格雷片75毫克/次,1次/日。禁食、抗感染、补充热量等治疗。

9天后复查CT可见肠系膜上静脉血栓溶解,血流通畅(图8-23)。12天后患者症状基本消失。复查血常规(-),便常规+潜血试验(-)。患者病情稳定后,于2010年2月1日行门静脉球囊扩张术,术后患者恢复良好,无不适。

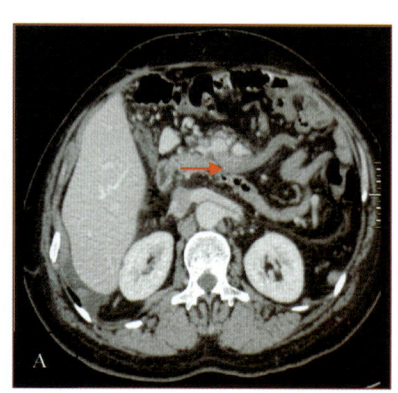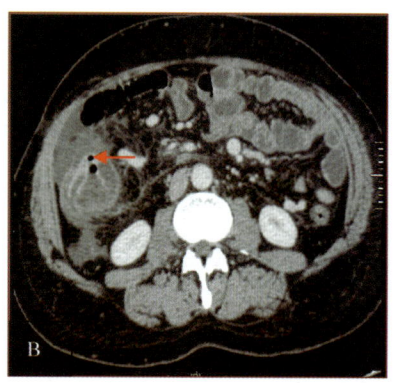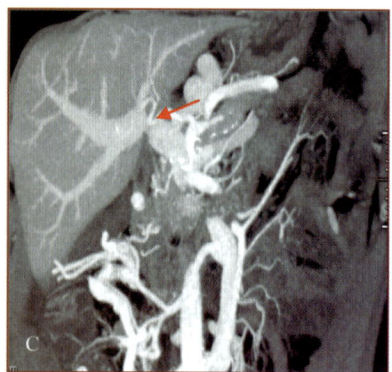

图8-21 CT检查。A.肠系膜上静脉血栓形成;B.结肠壁高度水肿及腹腔曲张静脉;C.门静脉狭窄

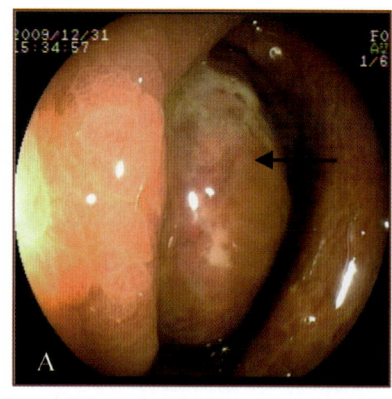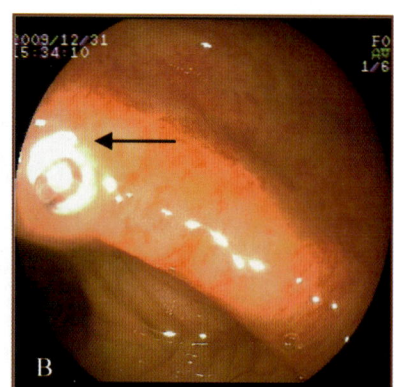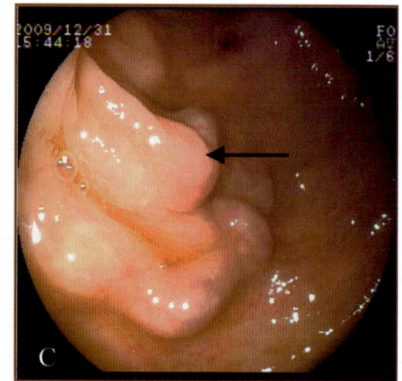

图8-22 结肠镜检查。A.回盲部黏膜充血水肿;B.回盲部黏膜溃烂,病变处质脆;C.全结肠散在静脉曲张

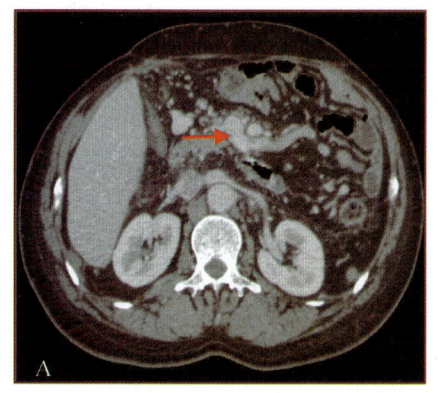
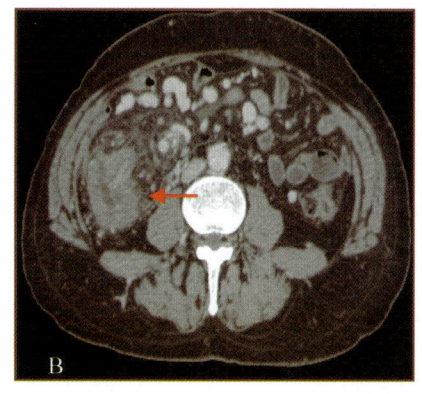
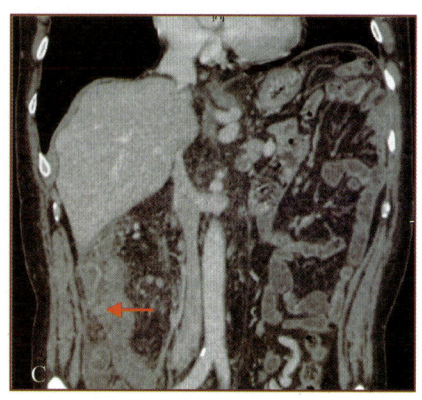

图 8-23　复查 CT。A. 肠系膜上静脉血栓完全溶解；B. 结肠壁充血、水肿较治疗前明显缓解；C. 结肠壁充血、水肿缓解

【专家点评】

肝移植术后门静脉狭窄主要与门静脉吻合技术有关。若病变轻微，无伴随临床症状，则可密切观察；若临床症状严重，出现门静脉高压改变时，则需采用介入手段放置内支架，通过气囊扩张狭窄的门静脉。欧明辉等报道过门静脉血栓形成（portal vein thrombosis，PVT）与 SMVT 发生率较低，同时发生更为少见。Rattner 等研究显示选择性脾切除术后 PVT 的发病率为 0.7%，一般于术后 2～4 个月内发病。

肝移植术后 PVT 与 SMVT 的发生与下面几个因素相关：一方面，肝移植术前患者多存在肝硬化与门静脉高压症，增加血栓形成的风险；另一方面，脾切除术后，血小板浓度增高，尤其肝硬化门静脉高压症的患者增高更为显著，可增高 30%～100%，高峰时间在术后 7～20 天，持续 6 天～3 年；脾切除术后红细胞黏度增高，形态改变，红细胞内出现 howwell-joeey 小体、Heine 小体及其他废物堆积；脾切除后门静脉压力下降、血流变慢，但肠系膜上静脉的血量增加；手术时造成肠壁的边缘血管挤压、损伤或小血管内膜暴露；抗凝血酶Ⅲ的缺乏以及 S 蛋白或 C 蛋白缺乏亦是 SMVT 的好发因素。肝移植脾切除后，SMVT 发生率为 0.7%～2.0%，而外伤性脾破裂行脾切除术后一般不形成门静脉系统血栓。本例患者因乙肝后肝硬化失代偿，发生 SMVT 距脾切除 8 年，距肝移植术后 1 年半，其原因可能与术前门静脉高压、脾切除有关。血液高凝状态、腹腔感染、腹部手术史可能为该患者 SMVT 形成的主要因素。

肝移植术后 SMVT 的临床表现无特异性，易误诊、漏诊。早期有腹痛、腹胀、腹泻，给予解痉、止痛药物等治疗后，症状无缓解。晚期可出现小肠缺血性坏死，病程进展迅速，出现广泛性腹膜刺激征及全身性感染中毒症候。患者早期腹部无固定压痛点，后期可有全腹压痛、反跳痛及腹肌紧张等腹膜刺激症状，但往往症状和体征不相符合。在小肠坏死出现前，急性肠系膜缺血患者体征不明显，故易漏诊。对可疑患者，影像学检查为主要手段。增强 CT 是最敏感的诊断方法之一，可发现肠系膜上静脉内血栓、肠壁增厚，但对显示微小栓子价值有限。Rober 和 Gloviczki 等报道 CT 的正确诊断率在 90%～100%。磁共振血管造影对于 SMVT 的诊断敏感度可达 100%。肠系膜动脉造影可显示动脉痉挛，诊断率为 61%～93%。但肠系膜动脉造影为有创检查，且 SMVT 的患者行血管造影存在假阴性，一旦栓塞形成，造影剂容易反流入肠系膜动脉旁，导致动脉期延长，有穿孔形成，则造影剂溢入肠腔。彩色多普勒超声造影具有迅速、简便、无创、价廉等优点，其诊断准确率可达 50%～80%，可作为 SMVT 的初筛检查手段，但彩色超声多普勒的正确诊断需要良好的腹腔条件及经验丰富的操作者。肝移植术后SMVT患者白细胞及血小板数值多升高，血常规检查可提供一定的诊断线索。另外Gradman等报道，血管源性急腹症发生时，血清胱氨酸明显升高，这也有助于本病的诊断。腹痛明显伴D2-二聚体显著升高，排除下肢静脉血栓或肺栓塞等情况，要考虑此病可能。

一旦确诊或高度怀疑SMVT，应立即行抗凝、溶栓、抗血小板聚集治疗。对抗凝及溶栓治疗病情无缓解，腹部疼痛明显加重，并出现腹膜刺激征，腹腔穿刺抽出血性液体或出现体温上升，WBC明显升高的情况，应及时手术，以免延误病情。患者于发病后第8天在明确诊断后才开始采用抗凝、溶栓及祛聚等针对血栓的治疗方案，同时予以禁食、抗感染、补充热量等辅助治疗，效果佳、预后好。这提示尽管已过了最佳溶栓时机，但采取全身综合治疗仍能有良好效果。

SMVT术后复发率为20%～25%，病死率达20%～50%。患者存在以下情况应预防性应用抗凝治疗：①术中见脾巨大，腹腔粘连或炎症重，同时手术创伤大，时间长者；②术后血小板计数上升幅度较大，或血小板计数明显超出正常范围；③术前B超显示门静脉直径>2.0cm，术后门静脉血流变慢或有涡流，或者显示肠系膜上静脉血流缓慢者。脾切除术后应定期监测血小板数量，若血小板计数>$500×10^9$/L，应使用血小板聚集抑制药，可用阿司匹林肠溶片；若血小板计数>（800～1000）×10^9/L，应使用抗凝药物，如肝素、双香豆素，直至血小板降至$500×10^9$/L以下。发现血液黏度明显增高，应适当应用改善血液流变学的药物，如低分子右旋糖酐、复方丹参、川芎等。

本例提示：对于移植术后出现腹泻的患者，如经常规治疗无好转甚至加重者，尤其有脾切史者，应考虑到SMVT的可能性，需进一步进行相关检查，包括B超、CT、肠镜，必要时行血管造影。一旦确定诊断，甚至对疑似的病例，就应尽早积极溶栓治疗。

肝移植术后肝动脉狭窄1例

病例收集：北京大学第三医院肝移植中心　张志鹏
点评专家：北京大学第三医院肝移植中心　修典荣

【病例介绍】

患者，男性，62岁。于2008年12月因"肝硬化、门静脉高压症"在我院行"同种异体原位肝移植术"，动脉采用供体肝总动脉与受体肝固有动脉对端吻合方式，手术过程顺利，术后恢复良好。病理回报：肝小结节性肝硬化，未见肿瘤成分。免疫治疗方案：他克莫司（FK506）3mg Q12h，泼尼松龙20mg Qd，吗替麦考酚酯（MMF）0.5g Q12h。

术后1个月复查肝功能，ALT 19 U/L（5～40U/L）。

术后3个月患者出现食欲减退、大便次数增多，偶有低热，ALT 322U/L，考虑排斥反应可能，但肝穿刺病理未见急慢性排斥反应。肝CTA示肝固有动脉、门静脉吻合口狭窄，胆管吻合口狭窄，肝内胆管扩张（图8-24～8-26）。进一步行肝动脉造影、间接门静脉造影检查提示肝动脉狭窄，同时实施肝动脉扩张成形术。术后患者肝功能逐渐恢复。此后定期复查，ALT 8～58 U/L，多普勒超声提示门静脉上段局部狭窄，血流速度明显增快（Vs=160cm/s），其远端门静脉呈瘤样扩张，大小2.4cm×1.9cm，肝动脉上段部分可见，局部血流速度Vs=77cm/s，未予特殊处理。

第八章　肝移植术后血管并发症病例

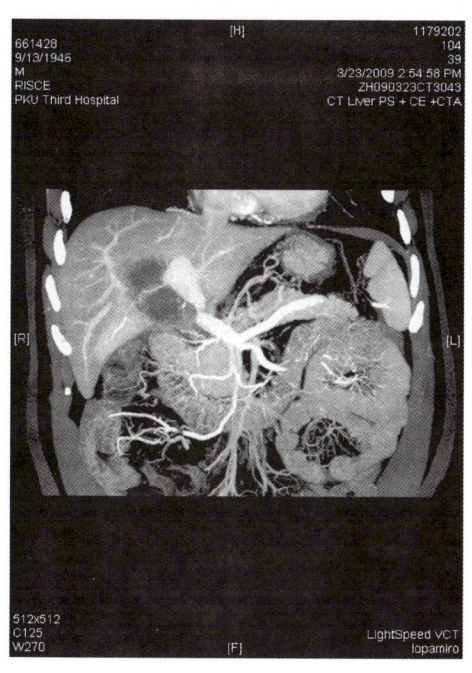

图 8-24　门静脉狭窄

2009 年 7 月 30 日患者排柏油样便 1 次，量约 300ml。经内镜逆行胰胆管造影（ERCP）证实为胆管出血，放置鼻胆管引流后出血逐渐停止。术后 2 周拔除鼻胆管，患者再次出现暗红色血便，经保守治疗效果欠佳。肝 CTA 示：肝固有动脉局限性狭窄，狭窄程度约 90%，远端及肝左、右动脉起始部呈瘤样扩张；门静脉主干吻合口局限性狭窄，最窄约 6mm，远端左、右门脉分叉前呈瘤样扩张；肝静脉吻合口未见明显狭窄（图 8-27）。再次经肝动脉造影证实右肝动脉假性动脉瘤形成并可见造影剂外溢，于是行选择性右肝动脉栓塞术，此后患者病情平稳，未再出现血便。

近 1 年来患者间断发热，体温高达 39～40℃，伴有寒战，多次胸片及移植肝 B 超检查未见明显异常，考虑胆管炎可能。每次均予抗感染等治疗好转。

2009 年 12 月 23 日行 ERCP 示：胆总管下端结石，胆管吻合口明显狭窄，吻合口附近可见造影剂外漏。取出结石后患者仍有间断发热。肝 MR 示：胆管十二指肠瘘，胆管吻合处狭窄，肝内胆管未见明显扩张（图 8-28）。考虑患者反复发热与胆管引流通而不畅、胆管十二指肠瘘、反流性胆管炎有关，但肝内胆管扩张不明显，经皮肝穿刺胆管引流（PTCD）操作困难。遂决定先行放置胆管支架管，引流胆汁、促进窦道闭合。

患者于 2010 年 1 月 14 日行 ERCP 发现胆管吻合口明显狭窄，造影剂从吻合口部位胆肠瘘口流入十二指肠，扩张狭窄部位后放置胆管塑料支架管建

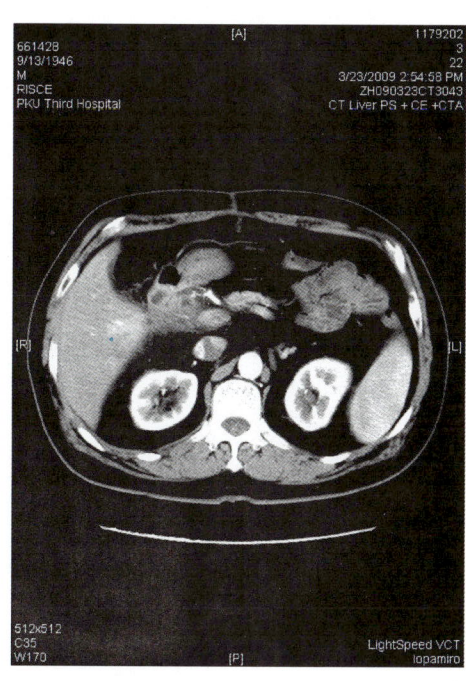

图 8-25　肝动脉狭窄

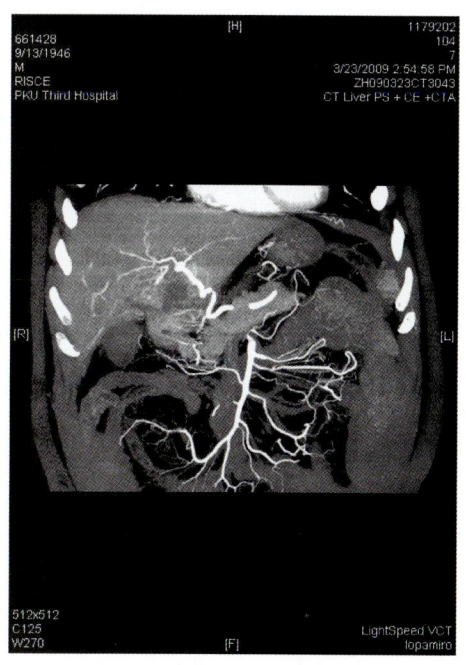

图 8-26　肝动脉狭窄（冠状位）

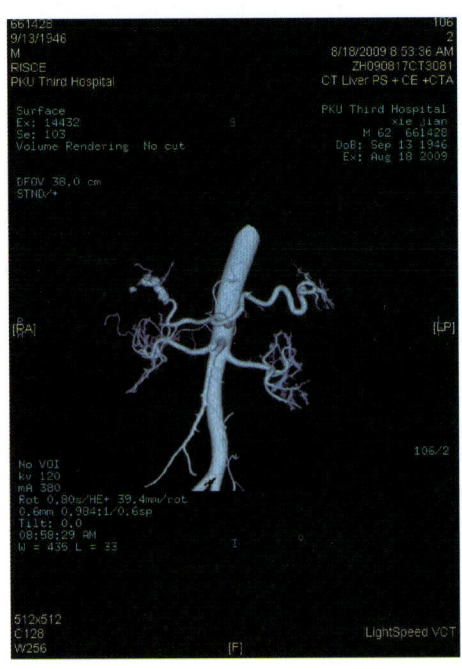

图 8-27 动脉瘤

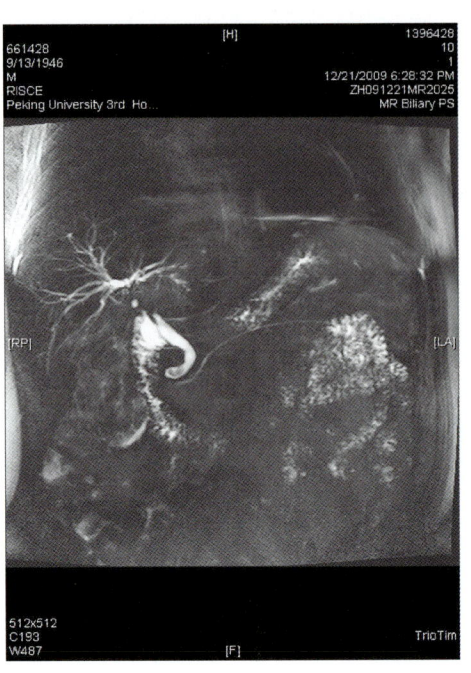

图 8-28 胆管狭窄

立引流通路。

然而此后患者依然间断高热，于3月18日再次行ERCP，发现胆管支架管已在狭窄段远端，取出支架管后反复尝试通过狭窄段失败。检查过程中于十二指肠球部、降部交界处发现胆管瘘口，导丝经瘘口插入胆总管后仍然无法通过狭窄段胆管。为引流胆汁、缓解患者胆管炎症状，于4月9日行PTCD，操作过程顺利，此后患者体温正常。并于5月24日和6月29日两次入院更换引流管。目前患者体温正常，饮食好。

【专家点评】

肝移植术后动脉并发症，如血栓形成、肝动脉狭窄、吻合口假性动脉瘤和肝动脉破裂，会严重影响患者和移植物预后。其中肝动脉狭窄（hepatic artery stenosis，HAS）发生率为4%~11%，是肝移植术后的严重并发症。多由于操作不当、血管夹损伤、排斥反应、保存液所致微血管病变和肝病复发等造成，最终因血流灌注不足引起移植肝功能损害和胆管狭窄，供肝由于在十二指肠缘切断了肝十二指肠韧带，肝动脉系统是受体肝内外胆管与吻合口最重要的血供来源，肝动脉血流动力学异常会直接导致缺血性胆管损伤。

肝动脉狭窄缺乏特异的临床表现。术后早期常因大面积或多发的肝组织坏死导致急性肝衰竭、肝脓肿、胆管坏死及严重腹腔感染。晚期因侧支循环的建立和对肝动脉血供依赖的减少以缺血型胆管狭窄和反复胆管感染为主。临床上出现转氨酶升高，多普勒超声肝动脉血流阻力减低，肝活检有缺血改变时应怀疑肝动脉狭窄，然而还要警惕大约20%的患者表现隐匿。多普勒超声是简单、无创的检查方式，但其敏感性仅有85%，当临床高度怀疑肝动脉狭窄时，应及时行血管造影确诊。治疗方式包括重新吻合、放射介入和再次移植等。对于早期局限的狭窄选择介入球囊扩张治疗可达到良好的效果。需要注意的是，支架置入术后有四分之一的患者会发生肝动脉再狭窄，尚需要监测转氨酶和定期多普勒超声检查。

本例患者肝移植术后3个月出现食欲不振、大便次数增多伴转氨酶升高，排除排斥反应后进一步检查发现肝固有动脉、门静脉吻合口狭窄、胆总管狭窄。经肝动脉球囊扩张后，肝功能改善但反复发作胆管感染，考虑动脉扩张后肝灌注改善，肝功能好转，转氨酶可降至正常，但不能改变胆管已发生的器质性病变。术后 ERCP 证实胆管吻合口狭窄、胆漏。胆汁渗漏、腐蚀吻合口造成肝动脉假性动脉瘤形成，以致患者反复胆管出血。虽然经过选择性肝动脉栓塞治疗后出血停止，但患者胆管狭窄继发胆管十二指肠瘘、反流性胆管炎，仍然间断高热，且因内瘘形成在一定程度上引流胆汁，肝内胆管扩张不明显。考虑到经皮经肝穿刺困难，我们多次尝试通过 ERCP 放置胆管支架管，但局部狭窄程度严重，未能实现通畅引流。最终采取 PTCD 外引流后患者体温正常，胆管炎缓解。

总之，肝动脉狭窄是移植术后的严重并发症，介入治疗能改善部分患者的肝功能，可作为首选治疗措施。然而缺血型胆管狭窄形成后，放射介入治疗并不能减少胆管并发症。积极处理缺血型胆管狭窄和胆管感染等并发症可以改善患者的生活质量。

活体肝移植术后肝静脉狭窄的处置 1 例

病例收集：浙江大学医学院附属第一医院肝移植中心　吴美萍
　　　　　叶　洲　章芒里
点评专家：浙江大学医学院附属第一医院肝移植中心　郑树森

【病例介绍】

患儿，男性，3 岁。因"腹部膨隆 1 年，加重半个月"入院。

入院查体：神清，精神可，T 38℃，R 26 次 / 分，P 100 次 / 分，BP 129/84mmHg，巩膜轻度黄染，浅表淋巴结未及明显肿大，气管居中，未及肿大甲状腺，双肺呼吸音清，心界不大，各瓣膜区未及明显杂音，腹部明显膨隆，未及压痛及反跳痛，肝脾触诊不满意，肠鸣音无明显亢进，双侧阴囊肿胀，神经系统检查阴性。

实验室检查：白细胞计数 5.2×10^9/L，中性粒细胞百分比 59.2%，血型为 O 型；白蛋白 32.5g/L，球蛋白 29.0g/l，谷丙转氨酶 193U/L，谷草转氨酶 608U/L，总胆红素 82.0μmol/L，直接胆红素 51μmol/L，肌酐 23μmol/L，尿素氮 3.08mmol/L，尿酸 174μmol/L，三酰甘油 1.23mmol/L，总胆固醇 3.83mmol/L，空腹血糖 3.03mmol/L；凝血功能常规检查：国际标准化比值 1.39，凝血酶原时间 16.0s。初步诊断肝硬化失代偿期、大量腹水、脾大。

入院后查铜蓝蛋白测定 29.70mg/dl，KF 环未见，患儿家属自述在当地医院已排除肝豆状核变性。查肝胆脾胰彩超提示肝硬化，脾大，门静脉血流反向，腹水。CT 提示肝静脉回流入下腔血管纤细。磁共振扫描示胆树结构显示良好，未见明显扩张及狭窄，腔内未见异常充盈缺损。胰管显示良好，管径粗细均匀。胆囊外形明显增大，腔内信号均匀；心脏超声示三尖瓣少量反流。肝硬化原因因家属拒绝未行病理检查。在 B 超及腹部 CT 检查排除肝血管性及胆管疾病的情况下，首先考虑先天性遗传性代谢性疾病引起的肝硬化。结合患者血糖偏低，首先考虑糖原累积病。

入院后予以护肝、利尿、补充白蛋白、血浆输注、抗感染、腹水引流等对症支持治疗。2009 年 5 月 7 日在全麻下行活体肝移植术（其父亲捐赠左肝Ⅱ、Ⅲ段）。术后病理：符合糖原累积症伴小结节性肝硬化。

术后患儿出现顽固性大量腹水，量为 1000～2000ml/d，积极内科治疗腹水无好转。患儿同时伴有反复高热。B 超提示移植肝肝静脉吻合口重度狭窄，左肝静脉一分支血流染色稀疏，流速减慢。CT 提示移植肝右侧部分密度减低，提示灌注不良。

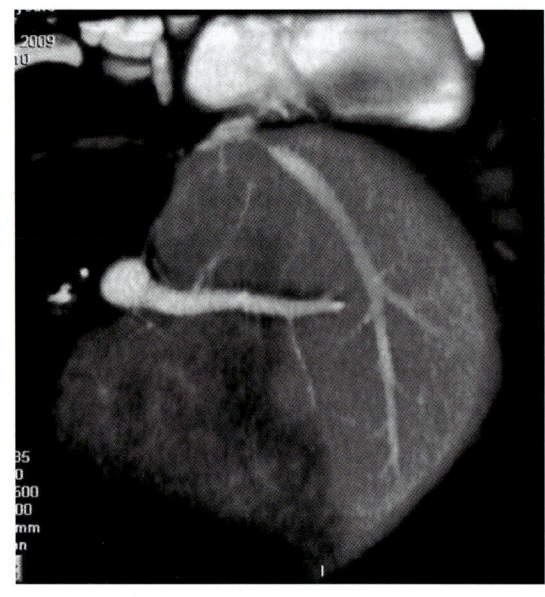

图 8-29　CT 和 CTA 提示移植肝右侧部分密度减低，提示灌注不良，移植肝右侧血管分支稀少

CTA 提示移植肝右侧血管分支稀少（图 8-29）。于移植术后 43 天行肝静脉造影 + 支架植入手术，造影显示肝静脉与下腔静脉吻合口附近狭窄（图 8-30），予球囊（4mm×20mm）扩张，扩张后再次造影发现狭窄处再次回缩，考虑肝静脉扭转导致狭窄，行肝静脉支架（5mm×16mm）植入术，植入支架后造影显示狭窄段扩张满意。术后患儿腹水逐渐减少，肝功能渐恢复正常，于移植术后 3 个月出院。

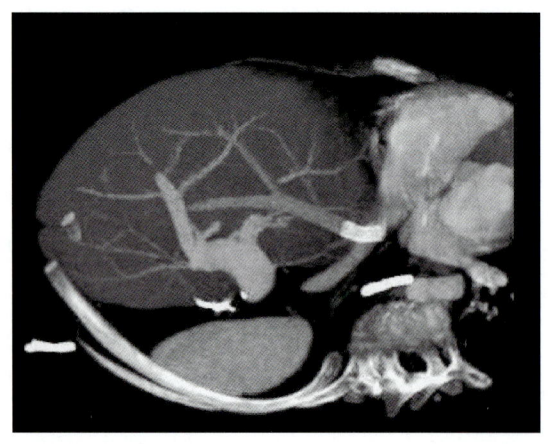

图 8-30　肝静脉支架植入后造影显示狭窄段扩张满意

【专家点评】

肝静脉狭窄是肝移植术后的一种严重并发症，在活体肝移植术后发生率较高。肝移植术后肝静脉栓塞与回流障碍多与吻合口成角、扭曲和狭窄有关。供体血管的长度不适当（过长或过短），一般为过长；供受体肝体积相差太大以致肝床空间不符合；肝移植时供肝游走移动；吻合时缝线牵拉过紧等均是致流出道受阻的原因。流出道的受阻致肝静脉压力升高，以致肝动脉、门静脉入肝血流缓慢，继发血栓形成。

移植肝术中立即发生的流出道受阻可表现为肝淤血、肝质地变韧。术后发生静脉回流受阻、淤血，临床表现为常见的"小肝综合征"，即功能肝体积不足以满足受体的代谢需要，临床表现为术后胆汁淤积、胆汁分泌减少、肝合成功能恢复延迟和顽固性腹水等，肺部感染、消化道出血为其主要并发症。发生小肝综合征虽然有多方面的原因，但足够通畅的肝静脉是维持供肝移植后正常功能必不可少的条件。正常情况下，活体肝移植术后血清转氨酶和胆红素等指标可出现一过性升高，但 2～3 天后逐渐下降。如果出现胆红素持续升高、顽固性腹水等，影像学检查发现肝段淤血、肝静脉回流受阻，要考虑由肝静脉阻塞导致的"小肝综合征"的可能。

我中心认为，为避免术后发生肝静脉回流不畅而导致相应肝静脉引流肝段或肝叶淤血、坏死，以致移植肝功能不足，强调术中需对直径 > 5mm 的肝静脉或属支进行吻合。经皮肝静脉造影术可确诊肝静脉流出道梗阻。经皮肝穿刺球囊扩张术是治疗肝静脉和下腔静脉吻合口狭窄的有效方法，若扩张后再次出现下腔静脉狭窄，则可再次扩张并内置 wallstent 金属支架。经皮介入治疗肝静脉狭窄是首要的方法，创伤小、近期疗效显著，其中远期疗效有待进一步观察。介入治疗后疗效不佳时，可采取手术治疗，对已出现不可逆性肝损害者应争取进行再次肝移植术。

肝移植术后移植物抗宿主病病例

第九章

肝移植术后急性移植物抗宿主病 1 例

病例收集：天津市第一中心医院肝移植中心　曲　伟
点评专家：天津市第一中心医院肝移植中心　孙丽莹

肝移植术后发生移植物抗宿主病（GVHD）的发病率较低，但肝移植术后急性移植物抗宿主病（aGVHD）预后极差，死亡率可高达85%，主要临床特征为：①术后2～6周内发病；②发热、腹泻、皮疹和严重的中性粒细胞减少或全血细胞减少；③肝功能多正常；④预后差，超过85%的患者死于感染和多器官功能衰竭。下面就我中心1例肝移植术后急性移植物抗宿主病的救治经验与大家分享。

【病例介绍】

患者，男性，64岁。主因"乙肝肝硬化，原发性肝癌，肝肾综合征"于2010年3月18日在全麻监护下行经典原位非转流肝移植术，供受者血型相同，术中输注浓缩红细胞20U、冰冻新鲜血浆4000ml，术程8.5h，留置T管，手术过程顺利（免疫诱导方案：巴利昔单抗20mg+甲泼尼龙1000mg）。

术后免疫抑制剂应用方案为他克莫司（FK506，血药浓度波动于3.8～8.2ng/ml）+甲泼尼龙抗排斥治疗，同时予以抗感染等对症治疗，肝肾功能逐渐恢复。

移植术后第11天，血常规检查提示白细胞由$6.4×10^9$/L突降至$1.11×10^9$/L，可疑病毒感染，行相关病毒学检查，同时皮下注射粒细胞刺激因子（CSF-G）刺激粒细胞生成，后白细胞水平波动于$(3～5)×10^9$/L。

术后第14天，无明显诱因出现水样腹泻，便常规提示黄色稀便，全菌群量减少，球：杆为4：6，予以对症处理。

术后第15天，患者出现发热，体温最高为38.6℃，伴有暗红色斑丘疹，略高于皮肤，遍及头面部、颈、胸、背、腹、四肢及会阴部，伴有口腔黏膜多处糜烂及溃疡（图9-1），结合既往白细胞下降病史，不排除病毒感染，给予更昔洛韦抗病毒治疗，间断应用解热镇痛药物控制体温，同时加大抗感染力度，给予头孢哌酮钠舒巴坦钠、氟康唑联合抗感染治疗，患者病情仍无明显好转，全身皮疹面积增大，伴有表皮松解。实验室检查显示肝功能正常，临床诊断为肝移植术后急性移植物抗宿主病（aGVHD），并予以皮疹周围皮肤病理活组织检查，

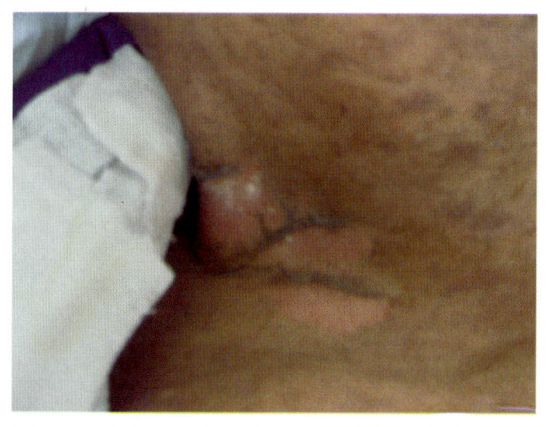

图9-1　皮疹呈暗红色斑丘疹，略高于皮肤，遍及头面部、颈、胸、背、腹、四肢及会阴部，伴有口腔黏膜多处糜烂及溃疡。

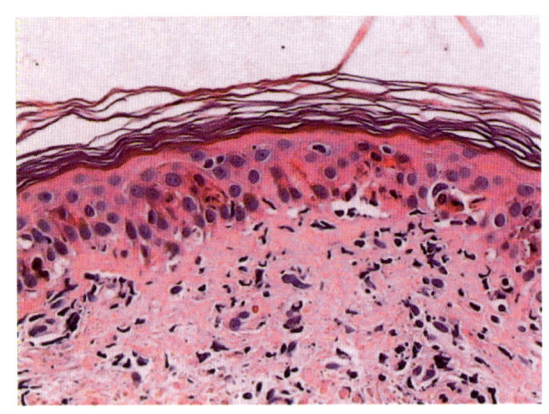

图9-2 送检皮肤组织伴有过度角化,大部分表皮与真皮分离,可见基底细胞液化,表皮内可见较多的角化不良和坏死角质细胞,稀疏散在几个淋巴细胞浸润($CD3^+$);真皮浅层见少许炎细胞浸润($CD3^+$、$CD45Ro^+$、$CD8^+$细胞多于$CD4^+$细胞,CD20阴性),未检见嗜酸性粒细胞,符合急性移植物抗宿主病(aGVHD)

停用FK506,并给予甲泼尼龙500mg冲击治疗1次。患者病情进行性加重,白细胞进行性下降,最低降至$0.08×10^9$/L,淋巴细胞无法检出;皮肤病理结果提示符合aGVHD表现(图9-2);骨髓穿刺病理提示骨髓增生减低,粒、红系减少,组织细胞增多;移植肝功能正常,结合病理诊断结果与发热、皮疹、腹泻等临床症状,考虑诊断为:肝移植术后aGVHD、弥散性凝血功能障碍、急性肾功能不全、双肺炎症。继续给予美罗培南、利奈唑胺、醋酸卡泊芬净抗感染;粒细胞刺激因子、红细胞生成素、血小板生成素促进骨髓造血;人免疫球蛋白增强免疫力;巴曲酶、止血定止血;奥美拉唑抑酸防治应激性溃疡,同时予以肠内营养支持、补液维持内环境稳定等综合治疗。患者病情持续恶化,造血功能衰竭,白细胞、血小板持续下降,间断输入红细胞、血小板等对症治疗后无明显效果;给予输注间充质干细胞(MSCs),细胞数为$3.1×10^7$($0.5×10^6$/kg),效果不佳。

术后23天,患者突发血氧饱和度下降、神志不清,急行气管插管、机械通气支持,最终因多脏器功能衰竭抢救无效死亡。

【专家点评】

肝移植术后发生移植物抗宿主病(GVHD)的病例很少见,根据美国联合器官共享网络(UNOS)的数据统计显示,该病发生率只有0.1%,有些文献报道最高可达1%;而造血干细胞移植术后GVHD的发生率为30%~60%,死亡率为50%。肝移植术后急性移植物抗宿主病(aGVHD)预后极差,死亡率为85%。在肝灌注保存后,有10^9~10^{10}个供体免疫细胞随着肝的植入进入受者体内,与受体发生免疫反应。

肝移植术后GVHD的主要特征为:多见于移植术后2~6周内;无明显诱因出现发热、腹泻、皮疹,严重者可出现表皮松解性皮炎,不易与药疹的皮损相鉴别;随即出现严重的中性粒细胞减少或全血细胞减少;与骨髓移植术后GVHD不同的是患者肝功能正常,因为肝被供体淋巴细胞识别为自身组织,因此不受到免疫攻击;由于严重的骨髓抑制,多数患者死于感染和多器官功能衰竭。

肝移植术后GVHD的诊断困难,受累靶器官可出现一系列临床症状和体征,如皮肤、骨髓、消化道等;受累器官的组织学检查可有助于诊断,但确诊需要找到嵌合体的证据(外周血中可检测到>1%的嵌合体);以及受累器官或外周血中供体淋巴细胞存在的HLA或DNA证据。本例患者诊断主要依靠临床表现,结合骨髓活检、皮肤活检。由于没有预留供体的组织和血液,无法进行HLA及聚合酶链反应-短串联重复系列(PCR-STR)检测、嵌合体的检测。

GVHD的治疗没有确切的方案。有些报道GVHD症状出现后增加免疫抑制剂的用量,主要是大剂量的激素、OKT3等,也有报道减少免疫抑制剂的使用甚至停用,可以减少机会性感染的发生率,但病死率无明显差别。由于绝大多数患者无法渡过骨髓抑制阶段而死于感染,因此可以输入间充质干细胞以帮助患者重建骨髓系统。本例患者输入了一次体外扩增骨髓间充质干细胞MSCs,但由于病情过重,未能有机会继续治疗。

肝移植术后移植物抗宿主病 1 例

病例收集：上海第二军医大学长征医院肝移植中心　郭闻渊　张晓君
点评专家：上海第二军医大学长征医院肝移植中心　丁国善

【病例介绍】

患者，男性，36 岁。因"乙肝"反复治疗多年，身体状况逐步恶化，曾因上消化道出血行输血治疗。于 2010 年 5 月因"黄疸十余年，加重伴黑便 1 月余"入院。查生命体征平稳，神志清，精神可，皮肤、黏膜中度黄染，脾肋下 3 指，余无明显阳性体征。上腹部 CT 提示"肝硬化，脾大，脾动脉瘤，肝动脉、门静脉 CTA 未见明显异常"。诊断为"①乙型肝炎后肝硬化失代偿；②上消化道出血；③脾动脉瘤"。

完善检查、妥善准备后行"经典原位肝移植 + 脾动脉瘤切除 + 脾切除术"。供、受者 ABO 血型均为 A 型，术中输血约 4000ml。术中无肝期静脉滴注甲泼尼龙 500mg，巴利昔单抗（舒莱）20mg 及乙型肝炎免疫球蛋白（HBIG）2000IU；手术顺利，移植肝功能恢复良好。术后采用他克莫司（FK506）预防排斥反应，同时依据全血 FK506 浓度谷值及经验范围调整剂量，另口服拉米夫定及定期静脉滴注 HBIG 预防乙肝复发。

患者术后第 2 天出现低热，初期考虑"脾热"，予对症处理，但症状无明显好转，1 周后由低热进展为高热，由弛张热进展为稽留热；再予联合抗感染治疗（细菌 + 真菌）并完善全身检查，先后排除肺部感染、腹腔潜在脓肿可能。

术后第 18 天患者出现皮疹（图 9-3），为斑丘疹，高出皮肤，压之退色，始发于颈、胸部，考虑药疹可能，予抗过敏治疗并更换相关抗生素后皮疹一度消退（图 9-4）。

术后第 25 天患者皮疹再度出现，斑丘疹遍布全身，以手足为重；并出现腹泻症状，为水样便，

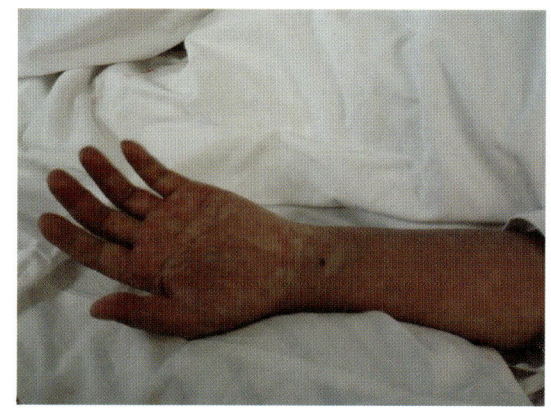

图 9-3　皮疹

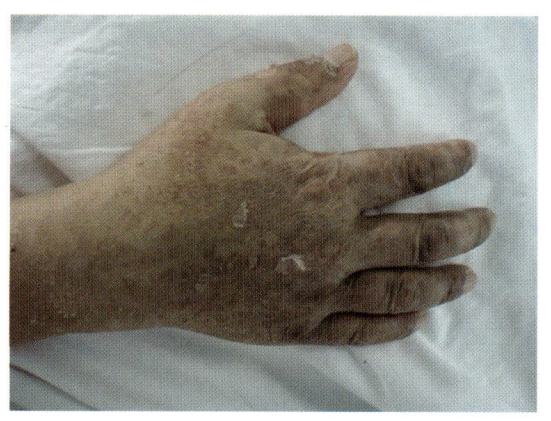

图 9-4　皮疹消退

每日十余次。结合临床表现诊断为"移植物抗宿主病"。治疗上予停 FK506，行甲泼尼龙（160mg/d 连用 1 周）及丙种球蛋白（20g/d）冲击治疗，同时加强反向隔离及辅助治疗。经上述治疗后皮疹消失，但高热持续不退，腹泻由水样便进展为血便，同时伴全血细胞下降，虽经造血细胞因子（EPO、G-CSF 及血小板生成素等）刺激、营养支持及输血支持治疗，病情仍无好转。病程中白细胞最低降至 0.1×10^9/L，血小板最低降至 8×10^9/L，血红蛋白

最低降至 68g/L。考虑激素冲击疗效欠佳。

术后第 37 天予巴利昔单抗（舒莱）20mg 静脉滴注进行抗淋巴细胞治疗，病情无好转；患者消耗严重，渐次出现低蛋白血症及出血倾向，中等量腹水，全身广泛瘀斑；病情进行性加重，最终于术后第 40 天因循环衰竭而死亡。死亡诊断：多器官功能障碍综合征、移植物抗宿主病、乙型肝炎后肝硬化失代偿、脾动脉瘤。

【专家点评】

移植物抗宿主病（graft versus host disease，GVHD）是器官或细胞移植术后的一种免疫紊乱状态，是由移植物中成熟 T 淋巴细胞识别宿主的主要组织相容性复合物抗原而致敏激活，进而增殖分化，攻击受体皮肤、消化道、骨髓等靶器官而引起的全身性疾病。其发病有 3 个条件：①移植物（血液制品尤其是白细胞、骨髓、实体器官）含有免疫活性细胞；②受体表达供体不具有的组织抗原，受体被供体视为外来物；③受体处于免疫抑制状态，不能对移植物产生排斥反应并灭活移植细胞。

急性 GVHD 多发生在移植后 3 个月内，通常为 2～6 周。早期症状为发热、皮疹、腹泻和全血细胞减少。因其表现与药疹、巨细胞病毒感染等类似，早期诊断困难。Triulzi 等将诊断标准归纳为 3 项：①靶器官如皮肤、消化道、骨髓等受累引起的症状和体征；②受累靶器官的组织学检查结果；③受累靶器官或外周血中供体 T 淋巴细胞存在的 HLA 或 DNA 方面的证据，如嵌合体检测。

GVHD 发生最危险的因素是血型相同患者或仅有一个 HLA-I 类错配且至少有一个 HLA-DR 抗原相同。其他危险因素还有受体年龄大（>65 岁），供体比受体年龄小 40 岁，以及受体患有先天性细胞介导的免疫缺陷或术前免疫功能低下如营养不良、酗酒、感染等。我们认为围术期免疫抑制过度可能也是 GVHD 发生的一个重要因素。

GVHD 发生后治疗不是非常有效，主要包括大剂量皮质激素冲击、减少或停用免疫抑制剂、使用抗 IL-2 受体单克隆抗体、造血细胞因子（G-CSF 或 GM-CSF）刺激骨髓造血、注射免疫球蛋白以及预防性抗感染等。病程后期常发生骨髓抑制，患者多因难以控制的全身感染、感染相关的多系统器官功能衰竭而死亡。

尽管肝移植术后 GVHD 发生率很低，但一旦发病死亡率极高。应加强对 GVHD 发病机制、相关高危因素的认识，术前受体免疫功能评估以及术后免疫抑制方案的个体化应用可能有助于预防肝移植术后 GVHD 的发生。

肝移植术后移植物抗宿主病 1 例

病例收集：昆明市第一人民医院暨昆明医学院附属甘美医院云南省肝移植中心　李来邦
点评专家：昆明市第一人民医院暨昆明医学院附属甘美医院云南省肝移植中心　李　立

【病例介绍】

1. 病史：患者，男性，39 岁。因"反复腹胀、乏力、食欲减退 4 年，加重 2 个月伴呕血 2 次"于 2007 年 7 月 12 日入院。患者有慢性乙肝病史 12 年，4 年前曾因"重症肝炎"在传染病医院住院治疗。

2. 体格检查：神志清楚，精神差，轻度贫血貌，慢性肝病面容，全身皮肤及巩膜无黄染，肝掌明显，无蜘蛛痣、皮下出血等。双肺呼吸音清晰，未闻及干、湿性啰音。心率102次/分，律齐，各瓣膜听诊区未闻及杂音。腹部平坦，腹壁静脉无曲张，左上腹饱满，全腹软，无压痛及反跳痛，肝未触及肿大，脾高度肿大，其下极达髂前上棘水平，腹部移动性浊音（+），肠鸣音8次/分。双下肢无水肿。

3. 实验室检查：血常规为 RBC $2.65×10^{12}$/L, Hb 82g/L, PLT $46×10^9$/L, WBC $7.4×10^9$/L; 终末期肝病模型（MELD）评分为20.09分；乙肝两对半：HBsAg（+），HBeAg（+），HBcAb（+）；HBV-DNA $3.49×10^4$，CMV-DNA（-）。

4. 入院诊断：慢性乙型肝炎，乙肝后肝硬化，肝功能失代偿期，门静脉高压症，食管胃底静脉曲张破裂出血，脾功能亢进。

5. 入院后治疗情况：经院内专家会诊及器官移植伦理委员会讨论后一致认为肝移植是唯一有效的治疗方法，患者及其家属也同意做肝移植，故将此患者列入肝移植名单。给予输血纠正贫血，肌内注射乙肝免疫球蛋白，口服拉米夫定，纠正低蛋白血症，改善凝血功能，积极行肝移植术前准备。患者于入院后第7天行同种异体原位肝移植术。

6. 手术情况：供肝取自自愿捐肝之脑死亡者，供肝质量良好，无肝炎、肝硬化、肝肿瘤等情况，供肝用4℃ UW 液灌注和保存，热缺血时间为零，冷缺血时间为7h。切除病肝、切除脾后行改良背驮式同种异体原位肝移植术，手术时间约8h，术中失血约5000ml，无肝期常规静脉注射乙肝免疫球蛋白6000U和甲泼尼龙1000mg，手术顺利，术后患者转入SICU。

7. 术后情况：术后在ICU监护3天后转回普通病房。术后免疫抑制剂方案：FK506，血药浓度维持在10～15mg/ml；术后第1天静脉滴注甲泼尼龙500 mg，1周内递减改为口服泼尼松片20 mg/d；吗替麦考酚酯胶囊 0.5g，2次/天。

术后第18天患者不明原因发热，体温波动在38.5～39℃；随后躯干、四肢出现散在红色皮疹，为高出皮肤的红色斑丘状，压之略退色，有触痛，按颈、胸、背、腹、四肢的顺序逐渐出现（图9-5），3天后口腔黏膜也出现多发溃疡；伴腹泻，为黄色稀水样便。期间多次血、痰、尿、咽拭子的细菌和真菌培养均为阴性，血CMV抗原和EB病毒抗体均为阴性，肝功能一直正常。请皮肤科会诊排除药物性皮疹。在皮疹出现后第3天行皮肤组织活检，检查结果符合急性移植物抗宿主病（aGVHD）的皮肤病理表现（图9-6），同时请美国移植病理专家远程会诊进一步确认支持肝移植术后GVHD之诊断。予以调整FK506血药浓度在1～3 ng/ml；使用大剂量甲泼尼龙1 g/d，1周后逐渐递减至口服泼尼松片20 mg/d；静脉滴注注射用免疫球蛋白（IVIG）5 g/次，每周2次。体温逐渐降到正常，皮疹在1周内逐渐消退，并出现新生皮肤及坏死表皮脱落。但皮疹消失9天后又再次出现，并出

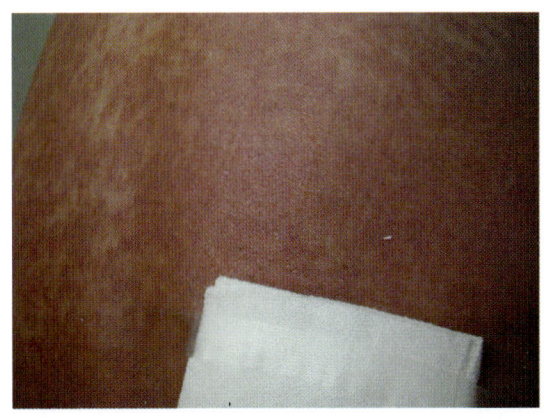

图9-5 术后第20天，全身弥漫性红色斑丘疹

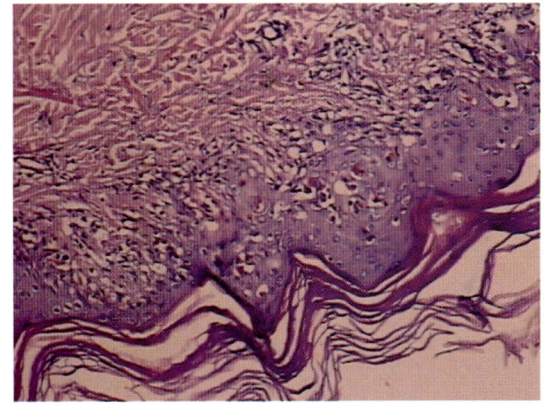

图9-6 术后第20天皮肤活检见表皮松解，表皮和真皮之间有大量的淋巴细胞和卫星淋巴细胞（HE×200）

现全血细胞减少，主要是中性粒细胞减少明显。考虑GVHD反复，再次给予大剂量激素冲击治疗，激素缓慢递减，2周后减到口服泼尼松片40 mg/d，分2次口服。皮下注射重组人粒细胞刺激因子缓解骨髓抑制。皮疹逐渐消退未再反复，血象恢复正常。

术后61天，出现无症状肝酶升高：ALT1 715 U/L，AST 730 U/L，TBIL 39.6μmol/L，DBIL 19.7μmol/L，γ-GGT 1195 U/L；FK506血药谷浓度1.78 ng/ml；体温正常；无新发皮疹；血常规正常；血及痰培养阴性；PCR HCMV-DNA及HBV-DNA均小于1000copies/ml，正常；腹部B超及MRI示胆管血管成像正常，考虑急性排斥反应，家属拒绝肝穿刺活检，静脉滴注甲泼尼龙，1.0 g/d，3天后改泼尼松20 mg/d口服；FK506血药谷浓度5～10 ng/ml；吗替麦考酚酯0.5g口服，2次/天。

术后129天治愈出院。肝移植术后患者肝功能、凝血功能、FK506谷值浓度及血象变化情况见图9-7～9-10。

8．出院后随访：患者出院后已定期随访3年余，他克莫司胶囊1mg，每日2次，肝功能良好，

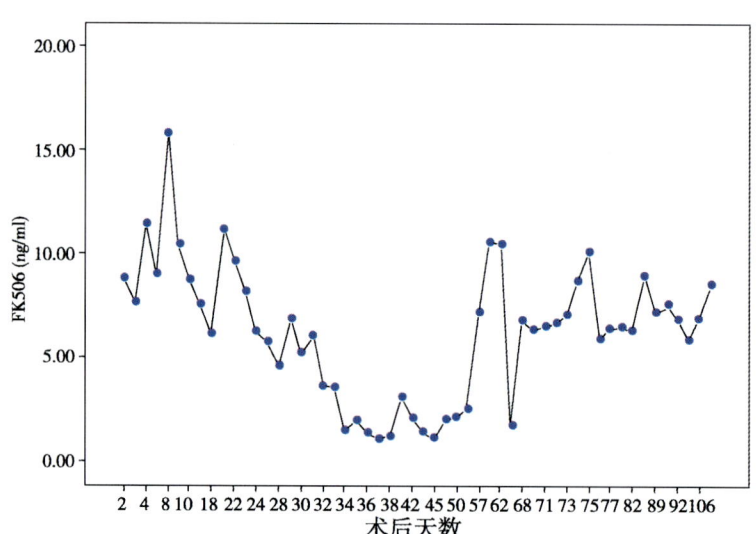

图9-7　术后FK506血药浓度变化折线图

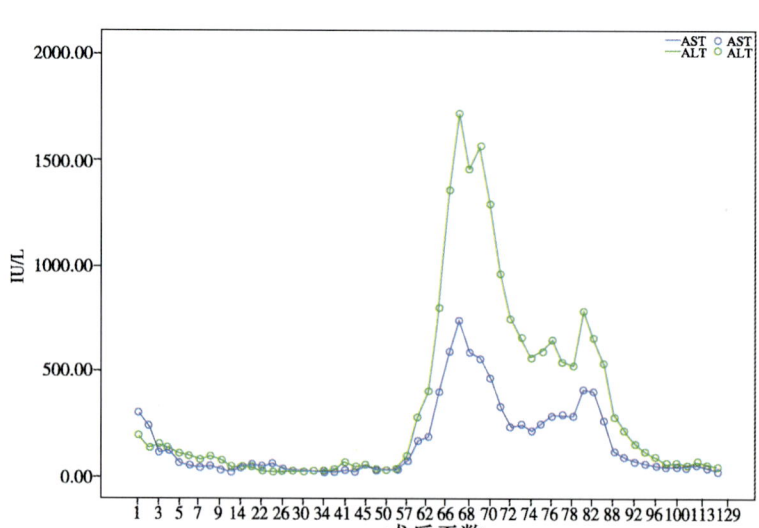

图9-8　术后ALT、AST变化折线图

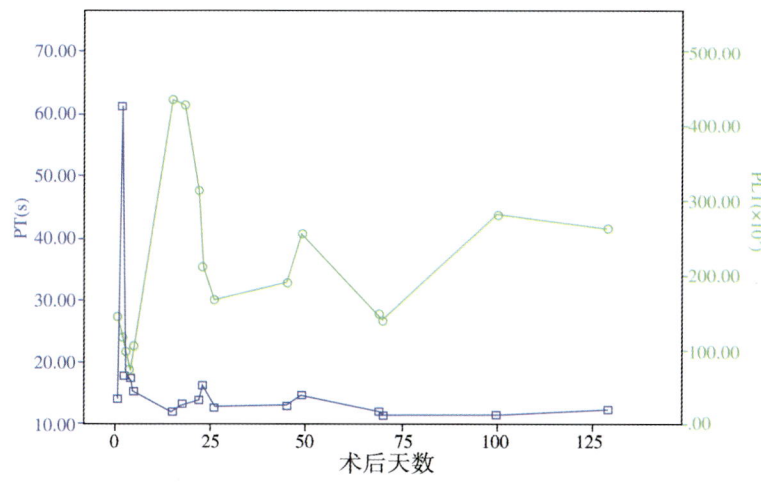

图 9-9 术后 PLT 和 PT 变化折线图

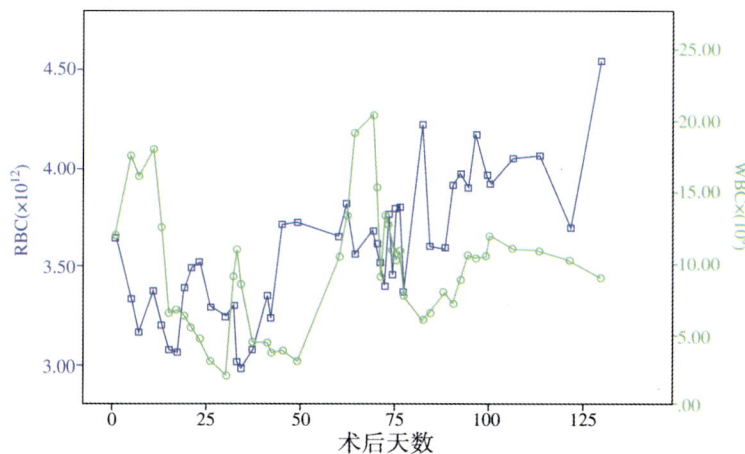

图 9-10 术后 RBC 和 WBC 变化折线图

无骨髓抑制表现，皮疹未再反复。

【专家点评】

GVHD 是指移植物中的淋巴细胞识别宿主的主要组织相容性复合物（MHC）抗原，进而增殖分化，并对含有该 MHC 抗原的宿主组织和器官进行免疫攻击，引起宿主的全身性疾病。肝移植后 GVHD 的发生形式有两种：一是 GVHD 体液反应，以因质受体 ABO 血型不同器官移植相关的免疫性溶血性贫血及发热为特征，临床症状轻微，具有自限性；二是 GVHD 细胞免疫反应，供体来源的具有免疫活性的淋巴细胞克隆性扩增，引起针对受体组织的破坏性细胞免疫反应，其靶组织为皮肤、消化道和骨髓，临床上所见的 GVHD 多为后者。GVHD 多见于造血干细胞移植或小肠移植，而肝移植少见，发病率仅为 1%～1.5%，但死亡率高，受者多因合并严重感染而死亡，临床疗效极差。

肝移植后 GVHD 的诊断主要依据典型的临床表现、特异性病理学改变以及受者体内嵌合体形成。在未能获得嵌合体形成的分子生物学证据时，皮疹和全血细胞减少是肝移植后发生 GVHD 早期最有价值的诊断依据，但是临床上对肝移植术后 GVHD 的诊断率较低。主要原因是对其认识不足（多数人认为 GVHD 与肝移植关系不大），以及早期临床症状缺乏特异性，如发热为肝移植术后常见的早期症状；腹泻常与细菌感染、食物耐受不良及胆汁代谢紊乱有关；全血细胞减少通常与药物毒性作用、CMV感染、败血症相关；加之GVHD的皮疹表现与药疹又易混淆。因此，对于肝移植术后GVHD的诊断需要有高度的警惕性。

此例能成功救治，归因于出现不明原因的发热和非典型皮疹时，我们就高度警惕GVHD。另外，得益于对肝移植术后GVHD治疗观念的转变。具体措施如下：①增加激素用量，能有效地抑制炎症介质的释放，并有破坏淋巴细胞和免疫抑制的作用；②减少免疫抑制剂用量，肝移植后GVHD的患者建议减少免疫抑制剂的用量，因为GVHD本身就反映了受体过度的免疫抑制，这种状态有助于供体淋巴细胞的输入，加重临床症状；另外，骨髓抑制一旦发生，感染和死亡率也随之增加，减少或停用免疫抑制剂可以让受体重建自己的免疫系统，以排斥供体来源的淋巴细胞；③静脉注射免疫球蛋白，在提高抗感染能力的同时，也能选择性减少由T淋巴细胞分泌的细胞因子；调节和阻断Fc受体，抑制抗体依赖性细胞毒性作用；中和超抗原抗体和T淋巴细胞 $V_{\beta 3、8、17}$ 基因簇的抗体，防止超抗原诱导的细胞毒性T淋巴细胞的激活和抗体的扩增；干扰T淋巴细胞对抗原的识别，抑制CD8介导的细胞毒性等作用；④积极控制感染，肝移植术后的GVHD病例大多会发展为严重的、致死性的败血症，在疾病进展的早期阶段应预防性加用广谱抗细菌和抗真菌药物，并应考虑加用抗CMV的药物，因GVHD常伴有CMV感染。

肝移植术后移植物抗宿主病1例

病例收集：中国人民解放军309医院肝移植中心　朱志东
点评专家：中国人民解放军309医院肝移植中心　杜国盛

【病例介绍】

1. 病史：患者，男性。49岁。主因"乙型病毒性肝炎27年，肝硬化、门静脉高压13年，胆囊切除13年，脾切除、断流术后4年，发现肝弥漫性占位病变1周"于2006年12月19日入院。

2. 体格检查：一般状况差，全身皮肤、黏膜中度黄染，巩膜中度黄染，全身散在皮疹及出血点和蜘蛛痣，腹部膨隆，右上腹手术切痕，左上腹肋缘下手术切痕，肝肋下2cm，肝区轻度叩击痛，双肾区无叩击痛，未触及包块，移动性浊音（+），肠鸣音正常。

3. 实验室检查及辅助检查：B超、CT提示：肝弥漫性占位病变，门静脉阻塞，门静脉主干有癌栓，肝硬化，腹水。查肝功能异常，总胆红素429.9μmol/ml，AFP>397ng/ml。

4. 入院诊断：原发性肝癌，肝硬化。

5. 手术情况：经积极术前准备，于2007年1月5日在全麻下行肝移植术。

6. 术后情况：术后常规应用三联即他克莫司（FK506）+吗替麦考酚酯（MMF）+泼尼松抗排斥治疗。术后早期恢复顺利，术后2周肝功能正常，血药浓度在正常范围，患者活动自如，进食正常。

术后17天出现低热，按感冒处理，未见好转。术后18天出现高热并出现前胸多发散在皮疹，红，不痒，压之退色，无痛，分布对称，给予地塞米松10mg，未见好转。次日，皮疹增多，分布区域扩大，无痛痒，充血性，压之退色。并出现咽痛，高热不退，体温39～40℃，无腹泻，复查WBC 12.17×10⁹/L、中性粒细胞百分比91%，肝功能正常，查咽后壁及口腔黏膜有散在疱疹、白色溃疡出现。诊断为移植物抗宿主病（GVHD）。当即给予更昔洛韦抗病毒、亚胺培南西司他丁钠+万古霉素抗细菌、卡伯芬净抗真菌治疗。加用丙种球蛋白增强抗感染力量。

术后20天出现腹泻，5次/天。WBC 2.39×10^9/L、中性粒细胞百分比85.50%。移植物抗宿主病（GVHD）临床诊断明确。皮疹进一步增多，分布区域扩大，面部、腿部、上肢、胸部及背部皮疹大部分已连成片，颜色深红，部分有水泡，触之极易剥脱，咽后壁、口腔黏膜、口唇疱疹、溃疡增多，融合成片。面部肿胀、变形，吞咽困难，不能进食，遂插胃管经鼻饲给能全力加强营养支持，加用高价静脉营养，确保>2000kcal/d。综合应用表皮生长因子（扶济复）、制菌霉素漱口液、碳酸氢钠、巨细胞集落刺激因子漱口等加强口腔护理；碘伏溶液涂抹全身皮肤，2～3次/日。

术后26天停用他克莫司，结果停药当天体温下降，次日腹泻好转，全身皮疹分布范围稳定，胸部及背部成片皮疹肿胀明显缓解，出现皱褶，手上、面部、腿部和上肢皮疹变浅、变小。之后全身症状明显好转，术后29天复查肝功能出现轻度排斥反应征象，加用小剂量他克莫司。术后31天皮疹开始结痂，拔除胃管，经口进食，1周后痊愈。术后38天痊愈出院。

【专家点评】

GVHD主要发生在移植物供体不相容的淋巴细胞在受体内扩增并攻击受体所引起的一系列病理变化，在肝移植中发生率为1%，但其死亡率可高达85%。据估计在肝冷缺血保存过程中，大约有10^{10}个供体的淋巴细胞存在于门静脉系统和肝实质器官中。供体的淋巴细胞在受体内种植，并把宿主抗原作为异物进行攻击。典型的GVHD一般发生在肝移植术后1～6周，表现为发热、皮疹、腹泻和各类血细胞减少。最初发作早期以中性粒细胞和血小板急剧下降最为显著，继而造成危及生命的感染和出血。Billingham等总结GVHD发生需具备3个基本条件：①供体器官有免疫活性细胞；②受体免疫功能低下；③供受体间组织相容性抗原的差异。临床上确诊该病除上述典型的临床表现外，通过组织分型、短串联重复序列（STR）检查证实受者的周围血液及皮下组织活检有供者的淋巴细胞为确诊本病的重要依据。

因为肝移植术后发生GVHD的例数少，目前没有统一的治疗方案，往往是个案或小病例报道，治疗方法多样化，主要是参照骨髓移植术后发生GVHD的治疗方案：增加免疫抑制剂的用量，同时应用ATG、OKT3等，但在治疗肝移植术后发生的GVHD患者中并未得到预期效果，往往因发生不可控制的感染而死亡。本例患者均有典型的临床表现，排除其他疾病后确诊。我们认为，肝移植后发生GVHD治疗失败，往往是因为发生不可逆的感染直接导致患者死亡，大量的激素冲击及增加免疫抑制剂是引起感染的重要原因。GVHD的发生是供者的淋巴细胞在受者体内增殖并攻击受者而引起，所以恢复受者的免疫功能，让受者的免疫系统清除供者的淋巴细胞是治疗本病的关键。基于上述分析，我们及时停用所有免疫抑制剂，给予全身及局部护理，因口腔溃烂，早期行鼻饲肠内营养支持，每日应用大剂量丙种球蛋白，早期应用抗细菌及抗真菌的药物，适时予以集落刺激因子。总之，治疗的中心点为动员受者的免疫系统恢复，加强预防感染。肝移植术后GVHD病情发展迅速，预后极差，因此GVHD的预防、早期诊断及早期治疗极为重要。

肝移植术后移植物抗宿主病 1 例

病例收集：浙江大学医学院附属第一医院肝移植中心　徐　骁
　　　　　凌　琪　王伟林
点评专家：浙江大学医学院附属第一医院肝移植中心　郑树森

【病例介绍】

患者，男性，42 岁。因"终末期乙肝相关性肝硬化合并自发性腹膜炎、肝肾综合征"于 2008 年 6 月在我院行肝移植术。受者与供者血型相符。术前受者 Child-Pugh C 级，存在肺部感染（嗜麦芽寡养单胞菌、假单胞菌、白色念珠菌），采用头孢哌酮钠舒巴坦钠（2.0g iv Bid）和氟康唑片（100mg/d）抗感染治疗。

术后第 1 天，由于禁食原因，将氟康唑片改为米卡芬净注射（150mg/d）。同时在围术期，患者接受系统的抗病毒药物（拉米夫定 + 阿德福韦酯）联合乙肝免疫球蛋白的方案。术后采用三联免疫抑制方案，包括：他克莫司（起始用量为 1.0mg/d，并于术后 1 个月内调整至 7～10ng/ml 的目标血药浓度），吗替麦考酚酯（1g/d），糖皮质激素（甲泼尼龙，术后第 1 天 1g；泼尼松，术后 3 个月内从 20mg 逐渐减为 0mg）。术后早期，受者肝肾功能均平稳恢复。术后第 18 天，受者发生高热，达 38.7℃，痰培养中嗜麦芽寡养单胞菌和白色念珠菌阳性。将头孢哌酮钠舒巴坦钠更换成亚胺培南（0.5g iv Q6h）后，受者体温恢复正常。

术后第 25 天，受者双侧大腿内侧出现皮疹，并于之后 48h 内扩散至全身（图 9-11A）。术后第 27 天，受者再次出现高热（39℃）伴腹泻。血常规示白细胞减少。此时因高度怀疑移植物抗宿主病（GVHD）行皮肤活检。术后 29 天，组织病理示：基底细胞层空泡化，角质细胞坏死，真皮层白细胞浸润（图 9-11B）。骨髓涂片示：增生不良伴散在淋巴细胞浸润（图 9-11C）。对供者外周循环中淋巴细胞进行流式细胞分析之后，GVHD 诊断进一步明确（图 9-12）。此后，继续积极抗感染治疗并开始应用粒细胞集落刺激因子。腹腔引流液培养发现与之前痰培养相同的葡萄球菌，但其腹膜炎体征并不明显。

术后 31 天，停用他克莫司，改用静脉内大剂量注射吗替麦考酚酯（160mg/d），并应用达利珠单抗（赛尼哌）（50mg iv），2 天后合用英夫利西单抗（10mg/kg，每周 1 次，连续注射 3 周）。虽经上述积极治疗，术后第 36 天时患者病情依然持续恶化，甲泼尼龙剂量也因此增加至 200mg/d。

术后第 39 天，在病情没有明显改善的情况下，开始尝试采用传统中药——高丽参治疗。高丽参经传统方法煎制后，予以每日 30g 口服。此时，患者仅采用高丽参、甲泼尼龙及一般对症支持治疗手段。应用高丽参 5 天后，发现皮疹开始消退。术后第 50 天起，受者先前的临床症状渐渐缓解，并予以停用甲泼尼龙治疗。之后，高丽参用量减至 15g/d。

术后第 80 天，患者病情稳定予以出院，出院后仅服用高丽参（15g/d）治疗。从 GVHD 的发生到成功救治，外周血细胞因子的表达以及白细胞计数均进行动态监测（图 9-13）。在随后 4 个月的随访中，该受者肝功能均正常，一般情况良好。

术后第 218 天，该受者 ALT 和 AST 显著增高（＞500U/L），但无其余不适主诉。术后第 223 天，复查肝功能，ALT 和 AST 仍＞500U/L，考虑急性排斥反应，肝穿刺活检予以明确诊断（图 9-11D）。故将高丽参停用，开始服用环孢素 A（CSA）抗排斥治疗，其肝功能在 2 周内迅速恢复。并且在随后

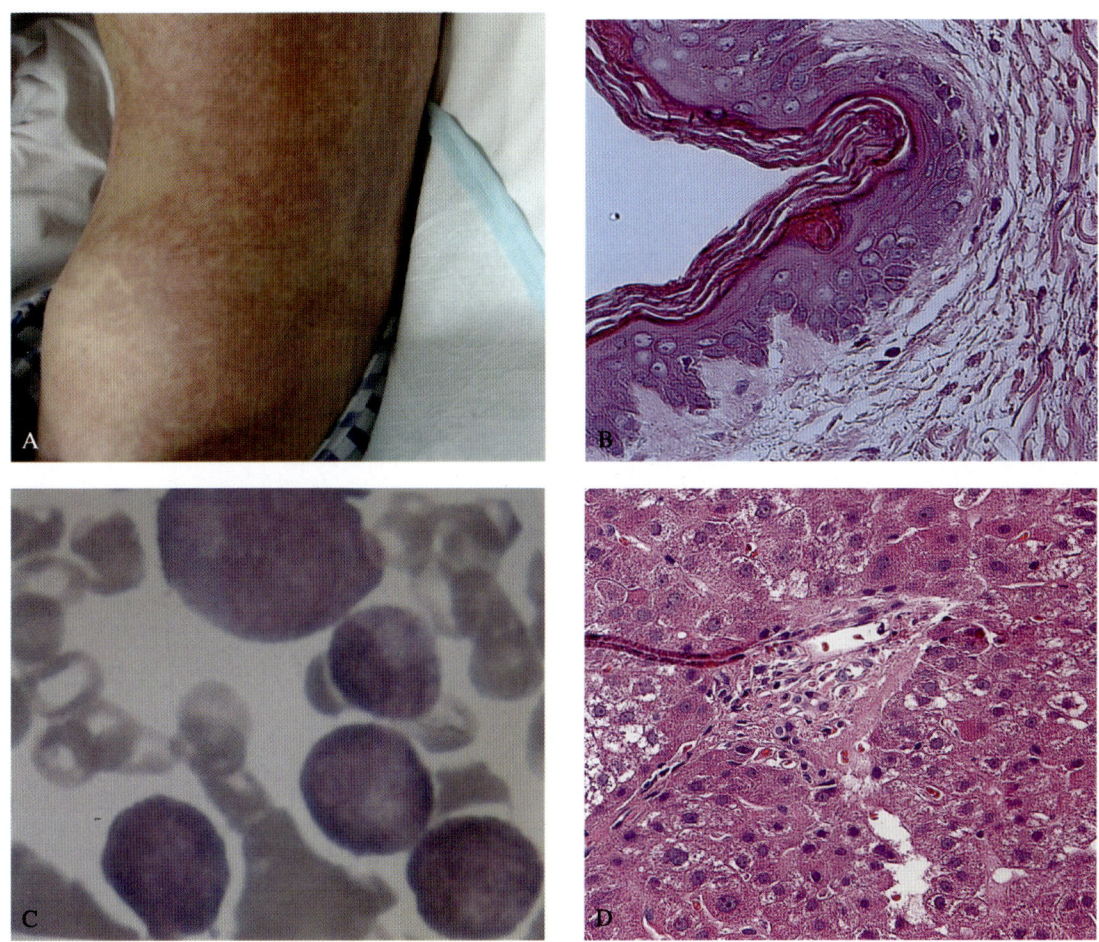

图 9-11 A．皮疹；B．基底细胞层空泡化，角质细胞坏死，真皮层白细胞浸润；C．骨髓增生不良；D．汇管区的炎症细胞浸润（主要为淋巴细胞），中心静脉的内皮下淋巴细胞浸润，小叶间胆管的上皮下淋巴细胞浸润（HE 染色，×200）。排斥活度指数（RAI）：6-7/9

16 个月的随访中，受者病情一直稳定，也持续服用 CSA，维持 100ng/ml 左右的血药浓度。

【专家点评】

移植物抗宿主病（GVHD）是肝移植后罕见的致命并发症，其全球发生率大约为 1%，而死亡率可高达 80%。GVHD 的诊断主要依据典型的临床症状和组织学检查。供体 T 细胞的免疫学证据近几年也开始流行，但外周血嵌合现象只出现在少数病例中。GVHD 的处理方案从起初的加大免疫抑制剂剂量转变成停用免疫抑制剂。不幸的是，大部分受者都因严重的感染和多器官功能衰竭而死亡。

本例受者从起初的皮疹、发热、腹泻到白细胞减少，最后经组织学检查明确诊断。早期诊断有助于医生在受者病情恶化前及时采取合理的抢救措施。除了广谱抗生素、抗真菌药、粒细胞集落刺激因子等常规治疗外，用以消除供体淋巴细胞或增强受体免疫力的方案也应用于肝移植术后 GVHD 的治疗。然而，不论是高剂量糖皮质激素、免疫抑制剂撤除、白细胞介素 2 受体阻滞剂，还是抗 TNF-α 抗体的疗效在本例中都不显著。此时，本例遂尝试高丽参以减轻临床症状，因为其主要成分——人参皂苷有抗氧化、抗感染、抗增殖等诸多药理学活性。近几年，也有研究表明高丽参对致 GVHD 发生的众多因素（TNF-α、IL-1、IL-2、IL-6、IFN-γ 等）有较强的抑制作用。本例受者发生 GVHD 时，

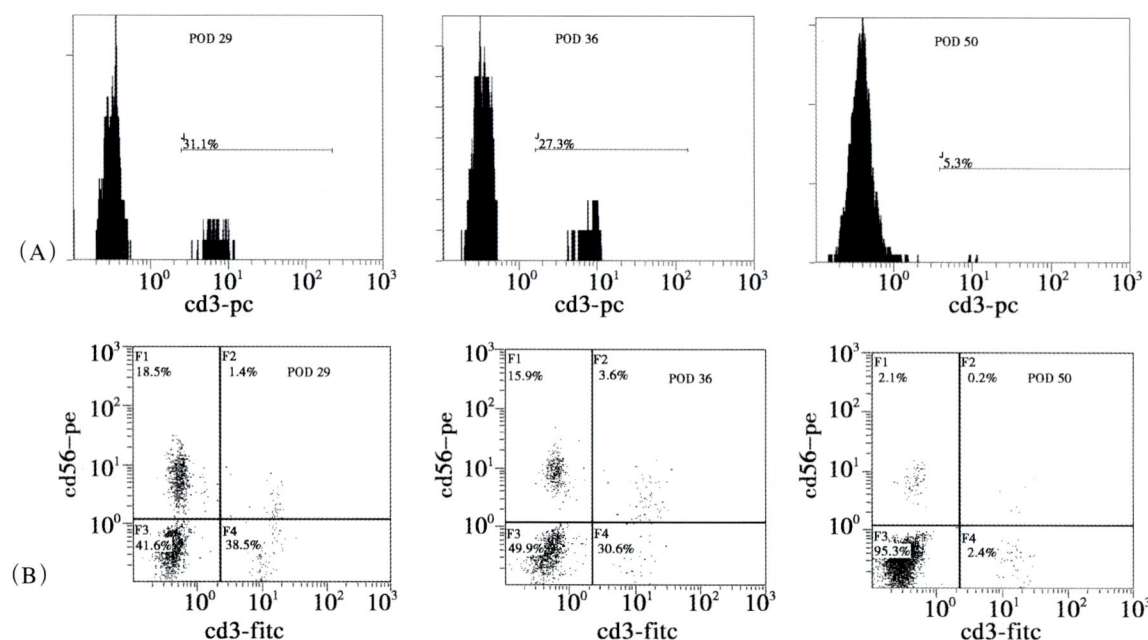

图 9-12 供体外周血中 CD 3⁺ 细胞（A）和 NK 细胞（B）在术后 29、36、50 天的表达。供体和受体 T 细胞经抗 HLA-A11 抗体染色后定性。人类白细胞抗原（HLA）分型示：受者 HLA-A11 阴性，移植物 HLA-A11 阳性

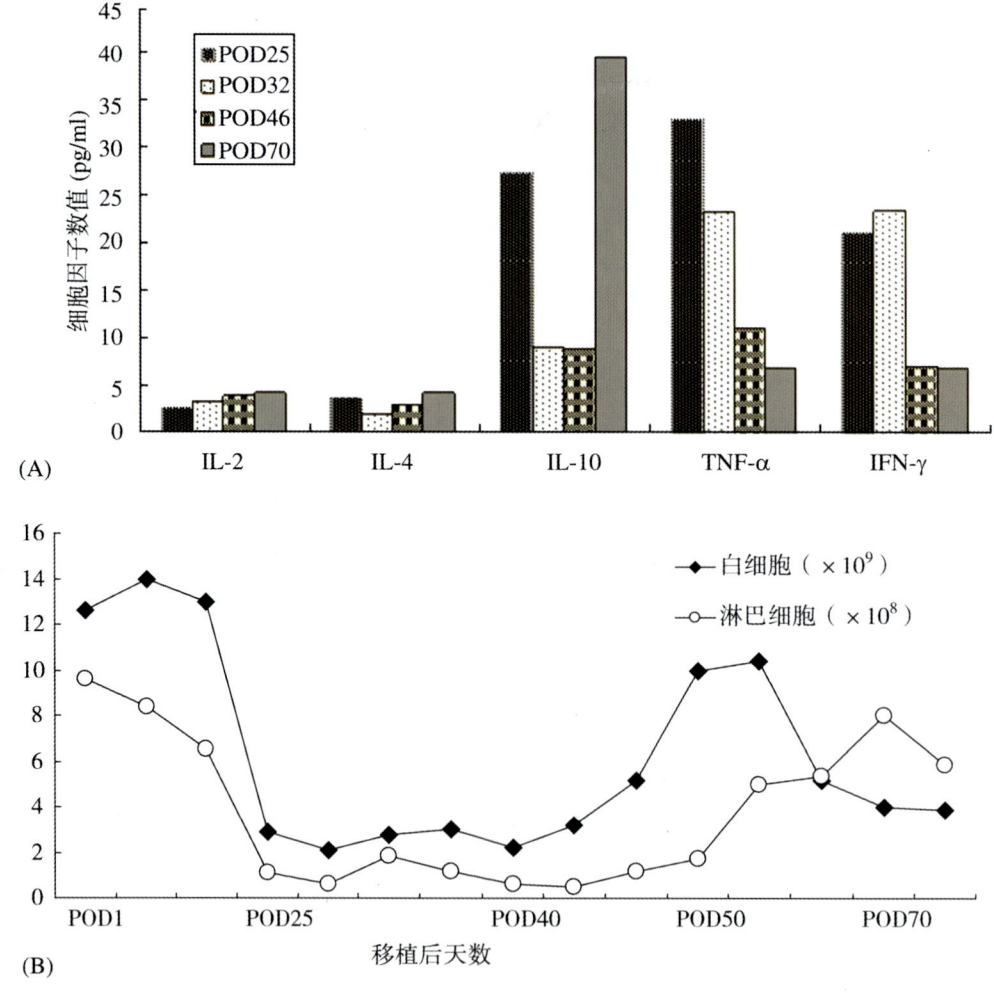

图 9-13 A. 外周血细胞因子的表达；B. 外周血白细胞和淋巴细胞数

起初的 TNF-α、IFN-γ 和 IL-10 血浆水平升高明显，在服用高丽参治疗后，TNF-α、IFN-γ 和 IL-10 均大大降低，同时临床症状显著缓解。

此外，高丽参中非皂苷成分同样有重要的药理作用，被视为免疫调节剂。其可帮助受者清除多余的供体免疫细胞并且降低感染风险，以重新使免疫系统达到平衡。本例中可以发现应用高丽参后，在供体 T 细胞数下降的同时受者淋巴细胞数显著上升。

总之，通过本病例不难看出，肝移植后 GVHD 的治疗依然非常棘手，迫切需要新型有效的治疗手段来解决这一难题。西药与祖国传统中药的联合应用对治疗 GVHD 有较大价值，提供了理想的治疗前景。

肝移植术后并发移植物抗宿主病 1 例

病例收集：北京大学第三医院肝移植中心　冀晓旭
点评专家：北京大学第三医院肝移植中心　修典荣

【病例介绍】

患者，男性，48 岁。因"原发性肝癌，丙肝后肝硬化、原发性高血压、糖尿病 1 型"行同种异体原位肝移植术，手术顺利。术后在 ICU 监护 2 天后转回普通病房。术后以三联免疫抑制剂方案为主，即他克莫司（FK506）、吗替麦考酚酯（MMF）、皮质激素。术后 1 周内患者恢复顺利，移植肝功能基本正常，FK506 血药浓度维持在 10～15 ng/ml。

术后 10 天患者出现不明原因发热，体温波动在 38.5～40℃。期间多次血培养、痰培养、腹水培养、尿培养均未发现阳性细菌，真菌培养均为阴性，血 CMV 抗原和 EB 病毒抗体均为阴性。术后多次复查胸片，仅提示双侧肺纹理增粗、右侧少量胸腔积液。腹部 B 超及腹部 CT 检查均未见明显异常。

术后 12 天患者出现皮疹，为红色斑丘状，压之略退色，有触痛，按颈、胸、背、腹、四肢的顺序逐渐出现，皮疹逐步扩散并大片融合。皮肤科会诊曾考虑药疹，并停用抗生素，给予抗过敏治疗（图 9-14）。

术后 14 天出现全血细胞减少，外周血白细胞和血小板降低明显，期间肝功能一直正常（表 9-1）。

骨髓穿刺提示骨髓有核细胞增生抑制，间断应用皮下注射重组人粒细胞刺激因子缓解骨髓抑制（表 9-2）。

术后 16 天出现消化道症状，表现为恶心、呕吐、水样腹泻，为黄色稀水样便。

本病例的临床特征如表 9-3。诊断主要依靠临

表 9-1　血常规及其他相关检查

WBC	Hb	PLT	RBC	ALT	TBIL	Cr
0.74×10^9/L	6.6g/L	4.41×10^9/L	2.23×10^{12}/L	29U/L	15.1μmol/L	90μmol/L

表 9-2　骨髓细胞学特征

增生度	粒系	红系	淋巴系	巨核系	网状细胞
极度减低	早幼粒 1%	早幼红 1%	成熟淋巴 76%	巨核 40 个，血小板减少	网状细胞 21%

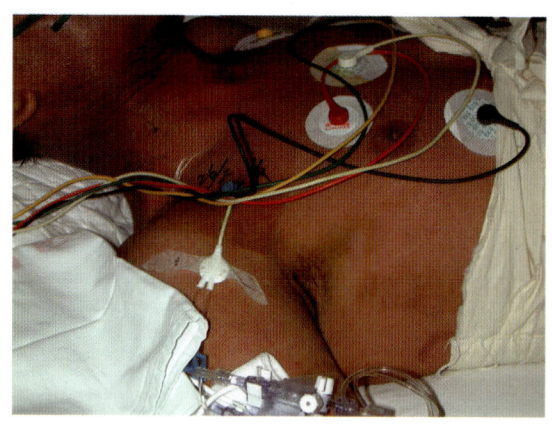

图 9-14　术后 12 天患者出现皮疹

床表现，期间曾被误诊为感染、急性排斥反应、免疫抑制剂的毒副作用、药疹等。在逐一排除了上述原因后方考虑 GVHD。治疗上开始时主要是对症治疗。先采用了抗感染、抗病毒、抗过敏等方法，并反复请多学科会诊，包括血液科、呼吸科、心内科、皮肤科、消化科及药剂科等。在诊断为 GVHD 后，及时下调他克莫司的剂量，在出现骨髓抑制后给予集落刺激因子，骨髓抑制状况得到部分恢复，但发热仍然存在。加强抗感染治疗，予以亚胺培南西司他丁钠、氟康唑及万古霉素抗感染治疗，效果欠佳。最终于术后第 19 天死于感染、急性呼吸窘迫综合征及多器官功能衰竭。

表 9-3　本病例的临床特征

发热	皮疹	WBC 减低	腹泻
第 10 天	第 12 天	第 14 天	第 16 天

【专家点评】

移植物抗宿主病 (GVHD) 是指移植物中的淋巴细胞识别宿主的主要组织相容性复合物 (MHC) 抗原进而增殖分化，攻击靶器官引起宿主的全身性疾病。其主要见于骨髓移植和小肠移植术后，肝移植术后 GVHD 的发生率仅为 1%～2%。GVHD 是肝移植术后少见但预后极差的并发症之一，其主要特征为：①急性 GVHD 发生于移植后早期 (3 个月内)，通常为 2～6 周；②发热、皮疹、腹泻及严重的中性粒细胞减少或全血细胞减少是常见的临床表现；③移植肝为豁免器官，移植肝功能多为正常；④高死亡率，死亡率超过 75%。自 1987 年 Burdick 等报道首例肝移植后 GVHD 以来，随着肝移植的广泛开展，GVHD 已成为肝移植领域一个重要的研究课题。Billingham 总结了 GVHD 发生的必备条件：①移植物必须具备免疫活性细胞；②宿主必须拥有移植物所不具备的组织抗原；③宿主不能对移植物产生有效的免疫反应。本病例于术后第 10 天出现不明原因的发热，继之出现全身皮疹、腹泻、中性粒细胞减少，但移植肝功能一直正常，符合 GVHD 的主要特征。

临床上对肝移植术后 GVHD 的诊断率较低。主要原因是对其认识不足，以及早期临床症状缺乏特异性。如发热为肝移植术后常见的早期症状；腹泻常与细菌感染、食物耐受不良及胆汁代谢紊乱有关；全血细胞减少通常与药物毒性作用、CMV 感染及败血症相关；加之 GVHD 的皮疹表现与药疹又易混淆。因此，对于肝移植术后 GVHD 的诊断需要有高度的警惕性。Triulzi 等将肝移植术后 GVHD 的诊断标准归纳为 3 条：靶器官受累引起的特征性临床症状和体征，如皮肤、骨髓、消化道等；受累器官的组织学检查结果；受累器官或外周血中供体淋巴细胞存在的 HLA 或 DNA 方面的证据。

文献报道肝移植术后 GVHD 病死率极高，为 75%～100%，治疗成功的经验极少，大多死于感染和多器官功能衰竭。对于 GVHD 的治疗目前没有明确的方案。肝移植后 GVHD 的患者建议减少免疫抑制剂的用量，因为 GVHD 本身就反映了受体过度的免疫抑制，这种状态有助于供体淋巴细胞的输入，加重临床症状；另外，骨髓抑制一旦发生，感染和死亡率也随之增加，减少或停用免疫抑制剂可以让受体重建自己的免疫系统，以排斥供体来源的淋巴细胞。

综上所述，我们认为对肝移植术后 GVHD 治疗的关键是早期发现、早期诊断和早期治疗。术后 2～6 周患者出现不明原因发热、皮疹，要高度警惕 GVHD，应尽快作相应排查，以及早明确诊断。

第十章 肝移植其他并发症病例

肝移植术后急性白血病 1 例

病例收集：中山大学附属第三医院肝移植中心　姜　楠　汪根树
点评专家：中山大学附属第三医院肝移植中心　陈规划

本例患者和文献报道的肝移植术后急性白血病患者共 17 例。分别对年龄、性别、原发疾病、免疫抑制剂方案、发病时间、白血病 FAB 分类、染色体变异类型等临床资料进行分析（表 10-1）。

【病例介绍】

患者，男性，42 岁，有 20 余年慢性乙型肝炎病史，因"乙型肝炎肝硬化，原发性肝癌"于 2005 年 2 月 2 日在我中心行同种异体原位肝移植术。开始使用环孢素 A（200mg/d）作为初始免疫抑制剂预防排斥反应，17 个月后因牙龈增生换用他克莫司（4mg/d）。

2008 年 4 月，患者逐渐开始出现疲劳、乏力、皮肤苍白等不适；超声检查发现肝门部、双侧腋窝、颈部、腹股沟淋巴结肿大；血常规提示白细胞 $60.57×10^9/L$，血红蛋白 5.9g/dl，血小板 $101×10^9/L$；骨髓涂片提示原始粒细胞系增生活跃，其中 42% 为原始粒细胞，15.5% 为早幼粒细胞，伴随少量 Auer 小体。免疫组化：①过氧化物酶（POX）染色：阳性；②氯化醋酸 AS-D 萘酚酯酶（AS-D NCE）染色：阳性；③酯酶双染：特异性酯酶染色阳性；非特异性酯酶染色阴性（图 10-1）。流式细胞仪 CD 分化抗原检测提示 CD13、CD33、CD117、CD7、CD71、CD34 和 HLA-DR 抗原阳性；染色体分析未发现 AML1/ETO t（8；21）基因重排，但显示有 xy，-3，-5，-7，-10，-12，-21 号染色体的丢失。根据 FAB 标准，符合急性粒细胞白血病部分分化型（AML-M2）诊断。

诱导治疗采用去甲氧基柔红霉素（IDA）（10mg/d，1～3 天）和阿糖胞苷（ARA-C）（200mg/d，1～7 天）。化疗期间他克莫司继续使用，但剂量逐步减少到 2 mg/d，患者肝功能维持稳定。诱导治疗结束后 3 天，患者出现高热，体温 39.4℃，伴有咳嗽、咳痰，胸部 X 线片提示右下肺炎症，痰培养出白色念珠菌。采用卡泊芬净抗真菌治疗 2 周，期间停用他克莫司，患者肝功能保持正常，患者感染症状很快消失，体温逐渐恢复正常，复查胸部 CT 提示炎症吸收好转。

诱导治疗结束后骨髓穿刺检查发现患者只获得部分缓解，随后采用氟达拉滨（50mg/d，1～5 天）、阿糖胞苷（ARA-C）（200mg/d，1～7 天）、G-CSF（300μg/d，当 WBC $< 1.0×10^9/L$ 时使用）和去甲氧基柔红霉素（IDA）（10mg/d，1～3 天）进行 4 个疗程的强化治疗。根据诱导治疗期间免疫抑制剂调整经验，在每个化疗阶段停用他克莫司，只在两个化疗间隔期间使用小剂量（1～2 mg/d）他克莫司，同时密切监测肝功能和免疫抑制剂血药浓度。在整个化疗期间患者没有再发生感染，肝功能维持正常，平稳渡过化疗期，骨髓穿刺检查获得持续缓解，于 2008 年 8 月出院。

【专家点评】

本例患者和文献报道的肝移植术后急性白血病患者共有 17 例，男性患者 11 例，女性患者 6 例，

表 10-1 肝移植术后急性白血病患者相关临床资料

病例和参考文献	性别/年龄（岁）	原发疾病	免疫抑制剂	发病时间	FAB分型	染色体变异	预后
1[5]	男/61	原发性肝癌，丙肝肝硬化	CsA, PDN	38天	AML-M0	正常	死亡
2[5]	男/51	丙肝肝硬化	CsA, PDN	42个月	AML-M1	正常	死亡
3	男/42	原发性肝癌，乙肝肝硬化	CsA, PDN, FK506	38个月	AML-M2	正常	存活
4[6]	女/57	原发性胆汁性肝硬化	CsA, PDN	24个月	AML-M3	t(15; 17)	死亡
5[7]	男/48	丙肝肝硬化	OKT3, FK506, PDN	18个月	AML-M3	t(15; 17)	死亡
6[5]	男/41	酒精性肝硬化	CsA, PDN	24个月	AML-M3	t(15; 17)	存活
7[8]	女/12	鸟氨酸转氨甲酰酶缺乏症	FK506, AZA	21个月	AML-M3	t(15; 17)	存活
8[8]	女/4	先天性胆管闭锁	FK506	46个月	AML-M3	t(15; 17)	存活
9[9]	男/62	乙肝肝硬化	FK506, PDN	76个月	AML-M3	t(15; 17)	存活
10[2]	男/71	原发性肝癌，丙肝肝硬化	ATG, CsA, AZA, PDN	78个月	AML-M4	正常	死亡
11[7]	男/34	隐源性肝硬化	FK506, PDN	19个月	AML-M4	正常	存活
12[10]	男/46	乙肝肝硬化	FK506, PDN	5个月	AML-M5	FLT3-ITD	死亡
13[9]	女/65	乙肝肝硬化	FK506, MMF	28个月	AML-M7	FLT3-ITD	死亡
14[11]	男/41	丙肝肝硬化	CsA	14个月	AML	未报道	死亡
15[11]	女/60	丙肝肝硬化	FK506	38个月	AML	未报道	存活
16[7]	女/14	暴发性肝衰竭	FK506, OKT3, CsA, PDN, AZA	10个月	ALL	正常	存活
17[12]	男/16	先天性胆管闭锁	CsA, PDN	144个月	ALL	Ph	死亡

AZA：硫唑嘌呤；CsA：环孢素A，FK506：他克莫司，MMF：吗替麦考酚酯；ATG：抗胸腺细胞球蛋白，OKT3：抗-CD3单克隆抗体，PDN：波尼松；AML：急性髓性白血病，ALL：急性淋巴细胞性白血病，Ph：费城染色体

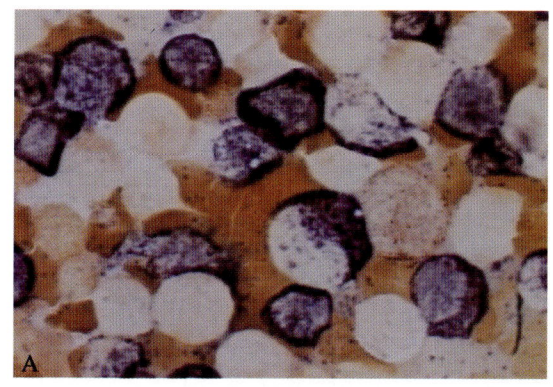
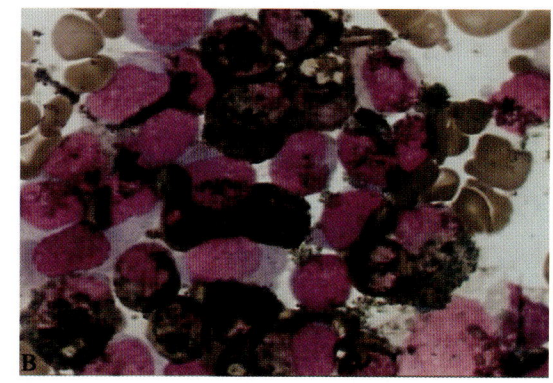
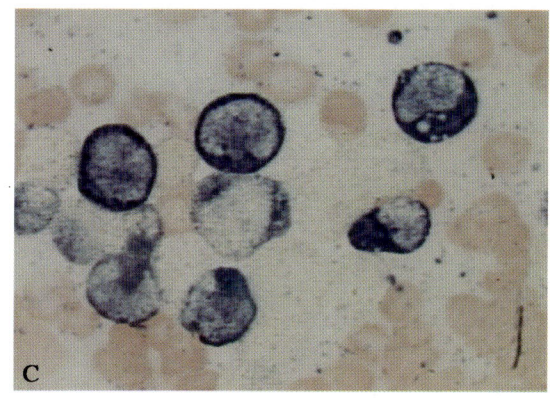

图10-1 骨髓免疫组化结果（×400）。A. 特异性酯酶染色阳性，非特异性酯酶染色阴性；B. 过氧化物酶（POX）染色阳性；C. 氯化醋酸AS-D萘酚酯酶（AS-D NCE）染色阳性

诊断为新发白血病的中位年龄为46岁（平均年龄40岁，4～71岁）。其中急性淋巴细胞性白血病（ALL）2例，急性髓性白血病（AML）15例，包括6例AML-M3，2例AML-M4，AML-M0、AML-M1、AML-M2、AML-M5和AML-M7型各1例，还有2例分型文献中未予报道。从移植术后到新发白血病诊断的中位时间为24个月（平均时间为36.8个月，38天～12年）。

行肝移植治疗的原发病分别如下：丙肝肝硬化6例（同时伴有原发性肝癌2例），乙肝肝硬化4例（同时伴有原发性肝癌1例），酒精性肝硬化1例，原发性胆汁性肝硬化1例，隐源性肝硬化1例，先天性胆管闭锁2例，暴发性肝衰竭1例，鸟氨酸转氨甲酰酶缺乏症1例。17例患者中共有10例伴有丙型肝炎（6例）或乙型肝炎（4例）感染，其中有7例患者死亡(70%，7/10)；有5例是丙型肝炎患者（83.3%，5/6）；有7例先天性或代谢性疾病患者，其中有2例死亡（28.6%，2/9）。

9例患者（52.9%）采用他克莫司为初始免疫抑制方案（其中2例患者联合使用硫唑嘌呤，1例患者随后转换成环孢素A）；8例患者（47.1%）采用环孢素A为初始免疫抑制方案（其中1例患者联合使用硫唑嘌呤，1例患者随后转换成他克莫司），但使用环孢素A的患者的死亡率（75%，6/8）高于使用他克莫司的患者（33.3%，3/9）。

共有9例患者发生染色体变异，6例染色体变异表现为t（15；17）异常的患者中有2例死亡，有2例染色体变异表现为FLT3/ITD突变的患者和1例费城染色体阳性患者死亡，还有2例患者染色体变异情况文献未予报道。

移植术后，由于免疫抑制剂的长期使用使得受者发生新发肿瘤的危险性明显增加。移植术后最常见的新发肿瘤是实体瘤，包括皮肤癌、移植术后淋巴组织增生性疾病、肉瘤及宫颈非典型增生等，而肝移植术后急性白血病是一类罕见并发症，并且对其知之甚少。随着移植术后患者累积生存率的不断提高，新发肿瘤将是受者死亡的主要原因。我中心2003年10月至2008年5月期间在746例肝移植受者中出现1例移植术后新发白血病患者，提示了肝移植术后急性白血病发病率继续增加的可能性，因此，我们结合本例患者和复习文献，分析肝移植术后急性白血病的临床特征和危险因素，进一步提高此类疾病的诊治水平和生存率。

随着移植受体存活率的提高和免疫抑制剂的长期使用，实体器官移植术后肿瘤的新发问题日益突出。移植术后肿瘤的确切新发率尚不清楚，文献报道肿瘤新发率在2.6%~11.5%。肝移植术后急性白血病是一类相对少见的并发症，我中心肝移植术后白血病的发生率为0.13%，和文献报道0.12%~2.5%的肝移植术后白血病发病率相似。连同本例在内的17例肝移植术后急性白血病患者1年内的总体死亡率高达52.94%（9/17）；相反，移植术后新发实体瘤、皮肤癌及淋巴组织增生性疾病的1年死亡率仅为21%。

虽然肝移植术后AML多数亚型（除了AML-M6型）和ALL均有报道，但本例患者为首例肝移植术后急性粒细胞白血病部分分化型（AML-M2）病例。肝移植术后AML最常见的亚型为M3型（6/15，40.0%），所有患者染色体均表现为t（15；17）异常。为何M3型在肝移植术后最常发生的确切机制有待进一步研究。值得指出的是，有2例患者的染色体均表现为FLT3/ITD变异，分别死于对化疗药物耐药和败血症。已有文献提示，伴有染色体变异的移植术后白血病患者预后差，显然FLT3/ITD变异预示着极差的预后。只有2例肝移植术后ALL，分别为14岁女孩和16岁男孩，后者伴有费城染色体变异，最后死于移植物抗宿主病。ALL患者的平均年龄（15岁）低于AML患者（46.6岁），但这一年龄也常见于非移植术后ALL患者中，究竟是免疫抑制剂的使用增加了罹患白血病的危险还是巧合，目前还不确定。

肝移植术后免疫抑制剂的使用被认为是肿瘤新发的单一危险因素，但免疫抑制剂和白血病发生之间的确切机制还不清楚。通常认为免疫抑制剂的使用降低了机体对肿瘤的免疫监视功能，影响了DNA的修复，导致不可逆损伤进而引起肿瘤发生。一项回顾性研究表明，长期使用激素的非移植患者发生恶性黑色素瘤和非霍奇金淋巴瘤的危险性增加，因此移植术后主张尽早进行激素撤离。已报道硫唑嘌呤可引起肾移植和心脏移植术后急性白血病的发生，硫唑嘌呤致癌机制与其在DNA水平抑制连接修复，引起密码子错配有关。17例患者当中共有3例患者接受硫唑嘌呤治疗，因此其发生白血病的潜在原因可能和使用此药有关。吗替麦考酚酯在体内、体外均显示出抗白血病和淋巴瘤的作用，在肝移植术后可作为理想的免疫抑制剂。

病毒感染如EB病毒、人疱疹病毒8、乳头瘤状病毒等也被认为是移植术后肿瘤发生的危险因素，但肝炎病毒感染是否和白血病发生相关目前尚不明确。有研究表明，慢性乙型肝炎患者在接受拉米夫定抗病毒治疗期间可发生急性髓性白血病；丙型肝炎病毒感染也可增加血液系统肿瘤发生的危险性，包括非霍奇金淋巴瘤、瓦尔登斯特伦巨球蛋白血症、低分化淋巴瘤、冷球蛋白血症等疾病。肝硬化是肝移植最主要的适应证，绝大多数患者均有长期肝炎病毒感染病史，是否患者长期累积肝炎病毒慢性感染增加了造血祖细胞向白血病转换的可能性还值得进一步深入研究。

由于大剂量化疗药物的联合使用可降低机体免疫力，所以肝移植术后急性白血病患者常伴有严重的免疫缺陷，因此如何减少感染的发生使患者平稳渡过化疗期就显得尤为重要。我们的经验表明，免疫抑制剂的使用应根据患者的免疫抑制状态来调整。当患者开始诱导治疗，将他克莫司逐步减少到维持肝功能稳定所需的最小剂量；患者出现真菌感染时，停用免疫抑制剂直至感染痊愈；在每个强化治疗阶段停用免疫抑制剂，只在两个化疗间隔期间使用小剂量他克莫司维持肝功能稳定，同时密切监测肝功能和免疫抑制剂血药浓度。虽然在化疗期间如何使用免疫抑制剂尚无专门指南，但我们推荐在肝功能保持稳定的前提下尝试减少或停用免疫抑制剂。

同种异体肝移植术后成功妊娠分娩 1 例

病例收集：中山大学附属第三医院肝移植中心　姜　楠　汪根树
点评专家：中山大学附属第三医院肝移植中心　陈规划

【病例介绍】

1. 病史：患者，女性，31 岁。因肝硬化（失代偿期）在我中心于 2001 年 11 月行同种异体原位肝移植术。术后肝功能恢复良好，使用三联免疫抑制剂方案：甲泼尼龙 8mg/d（术后 6 个月停用）；吗替麦考酚酯 0.75g Q12h（术后 9 个月停用）；环孢素 A（CsA）75～100mg Q12h（术后根据血药浓度不断调整，维持至今）。移植术前闭经，移植术后 3 个月恢复月经，经期规则、量中等。移植术后半年人工流产 1 次。此次妊娠末次月经为 2003 年 6 月 30 日。在妊娠前期及中期产前检查每月 1 次，在妊娠后期为每 1～2 周 1 次，每次检查包括全部产科检查和肝肾功能（表 10-2），每 2 周进行一次血、尿常规检查，每周进行一次血钙、磷及肝肾功能检查，至少 3 个月作一次巨细胞病毒、单纯疱疹病毒、乙肝病毒测定，每周复查环孢素 A 血药浓度（表 10-3）。移植物功能良好。孕期经过顺利，孕 40 周因"尿频、尿痛"入院观察。

2. 体格检查：T 36.5℃，P 90 次/分，BP 120/80mmHg（1mmHg=0.133kPa），心肺未见异常，双下肢无水肿。

3. 产科检查：宫高 35cm，腹围 95cm，胎心 144 次/分，骨盆外测量正常。

4. 实验室检查：Hb 12.5g/L，WBC 9.84×10^9/L，谷草转氨酶（AST）38.5 U/L，谷丙转氨酶（ALT）32.4U/L，总胆红素（TBIL）18.6μmol/L，血尿素氮（BUN）3.5mmol/L，血肌酐（CRE）78.32mmol/L，尿蛋白（-），凝血正常。

患者于 2004 年 4 月 2 日给予催产素行阴道试产，进入第一产程后出现活跃期停滞，遂在硬膜外麻醉下行剖宫产术。娩出一女婴，重 3600g，Apgar 评分为 7 分。术中出血 100ml。产后恢复好。随访至今肝功能良好，新生儿生长发育正常。

【专家点评】

随着肝移植技术的进步和应用的增多，使一些处于育龄阶段的女性患者有了生育的能力和愿望，但是肝移植术后妊娠对母亲和胎儿来讲仍存在许多危险因素，因此，肝移植术后的生育问题已成为移植科和产科医师面临的一个课题。1978 年，世界上首次报道肝移植受者妊娠成功并分娩出一活婴，

表 10-2　患者妊娠期间肝、肾功能

	AST（U/L）	ALT（U/L）	TBIL（μmol/L）	BUN（mmol/L）	CRE（mmol/L）
孕前	33.6	34.6	18.6	3.83	78.3
妊娠早期	38.1	32.8	22.3	4.62	86.2
妊娠中期	35.7	39.6	19.7	4.78	76.3
妊娠晚期	42.3	40.5	21.8	5.27	98.5
产后	35.7	36.7	26.7	3.53	82.6
随访结束	38.9	33.2	20.4	4.46	112.3

表 10-3　患者妊娠期间环孢素 A 血药浓度及剂量

	环孢素 A 浓度(ng/L)	环孢素 A 剂量(mg/d)
孕前	93.1	150
妊娠早期	87.5	200
妊娠中期	92.3	200
妊娠晚期	88.4	200
产后	82.6	150
随访结束	85.8	150

随后各国不断有类似报道。最初人们认为妊娠会加重移植物的负担，导致移植物功能减退，并且加速排斥反应发生，不主张妊娠，在移植术的同时常行绝育术。经过大样本的病例报道，现普遍认为移植后妊娠、分娩不仅非常普遍，而且大多数患者都能成功分娩。其他器官移植，如肾移植、胰腺移植以及多器官联合移植的受者也能够安全妊娠。本例患者第 1 次妊娠因担心肝功能损害而实行人工流产，第 2 次妊娠在我科医生及相关科室的积极配合和严密监护下成功分娩。

慢性肝病患者常伴有性功能减退，停经在患有慢性肝病的育龄妇女中很常见，发生率高达 50%。但成功的肝移植术通常会使患者的性功能及月经周期在短期内得到恢复。本例在移植术后 3 个月恢复正常月经，与文献报道相似。肝移植术后并非妊娠禁忌，只要时机选择恰当，在严密监护下是可以妊娠的。多数作者建议至少在肝移植术后 1~2 年再考虑妊娠，这是基于这段时间要在维持免疫抑制的情况下建立稳定的移植物功能。然而这一限制也不是绝对的，只要满足以下条件，如低剂量且稳定地控制免疫抑制剂浓度、血压及糖尿病，无明显的排斥反应，早于这一时间怀孕也不需要终止妊娠。一般来说这些条件不适用于移植术后时间＜ 6 个月的情况。

妊娠不会明显改变移植物功能，转氨酶轻中度升高在移植受者中很常见。妊娠期肝功能异常通常是因为移植物功能不良或排斥反应引起，但发生率非常低且时间较短，可能和免疫抑制剂血药浓度有关。肝移植术后免疫抑制剂的调节在妊娠阶段必须贯穿始终，由于妊娠期生理上的改变，剂量需不断调整，应避免毒副作用及抑制不足，其剂量应为最小有效剂量，以减少药物对胎儿的不利影响。我们在移植术后使用三联免疫抑制剂方案，因长期使用激素治疗可减弱组织间的连接强度从而增加胎膜早破的发生率，术后 6 个月需停用激素。根据肝功能结果，建立稳定的移植物功能后，术后 9 个月停用吗替麦考酚酯，以减少其对胎儿的潜在危险。在妊娠阶段单一使用环孢素 A 作为免疫抑制剂，依据血药浓度和肝功能将其调节为最小有效剂量。文献报道发生排斥反应的患者早产及新生儿低体重发生率高，本例患者在妊娠阶段肝功能稳定，没有发生排斥反应，足月妊娠，新生儿体重正常。

妊娠期的管理及并发症的预防非常重要，在妊娠前期及中期，产前检查推荐为每月 1 次，在妊娠后期为每 1~2 周 1 次。注意血压的变化，预防贫血及感染，认真评估胎儿的生长发育情况，根据临床检查和 B 超测定值绘制胎儿生长发育曲线。骨质疏松在患者中较常见，骨密度测定和适当的治疗必须及时。激素对骨质的丢失也有影响，在妊娠期钙和磷酸盐水平应保持稳定。激素的使用可增加胰岛素抵抗和糖尿病的风险，在妊娠早期应作糖耐量测定，如早期结果为阴性，可在 24 周和 28 周时重复进行。巨细胞病毒、单纯疱疹病毒、乙肝病毒若为阴性，可每 3 个月检测 1 次，如有感染，应积极治疗。肝移植患者一旦妊娠应按高危妊娠进行监护，定期进行肝、肾功能检查。本例患者妊娠阶段各项指标基本正常。

肝移植患者妊娠阶段的并发症包括妊高征、先兆子痫、胎儿发育迟缓、胎膜早破、贫血及感染。早期妊娠终止通常由于自发性流产或死胎，早产很常见。这些并发症在血压控制不良或肾功能失常的患者中常见，也可能和免疫抑制治疗有关，其中前三项并发症在血肌酐高于 1.3mg/dl 的患者中最常见。有研究表明环孢素 A 可引起高血压、高血脂及肾功能轻度异常，先兆子痫的发生率高于他克莫司（FK506），但本例患者妊娠阶段血压保持正常，估计与患者年龄小、服用免疫抑制剂时间短有关。

该类患者终止妊娠的时机取决于其产科情况和肝、肾功能。若出现胎儿宫内窘迫、中重度妊高征等并发症，肝功能发生损害并逐渐加重危及移植物功能时，应及时终止妊娠。肝移植患者中剖宫产的发生率（30%～63%）高于正常人群（20%～25%），大多是因为产科原因，本例患者进入第一产程后出现活跃期停滞行剖宫产术。但目前有下降的趋势，可能和围产期监护及并发症预防的提高有关。除非有明确的手术指征，阴道分娩仍是可供选择的方法。

因药物可通过代谢排泄到乳汁中，因此不推荐服用免疫抑制剂的患者进行母乳喂养，以避免婴儿不必要的免疫抑制剂接触。但最近研究表明婴儿通过母乳吸收的免疫抑制剂可忽略不计，在选择性免疫抑制治疗下可以允许母乳喂养，在婴儿中并未发现明显的毒副作用。环孢素A和激素联合应用时，血浆中环孢素A浓度在55～130ng/ml，乳汁中为55～227ng/ml，婴儿中浓度仅为30ng/ml，每天婴儿摄入环孢素A总量估计少于300mg，并未发现明显毒副作用。本例新生儿无并发症发生，人工喂养，现3个多月，生长发育正常。

尽管肝移植受者妊娠有很多未知的危险因素，通过本例初步观察，只要做好妊娠前教育、合理应用免疫抑制剂、严密随访监测、围产期监护及并发症的预防，接受肝移植的女性育龄者可以成功妊娠及分娩。

肝移植术后中央脑桥髓鞘溶解症1例

病例收集：中山大学附属第三医院肝移植中心　李敏如　汪根树
点评专家：中山大学附属第三医院肝移植中心　陈规化

【病例介绍】

1．病史：患者，男性，52岁。因"乏力、食欲减退，身目黄染1个月，意识改变1天"于2006年4月17日入院。患者于1月余前开始出现全身乏力，食欲下降，小便颜色加深，如浓茶样，同时出现全身皮肤黄染，在当地医院住院治疗，症状无明显改善，凝血功能进一步下降，转氨酶升高。16天前转往广州市第八人民医院治疗，期间行人工肝治疗一次，病情进一步恶化，1天前开始出现意识改变，烦躁不安，并咳少量血性痰。为行肝移植手术转入我院。既往有"乙肝"病史12年。

2．体格检查：对答不切题，定向力缺失。面色晦暗，皮肤、巩膜中度黄染。腹部平坦，无压痛、反跳痛，未及包块，肝区叩击痛（-），扑翼样震颤（+）。

3．实验室检查及辅助检查：血生化：TBIL 879.5μmol/L，DBIL 297.4μmol/L，IBIL 582.10μmol/L，AST 57U/L，ALT 28U/L，ALB 36.3g/L，GLB 23.7g/L，Na 139.5mmol/L，K 4.40mmol/L，Cr 79.5μmol/L，Bun 7.56mmol/L。血常规：WBC 7.3×10^9/L，Hb 78g/L，PLT 36×10^9/L。X线胸片：左下肺炎症。

4．入院诊断：慢性重型乙型病毒性肝炎，肝性脑病3期。

5．手术情况：入院后给予积极抗感染、护肝、退黄等治疗，并完善术前相关准备，于2006年4月21日行气管内全麻下"同种异体原位肝移植术"（附加腔静脉整形改良背驮式，无静脉转流）。术中探查发现腹腔内有黄色腹水约600ml，肝呈明显肝硬化改变，质地变硬，体积缩小。腹腔内组织水肿、增厚，肠管积气明显。术中无肝期时间35min，手术时间7h，出血量2000ml。

6．术后情况：术后早期患者肝功能恢复良好，但神志欠清，呼之能应，定时、定向力欠准确。

术后第 2 天，患者自主呼吸良好，予停用呼吸机、拔除气管插管。血生化结果显示：TBIL 276.6μmol/L，DBIL 167.1μmol/L，AST 297U/L，ALT 368U/L，Na 155.2mmol/L，K 3.60mmol/L，Cr 83.6μmol/L，BUN 25.47mmol/L。血渗透压：351Osm/kg。考虑患者神志改变与高钠血症有关，限制钠盐补充，并予胃管内注入注射用水。

术后第 6 天，患者嗜睡，精神淡漠，咳嗽、咳痰不能配合，伴血氧饱和度下降，给予积极的吸痰、翻身、叩背后仍无明显改善，予行气管插管术并接呼吸机辅助呼吸。并加强抗感染治疗。根据药敏结果，抗生素方案为"头孢哌酮钠舒巴坦钠＋环丙沙星＋复方磺胺甲基异噁唑＋伏立康唑"。

术后第 10 天，患者神志无改善，睁眼昏迷。神经系统检查示：防御反射存在，四肢肌张力减低，以右上肢和左下肢显著。肱二头肌、肱三头肌、膝反射及跟腱反射减弱，以下肢深反射减弱显著。角膜反射、腹壁反射存在，左侧提睾反射消失，右侧明显减弱。考虑患者神志存在，但对外界语言刺激的反应能力减弱、运动能力减弱，神经检查无明确的神经定位体征，损害部位较弥散。患者头颅 MRI 影像如图 10-2。结合患者为肝移植术后，血钠短期内明显上升，考虑中央脑桥髓鞘溶解症（CPM）的可能性较大。因患者仍存在高钠血症和高渗透压血症，给予血浆置换 2 次和持续静脉血液滤过（CVVH）7 次。并加强神经营养和能量的供给，包括 B 族维生素、神经节苷脂、胞磷胆碱、杏丁注射液，以及改善微循环的药物。注意床上被动运动以缓解肌肉的萎缩。

术后第 16 天，复查 X 线胸片示肺部感染明显好转，可停用呼吸机，经气管插管吸氧，但考虑神志无明显变化，仍不能咳嗽、咳痰，给予行气管切开术。

术后第 17 天，患者因 MRI 不能配合，行头颅 CT 检查未见明显异常。

术后第 21 天，患者头颅 MRI 显示：头颅形态、大小正常，T2WI 脑桥内可见厚花环状、斑片状异常信号影，T2WI、T2flair 序列呈高信号，T1WI 序列呈低信号影，Diffusion 序列呈略高信号影，增强扫描未见明显强化。结合临床和头颅 MRI 结果，CPM 诊断基本成立。

术后 1 个月，患者神志状态有所改善，呼之能睁眼。

术后第 42 天，患者对外界语言刺激反应能力较前好转，运动能力有所改善，可自行咳嗽、咳痰。封闭气管插管瘘口，可简单发音。

术后第 51 天，患者开始下床活动。

术后第 65 天，患者康复出院。

术后随访：患者现已术后 4 年，定期回医院复诊，肝功能一直维持良好。活动自如，可开车，但仍有轻微构音障碍。

【专家点评】

中央脑桥髓鞘溶解症（central pontine myelinolysis，CPM）是少见而预后极差的中枢神经系统疾病，与电解质紊乱、营养不良、肝功能异常、感染等有关。肝移植受体具有多种引发 CPM 的高危因素，因此肝移植术后 CPM 的发生率明显高于普通人群，而且是引起患者术后早期死亡的主要原因之一。但目前尚缺乏疗效确切的治疗方式，国外有零星报道大剂量免疫球蛋白、激素和血浆置

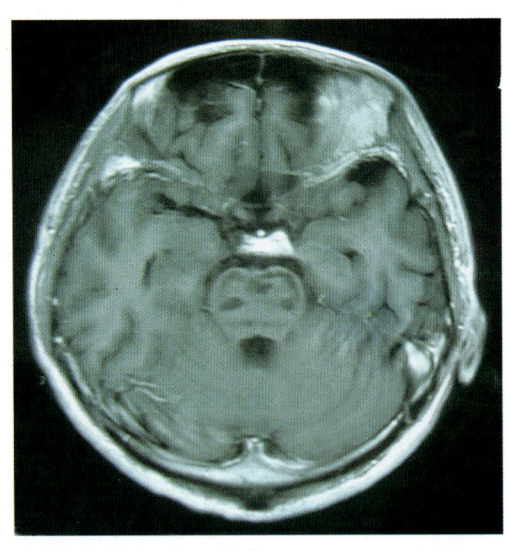

图 10-2 头颅 MRI 影像

换可能对 CPM 有效。现将我们在营养神经、防治并发症等综合治疗的基础上采用血浆置换联合连续性静脉-静脉血液滤过（continuous veno-venous hemofiltration，CVVH）成功救治的 1 例肝移植术后重症 CPM 患者的治疗经验总结如下，以进一步提高此类疾病的诊治水平和生存率。

CPM 是指脑桥中央部分髓鞘溶解破坏，但神经元和轴突保持相对完整的中枢神经系统疾病。CPM 的发病率在普通人群为 0.16%～5.8%，但死亡率则高达 33.3% 以上。目前 CPM 的确切病因尚未明确，电解质紊乱和渗透压改变，尤其是低钠血症的迅速纠正、营养不良、感染、中枢神经系统疾病、肝病等均是 CPM 的高危因素。肝移植术后患者可以同时存在上述多种诱因，因此肝移植术后患者 CPM 的发病率较普通人群明显增高，文献统计为 3.5%～10%。

目前尚无确切有效的 CPM 治疗方法，可能有效的治疗包括促甲状腺素释放激素、皮质类固醇激素以及大剂量免疫球蛋白。回顾 1980 年至今仅有 3 篇文献关于血浆置换成功治疗 CPM 的病例报道，认为通过血浆置换可以清除大分子量的髓鞘毒性物质从而改善症状。结合本例使用血浆置换联合 CVVH 成功治疗肝移植术后重症 CPM 患者，我们认为血浆置换联合 CVVH 治疗肝移植术后 CPM 的机制主要为以下几点：①纠正电解质紊乱：大量研究已证实，低钠血症的迅速纠正可导致髓鞘和少突神经胶质细胞脱失。终末期肝病尤其是慢性重型肝炎患者术前多合并顽固性低钠血症，而肝移植术中大量输注血浆、白蛋白等高钠液体，以及术后限液、利尿、肾功能损害等因素可使患者的血钠迅速升高，本患者存在血钠水平短期内迅速升高。另外，肝移植术后患者常常由于心、肺功能欠佳等原因难以通过大量输注低渗液体纠正高钠血症，而 CVVH 可在不影响血容量的前提下纠正电解质紊乱。②清除抗髓磷脂抗体：免疫机制的假说在 CPM 的发病机制中日益受到重视，CPM 早期病理表现为髓鞘间质肿胀和少突神经胶质细胞变形，而该过程可导致抗髓磷脂抗体产生。激素和丙种球蛋白治疗的有效性或许间接证明了 CPM 为免疫性疾病的观点。③清除髓磷脂毒性因子和炎症介质：Vexler 等认为已经存在的基础疾病尤其是肝功能不全可以产生大量炎症因子，从而损害星形胶质细胞。另外，血管内皮细胞的渗透性损伤释放髓磷脂毒性因子，最终导致神经髓鞘脱失。本患者术前存在肝衰竭和肝性脑病，血-脑屏障已受到破坏，因此我们认为通过血浆置换联合 CVVH 可有效清除各种分子量的炎症介质和髓磷脂毒性因子，从而减轻其对髓鞘的破坏作用。

我们应用上述方法治疗 CPM 患者取得了良好效果，总结经验，我们认为肝移植术后治疗 CPM 的过程中需注意以下几点：①纠正高钠血症的速度不宜过快：当血钠高于 160mmol/L 时，应适当增加置换液中钠离子的浓度，使血钠下降的最大速度控制在 0.5～0.7mmol/(L·h)，或每日血钠的下降不超过原值的 10%。因血钠引起的血渗透压下降过快，细胞内溶质来不及向细胞外转移，水分向渗透压高的细胞内转移，会出现脑细胞水肿。②置换液中血浆应占一定比例：不能单纯使用白蛋白或其他血浆代用品。尽管 Bibl 和 Grimaldi 均单纯使用白蛋白和人工胶体液作为置换液并取得一定疗效，但对于肝移植术后患者，肝功能和凝血功能尚未完全恢复，单纯使用这些血浆代用品有可能加重凝血异常。③早期治疗：目前 CPM 的确诊依赖头颅 MRI 检查，但肝移植术后患者病情危重，往往不能在出现症状后即行 MRI 检查确诊，如果单纯等待 MRI 的检查报告再采取治疗措施，则会贻误治疗时机。此时我们建议可以根据患者的病史、神经症状和体征进行初步诊断，果断采取血浆置换治疗，在病情改善后再行 MRI 检查。④重视综合治疗，预防并发症：血液净化主要是针对病因治疗，然而并发症的防治则是影响 CPM 预后的最重要因素，大部分患者因 CPM 所引起的并发症死亡。另外，部分 CPM 生存者可遗留永久性的神经系统损害，以延髓麻痹和痉挛性瘫痪最常见。因此在积极的对因治疗的同时，也要加强对症支持治疗，预防并发症的发生。

早期血浆置换联合CVVH对治疗肝移植术后重症CPM有一定的效果，它可能通过纠正电解质紊乱、清除抗体和毒性因子、改善全身症状这几方面发挥作用。另外需要强调的一点是，CPM的最终预后不能依赖单一的治疗环节，它是综合治疗的结果，尤其要重视预防感染、褥疮等并发症和积极进行康复训练，以避免遗留永久性的神经系统损害。

肝移植术后并发PTLD 1例

病例收集：北京大学人民医院肝移植中心　黄　磊
点评专家：北京大学人民医院肝移植中心　朱继业　黄　磊

【病例介绍】

1. 病史：患者，14岁，学生。主因原位肝移植术后1年、皮肤和巩膜黄染1周入院。患者于1年前因乙肝后肝硬化失代偿期、门静脉高压症于我院行原位肝移植术（背驮式），术后恢复顺利。1年来患者肝功能正常，他克莫司（FK506）血药浓度稳定在6～10ng/ml。入院前1周无明显诱因出现皮肤和巩膜黄染，伴皮肤瘙痒，尿色加深，大便颜色变浅，为求进一步诊治入院。发病以来患者精神、睡眠好，食欲稍差，体重无明显变化。

2. 体格检查：体温36.5℃，脉搏70次/分，呼吸18次/分，血压120/80mmHg。皮肤、巩膜中度黄染，上腹部可见"人"字形切口瘢痕，腹部平坦，未见肠型和蠕动波，全腹软，无压痛或反跳痛，肝脾肋下未触及，移动性浊音（-），肠鸣音正常。双肾区无叩击痛。心肺检查未见异常。

3. 实验室检查及辅助检查：血常规和凝血指标正常。生化指标：ALT 417 U/L、AST 190 U/L、TBIL 144μmol/L、DBIL 38μmol/L、GGT 435 U/L、ALP 480 U/L。入院当天行肝穿刺活检和MRCP检查：肝内外胆管扩张，肝外胆管最宽处1.5cm，未见明确狭窄部位，未见胆管内结石（图10-3）。入院第3天复查ALT 306 U/L、AST 171 U/L、TBIL 240μmol/L、DBIL 153μmol/L、GGT 467 U/L、ALP 406 U/L，FK506浓度为9.2 ng/ml。同时肝穿刺活检病理报告提示：肝细胞轻中度混合性细胞空泡变性，部分肝细胞内淤胆，汇管区可见小胆管结构，伴灶状炎性细胞浸润，未见明确急性排斥反应表现，考虑亚急性阻塞性胆管炎、药物性肝损伤不除外。入院第5天复查生化指标：ALT 270 U/L、AST 122 U/L、TBIL 310μmol/L、DBIL 225μmol/L。

4. 入院后治疗情况：入院第7天行ERCP检查，见胃内有结节，渗鲜血（图10-4A），胃角后壁可见明显外压性隆起，表面光滑，十二指肠球及降部黏膜正常，十二指肠乳头巨大、饱满，表面黏膜光滑，乳头开口可见（图10-4B），行乳头剖开术，

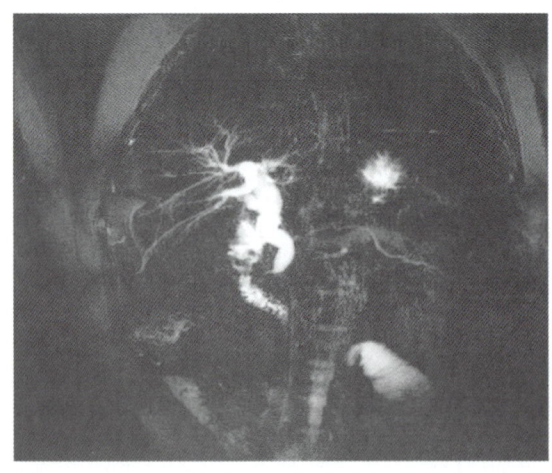

图10-3　MRCP检查示：肝内外胆管扩张，肝外胆管最宽处1.5cm，未见明确狭窄部位，未见胆管内结石

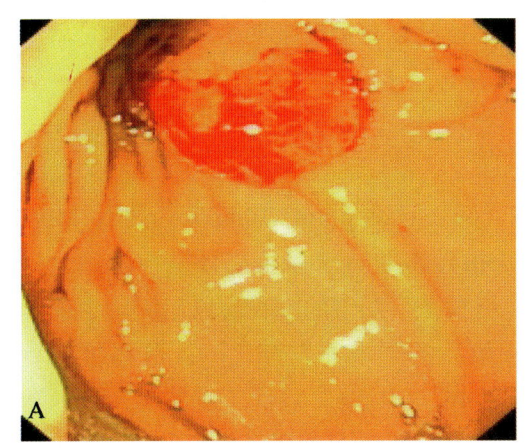 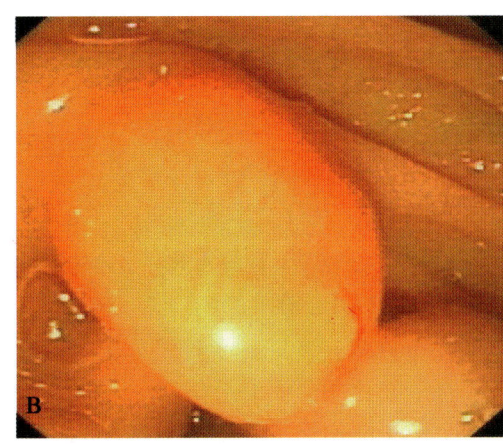

图10-4 A.入院第7天行ERCP检查,见胃内有结节,渗鲜血;B.胃角后壁可见明显外压性隆起,表面光滑,十二指肠球及降部黏膜正常,十二指肠乳头巨大、饱满,表面黏膜光滑,乳头开口可见

尝试以导丝进入胆管未成功,注射造影剂胆管未能显影,因乳头切口处渗血较多,局部取活检后停止治疗。由于ERCP未成功,决定再行PTCD术:局麻下穿刺肝右叶肝管,造影显示肝内外胆管明显扩张,胆总管略扭曲,胆总管下段呈鸟嘴样狭窄,造影剂不能通过,遂留置8F外引流管于胆总管内。

PTCD术后连续复查生化指标:第3天ALT 94 U/L、AST 50 U/L、TBIL 265μmol/L、DBIL 176μmol/L;第6天ALT 52U/L、AST 40 U/L、TBIL 205μmol/L、DBIL 144μmol/L;第10天ALT 33 U/L、AST 39 U/L、TBIL 105μmol/L、DBIL 77μmol/L。ERCP活检病理回报:小块黏膜活检标本,组织挤压变形,其间可见多量淋巴样细胞浸润,考虑炎症性病变可能性大,CD3、CD45RO少数细胞(+),CD20、CD79A多数细胞(+),CD138、CD38部分细胞(+),CK(+),Ki-67(30%,+)。

考虑到PTCD后肝功能明显好转,决定尝试将PTCD置换为内引流管:肝内外胆管扩张情况较前明显减轻,胆总管下段呈鸟嘴样狭窄,造影剂仍不能通过,以超滑导丝通过狭窄段进入十二指肠,造影发现狭窄段长约3cm,沿导丝置入8F内外引流管,引流管远端侧孔段置于十二指肠内(图10-5)。

换管过程较顺利,但当天下午患者出现穿刺口处肿胀、疼痛,查体见胸壁右侧肋间穿刺处明显肿胀,范围约10cm×10cm,伴局部压痛,皮温高于

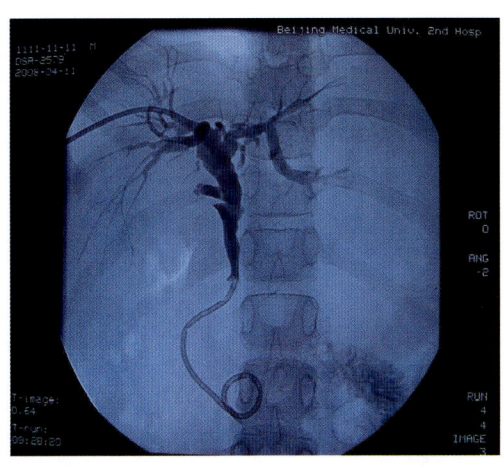

图10-5 考虑到PTCD后肝功能明显好转,决定尝试将PTCD置换为内引流管:肝内外胆管扩张情况较前明显减轻,胆总管下段呈鸟嘴样狭窄,造影剂仍不能通过,以超滑导丝通过狭窄段进入十二指肠,造影发现狭窄段长约3cm,沿导丝置入8F内外引流管,引流管远端侧孔段置于十二指肠内

周围皮肤。当即行急诊CT检查:右上腹皮下软组织增厚,其内夹杂水样密度影,考虑血肿可能;肝胃间隙、肝肾间隙可见稍高密度影,移植肝形态、大小正常,肝内外胆管扩张,可见PTCD管影,胰头区结构不清,胰体尾部胰管明显扩张,脾显著增大,实质密度尚均匀,腹膜后肠系膜血管周围多发小淋巴结影。考虑为肝穿刺处出血,行加压包扎、

补液、输血浆等对症治疗，患者情况稳定。第2天起，PTCD穿刺处局部肿胀逐渐减轻，疼痛缓解。约2周后穿刺处肿胀基本消退，但局部组织仍显饱满，无压痛，皮温正常。

复查生化指标：ALT 23 U/L、AST 27 U/L、TBIL 74μmol/L、DBIL 54μmol/L。换管后1个月：ALT 11 U/L、AST 29 U/L、TBIL 27μmol/L、DBIL 15μmol/L。鉴于患者肝功能完全恢复正常，遂关闭PTCD管，带管出院。

5. 预后情况：出院后1个月患者反复出现黑便，遂于当地行胃镜检查：见从贲门至胃窦及十二指肠广泛黏膜隆起病变，呈鹅卵石路面样表现，病变表面黏膜尚光滑，接触易渗血。十二指肠处黏膜红肿欠光滑，致肠腔狭窄，镜身勉强通过，十二指肠乳头处可见引流管，管周有新鲜血渗出。因患者家属拒绝，未行活检。同时患者右侧腹壁穿刺处再次隆起，可及皮下肿物，行腹部CT检查：腹腔多发淋巴结肿大，包绕腹腔动脉，胃体、胃窦、十二指肠壁明显增厚，右侧腹壁皮下多发软组织肿块影（图10-6）。随后于当地医院行皮下肿物穿刺活检，病理回报：B细胞恶性淋巴瘤，高度恶性，考虑为Burkitt淋巴瘤。免疫组化：CD20（+），CD3（-），CD68（-），Ki-67（+，95%）。由于患者体质虚弱，只能先加强支持治疗，准备进行化疗。但患者一般情况迅速恶化，出现发热、反复消化道出血、腹痛、消瘦、不能进食，最终于明确诊断1个月后衰竭死亡。

【专家点评】

PTLD（post-transplant lymphoproliferative disoders）是指异体的器官移植或骨髓移植后，机体在免疫抑制状态下发生的一种淋巴组织增生或淋巴瘤，是移植后的严重并发症之一。肝移植术后的发生率为2.4%～4.3%，仅次于皮肤癌，位列新生肿瘤的第2位。心肺及小肠移植（10%～30%）较肝肾移植（1%～5%）发病率高。免疫抑制剂的长期大量应用及使用激素、OKT3等药物进行抗排斥治疗都可增加PTLD发生的危险。它的发病机制不清，一般认为与EB病毒感染及免疫抑制状态有关：① EB病毒是一种感染B细胞的DNA病毒，可在B细胞内长期潜伏，遇有刺激因素可被激活。其在宿主体内的清除依靠宿主T细胞的免疫反应。② 免疫抑制剂的应用使EB病毒特异的T细胞免疫功能受到抑制，机体所感染的EB病毒难以灭活，EB病毒通过不可逆的转基因事件诱导B淋巴细胞处于活化、增殖状态，以致发生PTLD。PTLD是潜在性致死性淋巴组织增生性疾病，临床表现变化较大：① 通常发生在移植后1～299个月。② 可分为单个核细胞样、肿瘤样和暴发性三种。③ 肿瘤样PTLD表现为淋巴系统肿瘤样的症状，如肿块、疼

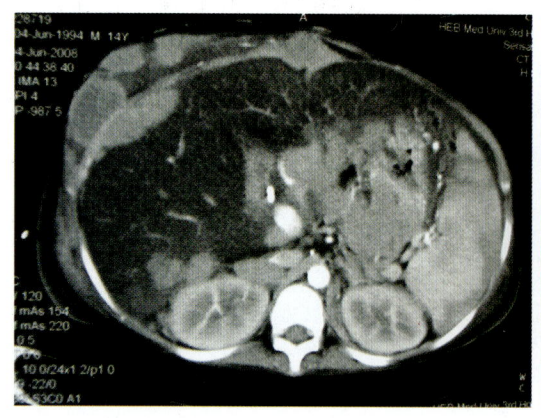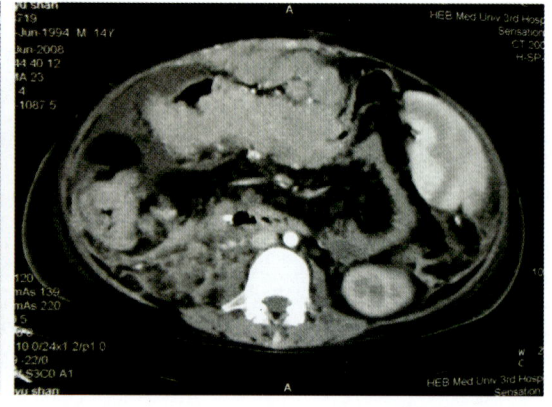

图10-6 腹部CT检查示：腹腔多发淋巴结肿大，包绕腹腔动脉，胃体、胃窦、十二指肠壁明显增厚，右侧腹壁皮下多发软组织肿块影

痛、梗阻或空腔脏器穿孔等。④结外肿瘤较淋巴结 PTLD 为多，二者比率为 2∶1。⑤病死率可高达 80%。

此患者所发生的 PTLD 实际上是很严重的一种类型，已经表现为恶性淋巴瘤的特性。这种淋巴瘤于 1958 年由 Donnis Burkitt 首先报道，是一种高度侵袭性的非霍奇金淋巴瘤（NHL），常发生在结外部位或表现为急性白血病。标志是过度表达 c-myc，80% 由 t（8∶14）所引起，20% 由其他染色体易位引起。EB 病毒感染起重要作用，可有三种不同的临床亚型：地方型、散发型和免疫缺陷型。①地方型最常见于非洲 4～7 岁的儿童，常累及颌骨和肾，亦可累及回肠、盲肠、卵巢和乳腺，地域性分布与疟疾的地区分布相一致。②其他地区的大多数患者常表现为腹部肿块而没有特异的地区或气候分布，称之为散发性 Burkitt 淋巴瘤，占欧美国家全部成人淋巴瘤的 1%～2%。③免疫缺陷型常见于 HIV 感染者。典型表现为结外病变，腹部是最常见的发病部位，通常累及肠道或腹腔内淋巴结，亦可累及肾、胰、肝、脾、乳腺或卵巢，症状包括腹痛、恶心、呕吐、肠梗阻、胃肠道出血，或类似急性阑尾炎或肠套叠的症状。常规治疗以联合化疗为主，可辅以抗 CD20 单抗（Rituximab）。总体预后较差，是生长最快的恶性肿瘤，倍增时间 25 个小时。该患者应该属于这一类型，如果诊断及时的话，也许还有机会进行针对性的治疗以延长生命。

PTLD 的治疗策略是控制 B 细胞过度增殖，同时加强记忆细胞毒性 T 淋巴细胞（CTL）的监视功能，可采用全身治疗和局部治疗，包括采用外科手术切除和放疗。减少甚至停用免疫抑制剂是较为肯定的方法。联合化疗：如 CHOP 方案（环磷酰胺+多柔比星+长春新碱+泼尼松）。抗 CD20 单抗：针对 B 细胞淋巴瘤，减少 B 细胞增殖，且不抑制 EBV-CTL。抗病毒治疗：如更昔洛韦，以减少病毒的复制，并限制感染性 B 细胞的数量。通过该病例的诊治经历，我们应当吸取教训，加强对肝移植术后特殊并发症的学习和认识，才能为患者提供更加有效的治疗。

肝移植术后并发血栓性血小板减少性紫癜 1 例

病例收集：北京大学人民医院肝移植中心　黄　磊
点评专家：北京大学人民医院肝移植中心　朱继业　黄　磊

【病例介绍】

1. 病史：患者，男性，44 岁。主因"体检发现乙肝表面抗原阳性 13 年，确诊肝硬化 9 年，皮肤和巩膜黄染 1 年"入院。患者既往无心、肺、肾或糖尿病史，无特殊遗传病史，无药物过敏史。

2. 体格检查：全身皮肤、巩膜明显黄染，可见肝掌及蜘蛛痣，腹稍膨隆，脾肋下 10cm，肝浊音区缩小，移动性浊音（+）。

3. 实验室检查：血型 B。血常规：WBC $3×10^9$/L，HB 136 g/L，PLT $45×10^9$/L。凝血功能：PTA 33%，血氨 135μmol/L，乙肝大三阳，HBV DNA PCR（-）。生化检查：ALT 29 U/L，AST 53 U/L，CHE 1718 U/L，TBIL 210μmol/L，DBIL 100μmol/L，BUN 3.9mmol/L，CRE 63μmol/L。

4. 辅助检查：CT 检查：中量腹水，肝硬化，门静脉高压，食管胃底静脉曲张，脾大。X 线胸片、心电图、超声心动图未见明显异常。

5. 入院诊断：乙肝后肝硬化（失代偿期）。

6. 手术情况：患者入院后一般状态尚稳定，

饮食、睡眠可，神志清楚，无肝性脑病表现，每日尿量约2000ml（未使用利尿剂）。完善术前准备后行经典原位肝移植术（未转流）。术中探查：腹腔中约1000ml淡黄色清亮腹水，肝明显萎缩，布满大小不等的硬化结节，脾明显肿大。术中测门静脉压力为30cmH$_2$O。手术时间为8h，供肝冷缺血时间为10h，病肝称重为700g。手术过程平稳，术中出血2000ml，术中尿量1500ml。术后患者安返重症监护室。

7. 术后情况：患者返回监护室后即刻测BP 150/85mmHg，HR 77bpm，急查血常规：WBC $4.4×10^9$/L，HB 94 g/L，PLT $27×10^9$/L。手术当晚患者循环稳定，腹腔引流量不多（约250ml），为淡血性。只是尿量极少，至术后10h的总尿量仅有30ml，经补液、利尿后仍无尿。同时患者体温升高至38.3℃，至次日上午神志也没有恢复（术后12h）。为排除腹腔内出血的可能性，行床旁超声检查：腹腔内少量积液，肝回声均匀，肝动脉、门静脉和下腔静脉吻合口通畅，双肾回声弥漫性增强。复查实验室检查：WBC $5.7×10^9$/L，HB 82 g/L，PLT $17×10^9$/L，ALT 638 U/L，AST 2303 U/L，TBIL 621μmol/L，DBIL 282μmol/L，BUN 15.8mmol/L，CRE 133μmol/L。由于出现贫血和血小板减少及肾功能恶化，即请肾内科和血液科会诊，建议复查血常规、外周血涂片、Coombs试验、网织红细胞，各项实验室检查指标回报：WBC $4.6×10^9$/L，HB 68 g/L，PLT $5×10^9$/L，直接Coombs试验（－），外周血涂片可见多量破碎红细胞，网织红细胞占2.6%，同时查体发现患者四肢及躯干出现多处出血性皮疹。通过各科联合讨论，认为患者出现血栓性血小板减少性紫癜的可能性很大，建议进行血浆置换治疗，随即进行血浆置换3000ml。

术后第2天，患者神志逐渐恢复，但意识不清，不能配合治疗，躁动明显。循环依然稳定，腹腔引流量不多，全天尿量<10ml。复查生化指标：ALT 605 U/L，AST 1758 U/L，TBIL 602μmol/L，DBIL 307μmol/L，BUN 23.3mmol/L，CRE 206μmol/L。再次血浆置换3000ml，并开始进行连续肾脏替代治疗（CRRT）。针对贫血和血小板的显著减少，输注压缩红细胞和血小板。

术后第3天，患者仍然躁动不止，不能按指令动作。循环稳定，始终无尿。实验室检查指标：WBC $4.6×10^9$/L，HB 72g/L，PLT $42×10^9$/L，ALT 285 U/L，AST 412 U/L，TBIL 350μmol/L，DBIL 205μmol/L，BUN 26.8mmol/L，CRE 254μmol/L。由于患者肾功能没有恢复，维持CRRT治疗，隔日血浆置换3000ml，输注压缩红细胞和血小板。

术后第5天，患者循环稳定，脱机并拔除气管插管，但神志无明显改善，明显躁动，持续无尿。实验室检查指标异常：WBC $3.2×10^9$/L，HB 61 g/L，PLT $29×10^9$/L，ALT 138 U/L，AST 155 U/L，TBIL 365μmol/L，DBIL 244μmol/L，BUN 26.6mmol/L，CRE 255μmol/L。

由于患者神志始终不清楚，并逐渐出现谵妄、躁动，肝功能逐渐恶化，肾功能也没有好转的迹象，最终家属放弃治疗。患者于术后13天因多器官功能衰竭死亡。

【专家点评】

血栓性血小板减少性紫癜（TTP）是一种罕见的、严重的微血管血栓/出血综合征，主要以体内血小板的异常聚集、显著的血小板减少及红细胞碎片为特征。多数患者起病急骤，病情十分凶险，死亡率可高达90%。发病率近期呈上升趋势，为每年2～8/100万。此病的病因尚未完全阐明，多数患者无法找到明确病因（即原发性TTP），少数患者可有遗传、感染、药物过敏、异常免疫、肿瘤、妊娠、造血干细胞移植后等原因（即继发性TTP）。

此病的发病机制中较流行的学说为不同的致病原因导致血小板聚集能力过强，形成大量血小板栓子并黏附于血管内皮，引起其他继发性改变。由于微循环中形成了广泛的血小板血栓，血小板因大量消耗而形成出血性紫癜。由于小动脉与微血管的栓塞，又可导致器官缺血性功能障碍乃至梗死，这在对微循环依赖性强的器官（如脑、肾等）最易出现症状。临床表现主要有以下几类：

1. 血小板减少引起的出血：以皮肤黏膜为主，表现为瘀点、瘀斑或紫癜、鼻出血、视网膜出血和胃肠出血，严重者可有颅内出血。

2. 微血管病性溶血性贫血：不同程度的贫血，可出现黄疸、肝脾大。

3. 神经精神症状：典型病例的临床表现首先见于神经系统，患者均有不同程度的意识紊乱、头痛和（或）失语、说话不清、眩晕、惊厥、痉挛、感觉异常、视物障碍、知觉障碍、定向障碍、精神错乱、谵妄、嗜睡、昏迷。

4. 肾损害：肉眼尿并不常见。重者发生急性肾衰竭。

5. 发热：90%以上的患者有发热，在不同病期均可发热，多属中等程度。其原因不明，可能与下列因素有关：①继发感染，但血培养结果可为阴性；②下丘脑体温调节功能紊乱；③组织坏死；④溶血产物的释放；⑤抗原抗体反应使巨噬细胞及粒细胞受损并释放出内源性致热原。

针对本例患者，可以看到已经出现了所有症状，因此是1例病情极为严重的TTP患者。首选方法为血浆置换，能去除体内促血小板聚集物、补充正常抗凝集物，应及早进行。一般用量为每天40～80ml/kg的新鲜冰冻血浆（FFP），至少5～7天（移植相关的继发性TTP患者的疗效不如原发性TTP）。本例患者虽然及时接受了血浆置换术，但最终还是没有存活下来，这与其刚刚经历了肝移植手术的创伤、移植肝功能的恢复受到严重影响、免疫抑制状态容易继发感染等多重因素有关。总之，了解此种罕见的疾病，有助于开阔思路，对于肝移植医师的成长是大有益处的。

亚急性肝衰竭肝移植术后血小板减少1例

病例收集：首都医科大学附属北京佑安医院肝移植中心　王　鑫
点评专家：首都医科大学附属北京佑安医院肝移植中心　卢实春

【病例介绍】

1. 病史：患者，女性，27岁。主因"皮疹、发热3个月，乏力、食欲不振1个月，尿黄3周"入院。患者3个月前出现皮疹、发热、咽痛，2个月前外院诊断"成人still病？"，服用"尼美舒利分散片"退热治疗；1个月前出现乏力、食欲不振，伴有腹胀、恶心，间断餐后呕吐，呕吐物为胃内容物，并厌食油腻。3周前出现尿色加深，并出现皮肤、巩膜黄染，6天前外院检查肝功能异常，乙肝五项、丙肝抗体、戊肝抗体均无特殊提示。

2. 实验室检查及辅助检查：血常规：WBC $6.6×10^9$/L，NEUT 58.6%，PLT $234×10^9$/L，Hb 125g/L。肝功能（2010年6月13日）：ALT 580U/L，AST 518U/L，ALB 46.1g/L，TBIL 146.2μmol/L，DBIL 116.3μmol/L，PTA 64%。6月16日 ALT 1085U/L、AST 1404U/L。乙肝五项：HBsAB（+），余均阴性。丙肝抗体、戊肝抗体阴性。尿常规正常。腹部超声：胆囊腔液性结构消失；胆囊壁增厚。

3. 入院诊断：①肝功能异常原因待查；②药物性肝损害可能性大；③自身免疫性肝病不除外；④成人still病？

4. 入院后治疗情况：患者自入院后病情进展迅速，黄疸持续上升，凝血功能快速下降，PTA仅两天时间由64.9%降至50%，6月21日TBIL由146μmol/L升至168μmol/L，6月25日TBIL 270μmol/L、DBIL 148μmol/L、ALT 580U/L、AST 518U/L、ALB 46.1g/L。患者有重型肝炎倾向，治疗上给予加强保肝、退黄、促进肝细胞生长等，但疗效欠佳，凝血功能持续恶化，7月2日APTT 65.9s、PTA 36.9%、PT 23.2s。经免疫学检查排除自身免疫性肝病，考虑药物性肝损害可能性大。

6月30日患者出现发热，体温反复升高，血常规：中毒颗粒，并出现皮疹，为红色充血性丘疹，麻疹病毒IgM（+）。转往感染科隔离治疗，经积极对症、支持等治疗后，麻疹临床治愈，转出感染科。但肝功能逐渐恶化，并出现胸腹水，凝血功能逐渐减低，7月8日、13日曾行两次血浆置换，患者PTA一度稳定在40%～47%，胆红素有所减低。18日开始出现持续高热，体温最高39.8℃，伴有白细胞明显升高，曾应用亚胺培南、替考拉宁、莫西沙星抗感染治疗，患者白细胞一度有所降低，但仍有发热，痰培养为嗜麦芽寡氧单胞菌，导管血培养为溶血葡萄球菌。血白细胞14×10^9/L，血涂片可见中毒颗粒，凝血项提示不凝集，并出现血小板下降，由PLT 97×10^9/L（7月19日）降至PLT 30×10^9/L（7月20日），7月26日WBC 7.81×10^9/L，NEUT 58.6%、PLT 8×10^9/L，Hb 71g/L，经外科会诊，咨询患者家属要求行肝移植手术。

5．术前诊断：药物性肝损害、亚急性肝衰竭、腹水、腹腔感染、肺部感染、败血症、肝性脑病（Ⅰ期）、麻疹、慢性胆囊炎、血小板减少原因待查。

6．手术情况：患者于7月31日下午在全麻下行同种异体原位肝移植术，患者手术顺利，术中出血800ml，术中输悬浮红细胞2400ml、冰冻血浆1200ml、血小板3个单位，尿量1130ml。

7．术后情况：患者下手术台后病情危重，持续呼吸机辅助通气，出现发热，体温在38.5℃左右，循环不稳定，HR 110～150次/分、BP 100/50mmHg[应用去甲肾上腺素0.4～0.6μg/(kg·min)持续泵入]，肌酐由20μmol/L升至163μmol/L，并出现严重混合感染：X线胸片及血气分析提示肺部感染、ARDS，且患者术前就存在严重感染，考虑感染中毒性休克可能，给予积极扩容、补液，效果明显，循环稳定，肌酐降至正常。

但术后第3天到第15天患者出现间断高热，体温波动在37.5～39℃；痰培养：尿肠球菌、阴沟肠杆菌、抗坏血酸杆菌、嗜麦芽寡氧单胞菌；血CMV-DNA明显升高，考虑CMV（巨细胞病毒）感染；血培养：嗜麦芽寡氧单胞菌；真菌G试验：96pg/ml（参考值<10pg/ml）。根据药敏试验应用敏感抗生素控制感染，抗生素为头孢哌酮钠舒巴坦钠3g Q8h+万古霉素1g Q12h+更昔洛韦0.25 Q12h+伏立康唑200mg Q12h。

患者术前、术后一直存在三系减少，表现为严重、持续性血小板减低，输注血小板治疗效果较差，手术下台PLT 18×10^9/L，有严重出血倾向（患者术后第1天有消化道出血，经积极治疗出血控制）。虽每日输1～2单位血小板，但仅维持PLT在（6～20）$\times10^9$/L。WBC偏低，间断给予粒细胞集落刺激因子，WBC维持在（2.26～7.81）$\times10^9$/L。患者虽无明显出血，但需间断补充红细胞，方能维持血红蛋白在70～85g/L（图10-7）。

术后第7天，血CMV-DNA明显升高，考虑CMV感染，应用更昔洛韦0.5g Qd抗CMV感染，考虑CMV感染引起的特发性血小板减少性紫癜可能，应用丙种球蛋白20g Qd冲击5天，同时补充血小板，但无明显效果。

中心静脉导管血培养：山羊葡萄球菌，更换中心静脉导管。患者于术后第10天行气管切开呼吸机辅助通气。术后第11天行骨髓穿刺，骨髓穿刺结果：骨髓增生活跃，M：E = 3.77：1，粒系早中阶段比例增高，其他阶段比例大致正常，红系晚红比例稍低，淋巴单核细胞无明显异常，全片公数巨核细胞11个，以颗粒型为主，涂片可见零星血小板。X线胸片提示肺部感染明显消退、全身情况好转。脱离呼吸机。

术后第17～19天体温降至正常。随着患者全身情况好转，于术后第15天三系逐渐升高，血小板逐渐上升至31×10^9/L，且未再输血小板，白细胞波动于（4.5～7.5）$\times10^9$/L；术后第20天，WBC 6.51×10^9/L，HGB 82g/L，PLT 68×10^9/L，患者转出ICU病房。

患者术后凝血功能一直比较稳定：PTA: 60%～

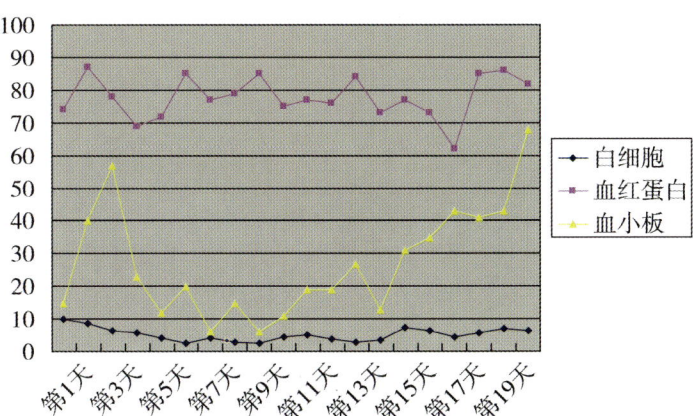

图 10-7 患者术后血象变化

80%，PT：12～14s，APTT：25～40s，D 二聚体（-），肝功能恢复较好，肾功能基本正常。

8．术后诊断：同种异体原位肝移植术后、严重混合感染（屎肠球菌、阴沟肠杆菌、抗坏血酸杆菌、嗜麦芽寡氧单胞菌；巨细胞病毒、嗜麦芽寡氧单胞菌、真菌）、肺部感染、中心静脉导管相关性感染、败血症、ARDS、感染中毒性休克、三系减少原因待查（以血小板减少为著）。

【专家点评】

1．术前血小板减少原因 术前1周血小板减少至 8×10^9/L，内科考虑与严重感染引起骨髓抑制有关。因患者有严重肝病引起凝血功能障碍，所以无法排除有无 DIC 可能，亚急性肝衰竭不考虑脾功能亢进。

2．术后血小板减少原因

（1）DIC：患者术后持续发热2周，存在严重感染，同时伴有血小板显著下降；但患者凝血功能未见明显下降，D 二聚体（-），不支持该诊断。

（2）免疫因素引起血小板减少：感染（尤其是 CMV 感染）可引起特发性血小板减少性紫癜（ITP），且骨髓象：巨核细胞11个，以颗粒型为主，无产板型巨核细胞，提示巨核细胞成熟障碍，符合 ITP 诊断的条件，从治疗上 ITP 应用丙种球蛋白冲击有显著疗效，但该患者应用丙种球蛋白 20g Qd 冲击5天无明显效果，故从治疗上不支持 ITP 诊断。

（3）血栓性血小板减少性紫癜（TTP）：多种因素所致的一种临床综合征，严重感染可引起。诊断的最低标准为微小管病性溶血性贫血和血小板减少。病理特征为终末小动脉和毛细血管血栓。最常见的症状为神经系统症状、出血、疲劳、腹痛，动态观察可见到患者血细胞比容迅速下降，血小板迅速减少，周围血涂片可见到碎片红细胞。碎片红细胞包括盔形红细胞、三角形红细胞、棘突红细胞。严重溶血，血清间接胆红素增高，乳酸脱氢酶（LDH）可升高至 1000U/L。患者外周血涂片未见到碎片红细胞，术后 LDH 基本正常，不支持该诊断。

（4）继发性造血功能低下/急性造血停滞：该病特点是：绝大多数患者发病前有感染史，突然发生重度全血细胞减少症，部分患者在发病前也可没有溶血性疾病的迹象。如果支持治疗及时和得当，患者全血细胞减少症多在1个月左右逐渐恢复。患者在发病后2周内，在骨髓涂片的尾部可见体积较大的红细胞，是急性造血功能停滞的重要特点。急性造血功能停滞的治疗主要以对症支持为主。

（5）继发性造血功能低下/急性造血停滞：本例患者网织红细胞（术后8天）：2.9×10^9/L［正常值（24～84）$\times10^9$］，百分比 0.11%（正常值 0.5%～1.5%），提示骨髓明显抑制，且术后第11天骨髓象提示为骨髓抑制有所恢复。

患者因严重感染引起急性造血停滞，经过支持治疗，补充血小板、红细胞及应用G-CSF，随着感染控制及全身情况好转，骨髓抑制逐渐恢复，三系逐渐升高，所以严重感染引起急性造血停滞的可能性较大。

（6）药物引起的骨髓抑制：患者术后因血小板低，一直未应用吗替麦考酚酯；更昔洛韦有骨髓抑制作用，但在应用更昔洛韦前已有明显的三系下降，且近期一直应用更昔洛韦（术后第15天血CMV-DNA仍为2.4×10^5/L），但骨髓抑制已明显缓解，所以药物对三系减少的作用不明确。

3. 小结　患者亚急性肝衰竭经内科积极治疗疗效不佳，并出现严重混合性感染伴有血小板减少。随着移植术后肝功能的恢复，感染逐渐得以控制、全身情况好转、骨髓造血功能恢复、血小板数目上升。综上所述，患者血小板减少是因严重感染引起的急性造血停滞所致。

由此可见，感染是急性肝衰竭的常见问题，虽然严重感染是肝移植的禁忌证之一，但急性肝衰竭是病情恶化的主要矛盾。我们通过围术期积极控制感染，在感染得到基本控制的条件下行肝移植手术，是打破急性肝衰竭合并严重感染互为加重因素的恶性循环之有效手段。

ABO血型不合肝移植1例

病例收集：昆明市第一人民医院暨昆明医学院附属甘美医院云南省肝移植中心　李来邦　李　立
点评专家：昆明市第一人民医院暨昆明医学院附属甘美医院云南省肝移植中心　李　立

【病例介绍】

1. 病史：患者，男性，64岁。因乏力、食欲减退3年余入院。患者3年前无明显诱因出现乏力、食欲减退，伴腹泻及上腹部闷胀不适，进食后加重，患者无头晕、头痛及晕厥，无意识不清及定向力障碍，无寒战、发热，无胸闷、气促，无咳嗽、咳痰、咯血，无心慌、心悸，无恶心、呕吐，无腹痛，无尿频、尿急、尿痛，无呕血及黑便，无血便及白陶土样便。患者到当地医院就诊后行对症、支持治疗（具体不详），症状有所减轻，为求进一步诊治到我院就诊。患者自发病以来饮食较差，睡眠尚可，大小便无明显异常，体重无明显变化。患者两年前诊断为"2型糖尿病，高血压病Ⅱ级，高危组"，1年前诊断为"乙型肝炎（活动期）"，既往无手术史。

2. 体格检查：T 36.5℃，P 89bpm，BP 125/90mmHg。患者一般情况尚可，神智清，精神略差，营养中等，肝病面容，步行入院。全身皮肤、黏膜未见明显黄染，未见皮下瘀点及瘀斑，未见肝掌及蜘蛛痣，未触及浅表淋巴结肿大。听诊双肺呼吸音略粗，未闻及干、湿啰音。心率89次/分，律齐，各瓣膜听诊区未闻及杂音。腹平，未见胃型及肠型，未见腹壁静脉曲张，腹软，全腹无明显压痛及反跳痛，肝肋下未触及，脾肋下4cm，移动性浊音（−），肠鸣音4次/分。双下肢无凹陷性水肿。四肢及脊柱无明显异常。生理反射存在，病理反射未引出。

3. 实验室检查及辅助检查：血型为A型，Rh（+）。血常规示RBC 3.95×10^{12}/L，Hb 132g/L，PLT 66×10^9/L，WBC 4.4×10^9/L。凝血功能示PT 16.3s，APTT 39.3s。肝功能：白蛋白为35.1g/L，前白蛋白为68mg/L，总胆红素46.7μmmol/L，直接胆红素15.1μmmol/L，间接胆红素31.6μmmol/L，ALT 122IU/L，AST 173IU/L。查乙肝六项：HBsAg（+），HBeAg（+），HBcAb（+）。查肿瘤标记物示AFP

496.90ng/ml。CT示肝多发结节硬化，肝右叶可见一直径约4cm的占位性病变（图10-8），癌变可能，未见腹腔、纵隔淋巴结肿大，肺部未见明显转移灶。

4．入院诊断：①乙肝后肝硬化、肝功能失代偿期（肝功能Child B级）；②原发性肝癌（符合米兰标准）；③门静脉高压症；④2型糖尿病；⑤高血压病Ⅱ级，高危组。

5．手术情况：患者于2010年4月17日接受供者血型为AB型的同种异体原位肝移植术，供体无活动性肝炎等传染性疾病。术中见患者腹腔内约有500ml较为清亮的腹水，探查见肝体积明显缩小，肝表面布满大小不一的结节，其中肝右前叶可见一约3cm×4cm大小的结节，质硬。脾体积明显增大，切除病肝后以改良背驮术式行腔静脉吻合，而后端端吻合门静脉及肝动脉，以可吸收线端端吻合胆总管，并切除供体胆囊，检查无明显出血后于右肝上、右肝下、左肝上、左肝下分别放置腹腔引流管并关腹。为了防止术中及术后超急性排斥反应的发生，术中切除患者脾，并且给予患者巴利昔单抗。术中共出血18 000ml，输入A型悬浮红细胞9800ml以及AB型血浆5100ml。

6．术后病理：大体标本可见肝表面布满大小不一的结节，其中肝右后叶（第Ⅵ段）有一直径约4cm大小的结节，质硬，中心有部分缺血坏死（图10-9）。脾明显充血、肿大，约13cm×8cm×6cm大小。

术后病理切片结果为：①肝细胞癌（Ⅱ～Ⅲ级）；②结节性肝硬化；③慢性淤血性脾肿大。

7．术后情况：患者术后送入ICU移植病房，给予机械通气、补液、抗感染、抗排斥等治疗。免疫抑制治疗方案为FK506、吗替麦考酚酯以及静脉用甲泼尼龙。用药期间严密观察患者肝功能变化以及血型抗体滴度，并辅以血浆置换以防止排斥反应的发生。其中FK506自0.5mg Qd起量，并伴随静脉用甲泼尼龙的减量逐步增加其用量。用药期间密切监测血药浓度，根据肝功能的即时情况临时增减用药量。吗替麦考酚酯胶囊以500mg Bid起量应用，若无明显毒副作用则维持此量不变，以保证患者既不出现药物的中毒反应，又不出现急性排斥反应。

（1）静脉用甲泼尼龙应用方案如表10-3：

表10-3 ABO血型不合肝移植受体术后静脉用甲泼尼龙给药方案

术后天数	用量
1	500mg Qd
2	500mg Qd
3	240mg Qd
4	160mg Qd
5	120mg Qd
6	80mg Qd
7	40mg Qd
8	20mg Qd

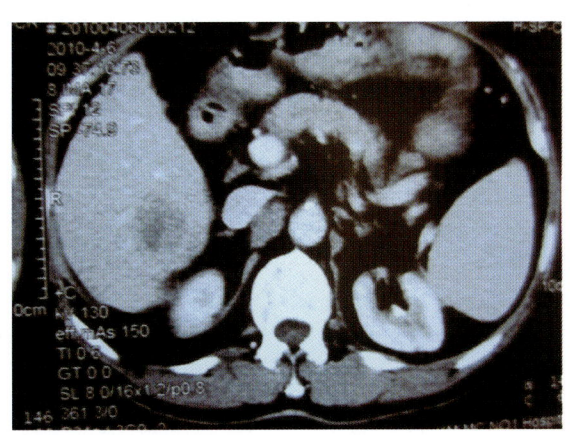

图10-8 患者腹部增强CT（可见肝右叶一直径约4cm占位性病变）

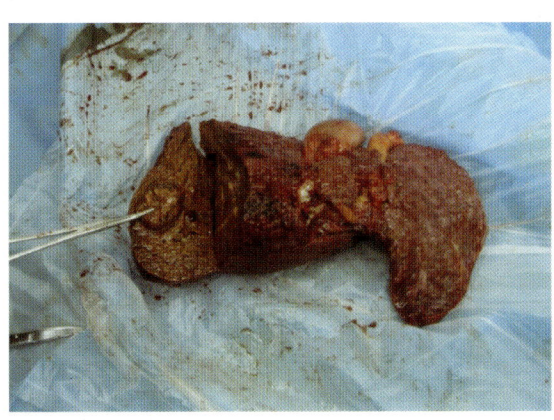

图10-9 术后肝大体标本（肝表面布满大小不一的结节，其中肝右后叶第Ⅵ段有一直径约4cm大小的结节）

（2）术后FK506血药浓度变化（图10-10）：

（3）术后肝功能恢复情况

①术后ALT、AST变化情况（图10-11）

②术后胆红素变化情况（图10-12）

③术后凝血功能变化（图10-13）

④术后血浆置换：患者血型为A型、Rh（+），接受了血型为AB型、Rh（+）供者捐献的肝，在术中即输入AB型血浆对患者进行血浆置换。术后因腹腔内、切口等部位的渗出，血浆丢失较多，故于术后第1天、第2天、第3天、第4天分别给予输入AB型血浆2600ml、1900ml、1550ml及900ml。患者在住院期间共查4次抗B凝集素抗体滴度，其结果如表10-4：

表10-4　ABO血型不合肝移植患者抗B凝集素抗体滴度变化

日期	抗体滴度
术前1天	1∶16
术后1天	1∶4
术后3天	1∶2
术后14天	1∶2

由上表不难看出，通过术中及术后的异型血浆输入，患者血清中抗B凝集素抗体滴度水平较术前

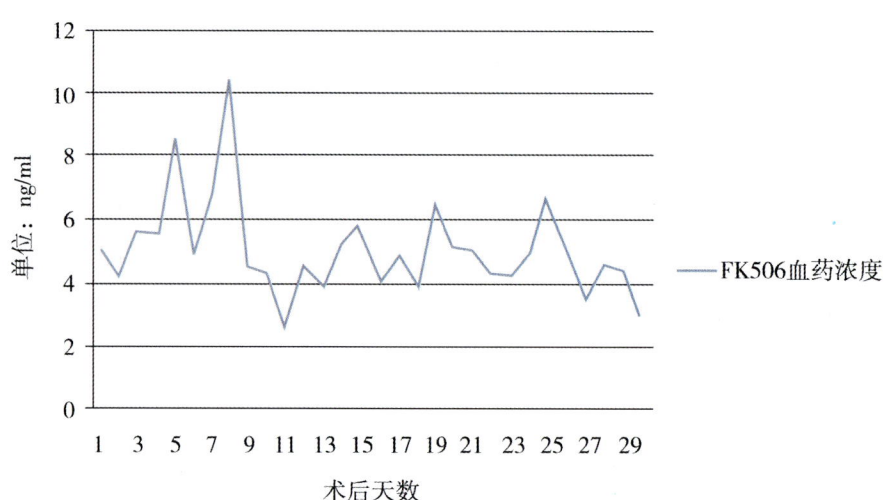

图10-10　ABO血型不合肝移植患者术后FK506血药浓度变化

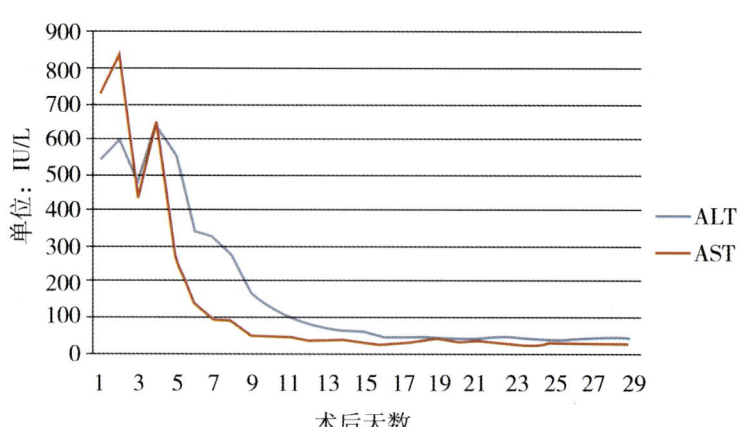

图10-11　ABO血型不合肝移植患者术后ALT、AST变化

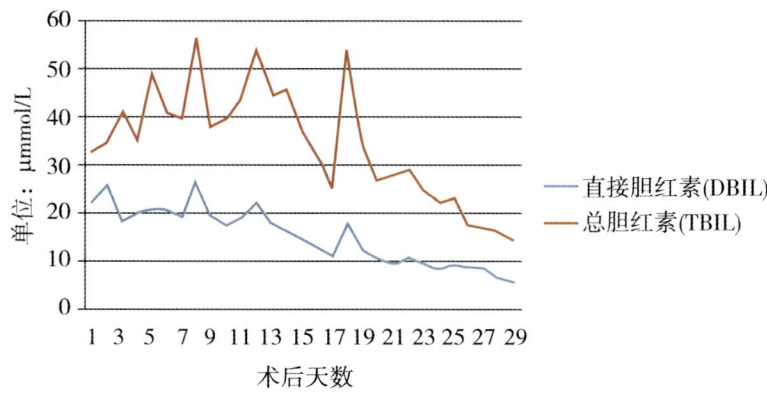

图 10-12 ABO 血型不合肝移植患者术后胆红素变化

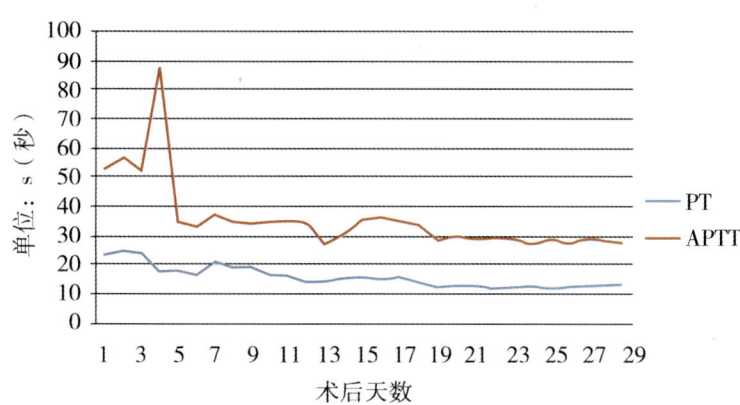

图 10-13 ABO 血型不合肝移植患者术后凝血功能变化

明显下降且维持在较低水平（均小于 1：8）。

8. 术后随访：患者于术后第 29 天出院，出院后口服 FK506 及吗替麦考酚酯胶囊作为免疫抑制剂。术后 1 个月内每周回院复查肝肾功能、血药浓度、血常规、肿瘤标记物等指标，均未见明显异常。

【专家点评】

随着肝脏外科的不断发展，肝移植作为治疗终末期肝病的唯一有效治疗手段，其推广和普及已经能够挽救越来越多的终末期肝病患者的生命。我国是乙型肝炎高发、多发的国家，随着越来越多的晚期肝硬化及原发性肝癌患者需要接受肝移植，供体器官短缺以及不确定性的问题也就日益凸显。对于病情危重的患者，相同血型的供体短时间内难以获得时，接受 ABO 血型不相符的肝移植不失为一种较好的选择。然而 ABO 血型不合肝移植面临的主要问题除了相同血型肝移植常见的细胞介导的排斥反应外，更严重的是由体液中抗体介导的超急性排斥反应，若一旦发生，预后极差，唯有接受二次肝移植。因此，对接受 ABO 血型不合肝移植的患者，围术期以及手术中的各种抗排斥及免疫抑制治疗较普通肝移植患者显得更为重要。我中心自成立以来，共进行了 4 例 ABO 血型不合肝移植，4 名患者均取得了良好的效果，术后半年存活率为 100%，且未出现明显术后并发症。我中心在对这 4 名患者的治疗过程中，有一些心得体会，现分享如下：①异型血浆的输入及抗 CD25 单克隆抗体的应用：在手术过程中，O 型受者使用与供体相同血型的血浆，A 或 B 型受者使用 AB 型血浆，可以有效降低血型抗体滴度，并且在术中使用抗 CD25 单克隆抗体，术后根据受者血型抗体滴度的变化，决定是否输入异型血浆及使用抗CD25单克隆抗体。②术中脾切除：对于门静脉高压症明显、脾体积明显增大的患者，手术中切除脾不仅可以改善因脾功能亢进引起的全血细胞减少，而且可以减少受者B淋巴细胞来源，减少急性排斥反应发生的可能性。但是切除脾会增加术后血栓形成的可能性，因此术后应根据患者凝血功能的变化，及时使用低分子肝素钙或阿司匹林等防止血栓的形成。③免疫抑制方案：对于ABO血型不合的受者，我中心均使用四联用药免疫抑制方案，即：FK506、吗替麦考酚酯、糖皮质激素以及抗CD25单克隆抗体，但用药方案并不是一成不变的，应根据每个患者的具体情况，制订个体化、实时化的用药方案，并根据患者肝肾功能、血药浓度、毒副作用等情况及时调整用药方案，在保证患者安全的前提下，最大限度地防止排斥反应的发生，保证供体器官在受者体内处于最佳状态，从而提高患者的生存质量。

肝移植术后并发直肠癌行直肠癌切除术1例

病例收集：北京军区总医院普通外科　白　雪　李世拥
点评专家：北京军区总医院普通外科　李世拥

【病例介绍】

1. 病史：患者，男性，1960年5月出生。因"反复右上腹不适16年，黄染伴乏力、食欲减退3年"入院。患者无高血压、糖尿病等其他慢性疾病，患者直系及三代以内旁系亲属无癌症患者。

2. 体格检查：体温37.1℃，脉搏71次/分，呼吸16次/分，血压105/60 mmHg。全身皮肤及巩膜重度黄染，心肺（-）。肝肋下1cm，质硬，边缘不平，无压痛。脾肋下4 cm，质中等，无压痛，表面光滑。移动性浊音（+），双下肢轻度水肿。神经系统（-）。

3. 实验室检查：肝功能：ALT 460 U/L，AST 247U/L，ALP 103U/L，GGT 101U/L，TBIL 120mol/L，DBIL 86mol/L；白蛋白28 g/L。凝血功能指标：PT 20.1s。AFP、CEA均阴性。

4. 辅助检查：B超：肝硬化、脾大。X线胸片未见异常。胃镜示食管下段静脉曲张，结肠镜检查未见明显异常。

5. 入院诊断：慢性重型肝炎并肝硬化，肝功能失代偿。

6. 手术情况：患者于2005年6月16日行尸体供肝经典原位肝移植术。手术顺利，术中探查胃肠无明显病变。

7. 术后情况：术后肝功能恢复良好，移植术后1个月时肝功能各项指标已恢复正常。术后常规服用免疫抑制剂，以他克莫司和吗替麦考酚酯胶囊为主，1年后他克莫司维持在血药浓度5ng/ml左右，常规抗乙肝治疗。术后肝功能一直正常，无乙肝复发、排斥反应及胆管梗阻等严重并发症，生活自理并正常从事非体力工作。术后血糖一直较高，口服降糖药物效果不满意，后使用胰岛素笔皮下注射胰岛素控制血糖在正常范围。

2007年1月开始，患者大便习惯改变，大便频繁并多为稀便，未予特别重视。2007年6月直肠指诊：胸膝位6～9点距肛门5cm处可触及一菜花样肿物，4.0cm×4.0cm大小，无压痛，活动度好，退指指套染脓血。结肠镜下活检病理学检查为直肠腺癌。1周后经充分准备，在全麻下行直肠癌根治性切除，双吻合器吻合保肛术。术中见肿瘤4cm×4cm大小，已突破深肌层并于周围脂肪组织中形成癌结节。术中使用圆形弯头吻合器及凯图切割闭合器行结肠直肠端端吻合，骶前放置乳胶引流管一根。术中出血约100ml。

术后48h引出淡红色引流液150ml。术后第3天开始有经肛门排气。术后第5天开始体温逐渐升高，最高达39.5℃；肛门停止排气，引流管有少量浑浊液体流出；血白细胞及粒细胞比例同步逐渐升高，白细胞最高达19.6×10^9/L；发热同时患者诉腹痛，但腹部压痛不明显，无反跳痛及肌紧张。术后12天剖腹探查见吻合口后壁裂开约1.5cm，盆腔彻底冲洗后行横结肠单腔造瘘，远段肠管经充分冲洗后旷置，2天后进食，10天后拆除腹壁缝线。病理报告：直肠溃疡型中分化腺癌（T3N0M0），癌组织浸润肠管壁全层并于周围脂肪组织中形成癌结节，肠周淋巴结未见癌转移。术后按FOLFOX6方案化疗9周期，调强适行盆腔放疗25次，总剂量共50Gy。

2009年5月结肠镜检查证实直肠癌复发，立即行经腹会阴联合直肠癌根治术。术后按FOLFIRI方案化疗6周期后，口服希罗达单药治疗4周期，因服药后患者腹泻严重而停药。

2010年6月盆腔CT及膀胱镜检查确诊为膀胱转移癌，侵犯右侧输尿管开口，右侧输尿管积水，盆壁多处癌侵袭。肝CT检查未见明显异常。患者继续口服他克莫司单药抗排斥治疗，血药浓度维持在4ng/ml左右，肝功能无明显异常。因患者排尿困难于2010年7月行膀胱造口，输尿管支架植入。

【专家点评】

器官移植患者术后新发恶性肿瘤的发生率高于普通人群，大宗研究资料表明移植后恶性肿瘤发生率为4%～18%。肝移植后并发直肠癌并不多见，其可能与部分免疫抑制剂的直接致癌作用、遗传易感性、长期免疫抑制后免疫监督功能降低等因素有关。该患者手术时癌肿大小4cm×4cm，约占肠管半环，一般肿瘤长满肠管一环需要一年多时间。患者直肠癌手术时已是肝移植术后两年整，患者肝移植时结肠镜检查未见明显异常，可确定直肠癌为移植后新发。器官移植后恶性肿瘤的发生降低了器官移植患者的生存率，被认为是长时间免疫抑制剂治疗的不得已的代价，这项治疗的严重后果是增加了新发癌和复发癌的倾向。一些研究表明，接受器官移植后使用免疫抑制剂使某些癌的发生率提高了20～500倍，然而，一些新的免疫抑制剂如西罗莫司在抗排斥的同时可降低并发肿瘤的危险，对有新发肿瘤风险的肝移植术后患者免疫抑制剂的使用值得进一步研究。本病例不仅肝移植术后新发直肠癌，而且新发癌虽经辅助治疗，其复发及局部侵袭转移力仍很强，但没有发生肝及肺等重要器官远处转移，其中的机制值得探讨。

肝移植术后新发直肠癌在选择治疗方案时，应充分预计到免疫抑制剂对吻合口愈合的影响。据报道，直肠癌术后吻合口瘘的发生率为1%～29%，但20%～27%的吻合口瘘没有临床表现。有学者报道应用吻合器的手术吻合口瘘的发生率为2.3%～4.8%。该患者术中吻合器吻合顺利，术中、术后出血少，仍于术后第5天发生吻合口瘘，考虑该患者除患有糖尿病这一相关危险因素外，与长期服用免疫抑制剂影响吻合口愈合有直接关系。器官移植患者患直肠癌要慎重选择保肛术式，选择保肛术式时术中最好同时行预防性结肠造口。

成功救治肝移植并发脑出血 1 例

病例收集：解放军第八一医院肝移植中心　张荣生　王　轩　阳文新
　　　　　钟正江　江　涛　陆　雷　申　红
点评专家：解放军第八一医院肝移植中心　王　轩

【病例介绍】

患者，男性，48 岁。因原发性右肝癌、肝炎后肝硬化（Child C 级）于 2007 年 1 月 12 日在全麻下行背驮式腔静脉成形改良肝移植术。供肝为尸肝，术时 8h，无肝期 72min，术中出血约 8100ml，输注红细胞悬液 20.5IU、血浆 3000ml、血小板 20IU。

术后送 ICU 监测，常规给予免疫抑制、预防感染、维持水和电解质平衡、营养支持等治疗。术后第 1 天患者神志清楚，能正确回答问题。第 2 天出现懒言。查体：神志淡漠，表情木讷，反应迟钝，双侧瞳孔不等大，对光反射迟钝；右下肺少量湿性啰音，四肢肌力尚可，病理反射未引出。各项检查阳性结果为血小板 13×10^9/L，凝血酶原时间 24.6 s，纤维蛋白原 0.71g/L；X 线胸片示右下肺感染，头颅磁共振检查示：左侧颞枕叶出血并破入脑室（图 10-14）。

后患者意识障碍逐渐加深，于术后第 4 天昏迷不醒，呼吸困难。诊断：肝移植术后合并脑出血、肺部感染、呼吸衰竭。术后第 4 天给予气管切开、呼吸机辅助通气。曾多次痰培养出白色念珠菌、金黄色葡萄球菌（MRSA 阳性）、阴沟肠杆菌（ESBLS 阳性）、产气肠杆菌（ESBLS 阳性）。根据致病微生物药敏结果，先后给予氟康唑抗真菌、头孢吡肟、万古霉素等抗细菌治疗。1 个月后患者脱离呼吸机，2 个月后复查 X 线胸片示肺部感染完全吸收。对脑出血先后给予甘油果糖脱水、降颅内压，单唾液酸四己糖神经节苷脂、甲钴胺等保护脑神经、促进神经细胞功能恢复等治疗。2 个月后患者神志逐渐

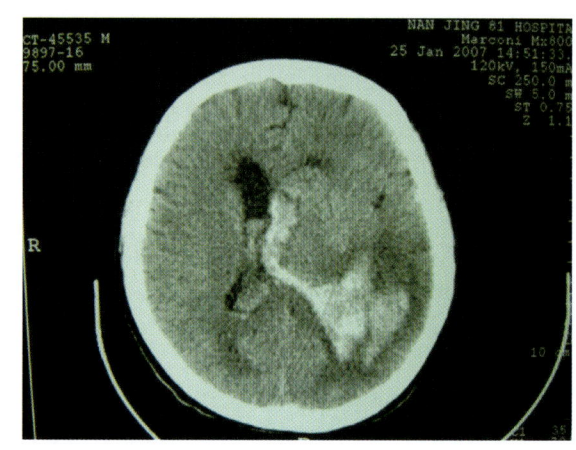

图 10-14　头颅磁共振检查示：左侧颞枕叶出血并破入脑室

恢复正常，能正确答问题，自主下床活动。复查头颅磁共振示左侧颞枕叶出血及脑室内积血已基本吸收，痊愈出院。

【专家点评】

脑出血是肝移植术后较少见的并发症，发生率为 1.5% ~ 20%，但死亡率高达 87.5% ~ 100%，我院发生率为 0.78%（1/128）。在脑出血的基础上并发呼吸衰竭，预后更差，抢救成功机会更小。肝移植术后脑出血的原因可能与以下因素有关：①受体凝血功能障碍：术前患者肝功能不全或衰竭、脾功能亢进，可引起血小板和凝血因子缺乏；术中大量凝血因子的消耗；术后肝功能恢复不良、凝血因子合成减少；术后抗凝剂应用不当等。②术中大量输血：大量输血导致患者体内血小板减少、出血和凝血时间延长。③术后高血压：围术期情绪紧张、液体量超负荷、心脏高排出和服用免疫抑制剂等均

会引起高血压，如不能很好控制血压，容易造成脑血管破裂出血。④全身性感染：曲霉菌以及致病力强的细菌能导致颅内动脉壁的感染，产生假性动脉瘤，引起颅内出血。本例患者可能与围术期凝血功能障碍、术中大量出血有关。患者一旦发生神志改变、昏迷以及一侧肢体的活动障碍等，应考虑到颅内出血的可能，尤其是不明原因的昏迷，需与肝性脑病相鉴别，头颅CT、磁共振等检查有利于早期诊断。

由于肝移植术后需预防肝血管血栓形成，一旦发生脑出血，预防血栓形成和促凝就成为治疗上的一对矛盾，因此如何预防其发生至关重要。肝移植患者由于术前存在肝功能不全或衰竭、脾功能亢进，常缺乏血小板和凝血因子，肝清除激活凝血物质的能力也降低，造成术中出血明显增加。因此，术前应该注意纠正凝血功能障碍，及时补充凝血因子及血小板，从而尽可能减少术中渗血。术中除了仔细分离和彻底止血外，还应准备足够的凝血因子并严密监测凝血功能。有条件者，应使用弹性凝血描记仪，动态监测凝血酶原时间、部分凝血活酶时间及血小板计数，及时滴入凝血制品。术后也应严密监测出凝血功能、及时调控，调控的基本原则为补充必要的凝血因子，首选新鲜血浆或血小板。术后早期高血压对于低凝状态的患者来说常常是致命性的，因此必须给予高度重视和治疗，必要时需减少免疫抑制剂用量和使用降压药物，常用硝普钠通过药泵维持血压。同时，术后全身性感染（包括细菌、病毒和真菌等）的预防和治疗也非常重要。

肝移植术后脑出血以内科保守治疗为主，主要包括补充血小板、冷沉淀、凝血酶原复合物等凝血因子，防止出血加重，加强脱水、降颅压，保护脑神经、促进神经细胞功能恢复等。如血肿较大出现脑疝等症状，有时也需外科手术治疗。

对于脑出血是否需行手术治疗，我们认为开颅引流固然有利于清除血肿、降低颅内压，但手术本身有可能导致伤口出血，进一步干扰受体凝血功能。故如果患者无脑疝等危及生命的情况发生，且脱水治疗后生命体征能平稳，则均应予以内科保守治疗。单唾液酸四己糖神经节苷脂虽价格较贵，但在保护脑神经、促进神经细胞功能恢复上效果较佳。

本例患者呼吸衰竭与咳痰无力、肺部感染密切相关，因此应加强翻身拍背、雾化吸入、吸痰等护理，给予化痰、支气管扩张剂等治疗。早期合理的营养支持能够促进蛋白质的合成，有利于呼吸肌肌力的尽快恢复。及早气管切开、呼吸机支持非常重要，既有利于充分排痰，又可加用呼气末正压防止肺泡不张。勤作痰真菌及细菌涂片、培养，根据药敏结果及时调整抗生素种类、剂量是成功的关键。

肝移植术后难治性排斥反应的诊治1例

病例收集：浙江大学医学院附属第一医院肝移植中心　庄　莉　薛　亮　沈　岩
点评专家：浙江大学医学院附属第一医院肝移植中心　郑树森

【病例介绍】

患者，男性，46岁。因"乙肝后肝硬化，重症肝炎"患者高血压病史10余年，服用美托洛尔控制血压；糖尿病史2年余，胰岛素控制血糖。

患者于2008年4月11日接受活体肝移植术，术中过程顺利，术后给予他克莫司（FK506）联合吗替麦考酚酯抗排斥，激素于1个月内撤除，拉米夫定联合乙肝免疫球蛋白预防乙肝复发治疗。早期患者移植肝功能恢复良好，影像学检查提示胆管吻合口轻度狭窄。术后血压及血糖控制不良,调整药物氯沙坦联合美托洛尔等控制血压,长效及短效胰岛素结合控制血糖,但患者依从性差。

术后3个月,患者出现移植肝功能异常,转氨酶ALT/AST:189/170,胆红素轻度升高,TBIL/DBIL:49/29,AKP和r-GT水平成倍升高,为734/703。患者拒绝肝穿活检术,给予提高FK506浓度(13~18ng/ml)并护肝治疗后好转。但3个月后,患者再次出现肝功能异常,ALT/AST:192/96,TBIL/DBIL:39/29,AKP和r-GT,401/699,肝穿刺活检(2008年11月10日)提示:肝移植后急性排斥反应(轻到中度)伴淤胆,RAI=6~7/9。甲泼尼龙500mg冲击治疗3天后,根据移植肝功能好转情况,降阶梯撤除激素,控制FK506浓度范围于7~9ng/ml。治疗1个月后肝功能基本恢复正常。

术后15个月,移植肝转氨酶再次升高,ALT/AST:251/123,胆红素轻度异常,影像学检查未见明显异常,肝穿刺活检(2009年7月29日)发现肝细胞肿胀伴汇管区淋巴细胞浸润,无明显排斥表现,护肝治疗后肝功能好转。但1个月后患者自行减少FK506剂量,肝功能再次出现反复,伴低热,再次肝穿刺(2009年11月10日)提示肝移植后急性排斥反应(轻到中度)伴淤胆,RAI=6~7/9(图10-15)。激素冲击治疗2轮,效果不佳。移植肝功能指标最高达ALT/AST:622/192,TBIL/DBIL:444/340,r-GT:1503U/L。治疗过程中患者出现反复高热,最高体温39℃。肺部CT发现:两中下肺野外带见多发小片状模糊阴影,边界不清(图10-16)。痰培养:白色念珠菌。氟康唑、头孢哌酮

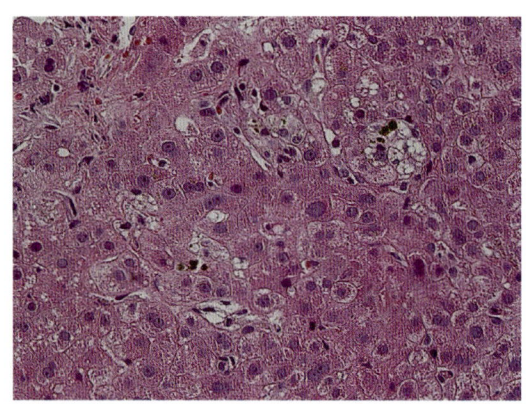 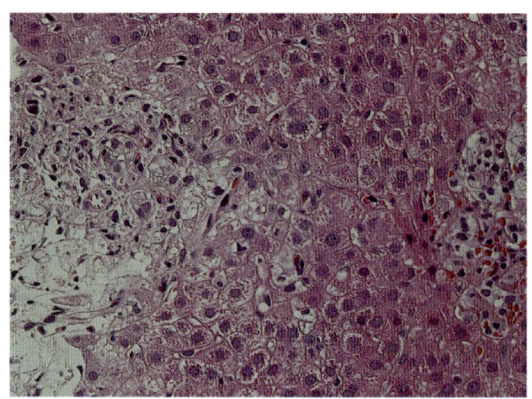

图10-15 肝穿刺病理图片(2009年11月10日):肝移植后急性排斥反应(轻到中度)伴淤胆,RAI=6~7/9(HE染色200×)

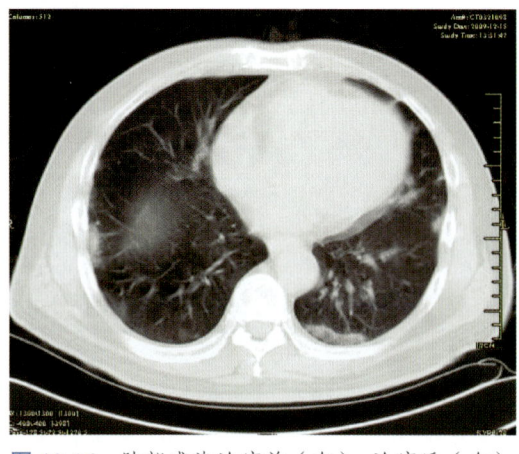 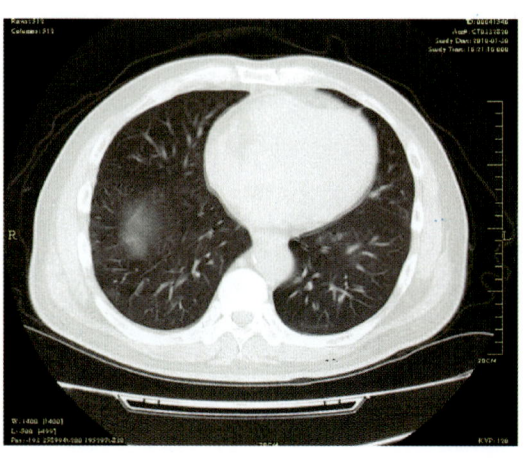

图10-16 肺部感染治疗前(左)、治疗后(右)

钠舒巴坦钠等抗感染效果不佳。查甲型 H1N1 流感 PCR 检测呈阳性。以磷酸奥司他韦（达菲）抗病毒，改卡泊芬净抗真菌，并控制 FK506 浓度于 13～20ng/ml，感染逐渐好转，肝功能逐渐恢复，降低 FK506 浓度至 10ng/ml。

移植术后 2 年，再次发生 FK506 浓度偏低，肝功能异常。首先考虑排斥反应，但患者拒绝肝穿刺活检。激素冲击治疗过程中患者发生脑血管意外，头颅 MRI 提示右侧脑室旁多发梗死灶（图 10-17），左鼻唇沟浅，伸舌略左偏，左上肢肌力 3 级，左下肢肌力 4 级，左巴氏征阳性，经积极治疗后颜面部症状有所好转，左上肢肌力 0 级，左下肢 4 级。

患者肝移植术后反复发生排斥反应，早期激素治疗效果可，后期激素效果不佳，出现激素抵抗。但患者并发肺部真菌及甲型流感病毒感染，抗感染治疗有效的同时因祸得福，自身免疫缺陷挽救了移植肝。

【专家点评】

20 世纪 70 年代以后，器官移植术后免疫抑制治疗的进步保证了移植物能够获得长期存活，排斥反应不再意味着毁灭性的结果和预后。

本例患者肝移植术后反复发生排斥反应，早期通过提高 FK506 剂量和激素治疗效果可，移植肝功能有所恢复。但患者使用激素治疗后情绪容易冲动，脾气暴躁，依从性很差，私自调整免疫抑制剂剂量，并且血糖、血压的自我监测和控制不良。急性排斥反应反复发生后期，常规抗排斥治疗效果不佳，出现激素抵抗，肝损伤逐渐加重，肝功能指标无法完全恢复正常。药物治疗副作用日益加重，严重影响血糖、血压调控。病程迁延不愈、肝功能不良、抗排斥药物的长期大剂量及联合使用，最终导致患者全身状态下降，免疫力过度低下，并发严重的肺部真菌感染，并感染甲型 H1N1 流感病毒。患者糟糕的免疫状态、感染情况及全身状态，导致换用西罗莫司（雷帕鸣）或使用 OKT3、ATG 等抗排斥药物治疗的风险过大，治疗似乎陷入困境。但当患者感染甲型 H1N1 流感病毒后，并未出现类似普通患者的感染症状，达菲治疗效果良好，2 周后病毒转阴，非但没有影响移植肝功能，并且在仅维持原抗排斥治疗方案下，移植肝功能逐渐好转。病毒感染的发生可能影响了某条免疫反应路径，导致某种自身免疫缺陷反应的发生，挽救了移植肝，但这仍需进一步深入研究。

我中心通过大量的实践发现，虽然肝移植患者往往需要长期维持免疫抑制，但随着较低毒性的药物如环孢霉素、FK506 等药物的出现，长期使用免疫抑制剂造成的并发症已经超过排斥反应成为主要关注点。肝移植术后一旦发生排斥反应，可以通过优化免疫抑制控制，大部分可以通过激素治疗逆

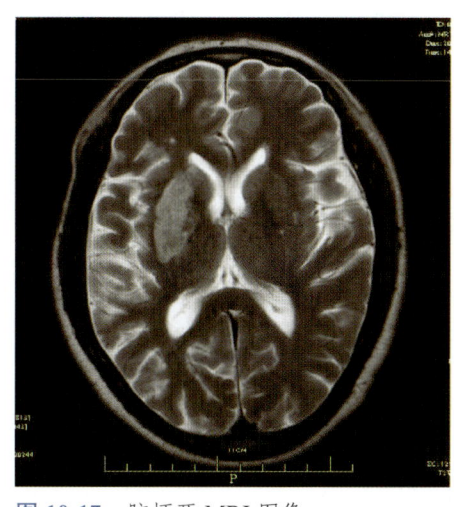
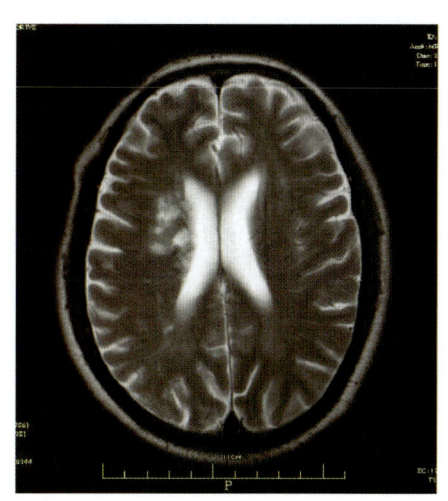

图 10-17　脑梗死 MRI 图像

转，偶尔有对激素治疗抵抗的病例则需用单克隆抗体或IL-2受体拮抗剂治疗。但接受抗排斥治疗的患者因为免疫抑制的加强，处于过度免疫抑制状态时发生并发症的风险升高，可能会伴发机会感染，移植后淋巴细胞增生性疾病的风险增加，甚至出现精神应激反应。有极少数患者会反复出现难以控制的排斥反应，激素、单克隆抗体或IL-2受体拮抗剂都无效，在这种情况下，使用强效淋巴细胞毒剂或再移植都是可以选择的极端的治疗措施，但往往患者预后不良。

血型不合肝移植术后并发症的救治1例

病例收集：浙江大学医学院附属第一医院肝移植中心　张　微
　　　　　沈炬伟　蒋国平
点评专家：浙江大学医学院附属第一医院肝移植中心　郑树森

【病例介绍】

患者，男性，42岁。术前原发疾病诊断为乙肝肝硬化，原发性肝癌（癌结节最大为8.58cm，位于右肝）。2010年1月30日肝CT提示：较大病灶横跨肝左右叶，约13cm×9.2cm×12cm大小，门静脉右前支及肝中静脉充盈缺损。考虑巨块型肝癌伴多发子灶、门静脉右前支及肝中静脉癌栓形成（图10-18）。术前的实验室检查结果（2010年3月6日）有：生化指标：白蛋白40.1g/L，ALT 37U/L，AST 55U/L，总胆红素16μmol/L，直接胆红素6μmol/L，肿瘤标志物：AFP 119.5ng/ml，CEA 2.2，乙肝表面抗原（+），PT 12.8s。

患者原发性肝癌诊断明确，无全身远处转移，单纯外科手术切除不能根治原发疾病，肝移植不仅能取出肿瘤病灶，同时也解决了肝硬化问题，肝移植指征明确。由于同型供肝短缺，患者有门静脉癌栓，肿瘤进展迅速，家属以及患者强烈要求行血型不合肝移植。

2010年3月15日患者在全麻下行改良背驮式肝移植术，患者血型为B型，供体肝血型为AB型，术前使用利妥昔单抗600mg。术中发现病肝呈弥漫性硬化结节明显，右肝12cm×11cm癌结节，周围有子灶，并切除脾，手术顺利，术后安返病房。术后1小时使用巴利昔单抗20mg，并常规给予他克莫司（FK506）+吗替麦考酚酯+泼尼松三联方案抗排斥治疗。维持FK506浓度在8～10ng/ml。病肝病理提示：肝细胞肝癌（中至低分化）。

术后30天，患者出现肝功能异常，转氨酶进行性上升，护肝治疗效果不佳。肝穿刺活检提示"肝移植后急性排斥反应（轻度）伴肝内多处微脓肿形成"（图10-19），免疫组化C4d（-），予以甲泼尼龙冲击治疗。在激素减量过程中，出现黄

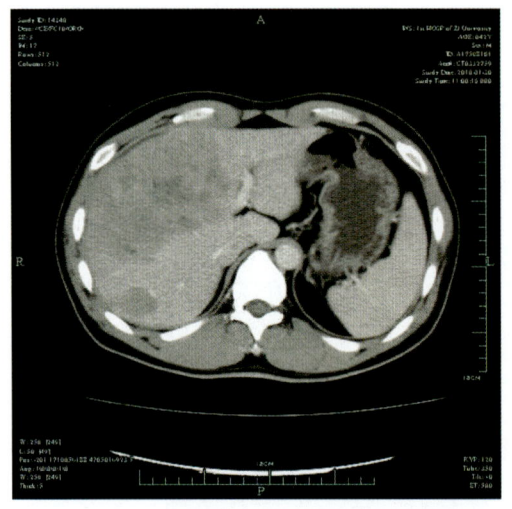

图10-18　患者肝CT提示巨块型肝癌伴多发子灶、门静脉右前支及肝中静脉癌栓形成

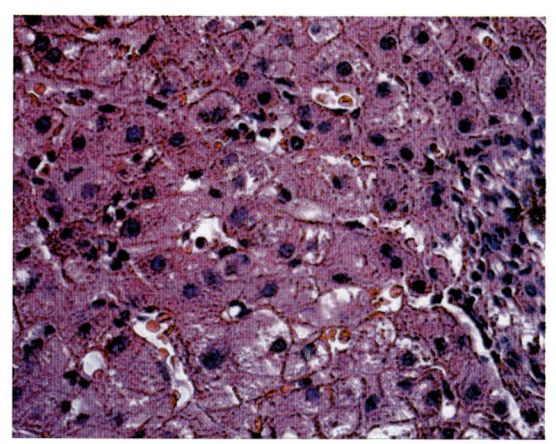
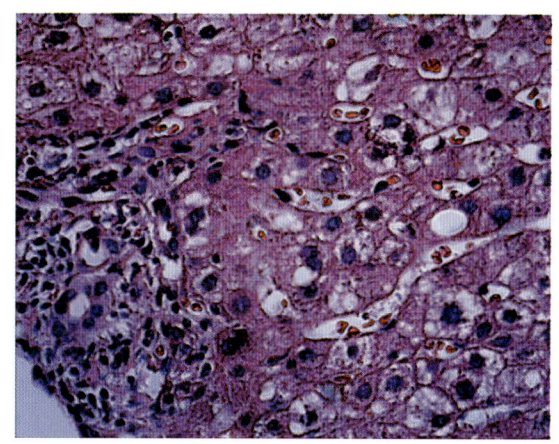

图 10-19　肝穿刺活检病理提示肝移植后急性排斥反应（轻度）伴肝内多处微脓肿形成（HE 染色 200×）

疸，并进行性上升至 161.3μmol/L，予以行经内镜逆行胰胆管造影（ERCP）并放置鼻胆管引流胆汁。但是术后鼻胆管中仅极少量墨绿色胆汁流出，约 10ml/d，并可见坏死脱落的胆管上皮引出。诊断上黄疸原因考虑为血型不合引发的胆管损伤，而非吻合口狭窄所致。先后予以血浆置换 4 次，丙种免疫球蛋白共 150g，期间交替使用血浆置换和丙种免疫球蛋白。患者黄疸明显下降，肝功能明显改善，痊愈出院（图 10-20）。

【专家点评】

随着肝移植手术技术的日益成熟和移植术后免疫抑制剂的广泛应用，肝移植术后生存率不断提高。但是供肝短缺始终困扰着肝移植医生，并成为目前肝移植临床和基础研究中十分关注的问题。在重危患者比如重症肝炎、暴发性肝衰竭或者一些晚期恶性肿瘤患者，均急需或急诊行肝移植。虽然血型相符是肝移植的配型原则，但是在上述病情发展过程中，血型不合肝移植也不失为一个治疗方案。因此，临床上对血型不合肝移植的观察以及相关干预方法的应用成为近几年肝移植医生关注的热点。

人类 ABO 抗原不仅存在于红细胞表面，也存在于移植肝的血管内皮、胆管上皮和肝窦内皮细胞表面，抗原可以一直存在到移植术后 150 天左右，易发生抗体介导的免疫反应，而攻击的靶细胞以内皮细胞、胆管上皮为主，引起胆管、血管或者肝叶

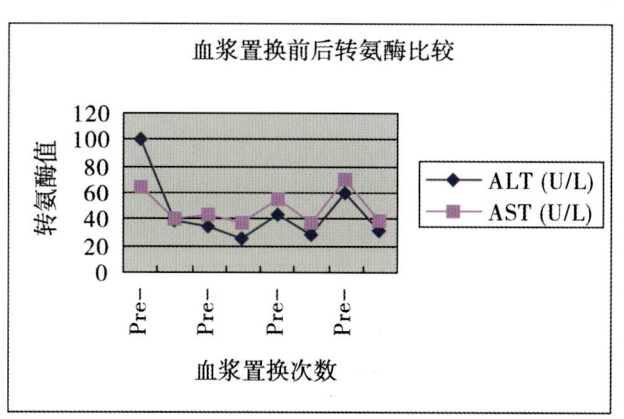

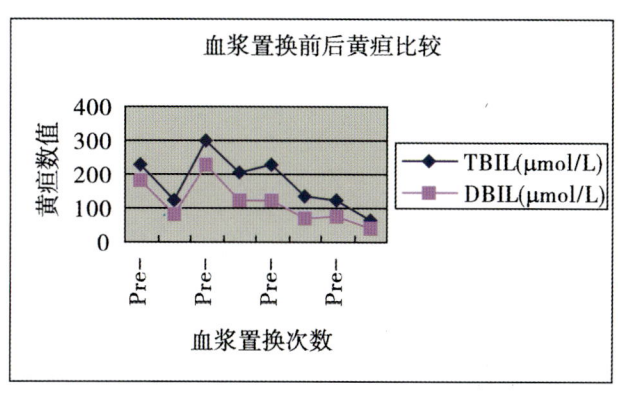

图 10-20　ABO 血型不合肝移植血浆置换前后生化指标对比

坏死。然而实际工作中，血型不合肝移植引起的严重体液排斥反应并不多见，其原因可能与肝本身对体液免疫反应有很强的抑制性有关。本例患者进行血型不合肝移植后，术后 1 个月内病情平稳，未出现血管、胆管坏死以及排斥等并发症。之后出现的

急性排斥反应和胆管损伤考虑与 ABO 血型不合相关，尽管患者术前使用利妥昔单抗，术中切除脾，术后使用巴利昔单抗，并常规抗排斥治疗，但患者仍出现急性排斥反应和胆管损伤。这提示了 ABO 血型不合肝移植在公认的防治方法下仍有一定的风险，一旦发生 ABO 血型不合相关的并发症，激素＋血浆置换＋丙种免疫球蛋白联合应用是治疗的关键所在。

日本是较早实施血型不合肝移植的国家，目前对血型不合引起的急性体液排斥反应的干预方案有：①术前使用利妥昔单抗和血浆置换；②术中切除脾；③术后对于血型抗体效价高的患者仍使用血浆置换。另外有些移植中心还采用门静脉白细胞输注来消除可能发生的体液介导的超急性排斥反应。当然，这些方案的使用也会带来一定的弊端和争议，比如术中的脾切除有较大的争议。一方面，脾切除可以消除一些记忆性免疫细胞残留所带来的免疫反应，降低超急性排斥反应的发生；另一方面，脾切除后会大大增加全身或者胆管的感染机会。对本病例中所提到的急性胆管损伤，激素＋血浆置换＋丙种免疫球蛋白联合应用治疗成功，究其病因可以概括为两个方面：第一，是急性排斥反应导致的胆管损伤，有病理证实汇管区炎症细胞浸润，胆管上皮肿胀、脱落。第二，存在胆管感染。病例中提到病理切片中可以看到小胆管上皮细胞间有多量的小脓肿和中性粒细胞聚集，该患者胆管感染的发生可能与脾切除有一定的关系。

通过对本例患者的诊治，我中心对于血型不合肝移植术后产生的急性排斥反应和胆管并发症的诊治积累了一定的经验，对临床危重患者以及晚期恶性肿瘤患者行血型不合肝移植术后相关并发症的预防及治疗有较大的指导意义。

肝移植术后并发子宫内膜癌 1 例

病例收集：北京大学第三医院肝移植中心　王　亮
点评专家：北京大学第三医院肝移植中心　修典荣

【病例介绍】

1. 病史：患者，女性，48 岁。主因"肝硬化 5 年，黄疸加重半年"入院。患者 5 年前检查发现腹水、肝硬化，既往有乙型肝炎、大三阳病史，诊断为肝炎后肝硬化、门静脉高压症，经保守治疗缓解。1 年半前出现黑便，于外院行"脾切除术，肠腔分流术"，术后恢复不佳，血氨升高，曾出现肝性脑病一次。半年来出现皮肤、巩膜黄染，并逐渐加重。

2. 体格检查：皮肤、巩膜明显黄染，腹部可见手术瘢痕，无腹壁静脉曲张，无胃肠型及蠕动波。腹平软，瘢痕下方轻压痛，无肌紧张，肝脾肋下未触及。肝肾区无叩痛，移动性浊音（－）。肠鸣音活跃，5～6 次/分。

3. 实验室检查：Hb 86g/L，ALT 60U/L，AST 133U/L，ALP 157U/L，TBIL 287μmol/L，DBIL 192.4μmol/L，ALB 30g/L。PT 30.8s，A 23%，INR 3.46。

4. 辅助检查：CT：肝硬化，少量腹水，脾切除术后。MRI：门静脉变细，门静脉海绵样变。肠腔静脉造影：肠系膜上静脉与下腔静脉吻合口狭窄，狭窄率 60%，肠系膜上静脉主干、下腔静脉血流通畅。

5. 术前诊断：肝炎后肝硬化，肝功能失代偿期，Child C 级；门静脉高压症，乙型肝炎，大三阳；肠腔分流术后，脾切除术后。

6. 手术情况：患者于 2005 年 9 月 30 日行同

种异体原位肝移植术（门腔半转位），供体、受体肝上下腔静脉吻合，供体门静脉-受体肝下下腔静脉吻合，供体肝总动脉-受体肝固有动脉吻合，胆总管对端吻合，受体侧胆总管置入T管。手术耗时10h，术中出血7300ml，术后入ICU。

7. 术后情况：术后4个月患者出现一次轻度急性排斥反应，经肝穿刺病理证实。经调整抗排斥药物、加用吗替麦考酚酯、保肝治疗后，症状缓解，肝功能恢复。

术后1年患者开始出现不规则阴道出血，量少，未诊治。于2009年12月复查时行诊断性刮宫，病理为：子宫内膜癌。于2009年12月31日行"子宫、双附件、大网膜、阑尾切除术，盆腔淋巴结活检，直肠上段、乙状结肠切除吻合术，盆腔腹膜清除术"，术中发现肿瘤广泛种植播散，手术达到"肉眼满意的肿瘤细胞减灭"。术后病理为：子宫浆液性腺癌，侵及浅肌层，大小2.5cm×2cm×1.2cm，双卵巢及左输卵管可见癌侵及，癌结节位于卵巢皮质表皮及输卵管浆膜，脉管内可见瘤栓。双侧宫旁、子宫前后壁浆膜软组织、大网膜、肠管浆膜面可见癌结节。术后诊断：子宫内膜癌（Ⅱ型）Ⅳb期。

【专家点评】

随着外科手术技术和免疫抑制药物的进步，肝移植患者的长期生存已经不是遥不可及的目标了。肝移植术后新发恶性肿瘤并不常见，但它对患者的威胁很大，是影响移植受者长期存活率的一种严重并发症。

其发病率国内外数据相差较大，国内目前并没有大宗病例的数据报道，少数单中心报告的发病率在0.3%～2.35%，国外报道肝移植术后新发恶性肿瘤的发生率为2.6%～40%，并且新发恶性肿瘤的累积危险度随着术后生存时间的延长而增加，Haagsma报道肝移植术后10年和15年的新发恶性肿瘤发生率分别为20%和55%。

在新发肿瘤的类型方面，Galve曾总结了1984—1996年1827例肝移植病例，3.83%发生新发恶性肿瘤，其中内脏实体肿瘤占41.4%，血液系统疾病占24.3%，肉瘤占10%。其他文献报告常见的新发肿瘤包括：淋巴增生性疾病（PTLD）、皮肤癌、Kaposi肉瘤、肺癌、肾癌、消化道肿瘤、宫颈癌、卵巢癌以及外阴癌等。国内虽然缺乏大样本的文献报道，但肿瘤的类型大致相同。同时文献指出，对于同类型的肿瘤，肝移植患者的发病时间和发病风险均较普通人群高。本例患者所患子宫内膜癌实属罕见，文献报告中亦少提及。

肝移植术后新发恶性肿瘤的机制并不明确，目前考虑的主要原因是免疫抑制剂的直接和间接作用。

1. 免疫抑制剂的直接致癌作用　硫唑嘌呤对肿瘤的发生没有任何直接作用，但是可加强其刺激肿瘤发生因素的作用，如紫外线照射。硫唑嘌呤的主要代谢产物甲硝基硫咪唑和有关咪唑的复合物引起光照化学作用，导致皮肤癌发生。

许多文献报道，环孢素A（CsA）的应用与肿瘤的发生及转移有密切关系。Guba等在裸鼠的成瘤实验中发现，CsA能促进肿瘤生长和远处转移，并使肿瘤的微血管密度显著增加。Herman等发现，CsA的应用导致肾移植患者DNA修复能力下降，肿瘤发生率增高；服用低剂量CsA组的肾移植患者，其恶性肿瘤的发生率显著低于常规剂量组。

其他药物如他克莫司（FK506）、糖皮质激素对器官移植患者恶性肿瘤发生的影响，目前仍有争议。

2. 免疫抑制剂的间接作用　主要体现在免疫监督机制的减退和缺失，其结果是：第一，对潜在的癌基因病毒起到了激活作用。免疫抑制剂的使用导致了免疫抑制，免疫应答微弱，难以形成反馈，在抗原的刺激下淋巴细胞增生失调，肿瘤基因病毒在淋巴细胞转运过程中增殖。同时，人体免疫系统对肿瘤转变细胞进行监视的免疫监视系统受到破坏，导致肿瘤的发生。已证实移植后Kaposi肉瘤与人疱疹病毒8型（HHV-8）感染有关，EB病毒及丙型肝炎病毒感染与淋巴瘤有关，人类乳头状瘤病毒（HPV）感染与皮肤癌有关。第二，对慢性抗原刺激的反应异常。异体器官作为一个长期性抗原刺激，免疫抑制使受者免疫功能减退，失去正常免疫反应，致使淋巴系统不断增生，这是移植受者淋巴瘤发生率较高的原因。非移植免疫抑制剂长期使用者肿瘤发病率低于移植受者，亦说明了异体抗原刺激在肿瘤发生中的作用。

以上情况使得移植后免疫抑制剂治疗与避免新发恶性肿瘤之间出现了矛盾，甚至由于发生肿瘤后免疫抑制剂的减量，造成移植物的排斥反应加重，导致移植器官功能受损及丧失，影响患者预后。

但最近有研究表明，并非所有免疫抑制剂都会促进肿瘤生长，部分免疫抑制剂甚至具有抗肿瘤作用。吗替麦考酚酯（MMF）和西罗莫司在多个临床研究中显示能够减少移植后肿瘤的发生率。MMF 是次黄嘌呤核苷酸脱氢酶的抑制剂，而这种酶在白血病以及实体器官肿瘤中的表达水平非常高，因此 MMF 具有一定的抗肿瘤作用；另外，MMF 可以有效预防排斥反应，减少激素用量以及其他免疫抑制剂的剂量。西罗莫司（sirolimus, SRL）本身就是作为一种抗肿瘤药物用于临床，后来因发现其具有免疫抑制的效果而应用于器官移植领域。Guba 等发现 SRL 通过抑制肿瘤血管生长而发挥抗肿瘤作用，其机制可能与抑制血管内皮生长因子（VEGF）的表达有关。而在临床研究中，肝癌肝移植术后应用以 SRL 为基础的免疫抑制方案，恶性肿瘤的发生和复发明显低于应用其他免疫抑制方案者。因此，对已发生或为预防发生恶性肿瘤的器官移植患者，通过以 SRL 为基础的转换治疗，可能延长患者的生存期，改善预后。

导致移植后恶性肿瘤发病率高的其他因素还有患者的生活环境、长期慢性基础疾病以及移植受者接受手术时平均年龄的增长等。

因此，移植术后患者应当作为恶性肿瘤的高发人群进行肿瘤筛查，肿瘤标记物、腹部超声、胸腹部 CT、消化内镜检查、妇科检查、皮肤检查等应当成为常规复查项目。

肝移植术后移植肝新发肝癌 1 例

病例收集：北京大学人民医院肝移植中心　黄　磊
点评专家：北京大学人民医院肝移植中心　粟光明　黄　磊

【病例介绍】

1. 病史：患者，男性，50 岁。主因亚急性重症乙型肝炎、肝衰竭、上消化道出血入院拟行肝移植术。

2. 辅助检查：入院后行常规腹部 CT 增强扫描发现肝左叶实性占位，动脉期强化明显，门静脉期密度减低，影像学诊断为原发性肝癌（图 10-21）。

3. 手术情况：由于患者病情逐渐加重，并出现肝性脑病表现，完善各项准备后急诊行原位肝移植术（背驮式），术中探查：腹腔内大量腹水，肝

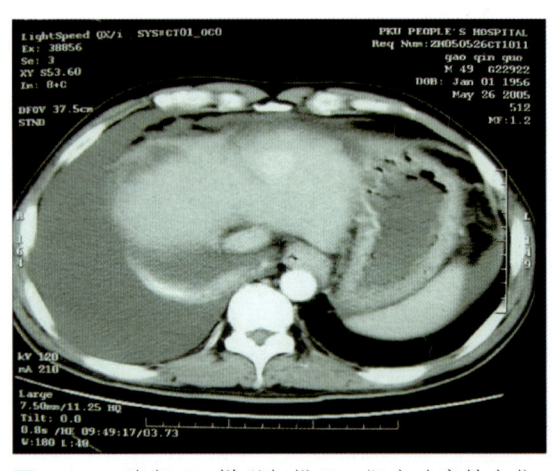

图 10-21　腹部 CT 增强扫描示：肝左叶实性占位，动脉期强化明显，门静脉期密度减低

明显萎缩，全肝呈显著结节样改变。于肝左内叶可触及一直径约2cm类圆形肿物，质韧。

4．术后病理：术后剖开标本，见肿物呈褐色，与周围肝组织分界清楚。术后病理回报为：肝呈结节性肝硬化改变，肝左内叶肿物为肝巨大再生结节，未见明确癌组织（图10-22）。

5．术后情况：患者术后恢复顺利，术后18天出院，3个月拔除T管，门诊随诊，以他克莫司和吗替麦考酚酯两联抗排斥治疗。

术后1年，患者行常规腹部CT检查时发现移植的新肝右叶占位性病变，行MR检查考虑为原发性肝癌（图10-23）。遂行剖腹探查术，术中见移植

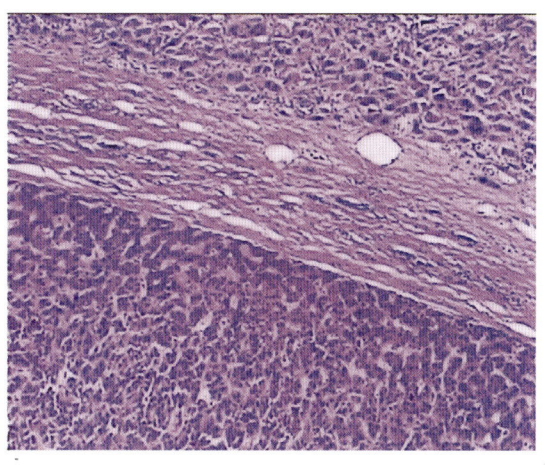

图10-22 术后病理回报为肝呈结节性肝硬化改变，肝左内叶肿物为肝巨大再生结节，未见明确癌组织

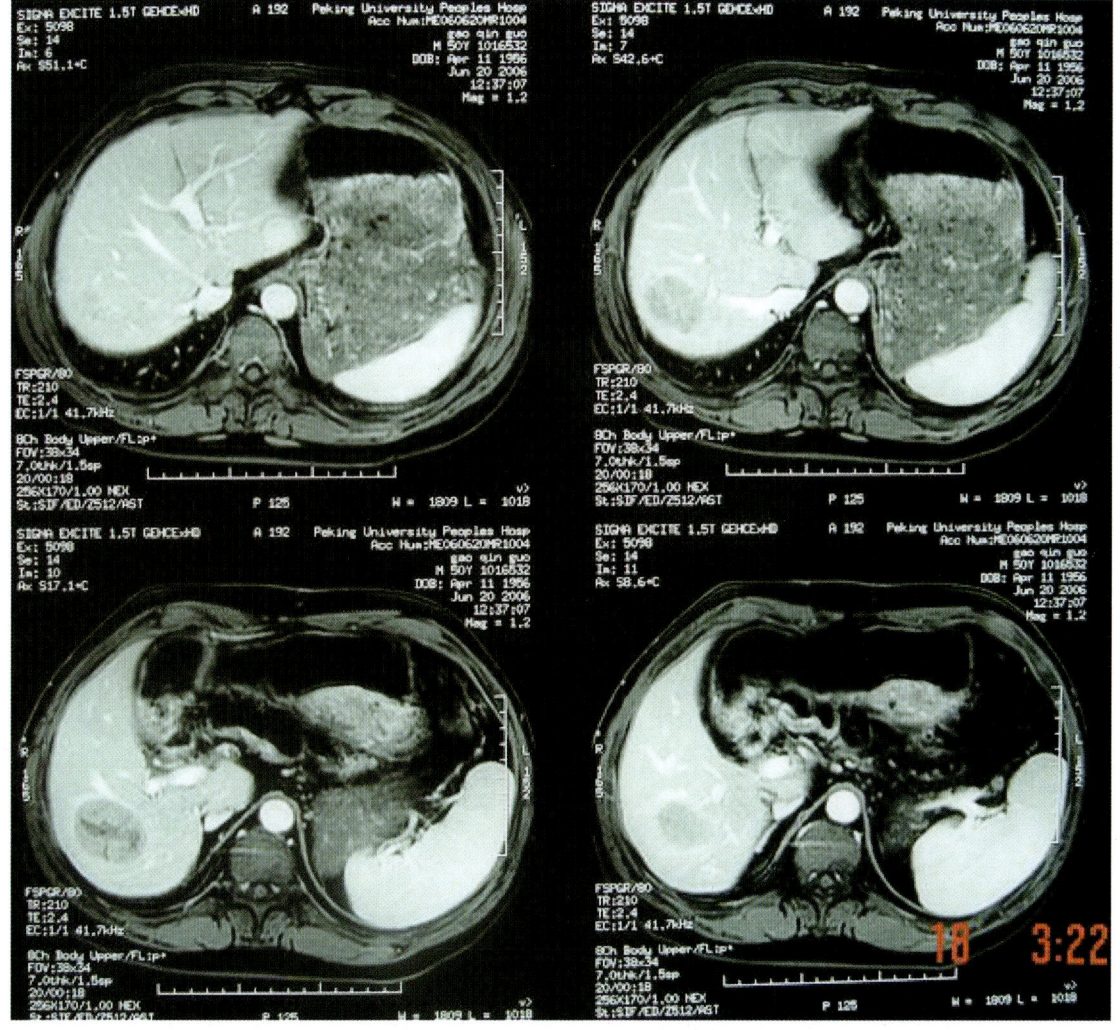

图10-23 术后1年，患者行常规腹部CT检查时发现移植的新肝右叶占位性病变

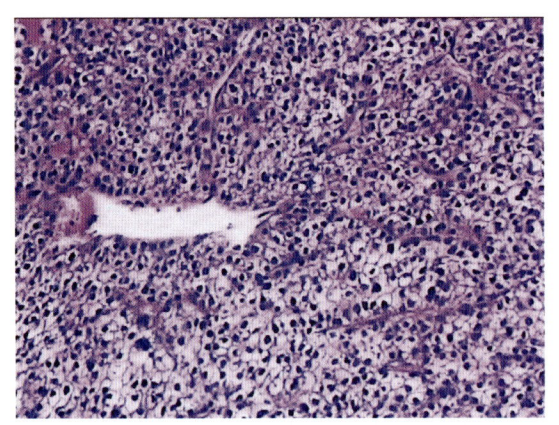

图 10-24 剖腹探查术后病理回报为中分化肝细胞癌

肝右后叶占位，直径为 4.0cm×3.0cm，边界尚清，色黄白，质硬，行肝右叶切除术，手术顺利，术后病理回报为中分化肝细胞癌（图 10-24）。术后 2 周患者痊愈出院，但在第二次手术后半年再次发现肝内肿瘤复发，行肝动脉介入栓塞化疗 4 次。术后 1 年出现肺转移，复行伽马刀治疗。由于肿瘤控制不满意，患者病情逐渐恶化，最终于肝移植后 28 个月死亡。

【专家点评】

此例患者的情况经过多次院内查房和病例讨论，问题主要集中在原发性肝癌是移植后肝内复发还是肝移植后肝内新发恶性肿瘤。我们又请了国内的资深病理专家重新阅片，最后还是认为第一次肝移植时发现的肝内肿物是肝巨大再生结节，而第二次肝切除的肿物是中分化肝细胞癌，二者的病理类型是不一样的。

肝巨大再生结节（macroregenerative nodule，MRN）是继发于肝硬化基础上的较少见的占位性病变，又称为非典型性结节、发育不良结节（dysplastic nodule，DN）或腺瘤样增生（adenomatous hyperplasia，AH），部分肝细胞异形性较明显的 MRN 已被普遍认为是癌前病变。肝癌的发生一般遵循从普通的肝硬化再生结节（regenerative nodule，RN）→巨大再生结节→含早期癌变中心的 MRN（早期肝癌）→小肝癌→大肝癌的渐进演变过程。处于中间阶段的 MRN 这类交界性病变因此在组织学表现上可能会不典型，即某些 MRN 可能会在局部癌变而表现出肝癌的部分特点，但如果病理切片未能采集到这部分组织，可能就会造成诊断上的偏差。

另外，器官移植之后的新发肿瘤也并不罕见，实际上由于细胞免疫功能的受损和各种抗排斥药物的毒性作用，移植受者的恶性肿瘤发病率要远高于普通人群，常常表现为皮肤癌、移植后淋巴组织增生性疾病（PTLD）、胃肠道肿瘤等，肝癌的发生也时有报道。因此针对本例患者，以上两种可能性也许都存在。这再次说明肝移植术后长期随访工作的重要性，不仅仅是抗排斥药物浓度的监测和肝功能的维护，随着时间的推移，移植医师还要注意防止或早期发现包括新发肿瘤这类远期并发症的出现，以延长患者的生存期。